Hoppenfeld
骨折治疗与康复

Hoppenfeld's
Treatment and Rehabilitation
of Fractures

第 2 版

主 编　Michael Suk　Daniel S.Horwitz

主 译　蔡　斌　戴　闽　张新涛

副主译　郑龙坡　张　杨　张　鑫

人民卫生出版社

·北　京·

Michael Suk，Daniel S. Horwitz：Hoppenfeld's Treatment and Rehabilitation of Fractures，2nd edition，ISBN：978-1-4511-8568-3

图书在版编目（CIP）数据

Hoppenfeld 骨折治疗与康复/（美）迈克尔·苏克
（Michael Suk）主编；蔡斌，戴闽，张新涛主译. —北京：人民卫生出版社，2023. 1
　　ISBN 978-7-117-33800-4

　　Ⅰ.①H… 　Ⅱ.①迈…②蔡…③戴…④张… 　Ⅲ.①骨折-治疗②骨折-康复 　Ⅳ.①R683.05②R683.09

　　中国版本图书馆 CIP 数据核字（2022）第 199783 号

人卫智网　**www. ipmph. com**	医学教育、学术、考试、健康，购书智慧智能综合服务平台
人卫官网　**www. pmph. com**	人卫官方资讯发布平台

图字：01-2021-6746 号

Hoppenfeld 骨折治疗与康复
Hoppenfeld Guzhe Zhiliao yu Kangfu

主　　译：蔡　斌　戴　闽　张新涛
出版发行：人民卫生出版社（中继线 010-59780011）
地　　址：北京市朝阳区潘家园南里 19 号
邮　　编：100021
E - mail：pmph @ pmph. com
购书热线：010-59787592　010-59787584　010-65264830
印　　刷：北京华联印刷有限公司
经　　销：新华书店
开　　本：889×1194　1/16　　印张：16
字　　数：496 千字
版　　次：2023 年 1 月第 1 版
印　　次：2023 年 2 月第 1 次印刷
标准书号：ISBN 978-7-117-33800-4
定　　价：266. 00 元

打击盗版举报电话：**010-59787491**　E-mail：**WQ @ pmph. com**
质量问题联系电话：010-59787234　E-mail：**zhiliang @ pmph. com**
数字融合服务电话：4001118166　E-mail：**zengzhi @ pmph. com**

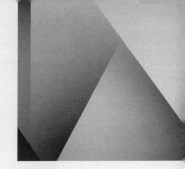

译校者名单 （以姓氏汉语拼音为序）

蔡　斌　上海交通大学医学院附属第九人民医院
戴　闽　南昌大学第一附属医院
党　辉　儋州市人民医院
丁　桃　昆明医科大学第一附属医院
龚剑秋　绍兴市人民医院
顾　蕊　中国康复研究中心北京博爱医院
蒋拥军　深圳平乐骨伤科医院（深圳市坪山区中医院）
李天骄　厦门弘爱康复医院
刘丽琨　上海交通大学医学院附属第九人民医院
刘莎莎　上海交通大学医学院附属第九人民医院
陆沈吉　上海交通大学医学院附属第九人民医院
罗尚尉　香港中文大学
毛　利　空军军医大学西京医院
欧阳元明　上海市第六人民医院
潘海乐　哈尔滨医科大学附属第二医院
潘化平　南京医科大学附属江宁医院
沈琪幸　上海中医药大学附属龙华医院
宋振华　海口市人民医院
王华松　中国人民解放军中部战区总医院
王立恒　大连市第二人民医院
吴丹冬　重庆医科大学附属第一医院
徐丽丽　上海交通大学医学院附属第九人民医院
许建文　广西医科大学第一附属医院
袁　滨　江苏省中医院
袁　华　空军军医大学西京医院
曾　红　上海交通大学医学院附属第九人民医院
张　鑫　四川省骨科医院
张　杨　山东大学齐鲁医院
张新涛　北京大学深圳医院
张元涛　香港中文大学
郑龙坡　同济大学附属第十人民医院
周　钰　宁夏回族自治区人民医院
周修五　南京医科大学附属江宁医院

上海交通大学医学院附属第九人民医院康复医学科秘书组
程　莉　唐　燕　王可欣　杨　洋

3

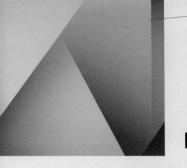

中文版序

　　骨折治疗的目的是及时、有效地进行复位、固定和功能训练,获取良好的复位、愈合和全身与局部的功能恢复。如何兼顾各项目标、合理计划和施行各项治疗,对最终获得最佳效果至关重要。如何协调、计划,做到骨科治疗与全身和局部功能康复紧密结合,将对治疗的最终效果产生巨大影响。译者们选择 Michael Suk 和 Daniel S.Horwitz 主编的 *Hoppenfeld's Treatment and Rehabilitation of Fractures（2nd edition）*一书并将其译成中文,将对国内同道们进一步系统了解和推行骨折治疗与康复并重的理念,发挥重要作用。

　　为了尽早全面恢复功能,骨折患者的康复治疗应该在临床情况许可的情况下尽早开始,手术患者在围术期即应开始康复治疗。非手术治疗的患者也同样需要接受有计划的康复治疗,以达到功能的最佳恢复。临床上,经常遇到一些患者,例如比较简单的桡骨远端骨折,复位后采用石膏固定 6 周,拆除石膏后骨折愈合但却出现了肩关节、肘关节、腕关节、尺桡、掌指、指间关节的活动障碍。要获取良好的治疗效果,既需要骨科医生有足够的康复意识与理念,也需要康复人员熟悉各种骨折损伤的处理原则,在有效整复与固定骨折的同时,促进功能的最大恢复。

　　本书从损伤机制开始,讲解了骨折愈合和组织修复的基本规律、骨折手术治疗及非手术治疗的生物力学机制、骨折愈合中的营养因素和康复的总体原则和方法。随后依据解剖部位,从肩、肱骨、肘、前臂、手,到骨盆、髋、股骨、膝、胫腓骨、踝、足,依次进行讲解。书中图示简洁明了,介绍不同损伤分型及对应的处理方式,以及骨折恢复不同阶段的相应康复治疗方法及注意事项。同时,还结合人口老龄化,对老年人骨折愈合及康复的特殊问题进行了讲述。

　　本书由世界华裔骨科学会骨科康复专委会牵头组织,由国内骨科医生及从事骨科康复的康复医师、物理治疗师共同翻译,比较确实地呈现了原著的核心思路和技术内容。

戴尅戎

2022 年 1 月 5 日

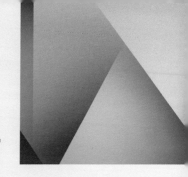

原著前言

1997 年秋天,我第一次见到 Stanley Hoppenfeld 医师,当时我刚开始在纽约 Bronx 区的 Montefiore 医学中心任职住院医师。记得当时我感觉就像是在骨科"皇室"面前！在这里,他是一位外科医师,可能比任何其他现代作家都更能影响我们对骨科物理和神经检查以及当代解剖手术入路的理解和领会。毫无疑问,他的工作影响了一代以上的骨科医师。

2000 年 1 月,Hoppenfeld 医师和 Vasantha L. Murthy 医学博士共同编写了第 1 版《Hoppenfeld 骨折治疗与康复》。作为当时的 PGY-3(研究生-3),我记得 Hoppenfeld 医师带着几盒新出版的书来大查房,并将书分发给住院医师,每个住院医师都谦恭地请他在自己的书上签名。我至今还留有他给我签名的版本。

整整 20 年后的今天,我很高兴向大家介绍《Hoppenfeld 骨折治疗与康复》(第 2 版)。本书面向对骨折后治疗感兴趣的任何人,包括医学、护理、物理或作业治疗的所有学生；骨科、运动医学初级保健或物理医学与康复专业的研究生；以及所有专科医师。

为了与 Hoppenfeld 医师的第 1 版保持一致,本书依据解剖划分章节,重点是理解骨折后保守或手术治疗与关节活动功能恢复之间的关系,以提高患者的疗效。本质上,这本书是多学科的,反映了骨折治疗的"全面护理"。

如果我没有正式感谢为这部最终作品的开发和制作做出贡献的人,这是我的疏忽。首先,我要特别感谢 Hoppenfeld 医师和他的家人,对我们完成这项工作的能力充满信心。感谢 Montefiore 医学中心骨科住院医师项目的全体教员和住院医师,他们是第 1 版的开拓者,Hoppenfeld 医师为他们奉献了他传奇般的学术生涯,也感谢 Geisinger 医学中心的全体教员和住院医师,我现在称这里为家。

我也要感谢各个章节的作者,尤其要感谢我的共同编辑 Daniel S. Horwitz 医学博士,他不仅是骨科手术中令人难以置信的合作伙伴,而且他宽阔的肩膀帮助我完成了这个项目。最后,感谢 Lippincott 出版公司(Bob Hurley、David Murphy、Brian Brown、Stacey Sebring 和 Oviya Balamurugan)令人难以置信的团队,他们指导我们完成了最终制作。

我希望你会喜欢这本书,并会发现它对你未来遇到的患者有帮助！

Michael Suk, MD, JD, MPH, MBA, FACS

本书受"世界华裔骨科学会骨科康复专业委员会"支持

Michael T. Archdeacon, MD, MSE
Peter J. Stern Professor and Chairman
Department of Orthopaedic Surgery
University of Cincinnati
Cincinnati, Ohio

Basem Attum, MD, MS
Resident Physician
Department of Orthopaedics
University of California – San Diego
San Diego, California

Mirza Shahid Baig, MD
Orthopedic Trauma Research Fellow
Department of Orthopedics
Geisinger Medical Center
Danville, Pennsylvania

Amrut Borade, MBBS, MS, MCh
Hip and Knee Surgery Fellow
Department of Trauma & Orthopaedics
University Hospital of North Midlands
Stoke-on-Trent, England, United Kingdom

Michael P. Campbell, MD
Resident Physician
Department of Orthopaedic Surgery
Virginia Commonwealth University
Richmond, Virginia

Lisa K. Cannada, MD, FAAOS, FAOA
Orthopaedic Trauma Surgeon
Hughston Clinic
Novanr Health
Jacksonville, Florida

Laurence Cook, MD
Orthopaedic Surgeon
Fremont Medical Center
Sacramento, California

Robert M. Corey, MD
Resident, Department of Orthopedic Surgery
Saint Louis University
Saint Louis, Missouri

Brett D. Crist, MD, FAAOS, FACS, FAOA
Associate Professor
Vice Chairman of Business Development
Director Orthopaedic Trauma Service
Co-Director Orthopaedic Trauma Fellowship
Surgery of the Hip and Orthopaedic Trauma
Department of Orthopaedic Surgery
University of Missouri
One Hospital Dr.
Columbia, Missouri

Diarmuid De Faoite, MBS, BBS, BA
PhD in Public Health Candidate
Lancaster University
England, United Kingdom

Andrew Dodd, MD, FRCSC
Clinical Assistant Professor
Department of Surgery
University of Calgary
Calgary, Alberta, Canada

Jennifer T. Dodson, OTD, OTR/L, CHT
Occupational Therapist/Certified Hand Therapist
Randolph Hand Therapy
OrthoCarolina
Charlotte, North Carolina

Mary Kate Erdman, MD
Resident Physician
Department of Orthopaedic Surgery
Los Angeles County+University of Southern California
    Medical Center
Los Angeles, California

Lisa G.M. Friedman, MD, MA
Orthopaedic Trauma Research Fellow
Department of Orthopaedic Surgery
Geisinger Medical Center
Danville, Pennsylvania

Kenneth W. Graf, MD
Director, Orthopaedic Trauma Program, Cooper Bone and
    Joint Institute
Attending Orthopaedic Surgeon, Cooper University
    Hospital
Assistant Professor of Orthopaedic Surgery
Cooper University Hospital
Camden, New Jersey

Renée Genova, MD
Assistant Professor, Department of Orthopaedic Surgery &
　　Rehabilitation
University of Florida- Jacksonville
Jacksonville, Florida

David I. Hak, MD, MBA
Professor of Orthopedic Surgery
University of Central Florida
Hughston Clinic Orthopedic Trauma
　　Surgeons
Central Florida Regional Hospital
Sanford, Florida

Beate Hanson, MD, MPH
Clinical Assistant Professor
University of Washington, Seattle
Department of Public Health
Seattle, Washington

A. Michael Harris, MD
Orthopaedic Trauma Surgeon
Hughston Clinic Orthopaedic Trauma Surgeons
Memorial Hospital
Jacksonville, Florida

David L. Helfet, MD
Chief Emeritus
Orthopaedic Trauma Service
Hospital for Special Surgery and New York Presbyterian
　　Hospital
Professor of Orthopaedic Surgery
Weill Cornell School of Medicine
New York, New York

Paul Henkel, DO
Assistant Professor
Associate Program Director
Orthopaedic Surgery Residency Program
Orthopaedic Trauma Surgery
Sports Traumatology
East Tennessee State University
Johnson City Medical Center
Johnson City, Tennessee

Dolfi Herscovici Jr, DO, FAAOS
Attending, Foot and Ankle Surgery
Center for Bone and Joint Disease
Hudson, Florida

Lindsay E. Hickerson, MD
Orthopaedic Trauma Surgeon
Health First Medical Group
Melbourne, Florida

Matthew S. Hoehn, MS, OTR/L, CHT
Occupational Therapist
Musculoskeletal Institute

Geisinger Medical Center
Danville, Pennsylvania

Daniel S. Horwitz, MD
Professor of Orthopaedic Surgery
Geisinger Commonwealth School of Medicine
Chief, Orthopaedic Trauma Division
Geisinger Health System
Danville, Pennsylvania

L. Jared Hudspeth, MD
Orthopaedic Surgeon
Sports Medicine and Shoulder Reconstruction
Piedmont Ortho
Macon, Georgia

A. Alex Jahangir, MD, MMHC
Professor of Orthopaedic Surgery
Director, Division of Orthopaedic Trauma
Vanderbilt University Medical Center
Nashville, Tennessee

Stephen L. Kates, MD
Chairman
Department of Orthopaedic Surgery
Virginia Commonwealth University
Richmond, Virginia

Deborah Kegelmeyer, PT, DPT, MS, GCS
Professor Clinical Health and Rehabilitation Sciences
Department of Physical Therapy
The Ohio State University Wexner Medical Center
Columbus, Ohio

Harish Kempegowda, MD
Attending Physician
Orthopaedic and Spine Surgery
Heartland Regional Medical Center
Marion, Illinois

Bruce A. Kraemer, MD
President and Lead Physician, Oberle Institute
SSM Health Saint Louis University Hospital
Chief, Plastic and Reconstructive Surgery
Saint Louis University School of Medicine
Saint Louis, Missouri

James R. Lachman, MD
Assistant Professor
Department of Orthopaedic Surgery
St. Luke's University Health Network
Bethlehem, Pennsylvania

Amy L. Ladd, MD
Elsbach-Richards Professor of Surgery
Chief, Robert A. Chase Hand Center
Vice-chair Academic Affairs, Department of Orthopaedic
　　Surgery
Assistant Dean for Student Advising

Stanford University Medical Center
Stanford, California

John Layne, PT, tDPT, MPT, MTC
Assistant Professor
University of St. Augustine for Health Sciences
St. Augustine, Florida

Adam Keith Lee, MD
Orthopaedic Trauma Surgeon
Division of Orthopaedic Surgery
Dignity Health Medical Group – St. Joseph's Hospital and
　　Medical Center
Phoenix, Arizona

Kelly A. Lefaivre, BScH, MD, MSc, FRCSC
Associate Professor
Department of Orthopaedics
University of British Columbia
Vancouver, British Columbia, Canada

Rakesh P. Mashru, MD
Assistant Professor
Program Director, Orthopaedic Trauma Fellowship
Cooper University Healthcare
Camden, New Jersey

Ryan Martyn, MD
Fellow
Spine Institute of Arizona
Scottsdale, Arizona

**Elisabeth McGee, PhD, DPT, MOT, PT, OTR/L, MTC,
CHT, CHSE**
Director of Simulation Education and CICP Operations
University of St. Augustine for Health Sciences
St. Augustine, Florida

Sandra A. Miskiel, MD
Department of Orthopaedic Surgery
Cooper University Hospital
Camden, New Jersey

Maureen A. O'Shaughnessy, MD
Assistant Professor
Department of Orthopaedic Surgery
University of Kentucky
Lexington, Kentucky

Edward Perez, MD
Orthopaedic Trauma Surgeon
Broward Health Medical Center
Fort Lauderdale, Florida

Laura Phieffer, MD, FAOA, FAAOS
Professor - Clinical
Department of Orthopaedics
The Ohio State University Wexner Medical Center
Columbus, Ohio

Saqib Rehman, MD, MBA
Professor and Vice-Chair
Department of Orthopaedic Surgery and Sports Medicine
Director of Orthopaedic Trauma, Temple University
　　Hospital
Lewis Katz School of Medicine at Temple University
Philadelphia, Pennsylvania

Andres Rodriguez-Buitrago, MD
Resident Physician
Department of Orthopaedics and Traumatology
Hospital Universitario Fundacion Sante Fe de Bogota
Bogota, Columbia

Carmen E. Quatman, MD, PhD
Associate Professor
Department of Orthopaedics
The Ohio State University Wexner Medical Center
Columbus, Ohio

Catherine Quatman-Yates, PT, DPT, PhD
Assistant Professor
Department of Physical Therapy
The Ohio State University Wexner Medical Center
Columbus, Ohio

Mark S. Rekant, MD
Associate Professor
Philadelphia Hand to Shoulder Center
Department of Orthopaedic Surgery
Thomas Jefferson University
Philadelphia, Pennsylvania

Daniela Furtado Barreto Rocha, MD
Orthopedic Trauma Research Fellow
Department of Orthopedics
Geisinger Medical Center
Danville, Pennsylvania

Julia M. Scaduto, APRN
Nurse Practitioner, Foot and Ankle Surgery
Center for Bone and Joint Disease
Hudson, Florida

Adam P. Schumaier, MD
Resident Physician
Department of Orthopaedic Surgery
University of Cincinnati
Cincinnati, Ohio

Trevor J. Shelton, MD, MS
Orthopedic Sports Medicine Fellow
Department of Orthopaedic Surgery
Southern California Orthopedic Institute
Van Nuys, California

Bronwyn Spira, PT
Founder and CEO
Force Therapeutics
New York, New York

James P. Stannard, MD
Hansjörg Wyss Distinguished Professor and Chairman
Department of Orthopaedic Surgery
University of Missouri
Medical Director Missouri Orthopaedic Institute
Chief Medical Officer for Surgical and Procedural Services
University of Missouri Healthcare
Columbia, Missouri

Michael Suk, MD, JD, MPH, MBA
Professor and Chair, Department of Orthopaedic Surgery
Geisinger Commonwealth School of Medicine
Chair, Musculoskeletal Institute, Geisinger Health System
Chief Physician Officer, Geisinger System Services
Danville, Philadelphia

Diederik O. Verbeek, MD, PhD
Trauma Service, Department of Surgery
Maastricht University Medical Center
Maastricht, Netherlands

Sabrina Wang, PT, DPT, OTR/L, MOT
Orthopaedic Physical Therapy Residency Program
 Coordinator
Department of Rehabilitation Services
University of Florida – Jacksonville
Jacksonville, Florida

J. Tracy Watson, MD, FAAOS
Professor Orthopaedic Surgery,
Chief, Orthopaedic Trauma Service

Department of Orthopaedic Surgery
Saint Louis University School of Medicine
St. Louis, Missouri

Philip R. Wolinsky, MD
Professor, Department of Orthopaedic Surgery
University of California at Davis Medical Center
Sacramento, California

Geoffrey P. Wilkin, MD, FRCSC
Assistant Professor
Division of Orthopaedic Surgery
University of Ottawa
Ottawa, Ontario, Canada

Porter Young, MD
Resident Physician
Department of Orthopaedic Surgery & Rehabilitation
University of Florida – Jacksonville
Jacksonville, Florida

Terri Zachos, MD, PhD, DVM
Resident Physician, PGY-2
Department of Orthopaedic Surgery
University of California Davis Health System
Sacramento, California

Ryan Corbin Zitzke, MD
Orthopaedic Surgeon
Prisma Health Orthopedics
Sumter, South Carolina

目录

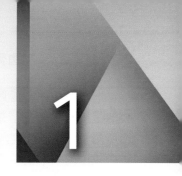

第 1 章　肌肉骨骼评定和工具的介绍

Diarmuid De Faoite

Beate Hanson

对患者报告结局评定的简介

作为参与骨折治疗的临床医生，我们很想了解患者术后或非手术治疗后的效果。然而，很难定义"成功"或"满意"，并且在许多方面取决于我们的角度。

1895 年 12 月，Wilhelm Conrad Röentgen 偶然发现了 X 线，名称中的 x 代表发现了未知类型的射线[1]。医生第一次能够看到人体骨骼结构，改变了我们治疗骨折的方式。X 线成为确定骨折治疗的第一个客观指标。1901 年，Röentgen 获得诺贝尔物理学奖。120 多年以来，X 线仍然是确定骨折成功对位和植入物准确定位的"金标准"。

X 线的阅片需要经过培训的医疗专业人员，可以提供有用的客观数据，例如对位或骨皮质密度。判读 X 线导致"临床医生报告结果"及决定是否愈合。虽然临床医生认为骨折愈合，治疗效果"良好"，但此患者可能仍存在疼痛或功能受损，认为同样的结果疗效"差"。在研究患者与健康相关的生活质量中，认识到医生报告结局存在局限性，因而产生了"患者报告结局"（patient-reported outcomes，PROs）[2]。这样能确保外科医生眼中的好结果同时反映在患者的体验中。

PROs 已经在临床实践和临床研究中确立了自己的地位。*Cochrane* 协作网定义 PROs 为"直接来自患者、未经医生或其他人员解释的，关于患者如何发挥功能或感知健康状况和治疗效果如何的报告。"[3]

患者报告结局评定类型

患者报告结局评定（patient-reported outcome measure，PROM）是一种工具，旨在从患者身上获取结局信息。主要有两种类型：

- 通用性
- 疾病特异性

两者都用于评估医疗人员改善患者病情的效果。

通用性

顾名思义，评定结局的通用方法，比如 SF-36 健康调查和 EQ-5D 问卷调查，适用于多种患者。

疾病特异性

疾病特异性评定工具（即针对一种或几种疾病）较为常用，常见的包括：

- KOOS：膝关节骨关节炎评分
- OKS：牛津膝关节评分
- WOMAC：西安大略大学和麦克马斯特大学骨关节炎指数

这些疾病特异性评定工具的局限性是它们不能应用于其他下肢疾病，也没有揭示这种疾病是如何影响功能的。它们不能评价患者的满意度或者活动水平。

选择 PROs

选择 PROs 需要考虑许多因素，包括 PRO 工具在某些人群或环境中的适用性。例如，PROMs 不适合评估急性外伤后的结局，例如骨折，因为创伤患者可能永远不会回到他们的基线（创伤前）功能水平。由于受伤是意料之外的，因此一般也无法获得患者的伤前情况。

选择结局评定的另一个困难是可获得的 PROMs 种类繁多，尤其是当很多工具都可以用来测量同一个特定的 PRO[2]。此外，每个结局评定都有一个评分系统，需要熟悉系统才能去有效地理解和使用它。

2009 年出版了一本专著，总结了所有主要的肌肉骨骼结局测量工具，重点展示了 300 多个常用结局评估指标[4]，超过了 800 多页。现今可获得的 PROs 数量自这本书出版后仍有所增长。

选择结局评定工具有几个方法学上的考量，最重要的是工具的效度。效度是指测量工具能够准确测出所测量事物的程度。

效度的三个主要子类型是：

1. 内容效度　指工具的全面性或反映问题的程度。

2. 结构效度　一种评估效度的定量形式。结构是一个条目或概念，例如疼痛或失能。它是通过定量比较来评估结构之间的关系，例如，疼痛和另一个变量，如止痛药的使用。

3. 效标效度　评估当前工具得到的结果与使用"金标准"（如果有）进行相关分析。例如，膝关节协会评分是全膝关节置换术 PROMs 的"金标准"[5]。

在评估这些工具时，还应考虑反应度（工具随患者状态变化而变化的能力）、内部一致性（测量相同指标时结果的一致性）、PROM 的再现性（观察者间的一致性）。

PROM 综述一书的作者表明，不是所有的工具都经过了组间和组内信度的验证或测试[4]。而那些有效度参考的 PROMs，多数是针对一种特定疾病开发的，如评估关节炎的，不适用于评估切开复位内固定后骨折愈合情况。

总之，外科医生想要使用 PROM 前，应彻底地研究其验证情况。

临床实践中使用 PROMs 的挑战

临床医生和患者对临床进展的不同观点是否能被调和？这个问题成了一项研究的重点，研究调查了外科医生评估患者对骨科创伤手术结局期望值的能力。作者调查了 3 个国家（美国、巴西和加拿大）的 155 名踝关节骨折患者和外科医生在术后 1 年对他们术前预期的满意程度。术前和术后均进行创伤预期因子和创伤结局测量问卷调查[6]。结果显示，在踝关节骨折手术后，外科医生很难达到或超过术前患者对长期效果的期望值。巴西和加拿大患者的期望值与他们的外科医生更一致（但绝不是相同）。美国患者的期望值明显更高。研究还表明，文化和医患沟通对患者期望值有相当大的影响。

临床研究中使用 PROMs 的挑战

虽然国际多中心临床研究很常见，但临床研究中对不同文化的患者使用 PROMs 可能存在困难。为了确保数据收集的完整性，PROMs 必须使用当地语言。

特别是当 PROMs 来自其他国家时，必须修改 PROMs 与当地文化相兼容，例如，荷兰的一个团队将患者报告结局测量信息系统（Patient-Reported Outcomes Measurement Information System，PROMIS）的身体机能项目库翻译成荷兰语[7]，其中对美国患者的问题"你能在平地上走一个街区吗？"在荷兰被改成了"你能在平地上走 150m 吗？"

PROMs 的未来

用于收集 PROs 的传统问卷对患者和医护人员来说都是负担。由于 PROMs 种类繁多，很难将不同的问卷结果进行比较。一项关于全膝关节置换术 PROMs 的系统综述发现，38 篇文章对 85 000 多名患者使用了 47 种不同的 PROMs。

设立 PROMIS（PROM 信息系统）旨在克服这些缺乏标准化的问题[8]。

PROMIS 是一个高度可靠、精确评定患者报告的身体、心理和社会健康状况的公共开放系统，由美国国立卫生研究院支持。参照美国总体人口标准设定分数。美国国立卫生研究院基于全面的文献综述、重点团体和认知访谈资助开发新的 PROs，目的是对患者健康提供高效、准确、有效和反应灵敏的测量工具。最终建立了 PROMIS。PROMIS 的研究人员随后引入了计算机化自适应测试（computerized adaptive testing，CAT），PRO 中的下一个问题是基于对前一个问题的回答，从而将问题负担缩减为少到只有 4 个[9]。

文献表明，使用了 PROMIS CATs，研究人员之间和临床研究之间在效用、敏感性、可靠性和有效性方面达成了明确一致[10-12]。

使用 PROMIS CATs 可以减轻患者和临床医生的答题负担。在临床试验中，使用 CAT 代替传统的、问题众多的 PROs，可以增加依从性，并最大限度地减少失访[13]。

随着患者对这种技术越来越适应，简短的 PROMs，例如 PROMIS CATs，可以在移动设备（如智能手机）上使用。

总之，骨科医生在客观衡量成功方面仍然面临挑战。在手术前，满足和/或超过患者对短期和长期效果的期望值仍然是难以实现的目标。这与当今世界日益的互联互通大势相左。在医学领域，我们可以看到医疗人员和组织通过易于使用的而且与患者日常活动水平和结局更相关的手段直接联系患者。

尽管在努力改善 PROMs 及相关技术和工具，文化、地域、医患沟通、共病和教育对患者的期望值有相当大的影响。这些在 PROs 的使用中发挥着关键作用。

参考文献

1. Roentgen WC. On a new kind of ray (first report) [German]. *Munch Med Wochenschr.* 1959;101:1237-1239.

2. Weldring T, Smith SMS. Patient-reported outcomes (PROs) and patient-reported outcome measures (PROMs). *Health Serv Insights.* 2013;6:61-68. doi:10.4137/HSI.S11093.

3. Patrick DL, Guyatt GH, Acquadro C. Chapter 17: Patient-reported outcomes. In: Higgins JPT, Green S, eds. *Cochrane Handbook for Systematic Reviews of Interventions Version 5.1.0.* [updated March 2011]. The Cochrane Collaboration; 2011. Available at http://handbook-5-1.cochrane.org. Accessed February 1 2018.

4. Suk M, Hanson BP, Norvell DC, Helfet DL. *Musculoskeletal Outcomes Measures and Instruments.* Vol. 2. 2nd ed. Stuttgart: Thieme; 2009:814.

5. Ramkumar PN, Harris JD, Noble PC. Patient-reported outcome measures after total knee arthroplasty: a systematic review. *Bone Joint Res.* 2015;4(7):120-127.

6. Suk M, Daigl M, Buckley RE, Lorich DG, Helfet DL, Hanson B. Outcomes after orthopedic trauma: are we meeting patient expectations? – a prospective, multicenter cohort study in 203 patients. *J Orthop Surg.* 2017;25(1):1-8.

7. Oude Voshaar MA, ten Klooster PM, Taal E, Krishnan E, van de Laar MA. Dutch translation and cross-cultural adaptation of the PROMIS® physical function item bank and cognitive pre-test in Dutch arthritis patients. *Arthritis Res Ther.* 2012;14:1-7.

8. Cella D, Yount S, Rothrock N, et al. The Patient-Reported Outcomes Measurement Information System (PROMIS): progress of an NIH roadmap cooperative group during its first two years. *Med Care.* 2007;45(5 suppl 1):S3-S11.

9. Patient-Reported Outcomes Information System. *PROMIS Scoring Guide: Version 1.0 Short Forms, Profile Short Forms, Computerized Adaptive Testing.* 2011. Available at https://assessmentcenter.net/documents/Assessment%20Center%20Glossary.pdf. Accessed November 5, 2020.

10. Schalet BD, Hays RD, Jensen SE, Beaumont JL, Fries JF, David Cella. Validity of PROMIS® physical function measures in diverse clinical samples. *J Clin Epidemiol.* 2016;73:112-118.

11. Schalet BD, Pilkonis PA, Lan Y, et al. Clinical validity of PROMIS® depression, anxiety, and anger across diverse clinical samples. *J Clin Epidemiol.* 2016;73:119-127.

12. Teresi JA, Ocepek-Welikson K, Kleinman M, Ramirez M. Giyeon Kim psychometric properties and performance of the patient reported outcomes measurement information system® (PROMIS®) depression short forms in ethnically diverse groups. *Psychol Test Assess Model.* 2016;58(1):141-181.

13. Burnham J, Meta F, Lizzio V, Makhni E, Bozic K. Technology assessment and cost-effectiveness in orthopedics: how to measure outcomes and deliver value in a constantly changing healthcare environment. *Curr Rev Musculoskelet Med.* 2017;10(2):233-239.

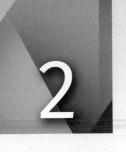

2 第 2 章 创伤基础

David J. Hak

创伤的生物力学机制

无论是低能量创伤（扭伤，地面摔倒）还是高能量创伤（如高处坠落、交通意外等）均可导致骨折。

骨骼承受压缩力的能力最强，张力其次，承受剪切力的能力最弱。骨断裂时，损伤的能量即消散。低能量的损伤往往造成简单的骨折类型，而高能量的损伤往往带来不同程度的粉碎性骨折。不同的外伤机制（压缩、扭转、弯曲等）造成的骨折类型是不同的（图 2.1）。

张力性损伤

张力性骨折的机制是骨骼在承受张力时容易造成骨组织分离和黏合线的离断，形成横向骨折，张力性骨折容易发生在松质骨占比高的区域。

压缩性损伤

骨骼承受压力时，容易造成骨组织在 30°承受较大的剪切力，引起骨组织发生斜裂。这类骨折往往发生在干骺端或椎体等骨质较为疏松的部位，其强度弱于皮质骨。

弯曲性损伤

骨骼承受弯曲力时，骨骼的一面承受压缩力，而在对侧承受拉力。随着拉力侧骨组织的逐渐分离，弯曲性损伤会造成横向骨折。当骨组织同时承受弯曲力和压缩力时，骨折处常常可见一单独的"蝶"形或者三角形骨片。

扭曲性损伤

当骨骼围绕其长轴被扭曲时，骨组织内产生转矩。

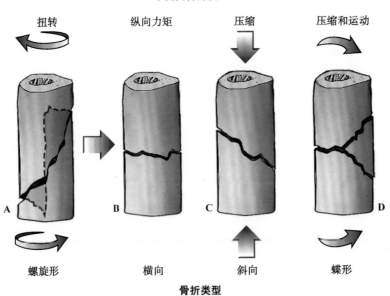

长骨骨干骨折
承受负荷的模型

扭转	纵向力矩	压缩	压缩和运动

A　　　　B　　　　C　　　　D

螺旋形	横向	斜向	蝶形

骨折类型

图 2.1　基于受伤机制的骨折模式图（Reprinted with permis-sion from Weinstein SL, Flynn JM. *Lovell and Winter's Pediatric Orthopedics*. Philadelphia, PA: Wolters Kluwer; 2014.）

拉伸力和压缩力同时作用于骨骼上,并与骨骼中轴成角,导致螺旋形断裂。

发生于儿童的特殊骨折模型

儿童的骨骼具备更好的可塑性(可变形),其损伤常导致不完全性骨折。青枝骨折是典型代表之一,其一侧出现张力性损伤,但因其脆性低,不会发生完全性断裂,更多地表现为受力对侧骨皮质保存相对完好,整体骨骼出现弯曲。膨隆骨折或和扣样骨折是一种以骨皮质突出为特征的长骨干的不完全骨折(图2.2)。这种损伤发生于沿骨长轴的轴向负荷,通常发生于干骺端和骨干骨之间,如桡骨远端。

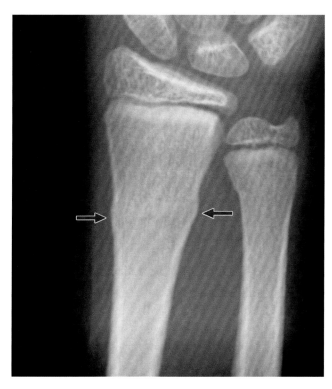

图2.2　儿童桡骨远端的膨隆骨折或和扣样骨折

骨科创伤的常见分型

为了区分不同的骨折类型并利用这些分型指导临床应用,已经提出了很多种骨折分型系统。理想的分型系统应该是有效的、可靠的,并且具备可重复性,可以指导治疗,提示潜在并发症及相关预后。虽然很难找到一种最理想的骨折分型系统,但它应该提供一种可靠方法,以交流骨折的损伤模式,有助于比较类似骨折在不同医疗机构或不同治疗方法的治疗效果。

骨折的分型系统大致可以分成 3 大类,按照常见名称、按照一定的序列、按照量化指标这三大类进行分类。有些分类系统联合应用了三种命名方法。名称系统是根据大家公认的骨折线或者骨折类型进行分类,如跟骨骨折依据骨折部位可以分为"舌状骨折""关节塌陷型骨折"。序列分类系统则往往是根据编号序列对骨折进行分类,如肱骨近端骨折可以根据移位的骨折片数量进行分类,如 1 部分、2 部分、3 部分和 4 部分。量化数值系统分类是指根据特定的测量值对骨折进行分类,如移位<5mm、5mm～10mm、>10mm 的位移。

传统的骨折分型系统

传统的骨折分型系统往往是由某位外科医生发明,以描述局限于特定解剖区域或骨骼特定部位的骨折。这些骨折分类往往使用发现这种命名的外科医生的名字。如:
● 股骨颈骨折的 Pauwels 分型(图 2.3)
● 股骨颈骨折的 Garden 分型
● 肱骨近端骨折的 Neer 分型
● 胫骨平台骨折的 Schatzker 分型

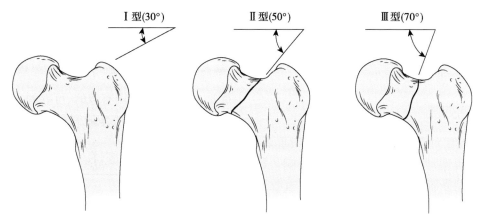

图2.3　股骨颈骨折的 Pauwels 分型(Reprinted with permission from Koval KJ, Zuckerman JD. *Atlas of Orthopedic Surgery : A Multimedia Reference*. Philadelphia, PA : Lippincott Williams & Wilkins ; 2004.)

● 距骨颈骨折的 Hawkins 分型

虽然其中一些分型可能包括损伤机制,但大多数是基于骨折的影像学表现。评价这些传统分型系统,发现其评估者间信度和评估者内部信度较差。

综合的骨折分型系统

传统的分类系统存在的一系列问题,促进了标准化分型系统的形成。这些分型系统的目标就是促进沟通协调一致。常用的传统分型系统的主要作用是帮助外科医生进行日常决策,综合骨折分型系统的作用主要在于其对于临床研究的价值。通过使用统一的综合分型系统,医生可以更准确地比较在类似的损伤组中不同治疗形式的结果差异。

从 20 世纪 70 年代开始,莫里斯·穆勒开始与许多同事一起研究 AO 综合长骨分型系统,这个字母数字系统被设计为国际上均可理解且可以与计算机数据库兼容[1]。该分型系统根据骨损伤的严重程度将长骨骨折分层分组。每根骨都有一个特定的数值分配(例如,肱骨 =1,前臂 =2,股骨 =3,胫骨 =4)。骨折的位置按照骨的近端、中间或远端 1/3 划分。之后,骨折被细分为三种类型,每种类型又被进一步细分为三组,骨折的类型和骨折的分组按严重程度升序排列。该小组还根据特定的情况进一步细分为亚组。

骨科创伤协会(Orthopaedic Trauma Association, OTA)采用并扩展了穆勒长骨系统,将骨盆和脊柱骨折、其他骨折、关节脱位、儿童骨折也进行了分型[2,3]。OTA 骨折和脱位分型的最初版本发表于 1996 年,最近一次更新是 2018 年。

软组织损伤分型系统

开放性骨折通常使用 Gustilo-Anderson 分型系统进行分型(表 2.1)[4]。使用这种分型系统可以帮助预测感染率和骨折愈合中的问题。闭合性骨折中软组织损伤的严重程度可以采用相对使用较少的 Tscherne 分型系统进行分类(表 2.2)[5]。

骨折分型系统的效度

分型系统的效度对于研究和论文发表都很重要,因为损伤的严重程度对患者的预后有重要影响。目前的许多骨折分型系统都根据假定的损伤严重程度进行了分层,然而,骨折的严重程度并不是影响患者预后的唯一因素。非损伤因素,如教育水平、整体健康状况和心理因素,都可能在患者的预后中发挥同样

表 2.1　Gustilo-Anderson 开放骨折的分型

分型	特点
I	皮肤开口 ≤1cm;非常干净;很可能是由内向外机制造成的撕裂;肌肉挫伤小,简单的横向或短的斜向骨折
II	撕裂伤 >1cm;广泛的软组织损伤、皮瓣或撕脱伤;小-中度的挤压伤;简单的横向或短斜向骨折,粉碎程度小
III	广泛的软组织损伤,包括肌肉、皮肤和神经血管结构;伴有严重的挤压综合征的高速损伤
IIIA	广泛的软组织撕裂伤,有足够的骨膜覆盖;节段性骨折,枪伤
IIIB	骨膜剥离和骨暴露引起的广泛软组织损伤;通常合并较严重的污染;需要软组织覆盖
IIIC	需要修复的血管损伤

Adapted from Gustilo RB, Anderson JT. Prevention of infection in the treatment of one thousand and twenty-five open fractures of long bones: retrospective and prospective analyses. *J Bone Joint Surg Am.* 1976; 58(4): 453-458.

表 2.2　闭合性骨折的 Tscherne 软组损伤分型

分型	特点
0	软组织损伤很小;间接暴力;简单的骨折类型 例如:滑雪者的胫骨螺旋型骨折
I	由内在压力造成的浅表的擦伤或挫伤;轻-中重度的骨折类型 例如:踝关节旋前型骨折脱位伴内踝的软组织损伤
II	较深、有污染的擦伤伴有局部皮肤或肌肉的挫伤;可能出现骨筋膜室综合征;严重的骨折类型 例如:胫骨的 Bumper 骨折(保险杠骨折)
III	广泛的皮肤挫伤或挤压伤;可能有严重的潜在肌肉损伤;皮下撕脱伤、骨筋膜室综合征;相关的主要血管损伤;严重或粉碎性骨折

Reproduced with permission from Tscherne H, Gotzen L, eds. *Fractures With Soft Tissue Injuries.* Berlin: Springer Verlag; 1984.

重要的作用[6]。应用有效的、可靠的、可重复的分型系统有助于评价未来临床研究和发表的论文。

放射线和角度概述

骨科创伤中有很多被各种命名的放射线和角度,这些命名经历了时间的检验,为同行沟通提供了共同语言。此外,许多命名的线条和角度已经成为系统评

价骨科情况的关键组成部分,定义了正常和异常之间的区别[7]。

由于正常值和异常值有重叠,放射线测量通常表现为一个连续数值。测量值的标准差可能很大。我们需要考虑测量结果的准确性和重复性,测量过程中可能受到多种因素的干扰,如患者体位、X 线本身情况。患者的年龄、性别也会使测量值发生变化。四肢检查时将患侧与健侧的 X 线片进行比较可能会有帮助,尤其是儿童。另外,由 Keats 和 Sistrom 编撰的 *Atlas of Roentgenographic Measurement* 为放射线测量提供了很好的参考[8]。

腕关节放射线和角度测量

桡骨远端骨折是一种常见的损伤,通常发生跌倒过程中手臂伸直的状态。腕关节 X 线片可测量骨折成角,以及作为闭合复位还是手术的选择指征。在侧位片上,正常的掌倾角应该是 11°±2°,而在前后位 X 线片上,正常的桡骨尺偏角应该是 24°±2.5°(图 2.4)。能接受的残余角取决于患者的年龄、活动水平及是否为优势手。在侧位片上测量舟月角,正常在 47°±15°。这个角度异常常见于发生移位的手舟骨骨折和其他影响腕关节的情况(译者注:在以上涉及测量角度的数值表达中,原文符号应用存有问题,应该是正常的掌倾角 11°±2°,正常的桡骨尺偏角 25°±2.5°,舟月角 47°±15°,注意符号应用是"±"而不是"+")。

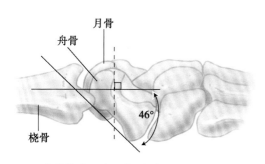

图 2.4 腕关节处于中立位时,舟骨和月骨之间的正常角度为 46°(Reprinted with permission from Wiesel SM. *Operative Techniques in Orthopedic Surgery*. Philadelphia:Wolters Kluwer;2016.)

肘关节放射线和角度测量

肘关节的多种放射线和角度最初应用于小儿肘关节骨折。在肘关节侧位片上,一条线从肱骨前皮质层直接向下应穿过外侧髁骨化中心的中间 1/3,肘部骨折时这个关系会改变。肘关节侧位 X 线片上还可测量肱骨外髁角,通常为 40°。在肘关节前后位片中,肱骨纵轴与前臂纵轴相连构成外翻角,正常大约为 15°。儿童肘关节骨折愈合不良可导致外翻角减少,被称为肘内翻。

髋部及髋臼的放射线和角度测量

颈干角是股骨干纵轴线和股骨颈轴线形成的夹角(图 2.5)。正常的颈干角度为 125°±7°。各种先天性疾病或者发育异常都可能导致其角度增加(髋关节外翻)或减少(髋关节内翻)。恢复正常的股骨颈干角是治疗股骨颈和转子间骨折的共同目标(译者注:在以上涉及测量角度的数值表达中,原文符号应用存有问题,应该是正常的颈干角度为 125°±7°,注意符号应用是"±"而不是"+")。

髂耻线指髋臼前柱内侧缘,髋臼前柱骨折时此线会被破坏。髂坐线指髋臼后柱的内侧缘,髋臼后柱骨折时此线会被破坏。在骨盆正位片中,"泪滴"位于股骨头的内侧,代表了骨盆四边形表面的骨皮质边界。

Pauwels 根据骨折远段骨折线与水平线的夹角将股骨颈骨折进行分类(图 2.3)。在 I 型骨折中,角度<30°,II 型骨折在 30°~50° 之间,而 III 型骨折角度>70°。骨折线越垂直,骨折固定时剪切力越大,因此 III 型骨折预后较差,且需要不同的固定策略来抵抗剪切力,以防止复位失败。

膝关节放射线和角度测量

膝关节侧位片上有几个特殊的放射线和角度。Insall 比值代表髌骨长度和髌腱长度的比值,通常这个比值是 1:1,但在髌韧带断裂,高位髌骨或者低位髌骨时比值异常。Blumensaat 线是指沿髁间窝顶部的切线,可用来评估髌骨的正常位置。该条线也用于逆行股骨钉,以确定髓内钉远端的正确位置。

踝关节放射线及角度测量

对于跟骨骨折的患者,通常需要测量两个角度。Böhler 角指跟骨结节前上缘至跟距关节后关节面上缘的连线,再作后关节面上缘与跟骨结节上缘的切线,两线相交的锐角即为 Böhler 角。Gissane 角是由沿着跟骨上外侧的坚固而厚的骨皮质形成的角,从跟骨骰关节延伸到后关节面的后缘。

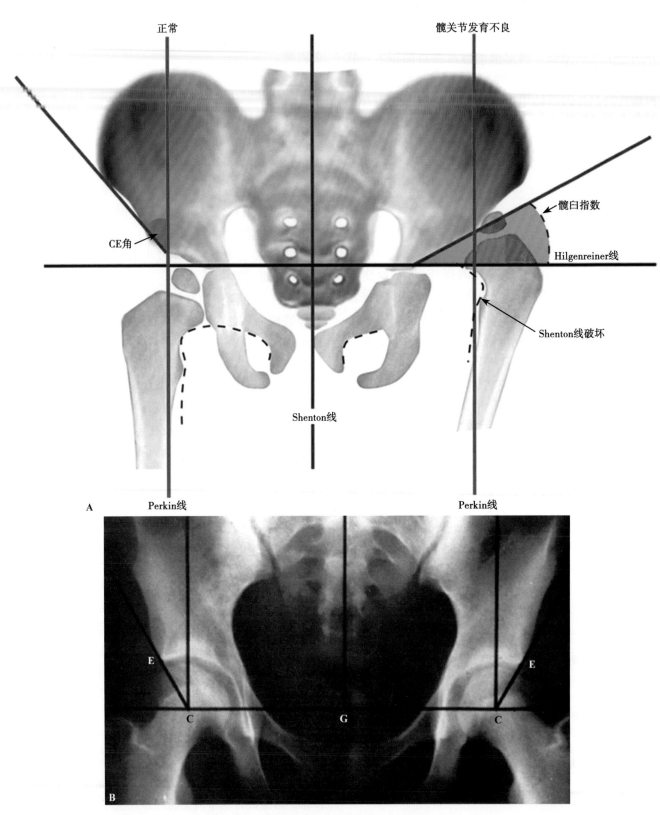

图2.5　A和B.髋关节及髋臼周围常用的测量角度。CE,Center Edge,中心边缘;DDH,Developmental Dysplasia of the Hip, 髋关节发育不良。(Reprinted with permission from Weinstein SL, Flynn JM. *Lovell and Winter's Pediatric Orthopedics*. Philadelphia, PA : Wolters Kluwer;2014.)

参考文献

1. Müller ME, Nazarian S, Koch P, Schatzker J. *The Comprehensive Classification of Fractures of Long Bones*. Berlin: Springer-Verlag; 1990.
2. Marsh JL, Slongo TF, Agel J, et al. Fracture and dislocation classification compendium – 2007: Orthopaedic Trauma Association classification, database and outcomes committee. *J Orthop Trauma*. 2007; 21(10 suppl):S1-133.
3. Slongo TF, Audigé L; AO Pediatric Classification Group. Fracture and dislocation classification compendium for children: the AO pediatric comprehensive classification of long bone fractures (PCCF). *J Orthop Trauma*. 2007;21(10 suppl):S135-S160.
4. Gustilo RB, Anderson JT. Prevention of infection in the treatment of one thousand and twenty-five open fractures of long bones: retrospective and prospective analyses. *J Bone Joint Surg Am*. 1976;58(4):453-458.
5. Tscherne H, Gotzen L, eds. *Fractures With Soft Tissue Injuries*. Berlin: Springer Verlag; 1984.
6. MacKenzie EJ, Burgess AR, McAndrew MP, et al. Patient-oriented functional outcome after unilateral lower extremity fracture. *J Orthop Trauma*. 1993;7(5):393-401.
7. Hak DJ, Gautsch TL. A review of radiographic lines and angles in orthopaedics. *Am J Orthop*. 1995;24(8):590-601.
8. Keats TE, Sistrom C. *Atlas of Roentgenographic Measurement*. 7th ed. St. Louis, MO: Mosby; 2001.

第 3 章　骨愈合

Jamoo R. Laohman
Saqib Rehman

引言

　　凭借其协调有序的生物化学及生物力学机制,骨骼系统在发生损伤后能够恢复其力学及生物稳定性。导致骨骼损伤的原因有很多,包括直接损伤、肿瘤、微生物感染以及血供障碍时必需营养物质匮乏等[1]。骨愈合是一个有序且可预测的过程,这一过程离不开祖细胞、炎症细胞因子、生长因子、宿主生物学特性和力学环境的相互作用[2]。

　　当骨骼发生创伤性损伤时,受损的细胞会诱发机体发生生化反应。这一过程可以进一步细分为 4 个阶段:炎症阶段、软骨痂阶段、硬骨痂阶段以及重塑阶段[2,3]。骨和软组织受创时,可伤及周围的血管供应,形成血肿。血肿块中存在许多间充质干细胞(mesenchymal stem cells,MSCs),能够产生生长因子,促进骨祖细胞分化。在不进行手术干预的情况下,数天后,这些细胞会首先形成主要由软骨组成的软骨痂。随着骨基质逐渐钙化,成骨细胞和破骨细胞维持骨的动态稳定,软骨痂会逐渐转化为硬骨痂。而在最后一个阶段,也就是重塑阶段,多余的骨痂被吸收,骨髓腔恢复通畅[3]。

　　从中可以看出,骨愈合的正常有序进行必须有一个有利环境的支撑。其中一个基本条件就是要具备适当的营养物质供应和血供,并且还需要成骨细胞、破骨细胞、软骨细胞和内皮细胞等细胞的参与。在骨折部位募集的细胞分泌的细胞外基质(extracellular matrix,ECM)能够提供促进不同阶段愈合的环境[1-3]。

参与骨折愈合的细胞

间充质干细胞

　　MSCs 广泛存在于脂肪、骨髓以及滑膜中。在骨折急性期,细胞因子可通过与特定细胞表面抗原发生作用,促进 MSCs 向骨祖细胞的分化[4,5]。除此之外,在 MSCs 的分化过程中,力学环境也能够发挥重要作用,例如在力学稳定性较差的环境,MSCs 更加趋向于分化为软骨细胞。

软骨细胞、成骨细胞和破骨细胞

　　在骨愈合中,软骨细胞和成骨细胞均发挥十分关键的作用。当发生骨损伤时,上述细胞均可由 MSCs 分化形成,MSCs 是通过血管聚集在骨损伤处或是骨周的骨膜和骨内膜固有的。近期研究表明,在骨折愈合急性期,骨膜是软骨细胞的主要来源,而成骨细胞主要来源于骨膜和骨内膜[6]。根据细胞外基质中的信号,多能 MSCs 能够分化为软骨细胞或成骨细胞(表 3.1)。

表 3.1　**参与骨愈合的细胞**

软骨细胞	软骨细胞来源于成纤维细胞集落形成单位(colony-forming unit fibroblast,CFU-F)。CFU-Fs 变为间充质干细胞(mesenchymal stem cells,MSCs),这是未分化的中胚层细胞,能够分化为多种骨软骨原细胞。在特定条件下(试验性 BMP4 和 FGF2),MSCs 能够分化为软骨细胞,合成细胞外基质。在骨骼中,软骨细胞存在于软骨陷窝中。软骨内成骨结束时,软骨细胞肥大并发生凋亡
成骨细胞	成骨细胞是 MSCs 的终末分化细胞,是合成类骨质的单核细胞。类骨质是一种高度交联的胶原蛋白,与骨钙素和骨桥蛋白一起构成了骨骼的有机基质。除此之外,它们还会产生一种以钙和磷酸盐为基础的基质。它们和破骨细胞一起,通过钙和磷的调节,在调节酸碱平衡方面起着重要作用
破骨细胞	破骨细胞是由巨噬细胞通过单核吞噬细胞系统发展而来的大多核细胞。分化成破骨细胞需要成骨细胞产生核因子 κβ 受体激活剂(kappa beta ligand,RANKL)和巨噬细胞集落刺激因子(macrophage colony-stimulating factor,M-CSF)。骨保护蛋白通过阻止 RANKL 与 RANK 的相互作用来抑制这种分化。在骨表面上,破骨细胞位于通过消化下方骨质形成的 Howship 陷窝。它们通过足小体在"密封区"紧贴在骨质表面,并通过碳酸酐酶在"皱褶缘"处进行骨吸收。破骨细胞内的溶酶体还通过组织蛋白酶和金属蛋白酶分解骨骼的有机成分

细胞外基质主要由软骨细胞分泌,包括蛋白多糖类和胶原蛋白[7]。在骨愈合期间,软骨细胞肥大并发生凋亡。这使得血管内陷长入,软骨基质通过成骨细胞的钙沉积逐渐骨化[6,7]。

成骨细胞产生类骨,类骨是骨的主要成分,主要由 I 型胶原组成。它们主要存在于骨表面,并能够通过平衡骨形成和破骨细胞的骨吸收来维持骨稳态[2,6]。碱性磷酸酶是一种导致去磷酸化的酶,由于碱性磷酸酶的存在,可以在体内识别成骨细胞的活性[8]。

破骨细胞起源于血系单核-巨噬细胞系统,其前体细胞为多能 MSCs。在骨表面,破骨细胞位于 Howship 陷窝,此处骨吸收活跃。破骨细胞的主要功能是在骨重塑过程中与成骨细胞协调进行骨吸收。破骨细胞能够通过抗酒石酸酸性磷酸酶进行骨吸收,受到核因子 κβ 配体受体激活剂(RANKL)和降钙素受体调控[9]。

骨愈合的类型

背景

骨愈合类型依赖力学和生物学环境,有膜内成骨和软骨内成骨两种骨愈合类型(图 3.1、图 3.2)。上述两种骨愈合方式不是相互独立的,而是经常以协调的方式同时进行。骨骼强度恢复至骨折前的强度时,两种骨愈合所需时间相同[3]。

软骨内成骨指现有的软骨基质不断被骨取代的过程。在此期间,软骨细胞沉积在成熟软骨上,然后逐渐肥大和衰老。随着血管侵入软骨组织,成骨细胞会逐代替代基质中的软骨细胞,开始骨沉积。这种过程不仅仅发生在骨愈合过程中,其同样存在于正常人体发育过程之中[7]。这种类型的骨愈合也曾被称为二期骨愈合,该过程包括 4 个阶段(见下文),通常意味着骨折部位有活动(图 3.3)。

软骨内成骨(图 3.4)

骨折血肿和炎症阶段

损伤后 24 小时内,由于血管、骨膜、皮质骨以及周围肌肉组织破坏,相应部位形成血肿[10]。骨折血肿不同于单纯由软组织损伤引起的血肿或血块。Mizuno 等人将大鼠骨折 4 日内的血肿移植到其他部位,导致异位骨化和软骨形成[11]。

巨噬细胞、血小板和中性粒细胞向骨折部位聚集,标志着骨折愈合炎症期的开始。这些细胞能够释放多种炎症细胞因子,包括 TNF-α、TNF-β 以及白细

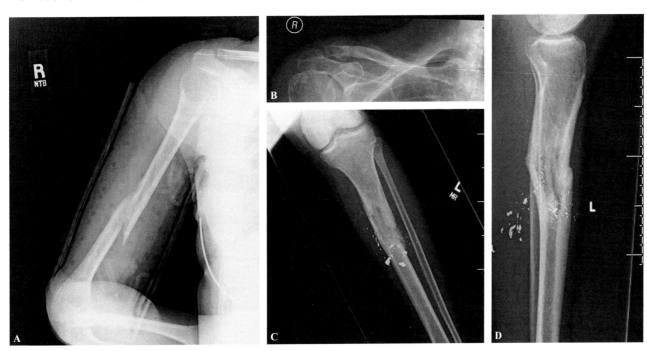

图 3.1 非手术治疗导致软骨内成骨。A. 一名 76 岁女性患者,肱骨干长斜形骨折,采用 Sarmiento 支架固定的正位 X 线片(anteroposterior,AP)。该支架固定时允许骨折部位存在明显活动,因此有利于软骨内成骨。B. 一名 45 岁女性患者,右侧锁骨远端 1/3 骨折吊带固定保守治疗 6 周后的正位 X 线片。骨痂形成提示骨折部位存在活动,愈合类型为软骨内成骨。C 和 D. 一名 21 岁男性患者,枪击伤导致左侧胫骨骨折,8 周的正侧位 X 线片。患者选择石膏固定治疗,同样提供了有利于软骨内成骨的条件。

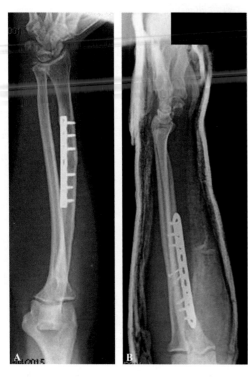
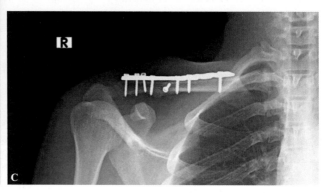

图3.2 有利于膜内成骨的固定方式。A.桡骨干骨折切开复位加压钢板内固定后的前臂正位X线片。这种固定方式提供了绝对的稳定性,愈合后骨折部位没有明显骨痂形成,骨愈合类型为膜内成骨。B.尺骨干骨折切开复位后前臂侧位X线片,采用拉力螺钉、中和钢板进行骨折块间加压固定。这种固定方式有利于膜内成骨。C.锁骨正位片显示,骨折块间加压和中和钢板固定,从而提供了绝对的稳定性。

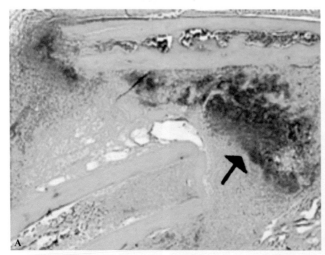
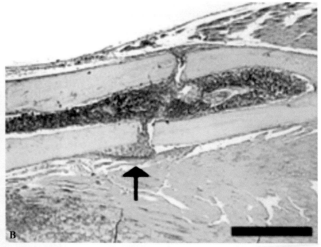

图3.3 骨折部位活动的影响。图为小鼠胫骨的横截面。A.在没有固定的情况下骨折愈合。可见大量骨痂形成(骨折后7天拍摄),骨折周围可见软骨组织(箭头)形成。B.骨折固定稳定,骨折愈合时几乎无多余骨痂形成。7天后未见软骨,但骨折部位可见骨祖细胞和骨膜反应(箭头)。(Reprinted with permission from Thompson Z, Miclau T, Hu D, et al. A model for intramembranous ossification during fracture healing. *J Orthop Res.* 2002;20(5):1091-1098.)

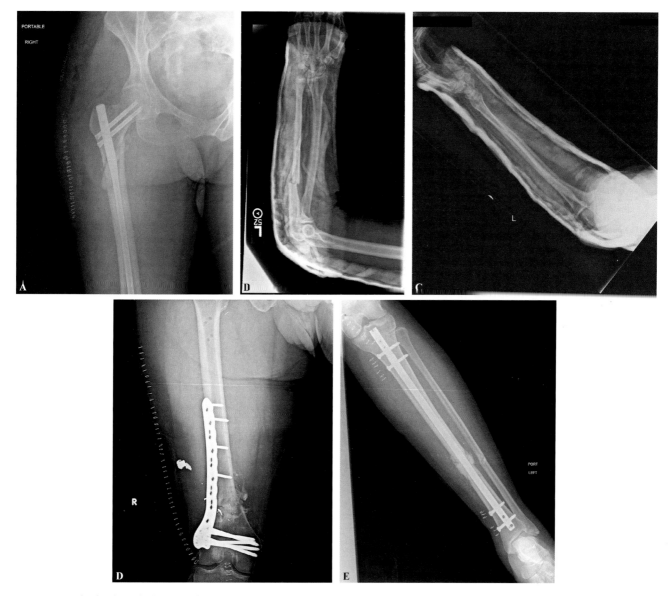

图 3.4　有利于软骨内成骨的固定方式。A. 髓内钉治疗股骨反转子间骨折的正位 X 线片。B 和 C. 尺骨干骨折的正侧位片，最初用夹板固定，之后失去随访。D. 股骨正位片，显示股骨髁上枪伤骨折，采用桥接钢板治疗。E. 胫腓骨正位片显示胫骨干骨折（伴腓骨骨折），采用髓内钉治疗。所有这些固定方式都允许骨折部位的微动，有利于软骨内成骨。

胞介素（IL-1，IL-6，IL-10，IL-12）[12,13]。这些炎性分子在增强炎症反应中发挥着不可或缺的作用，可从周围的骨髓和骨膜中募集多种细胞，产生生长因子。

成纤维细胞生长因子（fibroblast growth factor，FGF）以及碱性成纤维细胞生长因子（basic fibroblast growth factor，BFGF）是骨折部位血肿中最早出现的生长因子。在骨愈合过程中，这些生长因子能够刺激 MSCs 分化为软骨细胞和成骨细胞，从而刺激软骨形成、增加骨痂的大小。相关研究表明，FGF 能够促进血管生成，并且其在增加骨痂大小和强度上均能够发挥有效作用[14]。

另一种在骨愈合炎症阶段早期出现的生长因子为血小板衍生生长因子（platelet-derived growth factor，PDGF）。Nash 等人通过兔子骨折模型，证实了 PDGF 对于骨痂形成以及骨折部位早期稳定的促进作用。该研究还显示，PDGF 干预的兔胫骨在显微镜下的分化程度高于对照组[15]。

骨形态发生蛋白（bone morphogenetic proteins，BMP）已被广泛研究，众所周知其对骨愈合的刺激作用[16-18]。BMP 能够从远处募集干细胞，并诱导成骨细胞和软骨细胞分化，导致异位骨化形成。在临床中，重组 BMP（特别是 rhBMP-2 和 rhBMP-7）已用于治疗骨不连和促进骨融合[18,19]。Ⅰ级研究证据表明 rhBMP-2 能够有效改善开放性胫骨骨折的修复。前瞻性病例系列研究也表明，rhBMP-7 能够有效治疗胫骨和股骨骨不连[20,21]。除此之外，转化生长因子-β（transforming growth factor-beta，TGF-β）作为其超级家族的成员之一，它在炎症阶段早期就会出现在骨折部位，对骨痂大小和强度产生轻微的影响[22]。

在骨愈合早期阶段会出现另一组早期蛋白，包括 β-catenin/Wingless 型信号蛋白。这是由骨细胞表达的细胞外信号蛋白家族，其中包括 Wnt 蛋白、FZD 蛋白、LRP5、LRP6 和 β-catenin 等[23]。研究显示，这些蛋白质的表达水平会在骨愈合的最初 3~5 天内上调，并促进血管生长，这些蛋白的整体效应是通过复杂的信号通路，促进骨的形成[7,24]。

目前，其他生长因子，如胰岛素样生长因子-1（IGF-1）和生长激素（GH）的作用尚不明确。一些研究表明生长激素能促进骨愈合，但其他研究结果并不支持该观点[7,25]。

软骨痂阶段

聚集在骨折部位的 MSCs 在生长因子和细胞因子的调控下分化为软骨细胞和成骨细胞。骨折部位的稳定性决定了分化方向。骨折部位的不稳定有利于分化为软骨细胞，并发生软骨内成骨；而骨折部位的稳定有利于分化为成骨细胞，发生膜内成骨[26]。

软骨的形成能够稳定骨折端，并形成软骨痂，这一阶段的骨愈合被称为软骨痂期。在这一阶段，同时存在软骨内成骨和膜内成骨两种骨修复方式，但前者是主要的修复方式。骨折部位稳定有利于膜内成骨。

硬骨痂阶段与重塑阶段

由于软骨基质通过软骨内骨化转化，软骨痂逐渐变为硬骨痂。这一过程的最后阶段涉及软骨细胞的成熟。软骨细胞表达 X 型胶原，并开始降解 ECM。这时软骨发生钙化，软骨细胞凋亡。通过有组织的破骨细胞和成骨细胞活动，新骨进行重塑[27,28]。

膜内成骨

膜内成骨没有软骨前体细胞参与，通过间充质来源的细胞直接沉积形成新骨而不产生骨痂[26,29]。这种骨形成模式主要发生在骨骼发育和骨折愈合期间，有牢固的固定，骨折块之间极少甚至没有移动。以前人们将其称为一期骨愈合。这种骨愈合模式是骨稳定固定时重建骨板层结构，后续 X 线片上骨折线消失[30]。骨直接通过破骨细胞引导的切割锥愈合，它在骨折部位切割出一条通道，成骨细胞会沿着这条通道沉积形成皮质骨[30,31]。

骨愈合的影响因素（图 3.5）

力学环境

力学环境对骨折愈合的影响已经广为人知。几百年来，人们通过外固定的方式对骨折进行固定，以改善患者舒适度，防止骨折移位，并缩短骨折愈合时间。在过去的一个世纪里，随着人们对手术固定措施的认识不断加深和手术技术的改进，人们对骨折部位微观和宏观移动的影响有了更充分的认识。

稳定的力学环境通过膜内成骨有利于一期骨愈合。骨折固定的"绝对稳定"（指采用坚强的内固定方式固定骨折块，以防止骨折块出现微动）使骨愈合的力学环境处于最佳状态，通过"切割锥"直接愈合，不需要软骨这一中间物（图 3.6）[31,32]。不稳定的力学环境则倾向于通过软骨内成骨分期愈合。一期骨愈合和二期骨愈合很少单独发生，在绝大多数情况下都会以一种平衡且协调的方式同时发生。Perren 等人首先

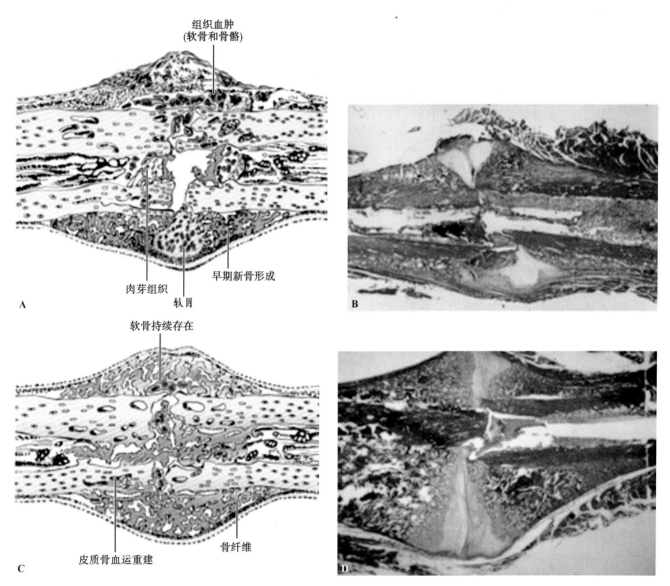

图 3.5　骨折愈合的阶段。A. 骨折血肿修复的早期阶段,骨膜下早期编织骨和软骨形成。在这阶段,如果骨折固定稳定,骨折愈合几乎不会产生骨痂。B. 大鼠股骨骨折后 9 天的显微照片。C. 显示了渐进性的骨折骨痂形成,大量编织骨骨痂桥接骨折断端,断端间隙愈合,在未被毛细血管覆盖的区域仍有软骨。D. 大鼠股骨骨折 21 天后,显微照片显示骨痂连接骨折块。(Reprinted with permission from Einhorn TA. The cell and molecular biology of fracture healing. *ClinOrthopRelat Res.* 1998;335:S7-S21.)

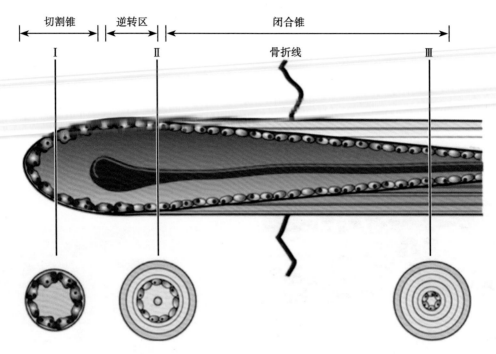

图3.6　切割锥。（Ⅰ）在一期骨愈合中由破骨细胞组成的切割锥穿过骨折部位，（Ⅱ，Ⅲ）随后成骨细胞填充通道。（ Reprinted with permission from Court-Brown C, Heckman JD, McKee M, McQueen MM, Ricci W, Tornetta P. Rockwood and Green's Fractures in Adults. 8th ed.Philadel-phia, PA:*Wolters Kluwer Health* ;2014.）

提出的应变理论，认为骨折前完整骨骼具备2%的正常应变耐受性。软组织愈合，也称为肉芽组织，则具有100%的应变耐受性。应变指材料在一定的力作用下产生的变形。如果骨折块之间的移动幅度过大，硬骨痂将无法修复骨折断端间隙[33]。

药理环境

无论是处方药，还是非处方药，都可通过改变骨愈合的生化环境，导致骨不连或愈合延迟。这些药物可以影响某些细胞通路、局部血供或抑制某些信号分子，抑制炎症反应。

抑制骨愈合的因素

吸烟

人们已经针对烟草和尼古丁对骨愈合的影响进行了大量的研究。纯尼古丁可增加大鼠股骨骨折部位骨痂的强度和弯曲刚度[34]。但是人们尚不清楚其中所涉及的原理。

多项研究显示，吸烟会导致胫骨骨折患者和接受足部及脊柱矫正截骨手术的患者出现骨折愈合延迟[35,36]。骨愈合早期，尼古丁会抑制组织分化和血管

生成，并抑制成骨细胞的功能[37,38]。在上述研究中，作为烟草制品的主要来源，香烟中含有数百种化学物质，这些化合物在骨愈合过程中可能单独起作用，也可能联合发挥作用。近期的一项假说认为，在吸烟者中，抑制 TNF-α 会对骨愈合产生不利影响[38]。未来还需要进行更多的研究以更好地了解烟草的影响，不过当前普遍认为在骨愈合期间患者应避免吸烟[35-38]。

非甾体抗炎药

非甾体抗炎药（ nonsteroidal anti-inflammatory drugs，NSAIDs）广泛应用于治疗肌肉骨骼系统急性损伤相关的炎症、疼痛和肿胀。这类药物通过抑制环氧合酶（ cyclooxygenases，COX-1 和 COX-2）发挥作用。非选择性 NSAIDs 同时抑制 COX-1 和 COX-2。COX-2 能够通过前列腺素 E_2，上调核心结合因子 α-1（ core-binding factor alpha-1，Cbfa1）的表达水平，这是成骨细胞形成所必需的[39]。

NSAIDs 对骨愈合的影响仍有争议。最近一项使用 NSAIDs 的脊柱融合试验进行的荟萃分析显示，使用 NSAIDs 与骨不连发生率增加不相关[40]。

糖皮质激素

糖皮质激素广泛应用于慢性炎症、急性肿胀或疼

痛,以及慢性阻塞性肺病的治疗中。但是在骨愈合过程中,这些药物会抑制 MSCs 向成骨细胞和软骨细胞的分化[41]。除此之外,还会导致成骨细胞和骨细胞的凋亡[41]。但是,糖皮质激素在体内对骨折愈合的影响仍有争议[41-43]。因此,临床医生在为急性骨折患者选择相关药物之前,要权衡这些药物潜在的风险和益处。

影响骨愈合的患者因素

营养状况

在骨愈合期间,必需营养素缺乏可能源于营养摄入不足、代谢缺陷或内分泌异常。其中维生素 D 和钙的缺乏最为常见[44]。维生素 D 缺乏容易出现于冬季北半球和信奉"禁止皮肤暴露"的文化群体中。除此之外,接受 Roux-en-Y 手术的胃旁路手术患者无法调节钙代谢。该术式使食物消化绕过了十二指肠,而十二指肠正是钙摄取的主要部位[45]。

年龄

对于老年群体而言,随着骨量的丢失,他们更容易发生骨质疏松性骨折。大鼠模型显示,与年轻大鼠相比,老年大鼠 BMP-2 表达下调,成骨细胞分化能力降低[17,46]。老年患者的骨吸收增加,而骨沉积会不断减少,进而导致他们出现逐年骨的净丢失。

糖尿病

血糖控制不佳的糖尿病患者存在多种并发症,包括创面愈合困难、周围血管病变以及容易发生细菌感染等,并且糖尿病还会对骨折愈合产生负面影响。尽管人们尚不清楚确切机制,但是有人推测糖尿病会导致骨痂内细胞减少,骨痂强度降低[47]。多项研究表明,在长骨骨折和踝部骨折中,糖尿病还会导致骨折愈合时间延长。不过,血糖水平控制良好的患者就不会出现上述的问题[48,49]。

促进骨愈合的药物

背景

市场中已经出现了各式各样促进骨愈合的药物。而且人们正在不断地完善对这些药物的研发,试图通过促进骨愈合的某一个阶段来有效缩短骨愈合的时间,并提高骨愈合的质量。

双膦酸盐

双膦酸盐能够发挥"抗骨吸收"的作用。这些药物能够抑制破骨细胞功能,限制骨转换。双膦酸盐类化合物的结构与焦磷酸盐类似,并根据它们是否含氮进行分类[50]。

不含氮双膦酸盐包括依替膦酸钠、氯膦酸钠和替鲁膦酸钠。它们在细胞内代谢成化合物,能取代三磷酸腺苷(terminal pyrophosphate of adenosine triphosphate,ATP)末端的焦磷酸,形成非功能性的 ATP。这种非功能性的 ATP 与正常的 ATP 竞争结合位点,导致破骨细胞凋亡[51]。净效应是骨分解减少。

含氮双膦酸盐包括帕米膦酸二钠、奈立膦酸盐、奥帕膦酸钠、阿仑膦酸钠、伊班膦酸钠、利塞膦酸盐和唑来膦酸。该类药物能够通过抑制法尼基焦磷酸合成酶,起到抑制 HMG-CoA 还原酶通路的作用[51,52]。最终产生两种代谢物,能够抑制"异戊烯化"过程,异戊烯化是破骨细胞的皱褶缘与骨接触的必要条件(表3.2)[53]。

表 3.2　双膦酸盐

	作用机制
不含氮双膦酸盐	被破骨细胞吸收和代谢。由于它们与无机焦磷酸盐在结构上非常相似,它们能结合到三磷酸腺苷(ATP)分子中。氨基酰基转移 RNA 合成酶促进了这一过程。这些非功能性的 ATP 分子的聚集导致破骨细胞凋亡
依替膦酸钠	
氯膦酸钠	
替鲁膦酸钠	
含氮双膦酸盐	含氮双膦酸盐能够结合并抑制法尼基焦磷酸合成酶,该合成酶是产生胆固醇、甾醇和其他脂质的甲羟戊酸途径的一部分。这阻止了 Rab、Rac 和 Rho 等在膜形成和结构中起重要作用的蛋白质的必要修饰,从而导致破骨细胞的凋亡
帕米膦酸二钠	
奈立膦酸盐	
奥帕膦酸钠	
阿仑膦酸钠	
伊班膦酸钠	
利塞膦酸盐	
和唑来膦酸	

大量研究试图阐明双膦酸盐对骨折愈合的影响[54-56]。近期一项前瞻性研究针对是否服用双膦酸盐的桡骨远端骨折患者骨折愈合情况进行了比较。通过放射学测量,与不使用双膦酸盐的患者相比,使用双膦酸盐和手术治疗会使愈合时间长<1 周时间,但是需要指出的是,这种微小差异并不具有临床意

义[54]。另外一项研究对利塞膦酸钠对大鼠尺骨应力性骨折的影响进行了分析,结果表明大剂量双膦酸盐治疗并不会对骨膜骨痂的形成产生负面影响,但会延缓骨重塑,影响骨折放射学愈合[55]。最后,一项随机临床试验的 Meta 分析验证了骨折手术后早期使用双膦酸盐的效果,结果显示,无论是在放射学上,还是在临床上,早期使用双膦酸盐并不会延迟骨折愈合时间[56]。

长期服用双膦酸盐会导致多种不良反应,包括下颌骨坏死、心房颤动、慢性骨骼和肌肉疼痛,以及一种非常典型的骨折类型[57-60]。很多研究中"双膦酸盐相关骨折"特指因长期服用双膦酸盐而出现的股骨干或股骨粗隆间骨折(图 3.7)。但是,双膦酸盐可以显著降低髋部骨折的总体发生率,并且这种作用要远远超过"双膦酸盐相关骨折"的低发生率[52,60]。

他汀类药物

他汀类药物不仅会对机体多个系统产生影响,还会影响 HMG-CoA 还原酶通路[61]。他汀类药物通过抑制 Rho 和 Ras 等小 GTP 结合蛋白,以一种与双膦酸盐类似的方式抑制破骨细胞导向的骨分解代谢[62]。

目前人们已经在他汀类药物促进骨折愈合方面的作用进行了大量的研究[63-65]。最近一项 Meta 分析结果显示,他汀类药物可以有效降低骨折发生率,增加骨密度[63]。另外一项研究则对辛伐他汀在大鼠骨质疏松性股骨骨折的影响进行了研究。结果显示,标准剂量的辛伐他汀能够对骨密度和组织学产生积极影响[64]。最后,一项针对观察性研究的 Meta 分析显示,他汀类药物在预防骨质疏松性骨折方面的积极作用。作者检查了导致这些建议的偏差,认为不测量的复杂变量并不能解释相关研究所观察到的他汀类药物与骨折之间的保护性关系[61,65]。

甲状旁腺素和特立帕肽

甲状旁腺激素(parathyroid hormone,PTH)调控血清钙、维生素 D 和磷酸盐浓度,该激素能够通过刺激破骨细胞,动员储存于长骨中的钙,从而提高血液循环中的钙水平。其主要机制为通过直接与成骨细胞结合,刺激产生 RANKL 和抑制骨保护素的表达。RANKL 与 RANK 结合能够刺激破骨细胞[66]。PTH 对骨折愈合的影响已在临床上得到验证。而相关动物研究显示,PTH 能够部分逆转 2 型糖尿病对骨量、骨强度和骨缺损修复的影响[67]。

特立帕肽是重组 PTH,它能够通过增加早期形成骨痂中的软骨祖细胞和骨祖细胞来促进骨愈合[68]。多项研究证明,特立帕肽能提高大鼠股骨骨折模型的骨痂体积和极限负荷,并能增加前软骨前体细胞和相关基因的增殖速度和表达水平,包括 pro-α I(II)型、pro-α I(X)型前胶原基因和 SOX-9 基因(图 3.8)[69,70]。

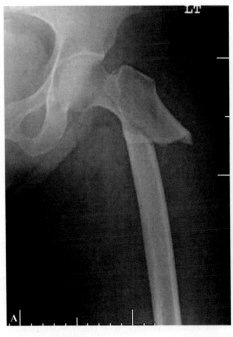
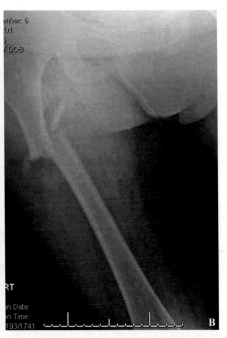

图 3.7   双膦酸盐相关骨折。A 和 B.髋关节正侧位 X 线片,显示长期使用双膦酸盐导致的非典型股骨粗隆间骨折。注意骨折部位两侧骨皮质增厚

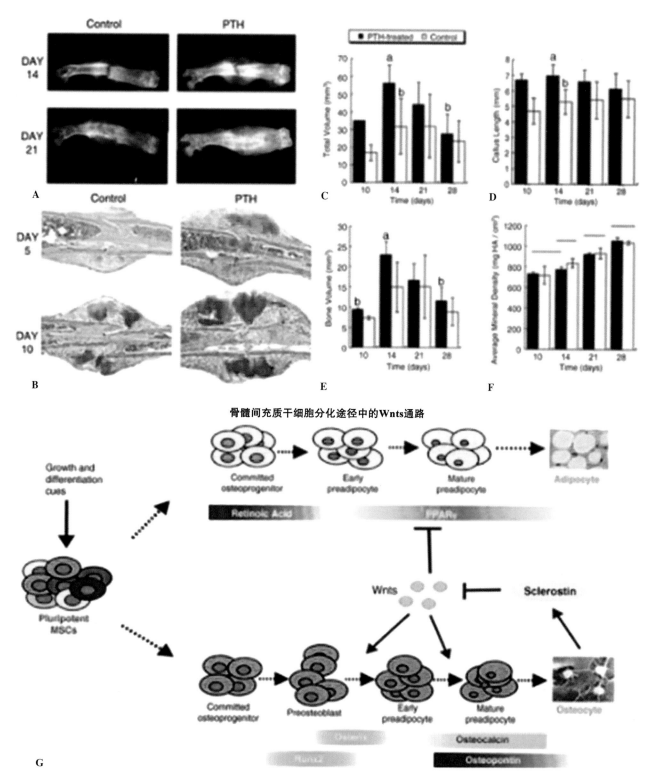

图3.8 甲状旁腺素（PTH）与骨折愈合。图为甲状旁腺激素通过 wnt 通路对骨折愈合的影响。每日注射甲状旁腺素能促进大鼠骨痂形成和诱导软骨形成。**A.** 大鼠股骨骨折后2周和3周的 X 线检查显示骨痂形成情况。**B.** 伤后5天和10天取骨折部位组织切片进行 Safranin O 染色。软骨细胞被染成红色。**C～F.** Micro-CT 分析骨痂和骨体积、骨密度。**G.** PTH 通过 wnt 通路发挥作用，诱导祖细胞向成骨和肥大的软骨细胞分化，同时抑制成脂谱系。这些效应由骨细胞在反馈环中分泌的 wnt 抑制剂 ssk-erostin 调控。（A-F，Reprinted with permission from Kakar S，Einhorn TA，Vora S，et al. Enhanced chondrogenesis and Wnt signaling in PTH-treated fractures. J Bone Miner Res. 2007；22（12）：1903-1912 and G，From Wagner ER，Zhu G，Zhang BQ，et al. The therapeutic potential of the Wnt signaling pathway in bone disorders. Curr Mol Pharmacol. 2011；4（1）：14-25.）

生长激素

人生长激素(growth hormone,GH)由脑垂体产生并释放,GH 可促进肝脏合成的 IGF-1 的全身释放,IGF-1 可刺激成骨细胞[71]。而胰岛素样生长因子-1 受体(insulin-like growth factor 1 receptor,IGF-1R)是一种存在于质膜中的酪氨酸激酶受体,它会介导 IGF-1 的作用。IGF-IR 存在于许多细胞上,它启动细胞内信号转导,在抑制细胞死亡的同时促进细胞生长和增殖[72]。目前,IGF-1、胰岛素样生长因子结合蛋白-3(insulin-like growth factor binding protein-3,IGFBP-3)以及 Mecasermin(一种被批准用于治疗生长障碍的 IGF-1 的合成类似物)已成功用于治疗因胰岛素样生长因子缺乏(insulin-like growth factor deficiency,IGFD)导致的"生长障碍"[73]。

人们已经针对 GH 在骨折部位的作用进行了大量研究。在动物模型中,给胫骨骨折的小鼠皮下注射重组 IGF-1 和 MSCs 能够有效增加骨折部位骨痂体积、韧性和细胞密度。因此,该研究作者建议重组 IGF-1 可用于骨折愈合不佳的患者[74]。在另外一项动物模型研究中,人们对绵羊胫骨的牵张成骨过程进行了观察,结果显示,使用 IGF-1 治疗的治疗组和使用移植自体松质骨的对照组之间差异无统计学意义[75]。需要指出的是,人们在上述方面并没有得出确切结论,需要未来进一步研究。

骨形态发生蛋白

自 20 世纪 80 年代末以来,人们研究了骨形态发生蛋白(bone morphogenetic proteins,BMP)对骨发育和骨合成的作用。历史上,有两种重组骨形态发生蛋白[rhBMP-2 和 rhBMP-7(也称为成骨蛋白-1,OP-1)]应用于临床[76]。

多项前瞻性研究已经证实了上述两种重组 BMP 的安全性和有效性[20,77,78]。在胫骨骨不连模型中,应用 rhBMP-7 治疗与移植自体松质骨治疗具有相同的骨愈合促进作用[77]。"BMP-2 在胫骨创伤手术的作用"(BESTT)是一项跨国、前瞻性、随机对照研究,它对 rhBMP-2 在开放性胫骨骨折中的作用进行了分析。结果显示,大剂量 rhBMP-2 能够有效降低二次手术率,加速骨折愈合,促进创面愈合,并降低感染率[19]。但是,随后研究未能证明在胫骨骨折髓内钉治疗的患者中应用 rhBMP 可降低感染率[78]。另外一项前瞻性研究发现,使用 OP-1 治疗开放性胫骨骨折,可显著降低因骨折愈合延迟或骨不连导致的二次手术率,并明显改善术后 12 个月患者功能[79]。

能够促进骨愈合的非药物措施

富血小板血浆

长期以来,人们认为富血小板血浆能够对许多不同身体系统的愈合进程产生积极作用,包括骨折愈合。在发生创伤后,被激活的血小板能够释放多种生长因子,包括 PDGF、TGF-β、VEGF、GF-β1 和 BMP-2 等,这些生长因子可刺激血管生成、MSCs 募集和促进刺激成骨因子的产生[76,80]。

尽管人们已经对富血小板血浆对骨修复和骨折愈合的影响进行了多项研究,但并没有得到一致的结果[81,82]。

骨髓穿刺液

自体骨具有优秀的骨诱导和骨传导性而广泛应用于骨融合、骨不连翻修和骨折愈合中[76]。由于获取异体骨困难和伴随的并发症,临床医生希望找到能够发挥类似自体骨功能的其他材料。骨髓穿刺液富含上述促进骨修复的因子,并且可通过微创方式提取[83]。

多项研究已经证实骨髓穿刺液(通常是髂骨骨髓穿刺液)在治疗骨不连方面的刺激作用和安全性[84-86]。骨髓穿刺液能将具有分化为骨祖细胞潜力的 MSCs 直接输送到骨折部位而发挥上述作用[85]。但是,尚无临床研究证实这种分化存在。另一个混杂因素是不同个体在细胞构成和成骨祖细胞分布方面的变异性[86,87]。尽管现有系统可将骨髓穿刺液离心得到浓缩的 MSCs,但尚缺乏一个浓度阈值来确保这种治疗的有效性[88]。

骨折愈合的并发症

背景

骨折愈合所涉及的并发症包括与生物愈合环境相关和与力学愈合环境相关的并发症。这些并发症会导致骨折愈合延迟或骨不连,其中,骨不连又分为肥厚型、营养不良型与萎缩型三种类型。

延迟愈合

骨折延迟愈合是指特定解剖部位的骨折在预期时间内未达到愈合标准。很多研究将骨折延迟愈合和骨不连的时间截点设定为"6 个月",不过具体时间要根据具体情况来确定[89]。2004 年骨科创伤协会(Orthopaedic Trauma Association,OTA)对外科医生的调查将延迟愈合的界定时间点设定为平均(3.5±1.4)个月[90]。2012 年重复调查显示,大多数外科医生(70%)将延迟愈合定义为在骨折后的 12 周仍未达到骨折愈合[91]。

尽管最近一项针对 OTA 外科医生调查的结果依旧缺乏标准化定义,但可以体现出现代临床实践中存在的一些趋势。尽管 88% 的外科医生同意确定骨折愈合需要结合放射学和临床信息,但 37% 的受访者认为,结合 X 线片和计算机断层扫描即可充分评估长骨骨不连[91]。

骨不连

骨不连指超过预期时间后,未能表现出预期的影像学和/或临床愈合迹象。根据骨折部位骨痂的外观和血管情况对骨不连进行分类。一项在 2004 年对外科医生的调查显示,外科医生将骨不连定义为骨折术后(6.3±2.1)个月。这既是临床诊断,也是影像学诊断[90]。Stojainovic 等人对骨折愈合的定义为"患肢能完全负重(下肢骨不连),骨折部位在弯曲或挤压时没有疼痛或压痛,以及在 X 线片或 CT 扫描上骨折部位重建 3/4 的皮质连续性"[92]。

萎缩型骨不连

萎缩型骨不连是指骨折未能愈合,在放射学上显

示净骨吸收(图 3.9)[93]。在这种情况下,骨折部位无骨痂形成,原始骨折线仍存在,周围皮质骨丢失。很多因素均可增加萎缩型骨不连的发生。很多研究发现,开放性骨折、感染、营养不良、吸烟、使用皮质类固醇或 NSAIDs 等多种因素均可能增加萎缩型骨不连发生(图 3.10)[91]。

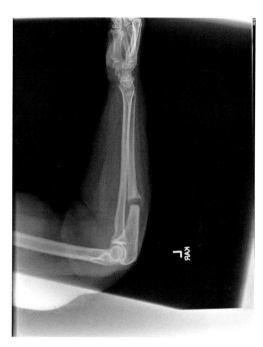

图 3.9　萎缩型骨不连。前臂 X 线正位片,显示尺骨干骨折两侧的净吸收和骨丢失。由于净骨质丢失,该类为萎缩型骨不连。

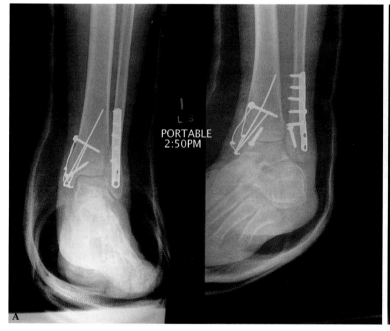
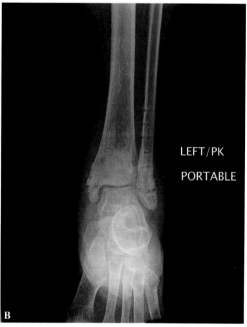

图 3.10　感染是导致骨不连的原因之一。A. 双踝骨折 ORIF 术后的正位片。患者在术后前 6 个月多次到诊所复查,伤口处有引流,骨折部位仍然清晰可见。B. 同一踝关节在手术室取出内固定物后复查的正位片。

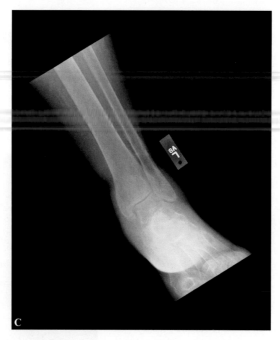

图 3.10(续)　C.同一踝关节取出内固定物术后 3 个月复查正位片,显示双踝骨折愈合。去除感染因素后,骨折便愈合。

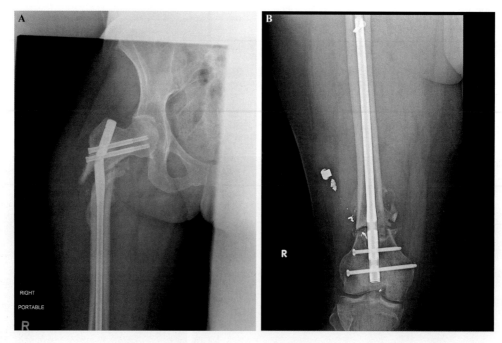

图 3.11　营养不良型骨不连。A.髋关节正位片,逆股骨粗隆间骨折,采用髓内钉固定术后 9 个月,因继发骨不连而导致内固定失败。骨折部位既没有骨吸收,也没有多余的骨痂。B.股骨远端骨折逆行髓内钉固定 7 个月后复查股骨正位片。X 线提示这是一例营养不良型骨不连。

营养不良型骨不连

营养不良型骨不连是指骨愈合失败,骨痂形成较少,但血供充足(图 3.11)。营养不良型骨不连的发生原因可能包括骨折块移位、骨折复位不良或骨折断端分离,以及营养状况不佳等[94]。

肥厚型骨不连

肥厚型骨不连主要由于骨折部位活动导致(图 3.12)。无论是因为固定措施不当,还是固定失败,骨折部位活动都会导致大量骨痂生成,尽管该部位血供充足,但由于缺乏力学稳定性,骨折无法完全愈合[94]。

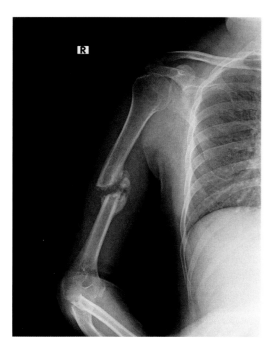

图 3.12　肥厚型骨不连。肱骨干骨折后 7 个月正位片，骨折周围存在较多骨痂，但骨折线仍清晰可见，提示肥厚型骨不连。

在这种情况下，患者骨折线仍然存在，周围存在零散的部分骨化的软骨基质。不过，当骨折得到充分固定后，肥厚型骨不连会继续愈合[95]。

参考文献

1. McKibbin B. The biology of fracture healing in long bones. *J Bone Joint Surg Br.* 1978;60-B(2):150-162.
2. Sathyendra V, Darowish M. Basic science of bone healing. *Hand Clin.* 2013;29:473-481.
3. Einhorn TA, O'Keefe RJ, Buckwalter JA, eds. *Orthopaedic Basic Science: Foundations of Clinical Practice.* 3rd ed. Rosemont, IL: American Academy of Orthopaedic Surgeons; 2007:331-348.
4. Dominici M, Le Blanc K, Mueller I, et al. Minimal criteria for defining multipotent mesenchymal stromal cells. The International Society for Cellular Therapy position statement. *Cytotherapy.* 2006;8(4):315-317.
5. Pittenger MF. Multilineage potential of adult human mesenchymal stem cells. *Science.* 1999;284(5411):143-147.
6. Bahney CS, Hu DP, Taylor AJ, et al. Stem cell-derived endochondral cartilage stimulates bone healing by tissue transformation. *J Bone Miner Res.* 2014;29(5):1269-1282.
7. Ferguson C, Alpern E, Miclau T, et al. Does adult fracture repair recapitulate embryonic skeletal formation? *Mech Dev.* 1999;87(1-2):57-66.
8. Eghbali-Fatourechi GZ, Lamsam J, Fraser D, et al. Circulating osteoblast-lineage cells in humans. *N Engl J Med.* 2005;352(19):1959-1966.
9. Drake FH, Dodds RA, James IE, et al. Cathepsin K, but not cathepsins B, L, or S, is abundantly expressed in human osteoclasts. *J Biol Chem.* 1996;271(21):12511-12516.
10. Epari DR, Schell H, Bail HJ, et al. Instability prolongs the chondral phase during bone healing in sheep. *Bone.* 2006;38(6):864-870.
11. Mizuno K, Mineo K, Tachibana T, et al. The osteogenetic potential of fracture haematoma. Subperiosteal and intramuscular transplantation of the haematoma. *J Bone Joint Surg Br.* 1990;72(5):822-829.
12. Barnes GL, Kosteniuk PJ, Gerstenfeld LC, Einhorn TA. Growth Factor regulation of fracture repair. *J Bone Miner Res.* 1999;14(11):1805-1815.
13. Rundle CH, Wang H, Yu H, et. al. Microarray analysis of gene expression during the inflammation and endochonfral bone formation stages of rat femur fracture repair. *Bone.* 2006;38(4):521-529.
14. Bostrom MP, Saleh KJ, Einhorn TA. Osteoinductive growth factors in preclinical fracture and long bone defect models. *Orthop Clin North Am.* 1999;30(4):647-658.
15. Nash TJ, Howlett CR, Martin C, Steele J, Johnson KA, Hicklin DJ. Effect of platelet-derived growth factor on tibial osteotomies in rabbits. *Bone.* 1994;15(2):203-208.
16. Kwong FN, Harris MB. Recent developments in the biology of fracture repair. *J Am Acad Orthop Surg.* 2008;16(11):619-625.
17. Einhorn TA, Lee CA. Bone regeneration: new findings and potential clinical applications. *J Acad Orthop Surg.* 2001;9(3):157-165.
18. Gazit D, Turgeman G, Kelley P. Engineered pluripotent mesenchymal cells integrate and differentiate in regenerating bone: a novel cell-mediated gene therapy. *J Gene Med.* 1999;1(2):121-133.
19. Govender S, Csimma C, Genant HK, et al; BMP-2 Evaluation in Surgery for Tibial Trauma (BESTT) Study Group. Recombinant human bone morphogenetic protein-2 for the treatment of open tibial shaft fractures: a prospective, controlled, randomized study of four hundred and fifty patients. *J Bone Joint Surg Am.* 2002;84(12):2123-2134.
20. Kanakaris NK, Calori GM, Verdonk R. Application of BMP-7 to tibial non-unions: a 3 year multicenter study experience. *Injury.* 2008;39(suppl 2):S83-S90.
21. Lind M, Schumacker B, Soballe K. Transforming growth factor-beta enhances fracture healing in rabbit tibiae. *Acta Orthop Scand.* 1993;64(5):553-556.
22. Secreto FJ, Hoeppner LH, Westendorf JJ. Wnt signaling during fracture repair. *Curr Osteoporos Rep.* 2009;7(2):64-69.
23. Kim JB, Leucht P, Lam K, et al. Bone regeneration is regulated by Wnt signaling. *J Bone Miner Res.* 2007;22(12):1913-1923.
24. Chen Y, Whetstone HC, Lin AC, et al. Beta-catenin signaling plays a role in different phases of fracture repair: Implications for therapy to improve bone healing. *PLoS Med.* 2007;4(7):e249.
25. Trippel SB, Rosenfeld RG. Growth factor treatment of disorders of skeletal growth. *Instr Course Lect.* 1997;46:477-482.
26. Thompson Z, Miclau T, Hu D, Helms JA. A model for intramembranos ossification during fracture healing. *J Orthop Res.* 2002;20(5):1091-1098.
27. Colnot C, Thompson Z, Miclau T, Werb Z, Helms JA. Altered fracture repair in the absence of MMP9. *Development.* 2003;130(17):4123-4133.
28. Kronenberg HM. PTHrP and skeletal development. *Ann N Y Acad Sci.* 2006;1068:1-13.
29. Vu TH, Shipley JM, Bergers G, et al. MMP-9/gelatinase B is a key regulator of growth plate angiogenesis and apoptosis of hypertrophic chondrocytes. *Cell.* 1998;93(3):411-422.
30. Morshed S, Corrales L, Genant H, et al. Outcome assessment in clinical trials of fracture-healing. *J Bone Joint Surg Am.* 2008;90(suppl 1):62-67.
31. Le AX, Miclau T, Hu D, et al. Molecular aspects of healing in stabilized and non-stabilized fractures. *J Orthop Res.* 2001;19(1):78-84.
32. Repp F, Vetter A, Duda GN, Weinkamer R. The connection between cellular mechanoregulation and tissue patterns during bone healing. *Med Biol Eng Comput.* 2015;53:829-842.
33. Perren SM, Cordey J. The concept of interfragmentary strain. In: Uthhoff HK, Stahl E, eds. *Current Concepts of Internal Fixation of Fractures.* Heidelber, Berlin: Springer; 1980:63-77.
34. Hastrup SG, Chen X, Bechtold JE, et al. Effect of nicotine and tobacco administration method on the mechanical properties of healing bone following closed fracture. *J Orthop Res.* 2010;28(9):1235-1239.
35. Daftari TK, Whitsides TE, Heller JG, et al. Nicotine on revascularization of bone graft: An experimental study in rabbits. *Spine (Phila Pa 1976).* 1994;19:904-911.
36. Castillo RC, Bosse MJ, MacKenzie EJ, et al. Impact of smoking on fracture healing and risk of complications in limb-threatening open tibia fractures. *J Orthop Trauma.* 2005;19(3):151-157.
37. Rothem DE, Rothem L, Soudry M, Dahan A, Eliakim R. Nicotine modulates bone metabolism-associated gene expression in osteoblast cells. *J Bone Miner Metab.* 2009;27(5):555-561.
38. Donigan JA, Fredericks DC, Nepola JV, et al. The effect of transdermal nicotine on fracture healing in a rabbit model. *J Orthop Trauma.* 2012;26(12):724-727.
39. Kurmis AP, Kurmis TP, O'Brien JX, Dalen T. The effect of nonsteroidal anti-inflammatory drug administration on acute phase or fracture-healing: a review. *J Bone Joint Surg Am.* 2012;94(9):815-823.

40. Dodwell ER, Latorre JG, Parisini E, et al. NSAID exposure and risk of nonunion: A meta-analysis of case-control and cohort studies. *Calcif Tissue Int.* 2010;87(3):193-202.

41. Pountos I, Georgouli T, Blokhuis TJ, Pape HC, Giannoudis PV. Pharmacological agents and impairment of fracture healing; what is the evidence? *Injury.* 2008;39(4):382-394.

42. Waters RV, Gamradt SC, Asnis P, et al. Systemic corticosteroids inhibit bone healing in a rabbit ulnar osteotomy model. *Acta Orthop Scand.* 2000;71(3):316-321.

43. Doguch ER, Ouellette G, Hastings DE. Intertrochanteric fractures of the femur in rheumatoid arthritis patients. *Clin Orthop Relat Res.* 1993;294:181-186.

44. Brinker MR, O'Connor DP, Monla YT, Earthman TP. Metabolic and endocrine abnormalities in patients with nonunions. *J Orthop Trauma.* 2007;21(8):557-570.

45. Wang A, Powell A. The effects of obesity surgery on bone metabolism: what orthopedic surgeons need to know. *Am J Orthop.* 2009;38(2):77-79.

46. Kanakaris NK, West RM, Giannoudis PV. Enhancement of hip fracture healing in the elderly: Evidence deriving from a pilot randomized trial. *Injury.* 2015;46(8):1425-1428.

47. Liuni FM, Rugiero C, Feola M, et al. Impaired healing of fracgility fractures in type 2 diabetes: clinical and radiographic assessments and serum cytokine levels. *Aging Clin Exp Res.* 2015;27:37-44.

48. Perlman MH, Thordarson DB. Ankle fusion in a high risk population: an assessment of nonunion risk factors. *Foot Ankle Int.* 1999;20(8):491-496.

49. Loder RT. The influence of diabetes mellitus on the healing of closed fractures. *Clin Orthop Relat Res.* 1988;232:210-216.

50. Eriksen EF, Díez-Pérez A, Boonen S. Update on long-term treatment with bisphosphonates for postmenopausal osteoporosis: a systematic review. *Bone.* 2014;58:126-135.

51. Compston J, Bowring C, Cooper A, et al. Diagnosis and management of osteoporosis in postmenopausal women and older men in the UK: National Osteoporosis Guideline Group (NOGG) update 2013. *Maturitas.* 2013;75(4):392-396.

52. Lenart BA, Lorich DG, Lane JM. Atypical fractures of the femoral diaphysis in postmenopausal women taking alendronate. *N Engl J Med.* 2008;358(12):1304-1306.

53. Serrano AJ, Begoña L, Anitua E, Cobos R, Orive G. Systematic review and meta-analysis of the efficacy and safety of alendronate and zoledronate for the treatment of postmenopausal osteoporosis. *Gynecol Endocrinol.* 2013;29(12):1005-1014.

54. Rozenthal TD, Vazquez MA, Chacko AT, Ayogu N, Bouxsein ML. Comparison of radiographic fracture healing in the distal radius for patients on and off bisphosphonate therapy. *J Hand Surg Am.* 2009;34(4):595-602.

55. Kidd LJ, Cowling NR, Wu AC, Kelly WL, Forwood MR. Bisphosphonate treatment delays stress fracture remodeling in the rat ulna. *J Orthop Res.* 2011;29(12):L1827-L1833.

56. Li YT, Cai HF, Zhang ZL. Timing of the initiation of bisphosphonates after surgery for fracture healing: a systematic review and meta-analysis of randomized controlled trials. *Osteoporos Int.* 2015;26(2):431-441.

57. Woo S, Hellstein J, Kalmar J. Narrative review: bisphosphonates and osteonecrosis of the jaws. *Ann Intern Med.* 2006;144(10):753-761.

58. Cummings SR, Schwartz AV, Black DM. Alendronate and atrial fibrillation. *N Engl J Med.* 2007;356(18):1895-1896.

59. Wysowski D, Chang J. Alendronate and risedronate: reports of severe bone, joint, and muscle pain. *Arch Intern Med.* 2005;165(3):346-347.

60. Shane E. Evolving data about subtrochanteric fractures and bisphosphonates. *N Engl J Med.* 2010;362(19):1825-1827.

61. Uzzan B, Cohen R, Nicolas P, Cucherat M, Perret G. Effects of statins on bone mineral density: a meta-analysis of clinical studies. *Bone.* 2007;40(6):1581-1587.

62. Laufs U, Liao JK. Direct vascular effects of HMG-CoA reductase inhibitors. *Trends Cardiovasc Med.* 2000;10(4):143-148.

63. Issa JP, Ingraci de Lucia C, Dos Santos KB, et al. The effect of simvastatin treatment on bone repair of femoral fracture in animal model. *Marsh Factors.* 2015;33(2):139-148.

64. McCandless LC. Statin use and fracture risk: can we quantify the healthy-user effect? *Epidemiology.* 2013;24(5):743-752.

65. Ibrahim NI, Mohamed N, Shuid AN. Update on statins: hope for osteoporotic fracture healing treatment. *Curr Drug Targets.* 2013;14(13):1524-1532.

66. Poole K, Reeve J. Parathyroid hormone – a bone anabolic and catabolic agent. *Curr Opin Pharmacol.* 2005;5(6):612-617.

67. Hamann C, Picke AK, Campbell GM, et al. Effects of parathyroid hormone on bone mass, bone strength, and bone regeneration in mae rats with type 2 diabetes mellitus. *Endocrinology.* 2014;155(4):1197-1206.

68. Neer RM, Arnaud CD, Zanchetta JR, et al. Effect of parathyroid hormone (1-34) on fractures and bone mineral density in postmenopausal women with osteoporosis. *N Engl J Med.* 2001;344(19):1434-1441.

69. Nakajima A, Shimoji N, Shiomi K, et al. Mechanisms for the enhancement of fracture healing in rats treated with intermittent low-dose human parathyroid hormone (1-34). *J Bone Miner Res.* 2002;17(11):2030-2017.

70. Nakazawa T, Nakajima A, Shiomi K, et al. Effects of low-dose, intermittent treatment with recombinant human parathyroid hormone (1-34) on chondrogenesis in a model of experimental fracture healing. *Bone.* 2005;37(5):711-719.

71. Nauth A, Giannoudis PV, Einhorn TA, et al. Growth factors: beyond bone morphogenic proteins. *J Orthop Trauma.* 2010;24(9):543-546.

72. Locatelli V, Bianchi VE. Effect of GH/IGF-1 on bone metabolism and osteoporosis. *Int J Endocrinol.* 2014;2014:235060.

73. Rosenbloom AL. The role of recombinant insulin-like growth factor I in the treatment of the short child. *Curr Opin Pediatr.* 2007;19(4):458-464.

74. Myers TJ, Yan Y, Granero-Molto F, et al. Systemically delivered insulin-like growth factor-1 enhances mesechymal stem cell-dependent fracture healing. *Growth Factors.* 2012;30(4):230-241.

75. Bernstein A, Mayr HO, Hube R. Can bone healing in distraction osteogenesis be accelerated by local application of IGF-1 and TGF-beta1? *J Biomed Mater Res B Appl Biomater.* 2010;92(1):215-225.

76. De Long WG, Einhorn TA, Koval K, et al. Bone grafts and bone graft substitutes in orthopaedic trauma surgery. *J Bone Joint Surg Am.* 2007;89(3):649-658.

77. Friedlaender GE, Perry CR, Cole JD, et al. Osteogenic protein-1 (bone morphogenetic protein-7) in the treatment of tibial nonunions. *J Bone Joint Surg Am.* 2001;83(suppl 1 pt 2):S151-S158.

78. Aro HT, Govender S, Patel AD, et al. Recombinant Human Bone Morphogenetic Protein-2: a randomized trial in open tibial fractures treated with reamed nail fixation. *J Bone Joint Surg Am.* 2011;93(9):801-808.

79. McKee MD. Recombinant human bone morphogenic protein-7: applications for clinical trauma. *J Orthop Trauma.* 2005;19(10 suppl):S26-S28.

80. Slater M, Patava J, Kingham K, Mason RS. Involvement of platelets in stimulating osteogenic activity. *J Orthop Res.* 1995;13:655-663.

81. Bibbo C, Bono CM, Lin SS. Union rates using autologous platelet concentrate alone and with bone graft in high-risk foot and ankle surgery patients. *J Surg Orthop Adv.* 2005;14:17-22.

82. Guzel Y, Karalezli N, Bilge O, et al. The biomechanical and histological effects of platelet-rich plasma on fracture healing. *Knee Surg Sports Traumatol Arthrosc.* 2015;23(5):1378-1383.

83. Banwart JC, Asher MA, Hassanein RS. Iliac crest bone graft harvest donor site morbidity. A statistical evaluation. *Spine.* 1995;20:1055-1060.

84. Garg NK, Gaur S, Sharma S. Percutaneous autogenous bone marrow grafting in 20 cases of ununited fracture. *Acta Orthop Scand.* 1993;64:671-672.

85. Goel A, Sangwan SS, Siwach RC, Ali AM. Percutaneous bone marrow grafting for the treatment of tibial non-union. *Injury.* 2005;36:203-206.

86. Hernigou P, Poignard A, Beaujean F, Rouard H. Percutaneous autologous bone-marrow grafting for nonunions. Influence of the number and concentration of progenitor cells. *J Bone Joint Surg Am.* 2005;87:1430-1437.

87. Tiedeman JJ, Connolly JF, Strates BS, Lippiello L. Treatment of nonunion by percutaneous injection of bone marrow and demineralized bone matrix. An experimental study in dogs. *Clin Orthop Relat Res.* 1991;268:294-302.

88. Connolly J, Guse R, Lippiello L, Dehne R. Development of an osteogenic bone-marrow preparation. *J Bone Joint Surg Am.* 1989;71:684-691.

89. Marsh D. Concepts of fracture union, delayed union, and nonunion. *Clin Orthop Relat Res.* 1998;355:S22-S30.

90. Bhandari M, Guyatt GH, Swiontkowski MF, Tornetta P, Sprague S, Schemitsch EH. A lack of consensus in the assessment of fracture healing among orthopaedic surgeons. *J Orthop Trauma.* 2002;16(8):562-566.

91. Bhandari M, Fong K, Sprague S, Williams D, Petrisor B. Variability in the definition and perceived causes of delayed unions and nonunions:

A cross-sectional, multinational survey of orthopaedic surgeons. *J Bone Joint Surg Am*. 2012;95(15):e109.

92. Stojadinovic A, Potter BK, Eberhardt J, et al. Development of a prognostic naïve Bayesian classifier for successful treatments of nonunions. *J Bone Joint Surg Am*. 2011;93(2):187-194.

93. Sathyendra V, Donahue HJ, Vrana KE, et al. Single nucleotide polumorphisms in ostegenic genes in atrophic delayed fracture-healing: A pre-liminary investigation. *J Bone Joint Surg Am*. 2014;96(15):1242-1248.

94. LaVelle DG. Delayed union and nonunion of fractures. In: Canale TS, eds. *Campbell's Operative Orthopaedics*. 9th ed. St. Louis, MO: Mosby; 1998:2579-2629.

95. Phieffer LS, Goulet JA. Delayed Unions of the Tibia. *J Bone Joint Surg Am*. 2006;88(1):205-216.

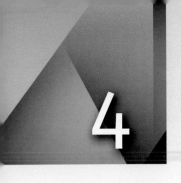

第4章 伤口愈合与感染

Ronoo Conova

J. Tracy Watson

Bruce A. Kraemer

前言

骨科创伤患者治疗的基本目标是恢复患者的功能,控制疼痛,促进愈合,同时最大限度地减少感染和骨不连等潜在并发症。尽管一些临床图像看起来非常简单且进展平稳,但外科医生也很有必要对愈合过程中每一步涉及的各种因素有一个全面的了解。他或她必须能够识别每个个体中可改变的风险因素,以优化治疗,从而使结果最大化。同样重要的是要记住,骨折是因人而异的,如果采用千篇一律的方法进行治疗,很可能会导致患者和外科医生都不满意,同时骨折预后欠佳。

伤口愈合

伤口愈合的基本病理生理学

伤口愈合是一个复杂的过程,可以将其分为4个阶段:

1. 止血。
2. 炎症反应。
3. 增殖(肉芽形成、血管形成、伤口闭合)。
4. 重塑。

除了我们的干预外,每个阶段都受到酶、生长因子、炎症细胞和来自微环境信号的影响[1]。我们维持基本生理功能需要适当的营养,这些需求随着伤口愈合所需的额外能量而增加。氧气是正常生理所必需的,就像营养一样,伤口愈合过程中对氧气的需求也会增加[1]。除了创伤本身,外周动脉疾病、感染、糖尿病和组织上的张力都会对氧合作用产生负面影响,限制伤口愈合的潜力[1]。

骨科创伤中的伤口愈合

除了伤口愈合的基本原理外,在处理骨科创伤患者的损伤和伤口时还必须考虑其他原则。这些包括但不限于开放性骨折、闭合性挤压伤、下肢远端损伤及相关骨折水疱、损伤区和内固定。

骨折水疱通常出现在 Pilon 骨折、胫骨平台骨折和跟骨骨折的情况下,并且可能会在受伤后数日内伴随肿胀持续发展。手术切口尽量避免通过明显的软组织肿胀或骨折水疱,这样可以预防可能发生的术后伤口并发症。公认的骨折水疱有两种类型:清亮水疱和血性水疱[2,3]。两种类型的水疱都是受伤时所受剪切力导致皮肤组织各层之间分裂的结果。清亮水疱无菌环境中散落着保留的表皮细胞,与血性水疱相比,这可以导致更快的表皮细胞再生和更少的损害。血性水疱(图 4.1A 和 B)可能代表更严重的损伤,涉及真皮更深层,并且更有可能伴随瘢痕形成而愈合,而不是在无菌骨折水疱中看到的简单的表皮细胞再生[4]。

严重挫伤或水疱形成是导致伤口并发症的直接因素[5]。水疱是深部组织受累的典型表现,在水疱消退之前应避免开放性手术治疗。Varela 等人[3]对 51 名骨折水疱的患者进行检查后发现,临床检查中发现骨折水疱的平均时间为受伤后 2.5 天。

水疱护理包括应用非黏性敷料同时抽吸水疱液体或不抽吸,随后是骨折复位和应用加压敷料。即使已经进行了临时桥接固定,也应使用多层加压敷料。这提供了环形压力,并最大限度地减少从骨骼开始向外发展的受损组织层之间的剪切效应。环形压力可防止筋膜与肌肉、皮下组织与筋膜以及最终表皮与真皮的分层。

皮肤皱褶试验是用于确定皮肤完整性的可靠临

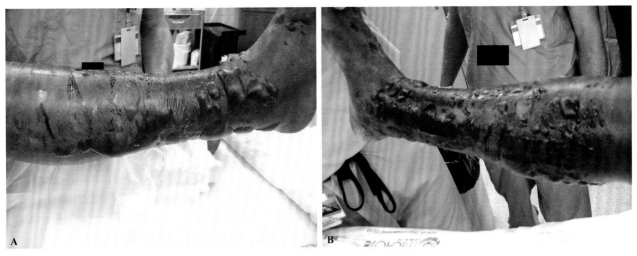

图 4.1　A 和 B 血性水疱表明,由于内部脱套出现了更严重的浅表表皮层坏死和深部组织损伤。任何侵入性手术都应该被推迟,直到出现软组织恢复和水疱再上皮化

床指标,并提示软组织水肿消退。皱褶的出现和"捏住"皮肤的能力表明,第三间隙组织液正在消退,并将允许皮肤活动,使其在没有过度的张力的情况下闭合。在手术前帮助软组织恢复的另外一个辅助措施是在多层加压敷料上组合使用 A/V 脉冲足泵加压装置。在连续收治的 64 例闭合踝关节骨折患者身上看到了这项技术的有效性。术前对他们使用 A/V 足泵系统联合加压敷料[6]。使用这种术前软组织方案需要结合外科医生评估损伤和加快处理的能力。他们发现术前使用 A/V 加压足泵后软组织并发症和伤口感染也显著减少。

术后软组织管理

慎重对待软组织包膜是至关重要的,并且从骨折治疗的最初步骤到患者被认为痊愈并适合出院,都应优先考虑软组织包膜。术后软组织管理从术前开始;关键是使用适当的手术入路,明智的切口可以最大限度地减少对皮瓣的破坏。在固定策略中,最重要的是使用较小的植入物进行适当的固定,以最大限度地减少碎片剥离并允许进行微创手术技术。为了尽量减少软组织并发症,必须进行细致的软组织处理。手术中软组织保护的原则包括:用平滑的牵开器轻柔地牵开,避免用镊子挤压皮肤边缘,更短时间使用止血带,以及频繁冲洗组织[7]。减少手术时间,特别是切口"开放"的时间,这已经被认为是术后伤口感染的主要预测因素[7]。Pilon 骨折切开复位内固定术后,增加手术部位感染风险的相关因素包括:开放性骨折、术后血糖水平升高(≥125mg/dl)、创面"开放"下的手术时间超过 150 分钟[8]。因此,在切开之前,实施全面的术前

计划和制定手术策略是至关重要的。

在所有的计划和细致的手术技术完成之后,闭合伤口不应该下放给手术室中年资最低的个体。为避免伤口受损,有必要进行无张力闭合。如果无法做到这一点,伤口应保持开放,然后二次闭合或用皮片移植或肌瓣闭合。在治疗 Pilon 骨折时,Leone 提倡一期闭合胫骨切口,延迟闭合腓骨切口或延迟刃厚皮瓣移植关闭腓骨伤口,以实现胫骨侧的覆盖[9]。

应及早发现和治疗软组织并发症。McFerran 等人[10]报告了所有的局部并发症发生率为 54%,其中 40% 的患者需要计划外的再次手术。这些并发症大多发生在手术后 3 周内;只有 2 例发生在首次术后 40 周以上。作者得出结论,大多数并发症是由软组织引起的[11]。

伤口处理

伤口并发症的处理需要成熟的临床判断,人们不应该否认这一点和逃避及时治疗。避免严重损害的最佳机会是根据情况需要采取积极行动。浅表皮肤坏死可通过局部伤口护理、肢体抬高、密切观察等方法治疗。如果发生轻度蜂窝织炎伴随伤口边缘出现红斑,患者应口服抗生素治疗。如果蜂窝织炎没有及时好转,或者出现从伤口边缘向外扩展得更为严重的情况,患者应接受静脉注射抗生素治疗。从浅表皮肤引流中提取的培养物历来是不可靠的,通常不能反映可能存在于切口深处的致病性感染微生物。

此时,可以开始负压伤口治疗(negative-pressure wound therapy,NPWT),并应继续抗生素治疗,直到所有边缘红斑消退。然而,如果浅表皮肤缺失,深层组

织或腱鞘完整,且深层组织培养结果为阴性,一旦使用 NPWT 形成健康的肉芽组织伤口床,这些区域就可以简单地用一层刃厚皮肤移植物来覆盖。

全层伤口裂开通常会立即导致下方的金属植入物和骨的污染,这与浅表伤口坏死截然不同,需要在手术室进行积极的清创,然后再覆盖活软组织。这种临床上可能发生的情况通常需要旋转皮瓣或游离组织移植,并且应在深部感染发生之前进行。在最初的清创过程中,应进行深层组织培养以排除深部感染并指导特定的抗生素处理。此外,应直视内固定并评估其结构的连续性和稳定性。如果确定金属植入物提供了稳定的固定,就应该保留它并开始软组织覆盖。根据深层组织培养结果,建议进行 3~6 周的静脉注射抗生素治疗。

但是,如果在任何时候固定显示有任何的不稳定,则应将其移除并替换为稳定的固定结构。骨折复位可能会丢失,一旦软组织愈合,可能有必要进行后期重建手术。如果深部培养呈阳性,则情况要复杂得多,对于可能感染的骨不连应进行分期重建。

负压伤口治疗

NPWT,通常被称为"真空辅助闭合"或"VAC(vacuum-assisted closure)",最近已在包括骨科创伤在内的许多外科亚专科患者群体的压疮治疗到术后伤口管理中得到广泛应用。

NPWT 系统由 3 个部分组成:①多孔敷料(海绵);②密封黏合剂;③带有连接器的真空装置,它们共同创造了低于大气压的环境并定义为 NPWT。

可选择各种各样的海绵,每一种都有自己的特点和对 NPWT 环境的特殊贡献。骨科创伤手术中最常用的多孔敷料(或海绵)是干燥的黑色海绵,因为它具有疏水性、网状的大孔径泡沫,与具有较小孔径的预先湿化的聚乙烯醇泡沫相比,它提供了更强的黏附性,并显著增加了肉芽形成和灌注[12]。

这种疗法可以直接应用于已经闭合的高风险手术切口,称为"切口 VAC"。闭合 Pilon 骨折时,在用于切开复位和内固定的手术切口上放置这样一个切口 VAC 可以降低发生急性裂开和伤口感染的风险[13]。另一项试验评估了高风险下肢创伤后的伤口裂开和感染。与接受 NPWT 治疗的患者相比,接受标准敷料治疗的患者发生感染的相对风险高达 1.9 倍[14,15]。

研究表明,NPWT 对局部血管生成具有刺激作用,可增加局部血流量,并具有减少伤口表面积以及增加诱导细胞增殖的能力。目前的数据不能证明其

能够减少伤口水肿或清除伤口细菌[16]。

高压氧治疗

无创伤组织的健康细胞有一个基线需氧量;自然地,与无创伤组织细胞相比,创伤组织细胞对氧气的需求增加。不幸的是,由于继发创伤性水肿,同样的创伤性的环境增加了这些细胞对氧气的需求,正是这样的环境也减少了它们可获得的氧气[17]。除了限制组织可利用的氧气外,水肿还会减少微循环,而微循环对于这些创伤组织的组织愈合和感染预防与治疗来说是不可或缺的[17]。下游效应是细菌更容易在循环血液及抗生素暴露减少的环境中生长。

具体来说,成纤维细胞的功能依赖于 30mmHg 的氧张力;因此,在氧气张力降低的情况下,就像软组织损伤时一样,这些细胞不能动员和产生新血管化和伤口愈合所需的胶原基质[18]。

高压氧治疗(hyperbaric oxygen therapy,HBOT)在潜水医学、一氧化碳中毒、气体坏疽、辐射效应和糖尿病患者慢性伤口等方面都有应用[19]。高水平的证据支持,HBOT 连同跨学科伤口护理可降低糖尿病足溃疡患者截肢的风险[19]。动物模型已经证明,HBOT 可以减少肌肉坏死并减少间室综合征的水肿[20],并且 Radonic 等人[21]认为,HBOT 降低了遭受战伤长期缺血的军事人群的截肢率。其他人也注意到在广泛的骨和软组织损伤情况下也有类似的结果[22]。

细胞外基质材料

细胞外基质(extracellular matrix,ECM)材料,如膀胱基质-细胞外基质(urinary bladder matrix-extra cellular matrix,UBM-ECM)和真皮再生模板(dermal regeneration template,DRT),可以通过建立可用于二期愈合伤口和皮肤覆盖的耐用真皮样软组织基底,从而促进最终软组织的重建。使用这些生物材料,可以为二期愈合的伤口和皮肤覆盖选择建立一个新的真皮层[23]。这种方法可能适用于那些通常不适合进行更进一步重建手术的患者。目前已有两种材料获得 FDA 批准。第一种是来源于猪膀胱基底膜的脱细胞、非交联 ECM 支架。该材料应用于粉末、单层或多层板材[23]。ECM通常在手术室进行初次清创手术时使用。在所有严重失活的骨骼已被移除的前提下,尽管存在暴露的金属植入物和阳性细菌培养物,UBM-ECM 产品也已被证实能促进愈合(图 4.2A)[24]。一旦肉芽组织床形成,脱细胞真皮模板将直接应用于清洁的伤口上(图4.2B)。可能需要重新应用基质,直到建立真皮样层。

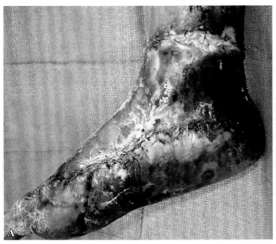
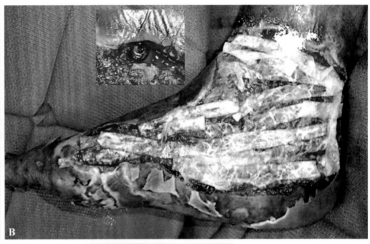
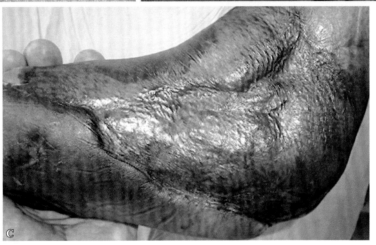

图 4.2　A. 足部挤压伤继发软组织坏死。这导致了足部浅筋膜的显著软组织缺失。B. 彻底的软组织清创术后，无细胞基质被直接放置在深层组织上，以形成最终可以用于皮肤移植的耐用真皮层。注意，即使在暴露的金属植入物（窗口）上，这种基质也会促进肉芽组织形成。C. 在重建的真皮层上进行刃厚皮肤移植，而不是直接在肌肉、骨骼或筋膜上进行皮肤移植，这种复合移植技术为真皮和表皮层提供了耐用的软组织覆盖

伤口可以继续愈合或稍后联合应用刃厚皮肤移植物和 NPWT（图 4.2C）。使用这些猪膀胱细胞外基质为这些患者提供了额外的选择，因为它们可以联合延期植皮术、局部带蒂皮瓣、邻近组织重排和/或游离组织转移进行协同治疗[25]。

DRT Integra® 网状双层伤口基质（DRT Integra® Meshed Bilayer Wound Matrix，Integra 生命科学公司），是第二种可用的材料，它由交联的牛腱胶原蛋白和糖胺聚糖的多孔基质以及半透性聚硅氧烷（有机硅层）组成。网状双分子层可引流伤口渗出液，并为伤口表面提供灵活的黏附性覆盖层。胶原-糖胺聚糖生物降解基质为细胞侵袭和毛细血管生长提供了支架。一旦组织基底层建立，就可进行第二阶段程序。

皮瓣覆盖

富有挑战性的清创术联合早期游离皮瓣覆盖伤口的原则已经成为处理涉及胫骨远端 1/3 和踝关节伤口的主流。游离皮瓣覆盖是那些继发于大面积伤口坏死的严重软组织缺损区域的可靠的覆盖方法。这些主要适用于感染性骨不连，其中根除感染需要对受累的骨和软组织进行彻底清创。不幸的是，腿下部 1/3 是肌瓣最难覆盖的区域（图 4.3）。筋膜皮瓣的出现激发了人们对下肢皮肤循环和替代传统的近端游离皮瓣手术的极大兴趣。在皮瓣移植的过程中，不需要牺牲整个血管轴，皮瓣可以基于胫骨或腓骨血管的单个肌间隔皮肤穿支[26]。

带蒂穿支皮瓣与游离皮瓣相比有几个明显的优势。它们可以迅速进行，这对于多发性损伤患者、老年人和系统性免疫缺陷患者的软组织缺损管理尤其有益[27]。这种重建可以通过使用纹理、厚度、柔韧性和颜色相似的组织来替代相似的组织。这种方法避免了多个手术部位的复杂性、对特殊器械的需求、转

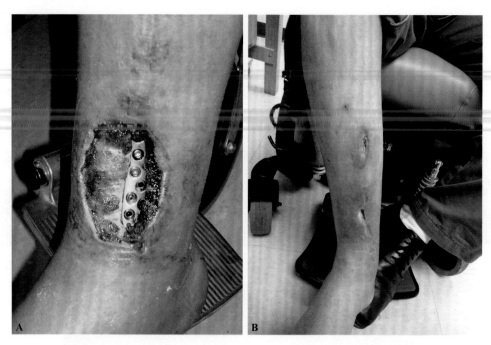

图 4.3　A 和 B. 内侧"经皮"钢板技术后胫骨远端 1/3 处伤口破裂。现在出现了金属植入物暴露。胫骨远端 1/3 骨折时,即使采用有限切口技术,该区域对于任何软组织损伤表面上的额外手术损伤都非常敏感。这导致了额外的软组织手术,使用健康的软组织获得良好的伤口闭合

移至专科中心的需要以及与游离皮瓣和显微手术患者相关的额外费用[27]。局部皮瓣手术将瘢痕和损害限制在一侧肢体上。这些非常适用于伤口裂开而造成的较小缺陷或目前应用的 Pilon 固定术有限切口导致的伤口破裂[28]。

带蒂穿支皮瓣有几个潜在的缺点,特别是用于严重创伤后软组织缺损时。主要的不赞成点是皮瓣在损伤区域内被抬高,其血管化可能会受到损害。了解此类皮瓣的血管基础并充分评估脱套情况可将这种风险降至最低。局部皮瓣不正确地抬升会中断浅静脉和皮神经,导致水肿和神经瘤。游离皮瓣可以根据大量或不规则的皮肤缺损进行裁剪,而带蒂皮瓣的设计往往受到局部解剖结构、皮肤可用性和伤口方向的限制。局部皮瓣会在供体部位留下明显的外观缺陷,这可能很难掩饰[28]。

局部穿支皮瓣失败后,可采用包括游离皮瓣在内的其他替代方法。与游离皮瓣一样,供体部位也会有损害。然而,由于源动脉和下层肌肉被保留,损害仅限于一个区域内。对于宽度<6cm 的缺损,可以先关闭供区[29]。对于女性来说,供区部位的美观缺陷可能是一个问题。另一个潜在的问题是,如果穿支在损伤区域内,皮瓣的生存能力可能会受到影响。由于选择很少,可能不得不接受供区部位的缺陷。较差的皮瓣候选区可能受益于微创伤口管理,如 NPWT 和基质材料。

感染

手术部位感染的病理生理学和风险因素

人们认为手术部位的感染是在手术中获得的,因此手术室的无菌技术是预防这一潜在的灾难性并发症的重要手段[30]。因此,严格遵守无菌技术如洗手、皮肤准备和消毒程序至关重要,这是将手术部位感染风险降到最低的第一步[31]。

感染的风险因素可以是可改变的,也可能难以改变。围术期,对骨科创伤患者诸多患者因素进行纠正和优化,可能对预防术后感染产生积极影响。这些改变包括但不限于纠正营养不良,戒除尼古丁,逐渐减少大剂量皮质类固醇治疗和最大限度地向组织输送氧气[30]。

通常与营养不良有关的是,缺锌患者更有可能出现伤口愈合并发症。患者补锌使其血清水平达到 $95\mu g/dl$ 以上即可显著降低术后伤口并发症的风险[32]。

文献证实,尼古丁可以通过各种机制对人类生理产生有害影响,包括对伤口愈合产生许多负面影响[32]。然而,更重要的是,戒烟可以降低伤口并发症和骨不连的发生风险;风险降低的程度与戒烟持续时间相称[32]。众所周知,糖尿病患者接受全关节置换术、脊柱手术和骨折手术时的高血糖因素与术后感染

和其他并发症发生率增加显著相关[33-35]。最近的数据表明,接受闭合性骨折手术固定的非糖尿病患者围术期血糖水平升高与手术部位感染风险增加有关[36,37]。这些非糖尿病患者的血糖升高归因于公认的应激性高血糖现象。因此,识别非糖尿病创伤患者的高血糖至关重要,同时将围术期血糖水平目标控制在 200～220mg/dl 以下(研究证实),从而在统计学上有效降低手术部位感染的风险。

骨科感染管理

了解切开复位内固定治疗骨折时感染的病理生理学对于正确治疗感染至关重要。具体来说,生物膜的形成建立了一个复杂的环境,存在多种根除感染的障碍,包括一种疏水性结构,该结构对作用于生物膜中微生物的抗生素起到半不渗透的屏障作用[38]。出于这一原因和其他原因,在保留金属植入物的情况下,只是简单地给药,甚至是有针对性地静脉注射抗生素也无法治愈肌肉骨骼感染。

因此,为了根除感染,需要一种系统的方法来解决病原体、宿主因素、骨和软组织缺陷。包括[38]:

1. 彻底和细致地清创。
2. 死腔处理。
3. 应用阶梯重建原理进行软组织和骨重建。

是否移除金属植入物可能是一个困难的决定,特别是感染部位骨折尚未愈合但仍稳定固定时。对于是否应该移除所有金属植入物并彻底根除感染,抑或仅仅抑制感染并保持稳定的固定才是获得骨折愈合的最佳选择,仍存在争议。

金属植入物稳定情况下的急性或亚急性感染

在处理与骨科植入物相关的感染时,非外科医师本能地做出的建议通常是移除所有金属植入物,获得深层培养物并使用抗生素。这是部分正确的。培养物是有帮助的,抗生素也是必不可少的,但在急性感染骨折的情况下,应该坚决抵制移除稳定的、功能正常的金属植入物。虽然众所周知,无生命材料表面的存在会增加感染风险,降低引起感染所必需的种菌,并降低成功治疗的机会,但长期临床经验表明,骨骼稳定降低了感染率[4,39]。这种降低在动物研究的结果得到了验证[40,41]。不稳定促进感染的机制尚不清楚,但可能与干扰受损组织再血管化、持续的组织损伤或微死腔增加有关。虽然不稳定似乎干扰了感染消散,但感染的存在并不一定会阻止骨愈合。一个合理的策略是保持稳定的内固定,这将促进愈合,如果骨愈合后感染持续存在,则计划随后取出金属植入物。

对于急性感染性骨折的治疗,Berkes 报告了在采用标准化的手术清创方案,保留稳定的骨折金属植入物,和依据培养结果Ⅳ应用抗生素后获得 75% 的骨折愈合率和感染消散率(图 4.4A～C)。治疗失败的预测因素包括损伤为开放性骨折($P = 0.03$)、存在髓内钉($P = 0.01$),与吸烟以及任何与假单胞菌属或其他革兰氏阴性菌相关的感染[42]。

其他作者也已确定了有助于成功挽救急性感染性骨折的因素。其中包括维护稳定的金属植入物,以及从手术到感染诊断的时间少于 2 周[43]。

成功救治的另一个因素是对骨折结构进行彻底清创的能力。若植入物周围、皮瓣或切口下有积脓,必须彻底引流。不应关闭对感染进行冲洗和清创处理的切口,同时仔细选择切口,避免暴露金属植入物、骨、肌腱或神经血管结构。如果这些结构的暴露不可避免,可用皮瓣覆盖创面。成功救治的另一个预测因素是实现伤口足够的闭合能力。在皮瓣完全覆盖之前,可先用 VAC(Kinetic Concepts 公司)敷料覆于创面(图 4.5A～C)。

如前所述,稳定固定骨折急性感染时的标准治疗是依据培养结果应用抗生素。而且,在培养证实为葡萄球菌感染后,强烈建议增加利福平进行治疗。一项随机对照试验评估了对病程为急性或亚急性的有症状的感染患者加入利福平治疗的有效性,这些患者经常规培养证实为葡萄球菌感染且有稳定的骨科植入物。结果发现,环丙沙星-利福平治疗组的治愈率为 100% ,而环丙沙星-安慰剂组的治愈率为 58%[44]。

在 Rightmire 等人的一项研究中[45],回顾了骨折修复后出现急性感染的患者保留金属植入物的治疗效果,他们评估了在保留金属植入物的情况下,采用冲洗、清创和抗生素抑制治疗等方法治疗这些患者的效果。若患者在保留金属植入物的同时实现了骨折愈合,则视为治疗成功。结果发现:治疗的成功率为 68% ,平均愈合时间为 120 天,36% 的患者再次被感染,经清创和抗生素治疗并保留金属植入物的感染性骨折失败患者大多数失败发生在首次手术后的 3 个月内。吸烟患者的失败风险明显高于不吸烟的患者。这些研究发现,吸烟者的失败风险至少是不吸烟者的 3～4 倍。

在治疗这些感染时,决定是否取出金属植入物,应尽可能考虑到目前可掌握的所有信息,这非常重要,这些信息包括骨折的特征、固定的类型、病原体的致病性、生理学信息、患者的功能状况。

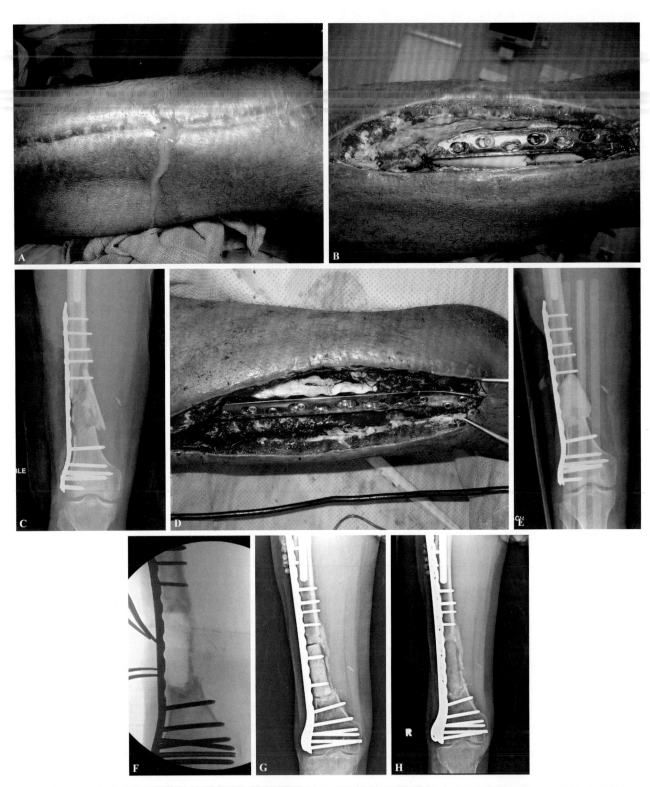

图 4.4   A. 股骨中段假体周围骨折切开复位内固定术后 18 天伤口发展为有脓性渗出物。B. 清创时发现坏死的骨和软组织伴有大量脓液。C. 骨折结构似乎表现出很好的稳定性。去除坏死的骨和软组织后保留金属植入物。D 和 E. 缺损处填充抗生素骨水泥，并将充足的外侧皮瓣旋转至缺损处以实现伤口闭合。F. 在间隔物周围形成一层发育良好的假性骨膜，并开始沿膜内侧与骨合并。G 和 H. 在植骨时固定物被替换为一个新的更长的钢板。小心移除间隔物，保留膜和发育中的骨。将扩髓-灌洗-吸引植骨装置放置在形成良好的缺损处，发生快速骨合并

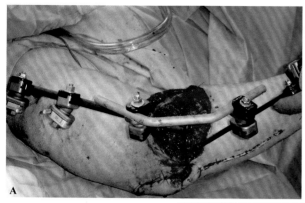
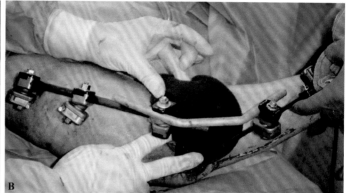
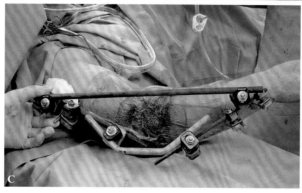

图 4.5 　A~C. 严重尺骨鹰嘴骨折脱位后的肘部开放性伤口。将负压引流海绵切割成形以覆盖伤口和伤口边缘。然后将海绵密封在伤口上，并在外包扎敷料封闭后获得负压

金属植入物不稳定情况下的术后急性或亚急性感染

清创

有过度活动的表现、放射线片上金属植入物的移位，螺钉、棒或固定针周围可见的放射透亮影均表明不稳定的情况（图 4.6A 和 B）。这种不稳定降低了患者预防感染和骨折愈合的能力。若出现金属植入物不稳定或骨折力线异常，应取出金属植入物（图 4.7）。

基于骨折感染模型的动物研究证实了骨折部位不稳定带来的有害影响[40]。与钢钉松动的不稳定性骨折相比，内固定稳定的骨折感染率更低。骨折部位的稳定性可降低金黄色葡萄球菌和其他革兰氏阳性菌感染的发生率。然而，研究发现，骨折内固定组的革兰氏阴性菌感染更严重，只有取出金属植入物才能彻底地根除感染[41]。

显然，我们须在初次清创时确定骨折部位的稳定性。骨折部位可能留存有初次清创遗漏的或内固定过程中产生的失去血供的骨碎片。在大多数情况下，这种死碎片不能被取出，抗生素也无法穿透它。若不能切除碎片，骨折部位将始终存在感染的风险[46]。

薄的带有瘢痕的皮肤应与窦道和无血管的软组织一起被切除。在感染的金属植入物周围致密的纤维鞘也应该被完全切除，注意不要使用剥离器或牵引器从活骨上剥离骨膜。在清创过程中，应该时刻注意骨面上是否有散在出血点，这表明血供良好。这种"红椒征"是活骨的特征，有利于确定清创的范围[46]。带上止血带使用高速钻头轻轻地去除骨皮质，可以让外科医生观察到这一体征。在手术过程中，应通过冲洗转头保持冷却。

若感染仅出现在髓腔，可通过扩髓来完成清创。在去除受感染的髓内钉后，可使用一个直径比髓内钉大 1~2mm 的弹性髓内铰刀沿着管道往下来清除髓腔中的无血管物质。若采用这项技术，外科医生要尽量避免因剥离骨膜和随后铰除骨内膜血管而造成的骨皮质失活。当金属植入物结构不稳定转髓内钉的时候常会采用这项技术。但是，这项技术带来长段死骨的风险较大，建议间隔 6 周分期进行手术，以降低这个风险[43,46]。为减少扩髓带来的潜在热效应，止血带不应充气，进度应缓慢，并进行冲洗。胫骨远端髓孔或称"气孔"有利于灌洗整个管道产生不断的水流[43,47]。为获得培养阴性的伤口可能需要至少两次连续清创[48,49]。

死腔处理

去除死骨和金属植入物会制造"死"腔，需要用活

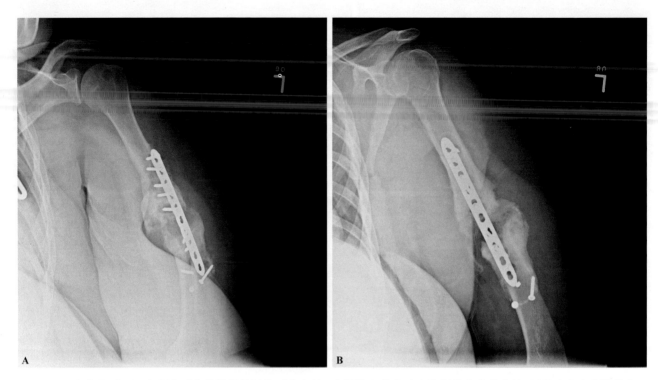

图 4.6　**A** 和 **B.** 术后 2 年疑似感染的肱骨骨折骨不连表现。金属植入物失败未能提供内在稳定性,因此应考虑去除并分期重建

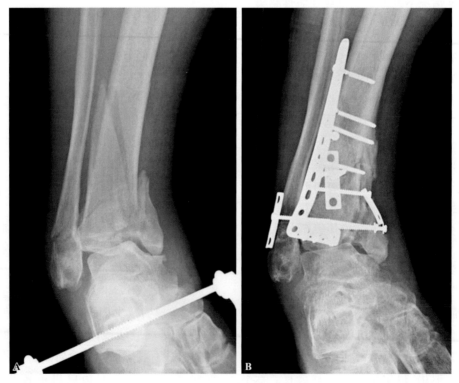

图 4.7　**A** 和 **B.** Pilon 骨折术前的 X 线片,术后 6 个月的 X 线片。表明固定失败现阶段未能提供内在稳定性。这需要去除金属植入物,并针对感染性骨不连分阶段进行重建

性组织填充。消除死腔和提供持久的软组织覆盖对控制感染都至关重要。对于急性或亚急性的伤口感染，尽管想要闭合伤口，然而，伤口必须时常开放。通过游离的或可旋转的组织移植来覆盖创面是很有必要的。骨缺损可以通过使用灌注抗生素的链珠或水泥块于局部输送抗生素来进行临时治疗（图 4.8A ～ E）。在开放性骨折的初始阶段，使用抗生素球珠来进行死腔管理，已被证实可有效降低感染的发生率。对于 2 型开放性骨折，抗生素珠袋可将感染率从 15% ～ 20% 降低到 3% ～ 4%。同样，当用于 3 型骨折时，感染率可从 20% ～ 44% 降低到 4%[50,51]。

NPWT 联合抗生素链珠治疗被认为是处理这些损伤中死腔的一种有吸引力的联合疗法。最近的研究使用了一个大型复杂的肌肉骨骼创伤动物模型，比较了单独使用珠袋和抗生素链珠联合 NPWT 两种治疗方式的治疗效果[52]。结果发现，抗生素链珠组伤口中的细菌数比 NPWT 组减少了 6 倍。在增强的 NPWT 流出物中持续检测出高浓度的抗生素，这基本上表明了负压装置可将大部分游离的抗生素从伤口处的链珠上吸走。作者认为，尽管用 NPWT 管理死腔是一种有吸引力的选择，但它降低了局部抗生素链珠的总的有效性，两者不应联合使用[52]。下面将详细讨论局部抗生素给药系统。

外固定

取出金属植入物后，通常使用外固定支架来稳定骨骼。一旦达到稳定，骨折愈合和感染的炎症期会显著缩短，从而降低问题的复杂性。外固定支架的类型选择取决于伤口的位置和骨折的复杂性。稳定性较

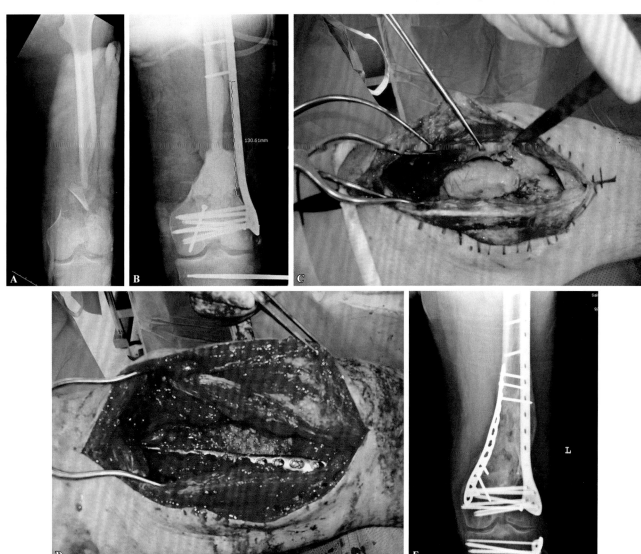

图 4.8　A. 开放性骨折造成股骨远端 14cm 长的骨缺损；B. 用含抗生素的骨水泥间隔物填充缺损，形成坚固的假骨膜（膜），最终将间隔物移除，并在这形成良好的间隙中植骨；C. 在手术过程中，找到并保存骨膜，接着移除间隔物；D. 将骨植入于边界清楚的膜约束的缺损处；E. 迅速发生骨整合，于植骨后 3～5 个月内修复缺损

差的骨折则需通过更复杂的支架来限制骨骼末端的活动。由于外固定支架可提供跨越骨折碎片主动加压的能力,骨粉碎后继发的骨折间隙和最小的骨丢失可通过这种操作直接闭合。随着骨愈合的发生,力线不良继发的骨折间隙从而被矫正。这可以通过大多数圆形和精选的具有三维可调性的单功圆丝器来实现。

如果可能的话,应该允许负重,因为间歇性负重可防止失用性萎缩造成的进一步骨丢失。在关节周围出现感染的情况下,跨越式外固定支架可为骨骼和软组织提供令人满意的稳定性。由于钢针被放置于软组织重建区域之外的关节两侧(图4.9A和B),允许进行清创和后续的软组织重建[33-35]。

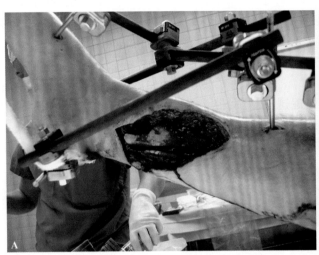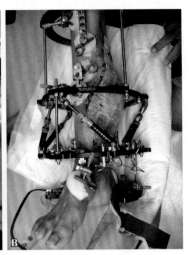

图4.9　A. 开放性 Pilon 骨折后出现大面积软组织缺损;B. 应用游离皮瓣处理缺损,接着用环状外固定支架获得骨骼稳定性

应用 Ilizarov 环形外固定器(Smith & Nephew, Memphis, TN)对于关节外位置是有利的,因为它允许负重,并能矫正畸形和力线不良。此外,它还能在潜在的骨不连部位进行压缩和牵张。Ilizarov 技术可以重建节段性骨缺损和难治性的感染性骨折(图4.10A~D)[53-55]。

随着外固定装置和技术变得越来越复杂,通过简单的外固定装置矫正复杂的骨折畸形的能力变得越来越有吸引力。Taylor 空间支架的设计(The Taylor Spatial Frame, TSF, Smith & Nephew, Memphis, TN)可同时校正6个轴(即冠状成角、平移、矢状成角和平移、旋转和缩短)。六角架式的框架设计能允许放置环在其各自的肢体节段内的任何方向,例如,骨折部位以上。应用精密的环式固定器的能力一直是一项技术要求非常高的技术,采用这种六轴"六足"的概念已大大简化了这项技术。

慢性骨髓炎

清创

创伤后慢性感染在很大程度上是一种外科疾病,很难仅通过抗生素成功治疗。若骨折愈合后仍然存在感染,必须取出金属植入物,清除无血管骨和软组织。一般情况下,应采用之前的手术切口,并清除所有坏死的软组织。对有重要功能但生存能力存疑的组织(如肌腱和韧带),可以采取分期手术,应注意不要将有活性的骨膜从骨骼上剥离。应去除硬化骨或游离骨,直到所有剩余的骨看起来健康且出血情况良好。如前所述,高速钻头是一种成功去除骨的轻柔手段。

抗生素的局部输送

为了给在清创术后移植或覆盖缺损作准备,通常放置灌注抗生素的聚甲基丙烯酸甲酯(polymethyl methacrylate, PMMA)珠、棒或块,以局部输送高浓度抗生素,同时避免全身给药带来药物毒性(图4.11A和B)。抗生素通过扩散从 PMMA 表面洗脱出来。尽管大多数药物会在最初的24小时内释放,但在某些病例长达90天内可检测出治疗性水平的药物。组织浓度可能比洗脱实验中看到的更高,留存时间更长。链珠周围的庆大霉素局部浓度200倍于全身给药时可检测到的组织内药物浓度水平[56]。血清和尿液浓度比组织浓度至少低4~9倍,甚至在许多研究中无法检测到。

动物研究表明,使用灌注抗生素的 PMMA 链珠治疗骨髓炎与全身性抗生素治疗相比,效果相同或更好[57,58]。与单独使用全身性抗生素相比,使用链珠联

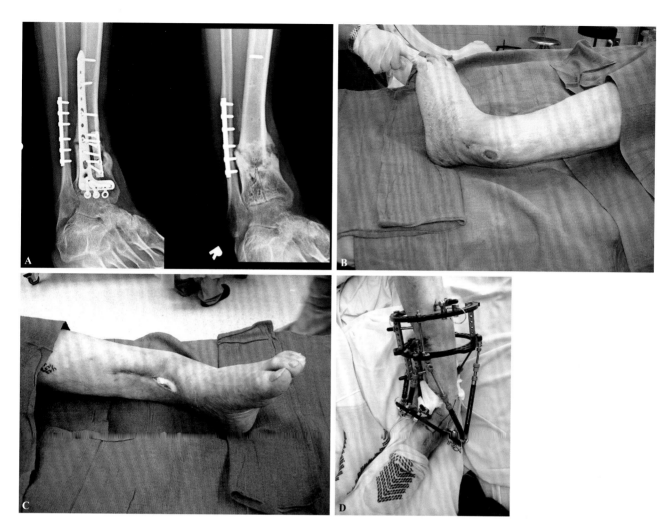

图 4.10　A.感染性胫骨骨不连,金属植入物不稳定,进行性畸形;B 和 C.内侧和外侧的软组织缺损使得感染性骨不连变得更加复杂;D.用环状外固定架治疗达到畸形矫正、骨重建和软组织逐渐闭合,使用牵引组织发生技术

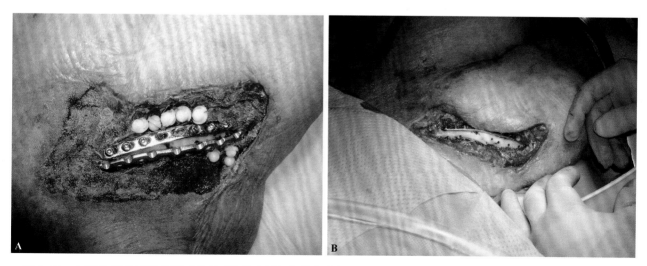

图 4.11　A 和 B.抗生素链珠用于处理死腔并为局部提供高浓度的抗生素。在移除受感染的锁骨钢板前的期间使用链珠

合全身抗生素治疗显著提高了含污染坏死骨的兔子伤口感染的根治率[59]。坏死骨无法接触到全身性抗生素,而局部输送的抗生素可以达到高浓度。

抗生素链珠治疗慢性骨髓炎的临床研究结果通常显示,当链珠与全身抗生素联合使用时,会提高疗效。尽管传统观点中认为用于治疗目睛炎的抗生素链珠应该被移除,但一项回顾性研究表明,将抗生素链珠留在原位可以改善治疗结局[60]。

链珠中已经应用了多种抗生素。选用的抗生素必须是水溶性的、广谱的、耐受性好的、热稳定的、低浓度抗菌,并且可以以粉末状形式存在的。抗生素可以混合在一起。临床使用的一个常见例子是妥布霉素加万古霉素。据报道,Palacos 骨水泥(Biomet Orthopedic, Inc., Warsaw, IN)相较于其他类型的骨水泥,可以更好地洗脱抗生素。我们通常将 2.4g(两瓶)妥布霉素粉末添加到 40g PMMA 袋中。可以添加更多抗生素,但 24ml 抗生素与 120ml Palacos 骨水泥的体积比是成功硬化的极限。将混合物在市售模具中制成链珠或用手卷起并用金属丝或缝线串起来。链珠可以在室温下长期储存在无菌容器中。当使用抗生素链珠治疗时,应关闭伤口,用组织皮瓣覆盖,或用半透膜覆盖(抗生素珠囊技术)。

移除髓内钉后,放置抗生素链珠不能提供力学支撑。髓腔内的链珠必须在 10~14 天内移除,否则后续移除可能非常困难[50,61]。在手术时可以使用不同的胸腔引流管作为模具来定制抗生素骨水泥棒[61]。使用拔出钉子的长度和直径作为制造骨水泥棒的模板,根据其内径选择胸腔引流管(图 4.12A 和 B)。预先弯曲一根 3mm 的导丝,并将其放置在胸腔引流管模具的中心,以提供织装的骨水泥棒的整体轮廓和尺寸。然后将液态骨水泥/抗生素混合物倒入水泥枪中,并沿着胸腔引流管向下注射,以包围金属导杆。一旦骨水泥开始固化,纵向切开胸腔引流管,并剥离出完好的骨水泥棒。髓腔彻底清创后,再插入抗生素骨水泥棒并提供一定的力学稳定性。如果有必要进行额外清创,则更换抗生素骨水泥棒。在确定闭合时,抗生素骨水泥棒完好无损地留在髓腔内,伤口直接在其上闭合。间隔 6~8 周后,即可进行骨重建。

已经研究了多种生物可吸收的载体材料来局部输送抗生素,既能改善药物释放,也无需去除。这些材料包括脱钙骨基质(demineralized bone matrix, DBM)、骨移植物[62]、冻干人纤维蛋白、聚乙醇酸[63]和聚己内酯[64]。临床应用最广泛的材料是硫酸钙珠(图 4.13)。该物质具有骨传导性,也可以作为骨移植的替代物。因为它可被人体吸收,硫酸钙珠能释放全部的负载抗生素,而 PMMA 只会释放约 20% 的灌注药物。在一项 25 例创伤后感染的长骨缺损患者的研究中,用灌注抗生素的硫酸钙珠进行治疗,23 例可以根

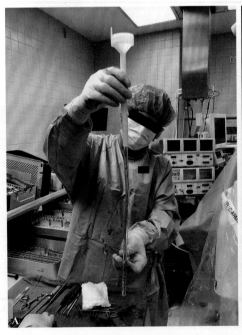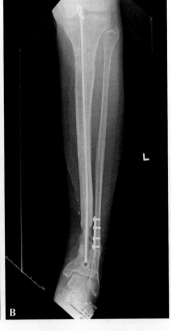

图 4.12   A. 抗生素棒由一根扩髓导丝制成,导丝位于抗生素水泥柱的中心。这是以一根胸腔引流管作为模具,将导丝放入管内,然后向管内注入抗生素-甲基丙烯酸甲酯。B. 然后将抗生素棒插入清创的髓腔,以处理死腔,并提供稳定性和局部抗生素覆盖

除感染(92%),16 例骨不连中的 14 例得以治愈(9 例需要骨移植)[65]。已经注意到有些患者有无菌性引流,当链珠被吸收时,引流会消失。

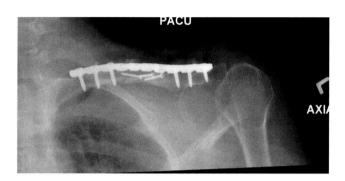

图 4.13 仍隐约可见在冲洗和清创时被放置在锁骨板上方以处理死腔并提供局部抗生素覆盖的硫酸钙珠。这些链珠在植入后的 10~12 周迅速降解和消失

完成愈合:清创后骨缺损的重建

经过充分清创后残留的组织偶尔也会具备成骨潜能,但过度活动会妨碍愈合。其间的纤维软骨组织具有成骨潜能,一旦消除扭转和轴向不稳定性,就可利用这一潜能。骨折部位存在的多潜能细胞将在同时满足稳定性和血供两个条件的环境中选择性地分化为成骨前体细胞系[54]。在这种情况下,可以通过使用各种内固定装置进行翻修手术来实现愈合。和抑制性抗生素治疗一起,钉固定所提供的稳定性已被证实可以产生极好的治疗效果。一旦软组织已被重建,伤口感染得到控制,选择钢板技术通常会在干骺端感染中发挥良好的作用。

清创经常会导致骨骼上出现很大的缝隙,这超出了患者的愈合能力。如果清创包含了关节面的很大一部分,那么重建的选项将是有限的。有时,感染关节的切除可以通过采用灌注抗生素的骨水泥间隔物,全身应用抗生素,以及最终进行人工全关节置换术等方式来进行治疗。然而,特别是对于缺乏免疫力的宿主或者是感染了多种菌或耐药菌的患者,通常需要通过关节融合术、切除关节成形术或截肢等方式来进行治疗。当切除的骨主要涉及骨干或干骺端时,有多种重建选项来恢复骨骼的完整性。

应用于骨骼重建的生物刺激有很多;传统的技术手段包括开放性自体骨移植、髓内扩髓、血管化游离组织移植(肌肉和骨)和牵张成骨技术。其他可能提供生物"跳跃启动"的方式包括电刺激和超声波应用。最近,在动物和人类骨不连的研究中都证实骨生长因子和自体细胞移植物的注射或植入均能促进愈合。

新型复合骨移植技术[66]与血管化软组织包膜形成相结合、"Masquelet 技术"[67,68]以及钛节段性骨置换术[69],都被证实是重建慢性节段性骨缺失的成功方法。自体骨移植的愈合速度最快、最可靠,但自体骨数量有限,且会涉及供区损害。使用抗生素灌注的自体松质骨移植可以提高感染的根除率,且对移植物的成熟度和融合度没有影响[70]。可将扩张器添加到自体骨移植的过程中,以增加可用的空间。大多数材料在骨传导中发挥作用,同时具有可变的而且有相当不可预测的骨诱导作用。包括多种陶瓷制品,如磷酸钙、羟基磷灰石、磷酸三钙或硫酸钙。含磷酸钙(例如,胶原蛋白)的牛胶原蛋白复合材料和脱钙骨基质产品的功能相同。单独使用时,它们不能刺激足够的骨骼重建来填补严重缺损,但当这些材料与自体移植物混合使用时,可能会发挥一定的作用。确切的适应证和疗效在文献中没有明确的记载。

同种异体骨可以是松质骨或皮质骨,也可以加工成脱钙骨基质等骨成分。牵张成骨是一种通过外固定技术对正在愈合的间充质组织施加张力以产生新骨的技术。在某些情况下,其他方法如一期短缩也可能是合适的。

MASQUELET 技术(膜定向成骨)

使用抗生素间隔物来形成血管化良好的假膜已发展为植骨修复严重大尺寸缺损的前提条件。Masquelet 于 2003 年首次以英文的形式发表了他的原创临床系列文章[68]。他描述了一种修复长骨缺损的双阶段技术,包括第一阶段在水泥间隔物周围形成诱导膜,第二阶段取出间隔物,用自体髂骨植骨取代。他报道了一系列 35 名患者采用这种技术进行治疗,这些患者骨缺损范围从 5cm 到 25cm 不等。

Pelissier 和其他研究者报告,在执行该双阶段重建技术时,取得了令人印象深刻的治疗效果。健康且在生物学上合格的伤口形成后,将抗生素间隔物放置于缺损腔中,并通过一期伤口闭合或软组织皮瓣手术完成闭合。允许在间隔物周围形成管状假膜。在伤口完全愈合后,小心地移除抗生素间隔物,同时保护和维持缺损腔及周围的膜。然后将传统的自体松质骨直接植入管状膜。之后将会发生缺损的快速重建,与历史上大节段骨缺损的植骨率相比,该方法的整合时间和愈合率都有所改善(图 4.4A~F)。其他作者也展示了其他类似提高愈合率的方法,将复合移植物如 DBM 加骨形态发生蛋白(bone morphogenic protein,BMP)佐剂,带血管的游离腓骨移植物,以及从扩髓-冲洗-吸引装置得到的移植物植入这些膜中。许多研究记录了在骨水泥间隔物中添加培养特异性抗生素,以促进无感染的膜导向骨形成。移植物性能的改善应归功于诱导膜分泌多种内源性生长因子的能力,包括血管内皮生长因子、转化生长因子-β1 和 BMP-2[67,71-73]。这些诱导膜也被证实有利于人骨髓基质细胞分化为成骨细胞系。

牵张成骨

在骨缺损表面使用牵张成骨的策略有两种。第一种方法是在骨末端进行外形修整获得稳定后,对骨折部位进行急性缩短和压缩,接着在不同的骨骺端行皮质切开术和延长术。对于胫骨和肱骨长达 3～4cm 的缺损,可以安全地完成急性短缩[74-76];对于股骨长达 5～7cm 的缺损,更大程度的短缩也是可以耐受的。在某些情况下,这有利于减少传输距离,因此减少支架使用时间。通过减少开放切口的张力和空缺,短缩有助于覆盖软组织;这种方法结合负压敷料可以使伤口通过延迟一期闭合,或通过二期愈合或简单植皮来完成愈合。

超过 4cm 的急性缩短会促进血管曲折化的发展,实际上会产生一种低血流量状态,从而造成不良后果[74,75]。开放性软组织创面在受到急性压迫时,会出现明显的打褶和血管障碍,伴有明显水肿,并可能额外出现组织坏死和感染。虽然对于股骨,压缩超过 4cm 是安全的;但是类似如伤口水肿和打褶等问题也可能会发生。可以搭建支架,在骨折部位施加压力,同时在不同位置产生牵引。第二种策略是先用支架把肢体放在正确的长度和力线上,然后用内部的一段或两段骨节段延长来填充空缺。称之为骨段滑移术,其优点在于,在治疗过程中,肢体可以进行功能活动,甚至可以负重。

骨段滑移术有很高的最终成功率,许多系列研究报告超过 90% 的患者会随着感染的消除而最终痊愈[77,78]。然而,不幸的是,大多数报告都是小样本,通常少于 20 名患者,没有对照组或对照。因为所有的新骨都来自受伤的腿,所以没有与滑移相关的供区损害。此外,在治疗过程中,腿部可以进行功能活动并负重。然而,该治疗确实需要延长佩戴外固定器的时间,在某些病例研究中,每填充 1cm 的间隙就需要长达 2 个月的时间。由于对接部位出现了延迟愈合,以致需要相当长的时间,这通常需要植骨。在某些病例研究中,多达 1/2 的病例都出现了对接部位的愈合问题。佩戴支架时间过长会增加并发症的发生率,如针

道感染、蜂窝织炎、挛缩和水肿。

结论

讨论和治疗骨科术后创伤的并发症并不是我们工作中最吸引人的部分。然而,当采取果断的循证手段,并与患者和整个治疗团队进行沟通交流时,可以达到可接受和成功的治疗效果。

更重要的可能是,在潜在并发症发生前就预先考虑。及早这样做有助于识别可修正的、患者特定的风险因素,优化这些风险因素,进行患者教育,当自发出现感染或其他并发症的迹象时,避免因否认这些迹象而带来损害。正如前面提到的,我们进行干预的主要目标是改善患者功能,促进患者痊愈,而不包括抚慰我们自己的自尊心。除了与我们的创伤外科医生、血管外科医生和整形/修复外科医生同事保持合作关系外,我们还必须保持客观的眼光,以便我们能够共同努力,为我们所有的患者提供合适的治疗,无论他们是新患者、复发患者还是长期患者。

参考文献

1. Sen CK, Roy S, Gordillo G. *13 - Wound Healing*. 4th ed. Philedelphia, PA: Elsevier Inc.; 2018. doi:10.1016/B978-0-323-35694-7.00013-8.
2. Giordano CP, Koval KJ, Zuckerman JD, Desai P. Fracture blisters. *Clin Orthop Relat Res*. 1994;(307):214-221. doi:10.1016/S0190-9622(09)80152-7.
3. Varela CD, Vaughan TK, Carr JB. Fracture blisters – clinical and pathological aspects. *J Orthop Trauma*. 1993;7(5):417-427.
4. Strauss EJ, Petrucelli G, Bong M, Koval KJ, Egol KA. Blisters associated with lower-extremity fracture: results of a prospective treatment protocol. *J Orthop Trauma*. 2006;20(9):618-622. doi:10.1097/01.bot.0000249420.30736.91.
5. Carr JB. Surgical techniques useful in the treatment of complex periarticular fractures of the lower extremity. *Orthop Clin North Am*. 1994;25(4):613-624. http://ovidsp.ovid.com/ovidweb.cgi?T=JS&PAGE=reference&D=med3&NEWS=N&AN=8090474.
6. Dodds MK, Daly A, Ryan K, D'Souza L. Effectiveness of "in-cast" pneumatic intermittent pedal compression for the pre-operative management of closed ankle fractures: a clinical audit. *Foot Ankle Surg*. 2014;20(1):40-43. doi:10.1016/j.fas.2013.09.004.
7. Thordarson DB. Complications after treatment of tibial pilon fractures: prevention and management strategies. *J Am Acad Orthop Surg*. 2000;8(4):253-265. doi:10.5435/00124635-200007000-00006.
8. Ren T, Ding L, Xue F, He Z, Xiao H. Risk factors for surgical site infection of pilon fractures. *Clinics*. 2015;70(6):419-422. doi:10.6061/clinics/2015(06)06.
9. Leone VJ, Ruland RT, Meinhard BP. The management of the soft tissues in pilon fractures. *Clin Orthop Relat Res*. 1993;(292):315-320. doi:10.1097/00003086-199307000-00041.
10. McFerran MA, Smith SW, Boulas HJ, Schwartz HS. Complications encountered in the treatment of pilon fractures. *J Orthop Trauma*. 1992;6(2):195-200. doi:10.1097/00005131-199206000-00011.
11. Watson J, Moed B, Karges D, Cramer K. Pilon fractures: treatment protocol based on severity of soft tissue injury. *Clin Orthop Relat Res*. 2000;(375):78-90. doi:10.1016/j.cpm.2012.01.001.
12. Gage MJ, Yoon RS, Egol KA, Liporace FA. Uses of negative pressure wound therapy in orthopedic trauma. *Orthop Clin North Am*. 2015;46(2):227-234. doi:10.1016/j.ocl.2014.11.002.
13. Brem MH, Bail HJ, Biber R. Value of incisional negative pressure

wound therapy in orthopaedic surgery. *Int Wound J*. 2014;11(suppl 1):3-5. doi:10.1111/iwj.12252.

14. Stannard JP, Robinson JT, Anderson ER, Mcgwin G, Volgas DA, Alonso JE. Negative pressure wound therapy to treat hematomas and surgical incisions following high-energy trauma. *J Trauma*. 2006;60(6):1301-1306. doi:10.1097/01.ta.0000195996.73186.2e.

15. Stannard JP, Volgas DA, McGwin G, et al. Incisional negative pressure wound therapy after high-risk lower extremity fractures. *J Orthop Trauma*. 2012;26(1):37-42. doi:10.1097/BOT.0b013e318216b1e5.

16. Moués CM, Heule F, Hovius SER. A review of topical negative pressure therapy in wound healing: sufficient evidence? *Am J Surg*. 2011;201(4):544-556. doi:10.1016/j.amjsurg.2010.04.029.

17. Kawashima M, Tamura H, Nagayoshi I, Takao K, Yoshida K, Yamaguchi T. Hyperbaric oxygen therapy in orthopedic conditions. *Undersea Hyperb Med*. 2004;31(1):155-162. http://www.embase.com/search/results?subaction=viewrecord&from=export&id=L38958850%5Cnhttp://wx7cf7zp2h.search.serialssolutions.com?sid=EMBASE&issn=10662936&id=doi:&atitle=Hyperbaric+oxygen+therapy+in+orthopedic+conditions.&stitle=Undersea+Hyperb+Med&titl.

18. Hunt TK, Zederfeldt B, Goldstick TK. Oxygen and healing. *Am J Surg*. 1969;118(4):521-525. doi:10.1016/0002-9610(69)90174-3.

19. Goldman RJ. Hyperbaric oxygen therapy for wound healing and limb salvage: a systematic review. *PM R*. 2009;1(5):471-489. doi:10.1016/j.pmrj.2009.03.012.

20. Skyhar MJ, Hargens AR, Strauss MB, Gershuni DH, Hart GB, Akeson WH. Hyperbaric oxygen reduces edema and necrosis of skeletal muscle in compartment syndromes associated with hemorrhagic hypotension. *J Bone Joint Surg Am*. 1986;68(8):1218-1224. http://www.ncbi.nlm.nih.gov/pubmed/3021776.

21. Radonic V, Baric D, Petricevic A, Kovacevic H, Sapunar D, Glavina-Durdov M. War injuries of the crural arteries. *Br J Surg*. 1995;82(6):777-783. doi:10.1002/bjs.1800820620.

22. Dauwe PH, Pulikkottil BJ, Lavery L, Stuzin JM, Rohrich RJ. Does hyperbaric oxygen therapy work in facilitating acute wound healing: a systematic review. *Plast Reconstr Surg*. 2011;133(2):208e-215e. doi:10.1097/01.prs.0000436849.79161.a4.

23. Valerio IL, Campbell P, Sabino J, Dearth CL, Fleming M. The use of urinary bladder matrix in the treatment of trauma and combat casualty wound care. *Regen Med*. 2015;10(5):611-622. doi:10.2217/rme.15.34.

24. Kraemer BA, Geiger SE, Deigni OA, Watson JT. Management of open lower extremity wounds with concomitant fracture using a porcine urinary bladder matrix. *Wounds*. 2016;28(11):387-394. PMID: 27861131.

25. Fleming ME, O'Daniel A, Bharmal H, Valerio I. Application of the Orthoplastic reconstructive ladder to preserve lower extremity amputation length. *Ann Plast Surg*. 2014;73(2):183-189. doi:10.1097/SAP.0b013e3182a638d8.

26. Quaba A. Local flaps. In: Court-Brown CM, McQueen MM, Quaba AA, eds. *Management of Open Fractures*. London, England: Martin Dunitz Publishers; 1996:195-209.

27. Georgescu AV. Propeller perforator flaps in distal lower leg: evolution and clinical applications. *Arch Plast Surg*. 2012;39(2):94-105. doi:10.5999/aps.2012.39.2.94.

28. Quaba O, Quaba A. Pedicled perforator flaps for the lower limb. *Semin Plast Surg*. 2006;20(2):103-111. doi:10.1055/s-2006-941717.

29. Jakubietz RG, Jakubietz MG, Gruenert JG, Kloss DF. The 180-degree perforator-based propeller flap for soft tissue coverage of the distal, lower extremity: a new method to achieve reliable coverage of the distal lower extremity with a local, fasciocutaneous perforator flap. *Ann Plast Surg*. 2007;59(6):667-671. doi:10.1097/SAP.0b013e31803c9b66.

30. Uçkay I, Hoffmeyer P, Lew D, Pittet D. Prevention of surgical site infections in orthopaedic surgery and bone trauma: state-of-the-art update. *J Hosp Infect*. 2013;84(1):5-12. doi:10.1016/j.jhin.2012.12.014.

31. Beldi G, Bisch-Knaden S, Banz V, Mühlemann K, Candinas D. Impact of intraoperative behavior on surgical site infections. *Am J Surg*. 2009;198(2):157-162. doi:10.1016/j.amjsurg.2008.09.023.

32. Stephens B, Murphy A, Mihalko W. The effects of nutritional deficiencies, smoking and systemic disease on orthopaedic outcomes. *J Bone Joint Surg*. 2013;95(23):2153-2157. http://www.ejbjs.org/cgi/content/extract/81/12/1772.

33. Marchant MH, Viens NA, Cook C, Vail TP, Bolognesi MP. The impact of glycemic control and diabetes mellitus on perioperative outcomes after total joint arthroplasty. *J Bone Joint Surg Am*. 2009;91(7):1621-1629. doi:10.2106/JBJS.H.00116.

34. Liporace FA, Donley BG, Pinzur MS, Lin SS. Complications of ankle fracture in patients with diabetes. *J Am Acad Orthop Surg*. 2008;16(3):159-170.

35. Yang K, Yeo SJ, Lee BP, Lo NN. Total knee arthroplasty in diabetic patients: a study of 109 consecutive cases. *J Arthroplasty*. 2001;16(1):102-106. doi:10.1054/arth.2001.19159.

36. Karunakar MA, Staples KS. Does stress-induced hyperglycemia increase the risk of perioperative infectious complications in orthopaedic trauma patients? *J Orthop Trauma*. 2010;24(12):752-756. doi:10.1097/BOT.0b013e3181d7aba5.

37. Richards JE, Hutchinson J, Mukherjee K, et al. Stress hyperglycemia and surgical site infection in stable nondiabetic adults with orthopedic injuries. *J Trauma Acute Care Surg*. 2014;76(4):1070-1075. doi:10.1097/TA.0000000000000177.

38. Lowenberg D, Watson JT, Levin LS. Advances in the understanding and treatment of musculoskeletal infections. *Instr Course Lect*. 2015;64:37-49.

39. Mader J, Cripps M, Calhoun J. Adult posttraumatic osteomyelitis of the tibia. *Clin Orthop*. 1999;(360):14-21.

40. Friedrich B, Klaue P. Mechanical stability and post traumatic osteitis: an experimental evaluation of the relation between infection of bone and internal fixation. *Injury*. 1977;9(1):23-29. http://www.embase.com/search/results?subaction=viewrecord&from=export&id=L8149445%5Cnhttp://sfx.library.uu.nl/utrecht?sid=EMBASE&issn=00201383&id=doi:&atitle=Mechanical+stability+and+post+traumatic+osteitis%3A+An+experimental+evaluation+of+the+relation+be.

41. Merritt K, Dowd JD. Role of internal fixation in infection of open fractures: studies with Staphylococcus aureus and Proteus mirabilis. *J Orthop Res*. 1987;5(1):23-28. doi:10.1002/jor.1100050105.

42. Berkes M, Obremskey WT, Scannell B, Ellington JK, Hymes RA, Bosse M. Maintenance of hardware after early postoperative infection following fracture internal fixation. *J Bone Joint Surg Am*. 2010;92(4):823-828. doi:10.2106/JBJS.I.00470.

43. Ueng SW, Wei FC, Shih CH. Management of femoral diaphyseal infected nonunion with antibiotic beads local therapy, external skeletal fixation, and staged bone grafting. *J Trauma*. 1999;46(1):97-103. doi:10.1097/00005373-199901000-00016.

44. Zimmerli W, Widmer AF, Blatter M, Frei R, Ochsner PE. Role of rifampin for treatment of orthopedic implant-related staphylococcal infections: a randomized controlled trial. *J Am Med Assoc*. 1998;279(19):1537-1541.

45. Rightmire E, Zurakowski D, Vrahas M. Acute infections after fracture repair: management with hardware in place. *Clin Orthop Relat Res*. 2008;466(2):466-472. doi:10.1007/s11999-007-0053-y.

46. Tetsworth K, Cierny G. Osteomyelitis debridement techniques. *Clin Orthop Relat Res*. 1999;(360):87-96.

47. Keating JF, Blachut PA, O'Brien PJ, Meek RN, Broekhuyse H. Reamed Nailing of open tibial fractures: does the antibiotic bead pouch reduce the deep infection rate? *J Orthop Trauma*. 1996;10(5):298-303. doi:10.1097/00005131-199607000-00002.

48. Cierny G, Mader JT, Penninck JJ. A clinical staging system for adult osteomyelitis. *Clin Orthop Relat Res*. 2003;414:7-24. doi:10.1097/01.blo.0000088564.81746.62.

49. Patzakis MJ, Greene N, Holtom P, Shepherd L, Bravos P, Sherman R. Culture results in open wound treatment with muscle transfer for tibial osteomyelitis. *Clin Orthop Relat Res*. 1999;(360):66-70.

50. Patzakis MJ, Zalavras CG. Chronic posttraumatic osteomyelitis and infected nonunion of the tibia: current management concepts. *J Am Acad Orthop Surg*. 2005;13(6):417-427.

51. Watson J, Gurley G. Transcutaneous oxygen tension monitoring in the preoperative evaluation of soft tissue injuries in closed fractures about the ankle. *Ortho Trans*. 1997;21:585-586.

52. Stinner DJ, Hsu JR, Wenke JC. Negative pressure wound therapy reduces the effectiveness of traditional local antibiotic depot in a large complex musculoskeletal wound animal model. *J Orthop Trauma*. 2012;26(9):512-518. doi:10.1097/BOT.0b013e318251291b.

53. Maiocchi A, Aronson J. *Operative Principles of Ilizarov: Fracture Treatment, Nonunion, Osteomyelitis, Lengthening, Deformity Correction*. Baltimore, MD: Williams & Wilkins; 1991.

54. Catagni MA, Guerreschi F, Holman JA, Cattaneo R. Distraction osteogenesis in the treatment of stiff hypertrophic nonunions using the Ilizarov apparatus. *Clin Orthop Relat Res*. 1994;(301):159-163. doi:10.1097/00003086-199404000-00025.

55. Tetsworth KD, Paley D. Accuracy of correction of complex lower-extremity deformities by the Ilizarov method. *Clin Orthop Relat Res*. 1994;(301):102-110. http://eutils.ncbi.nlm.nih.gov/entrez/eutils/elink.fcgi?dbfrom=pubmed&id=8156660&retmode=ref&cmd=prlinks%5Cnpapers2://publication/uuid/0DD12DAE-E5FD-4231-8DF9-ADBD8E9FCF8D.

56. Wahlig H, Dingeldein E, Bergmann R, Reuss K. The release of gentamicin from polymethylmethacrylate beads. An experimental and pharmacokinetic study. *J Bone Joint Surg Br.* 1978;60-B(2):270-275.

57. Evans RP, Nelson CL. Gentamicin-impregnated polymethylmethacrylate beads compared with systemic antibiotic therapy in the treatment of chronic osteomyelitis. *Clin Orthop Relat Res.* 1993;(295):37-42. http://www.ncbi.nlm.nih.gov/pubmed/8403668.

58. Seligson D, Mehta S, Voos K, Henry SL, Johnson JR. The use of antibiotic-impregnated polymethylmethacrylate beads to prevent the evolution of localized infection. *J Orthop Trauma.* 1992;6(4):401-406. doi:10.1097/00005131-199212000-00001. PMID: 1494090.

59. Chen NT, Hong HZ, Hooper DC, May JWJ. The effect of systemic antibiotic and antibiotic-impregnated polymethylmethacrylate beads on the bacterial clearance in wounds containing contaminated dead bone. *Plast Reconstr Surg.* 1993;92(7):1303-1305. http://ovidsp.ovid.com/ovidweb.cgi?T=JS&PAGE=reference&D=med3&NEWS=N&AN=8248406.

60. Henry SL, Hood G a, Seligson D. Long-term implantation of gentamicin-polymethylmethacrylate antibiotic beads. *Clin Orthop Relat Res.* 1993;(295):47-53. http://www.ncbi.nlm.nih.gov/pubmed/8403670.

61. Paley D, Herzenberg JE. Intramedullary infections treated with antibiotic cement rods: preliminary results in nine cases. *J Orthop Trauma.* 2002;16(10):723-729. doi:10.1097/00005131-200211000-00007.

62. Miclau T, Dahners LE, Lindsey RW. In vitro pharmacokinetics of antibiotic release from locally implantable materials. *J Orthop Res.* 1993;11(5):627-632. doi:10.1002/jor.1100110503.

63. Galandiuk S, Wrightson W, Yound S, Myers S. Absorbable,delayed-release antibiotic beads reduce surgical wound infection. *Am Surg.* 1997;63:831-835.

64. Rutledge B, Huyette D, Day D, Anglen J. Treatment of osteomyelitis with local antibiotics delivered via bioabsorbable polymer. *Clin Orthop Relat Res.* 2003;(411):280-287. doi:10.1097/01.blo.0000065836.93465.ed.

65. McKee MD, Wild LM, Schemitsch EH, Waddell JP. The use of an antibiotic-impregnated, osteoconductive, bioabsorbable bone substitute in the treatment of infected long bone defects: early results of a prospective trial. *J Orthop Trauma.* 2002;16(9):622-627. doi:10.1097/00005131-200210000-00002.

66. Lindsey R, Wood G, Ssadasivian K. Grafting long bone fractures with demineralized bone matrix putty enriched with bone marrow: pilot findings. *Orthopedics.* 2006;29(10):939-942.

67. Pelissier P, Martin D, Baudet J, Lepreux S, Masquelet AC. Behaviour of cancellous bone graft placed in induced membranes. *Br J Plast Surg.* 2002;55(7):596-598. doi:10.1054/bjps.2002.3936.

68. Masquelet AC. Muscle reconstruction in reconstructive surgery: soft tissue repair and long bone reconstruction. *Langenbecks Arch Surg.* 2003;388(5):344-346. doi:10.1007/s00423-003-0379-1.

69. Attias N, Lindsey RW. Management of large segmental tibial defects using a cylindrical mesh cage. *Clin Orthop Relat Res.* 2006;(450):259-266. doi:10.1097/01.blo.0000223982.29208.a4.

70. Chan YS, Ueng SWN, Wang CJ, Lee SS, Chen CY, Shin CH. Antibiotic-impregnated autogenic cancellous bone grafting is an effective and safe method for the management of small infected tibial defects: a comparison study. *J Trauma.* 2000;48(2):246-255. doi:10.1097/00005373-200002000-00009.

71. Pelissier P, Masquelet AC, Bareille R, Mathoulin Pelissier S, Amedee J. Induced membranes secrete growth factors including vascular and osteoinductive factors and could stimulate bone regeneration. *J Orthop Res.* 2004;22(1):73-79. doi:10.1016/S0736-0266(03)00165-7.

72. Viateau V, Guillemin G, Bousson V. Long-bone critical-size defects treated with tissue-engineered grafts: a study on sheep. *J Orthop Res.* 2007;25:741-749. doi:10.1002/jor.

73. Gruber HE, Riley FE, Hoelscher GL, et al. Osteogenic and chondrogenic potential of biomembrane cells from the PMMA-segmental defect rat model. *J Orthop Res.* 2012;30(8):1198-1212. doi:10.1002/jor.22047.

74. de Pablos J, Barrios C, Alfaro C, Canadell J. Large experimental segmental bone defects treated by bone transportation with monolateral external distractors. *Clin Orthop Relat Res.* 1994;(298):259-265. http://www.ncbi.nlm.nih.gov/entrez/query.fcgi?cmd=Retrieve&db=PubMed&dopt=Citation&list_uids=8118984.

75. Mekhail AO, Abraham E, Gruber B, Gonzalez M. Bone transport in the management of posttraumatic bone defects in the lower extremity. *J Trauma.* 2004;56(2):368-378. doi:10.1097/01.TA.0000057234.48501.30.

76. Mahaluxmivala J, Nadarajah R, Allen PW, Hill RA. Ilizarov external fixator: acute shortening and lengthening versus bone transport in the management of tibial non-unions. *Injury.* 2005;36(5):662-668. doi:10.1016/j.injury.2004.10.027.

77. Dendrinos GK, Kontos S, Lyritsis E. Use of the Ilizarov technique associated for treatment with of of the tibia infection. *Surgery.* 1995;77(6):835-846.

78. Marsh JL, Prokuski L, Biermann JS. Chronic infected tibial nonunions with bone loss. Conventional techniques versus bone transport. *Clin Orthop Relat Res.* 1994;(301):139-146. http://www.ncbi.nlm.nih.gov/pubmed/8156664.

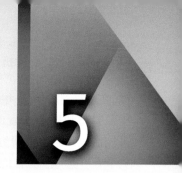

第5章 骨折手术与非手术治疗的生物力学

Amrut Borade

Harish Kempegowda

Terri Zachos

Daniel S. Horwitz

引言

理解并有效应用骨折固定的生物力学原理是成功实现骨折愈合和康复的关键。不同病例选择内固定的方式由多种因素决定,如软组织情况、骨折分型、年龄、术者偏好等。骨折治疗后顺利康复并回归生活,毫无疑问是决定患者满意度的关键因素。活动与稳定之间的微妙平衡要求足够的稳定性前提下允许充分的活动。在本章中,我们打算探讨骨折固定的生物力学原理,聚焦它对患者康复及活动恢复的重要意义。本章基于解剖定位对骨折进行深入探讨;但需要指出的是,病理性骨折、假体周围骨折以及儿童骨折在本章中并未涉及。

骨折非手术治疗的生物力学原理概论

非手术治疗的选择包括功能支具、石膏和夹板,这些方式在对骨折行最终内固定之前疼痛的临时缓解非常有益。它们不仅分担应力,还通过骨痂形成促进骨折的二期愈合。但是,由于需要制动,如今很少用于骨折的最终治疗。此外,长时间的非手术治疗对于患者来说非常麻烦。石膏是通过制动上下关节来防止骨折块的旋转和移位。功能性骨折支具是通过液压效应,将骨折上下关节周围的软组织群包裹成一个整体。这种液压效应和承重时软组织的负荷在维持骨折力线的同时加速了骨折的愈合。夹板通常应用于上肢骨折[1],尤其是手外伤。夹板通过三点支撑作用在肢体,是最优的杠杆系统。它们支撑薄弱的肌肉,并且抵消强壮肌肉的牵拉。静态夹板固定关节,

维持正确的关节力线。动态夹板提供长时间持续的低应力,便于新生组织的重塑[1]。

外固定的生物力学原理概论

外固定主要用于开放性骨折的临时固定,以便为软组织愈合提供时间。骨痂形成后即开始骨的二期愈合,但通常不会发生坚强的骨愈合。影响外固定支架稳定性的因素包括放置的固定钉数目、直径、钉间距、与骨折线间距,连接杆的直径、数目,以及杆与皮肤表面之间的距离和杆间距[2]。穿过多个软组织平面的外固定针会导致关节活动度丢失和关节僵硬。由于独特的设计,小型线圈固定器可允许患者早期活动和负重。

骨折内固定的生物力学原理概论

在彻底讨论骨折固定生物力学原理之前,需要解释其中的一些基本定义。物体的应变为该物体长度的变化除以其初始长度。骨折的应变是骨折间隙的相对变化除以骨折间隙(骨折间隙应变 $\Delta L/L$)[3]。应变耐受性或延长性是在其发生断裂之前耐受形变的能力[4]。软组织的强度是能够承受力量而不发生断裂的能力。板层骨在延长 2% 时会出现断裂。纤维组织、肌腱、骨组织耐受延长性的能力递减。该顺序代表骨折部位发生牢固骨性愈合的状态。牢固骨性愈合最不能耐受延长[4]。骨折固定的稳定性取决于负荷依赖的骨折表面移位程度。绝对稳定指观察时骨折处无相对运动的状态,它包括限制骨折部位的活动程

度,在功能性负荷下很少发生移位,它通常是通过加压预载荷和摩擦实现的。相对稳定表示骨折部位的可控活动状态。有研究证实,稳定性对于不同类型骨愈合存在影响[5]。骨折部分承受应变的最大值代表着骨折的稳定性。绝对稳定性应变低于 2%,能够达到原发性骨愈合(骨内成骨)。相对稳定性的应变在2%~10% 之间,实现继发性骨愈合(骨痂形成的愈合)。应变超过 10% 不可能发生骨形成[3]。刚性是对抗形变和活动的能力。刚性是一种术语,文献中用于表示组织在愈合过程中的作用。骨折的愈合受到骨折块之间相互活动的影响,而骨折块之间的相互活动取决于骨折端的受力和固定的稳定性。坚强固定下骨折块间的微动将有限刺激骨痂的形成[4]。骨折块之间在相对坚强固定下的最佳微动会刺激骨痂形成,并促进骨折愈合[6]。不稳定的固定会导致骨不连。

加压预载荷和摩擦力

加压预载荷(静态压缩,不只是作用于骨折部位的牵引力)在骨折碎块之间产生紧密接触并且有助于绝对稳定,它没有造成压力性骨坏死倾向。摩擦力是由相互作用的骨折面所产生。沿骨折接触面的几何形状(相互交叉)产生的摩擦力抵消了通过施加到肢体的扭矩所产生的无关剪切力,并阻止滑动移位发生。

应力承担型和应力分担型植入物

应力承担型植入物承受骨折断端的作用力。应力分担型植入物可以增加骨折断端间的摩擦阻力,提供骨折端的稳定性。在应力承担的情况下,植入物承受着所有的力;在应力分担情况下,植入物与骨骼之间存在着不同水平的力量分布[7,8]。

骨折形态和内固定后的稳定性

骨折的形态在内植物的选择和实现稳定性中都起着一定的作用。简单的横形骨折和斜形骨折很容易实现解剖复位。在复杂的骨折中,可能无法实现绝对稳定性。例如,在有蝶形片段的骨折中,骨块之间的螺钉可以提供绝对稳定性。在粉碎性骨折中,相对稳定性是需要达到的标准。绝对稳定性和相对稳定性本身对固定结局的预后影响相同。

髓内钉固定的生物力学原理概论

髓内钉固定通常用于长骨骨干骨折(图 5.1)[9,10]。

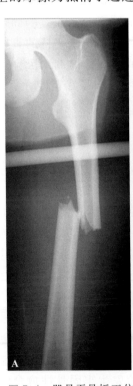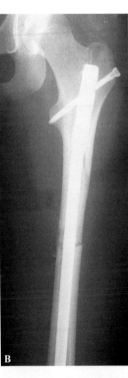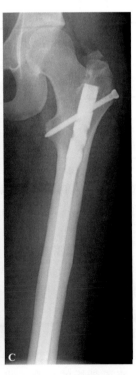

图 5.1　股骨干骨折正位 X 线片(A);使用髓内钉固定后的股骨正侧位 X 线(B);术后即刻负重,术后立即开始主动和助动的活动范围锻炼。在 3 个月实现骨愈合(C)。髋关节活动范围(屈曲 110°,伸直 30°),膝关节活动范围(0°~100°),并且能够完全负重

髓内钉相当于应力分担的内部夹板。材料的特性、横截面的形状及直径是影响髓内钉结构强度的主要因素。主钉分担的应力取决于主钉的尺寸、交锁螺钉的数量以及交锁螺钉与骨折端间距。扭转、压缩和张力是作用于髓内钉上的生理性载荷。

钛合金和 316L 不锈钢是髓内钉最常用的材料。钛合金所具有的弹性模量,约为 316L 不锈钢的 1/2,约等于皮质骨[11]。尽管实验室结果有差异,钛合金和316L 不锈钢髓内钉的临床结果是一致的。主钉的扭转刚度受其横截面形状和其与髓管内骨面接触的影响。但由于大多数髓内钉在设计上比较相似,可用植入物之间的生物力学稳定性差异<15%[12]。弯曲刚度受直径的影响,其与主钉直径的三次方成正比,扭转刚度与主钉直径的四次方成正比[11]。较大的直径会在钉道内产生紧密适配的结构,从而减少主钉和骨之间的运动。手术医生通常根据骨折的部位、粉碎的程度及髓内主钉在髓腔内的适配情况来确定交锁螺钉的数量。骨干中段骨折因峡部皮质接触,拥有最强的稳定性。斜形骨折、粉碎性骨折与干骺端骨折类似,其稳定性依赖于交锁螺钉。骨折越接近远端交锁螺钉,髓内钉的皮质接触越少,这将会导致交锁螺钉上的应力增加[13]。交锁螺钉会限制骨折部位的旋转和移位,但髓内钉和螺钉之间会发生微动,但该微动是可控的,并呈现相对稳定性。如今的髓内钉提供多个位置的交锁螺钉,可以增加额外的稳定性。多个近端和远端交锁螺钉以及大直径的髓内钉可以使不稳定的骨折模型变为稳定的髓内固定。扩髓增加了主钉和皮质骨的接触面,每增加 1mm 扩髓长度将增加38%接触面。此外,扩髓可以插入更大的主钉,从而提升髓内钉的抗弯曲力和扭转刚度[14]。主钉直径>9mm可以植入更大直径的交锁螺钉。基于上述原因,扩髓的髓内钉比非扩髓的髓内钉能够提供更好的生物力学固定[15]。但扩髓也有一些缺点,如皮质厚度的减少及扩髓过程中产热。

钢板固定的生物力学原理概论

髓外固定的钢板可应用于很多骨折中。目前有很多种类的钢板可供选择,如重建钢板、管状钢板、动态加压钢板(dynamic compression plates,DCPs)、有限接触加压钢板(limited contact dynamic compression plates,LC-DCPs)、锁定加压钢板(locking compression plates,LCPs)、关节周围的预塑形 LCPs。随着更新设计 LCPs 的引入,重建钢板和管状钢板的使用变少。

钢板的长度影响着固定装置的刚度。钢板长度的增加可以增加杠杆的力臂,并且减少螺钉拔出的应力。钢板的工作长度是跨越骨折部位两个最近的固定点之间的距离,并且最近骨折部位的额外螺钉可以在最大程度上增加轴向刚度。钢板的工作长度影响着钢板的轴向刚性。DCPs 能够抗轴向、扭转和弯曲应力。当受到轴向的张力和压力时,它们能够将力转换为骨-板界面的剪切应力[3]。轴向力可以通过骨与钢板之间的摩擦力抵消。通过将钢板中的螺钉受力乘以钢板和骨之间的摩擦系数来计算摩擦力。应用加压钢板时需要足够的螺钉扭矩来防止发生微动。但是不能超过骨对剪切应力的抵抗能力,不然会导致螺钉断裂和固定丢失。DCPs 能够通过解剖复位和坚强固定实现骨折一期愈合,但这也取决于骨折的类型(图 5.2)。

LCPs 是具有独特设计带有螺纹头的螺钉,它通过钉头锁定于钢板上的钉孔提供角稳定性(图 5.3 和图5.4)。LCPs 不依靠骨与钢板间的摩擦力来实现加压和稳定。近期设计的关节周围的预塑形钢板使得我们在关节周围可以打入多枚锁定螺钉,形成较好的角稳定性,使早期关节活动成为可能(图 5.5 和图 5.6)。虽然这对维持关节的复位和轴向力线有好处,但骨折部位的所有负荷将都被传递到钢板上。作为应力承担型植入物,LCPs 更容易发生内固定失败。在轴向应力下易于发生内固定失败及关节复位丢失。因此,使用 LCPs 的患者不建议即刻负重。最新的装置允许经皮穿过 LCP 的骨干部分,减少软组织的手术损伤。与 DCP 不同的是,LCP 存在骨折块之间发生活动的可能。LCP 的设计可以根据需求完全消除这种活动。LCP 可以根据锁定螺钉的数量和位置提供相对或绝对稳定性。LCPs 通过优化骨折部应力,促进骨折二期愈合[16]。LCP 的组合孔使混合锁定和加压成为可能。

不同的钢板固定模式

加压钢板

该类型钢板让两个骨折碎片彼此更接近,并通过不同的技术使骨折端紧密接触来实现加压(图 5.7)。

中和钢板

拉力螺钉可以直接加压,抵消在骨折部位的弯曲、剪切和旋转力。由于已实现加压,该钢板的功能是维持复位(图 5.8)。

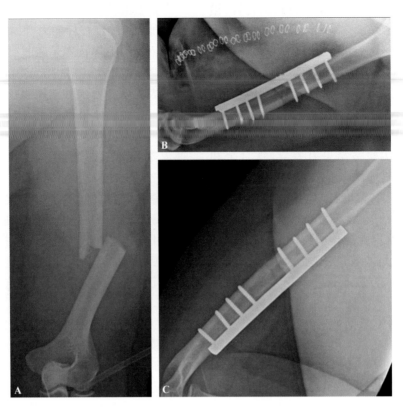

图 5.2　肱骨干骨折正位 X 线片（A）多发损伤患者应用动态加压钢板固定（B）。术后即刻开始肩、肘关节的主动、助动活动锻炼。允许患者使用拐杖部分负重。3 个月骨折明显愈合（C），关节活动度良好（肩上举 110°），肘（0°~120°）

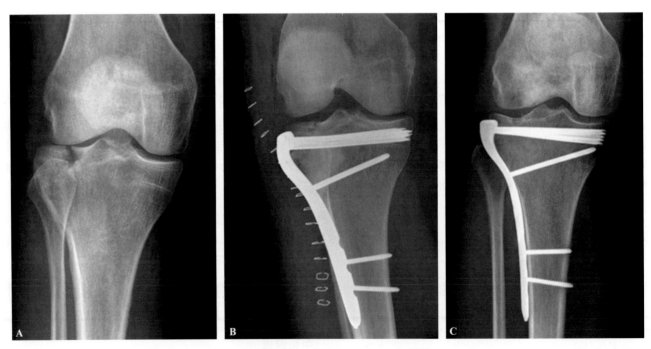

图 5.3　外侧胫骨平台骨折的正位 X 线片（A）解剖复位、使用关节周围锁定加压钢板坚强固定（B）。术后即刻开始膝关节、踝关节主动、助动锻炼。允许足趾触地负重，防止任何轴向负荷。12 周后开始部分负重，逐渐增加至完全负重。4 个月骨折完全愈合（C），膝关节获得良好的活动度（0°~100°）

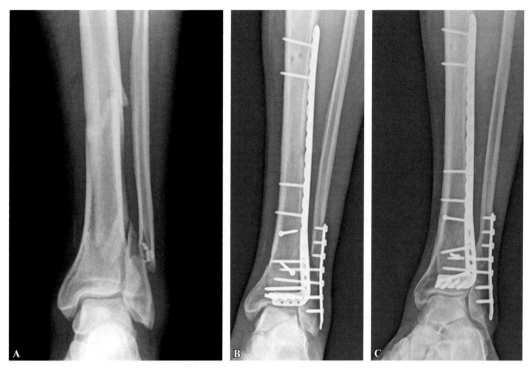

图 5.4 Plion 骨折正位 X 线片(A)使用关节周围锁定加压钢板和骨块间螺钉固定(B)。术后即刻开始踝关节主动活动度锻炼。起初允许足趾触地的负重,防止任何轴向负荷。12 周后开始部分负重,逐渐增加至完全负重。4 个月获得骨折愈合(C),踝关节活动度良好(背伸 40°,跖屈 20°)

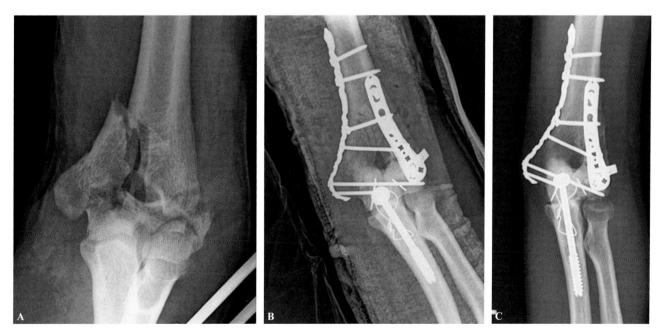

图 5.5 肱骨远端骨折的正位 X 线片(A)使用垂直排放的关节周围锁定加压钢板固定(B)。考虑到尺骨鹰嘴截骨,术后即刻开始肘关节主动、助动活动度锻炼,主动屈曲(激活三头肌反射弧)和被动伸直(防止三头肌发力)。建议患者起初 6 周内避免任何负重或轴向负荷,在 3 个月完成骨愈合(C),肘关节活动度良好(10°~100°)

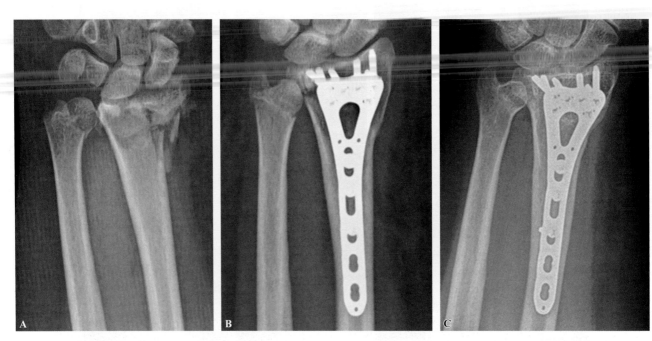

图 5.6　桡骨远端骨折的正位 X 线片(A)使用关节周围锁定加压钢板固定(B)。考虑到伴有尺骨骨折及骨质疏松,建议术后前 6 周制动,6 周后开始腕关节主动、助动活动度锻炼,只有在 2 个月获得骨折愈合才允许轴向负荷承重(C)。最终随访时腕关节获得良好活动度(背曲 70°,掌曲 40°)

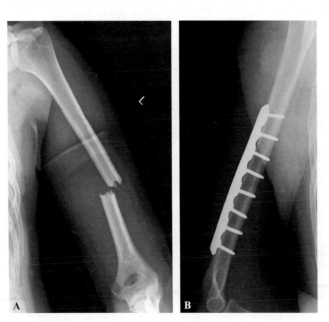

图 5.7　作为加压钢板应用,动力加压钢板治疗一例肱骨干骨折的正位 X 线片

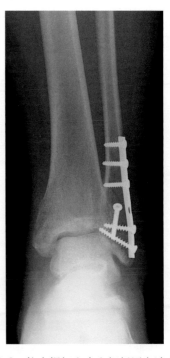

图 5.8　拉力螺钉和中和钢板固定治疗一例腓骨远端斜形骨折的正位 X 线片

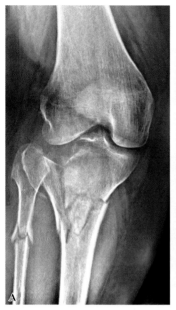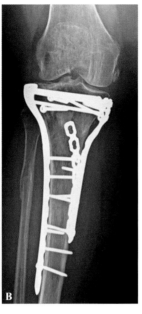

图 5.9 A 和 B. 一例内外侧胫骨平台骨折,使用后内侧和外侧锁定加压钢板,正位 X 线片。后内侧的 LCP 为支撑钢板模式

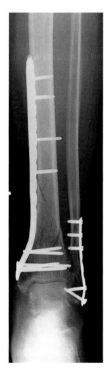

图 5.10 使用桥接钢板治疗一例胫腓骨远端粉碎性骨折,正位 X 线片

桥接钢板

涉及该钢板的应用,通常在粉碎性骨折病例中作为"髓外夹板"。它用于固定两个主要的骨折块,而绕过粉碎的中间区域,避免其失活(图 5.9)。

支撑钢板

钢板被塑形与钢板下骨的形态一致,应用于关节周围骨折。它在与骨长轴垂直于关节面平行的方向上直接加压,以保持稳定性并防止塌陷(图 5.10)。

防滑钢板

用于斜形骨折中,借助钢板的放置位置来抵消骨折部位的剪切力(图 5.11)。

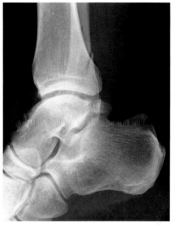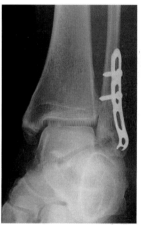

图 5.11 一例使用防滑钢板治疗外踝斜形骨折的 X 线片

特殊构造装置的生物力学原理

滑动髋螺钉用于治疗股骨颈基底部骨折或转子间骨折,其工作原理是控制塌陷(图 5.12)。最接近综合力学矢量的钉板角度最利于髋螺钉的滑动和嵌入。滑动髋螺钉装置已经呈现出较好的稳定性和抵抗内侧移位的能力[17]。当头髓钉用于治疗这些骨折时,其工作原理也类似。

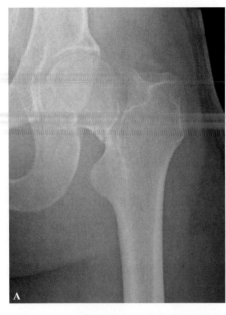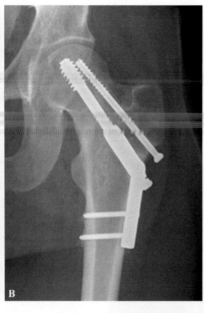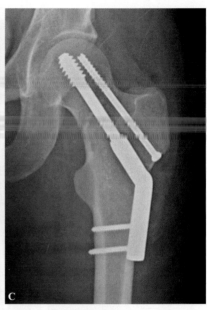

图 5.12　股骨颈基底部骨折正位 X 线片 (A) 使用滑动髋螺钉固定后 (B)。术后即刻负重,并且进行髋和膝活动度锻炼。术后 2 个月获得愈合。滑动髋螺钉更突出的迹象表明骨折部位发生了塌陷 (C)。完全负重,获得良好的关节活动度,髋(屈曲 100°,伸直 20°),膝(10°~100°)

结论

　　每一种骨折都是独一无二的临床问题,它具有各种变数组合。对每位骨折患者,我们应该正确应用骨折固定的生物力学原理,以实施有效的康复计划,有助于实现最佳的可能结局。

参考文献

1. Duncan RM. Basic principles of splinting the hand. *Phys Ther.* 1989;69(12):1104-1116.
2. Moss DP, Tejwani NC. Biomechanics of external fixation: a review of the literature. *Bull NYU Hosp Jt Dis.* 2007;65(4):294-299.
3. Egol KA, Kubiak EN, Fulkerson E, Kummer FJ, Koval KJ. Biomechanics of locked plates and screws. *J Orthop Trauma.* 2004 Sep;18(8):488-493.
4. Perren SM. Physical and biological aspects of fracture healing with special reference to internal fixation. *Clin Orthop Relat Res.* 1979;138:175-196.
5. Perren SM. Evolution of the internal fixation of long bone fractures. The scientific basis of biological internal fixation: choosing a new balance between stability and biology. *J Bone Joint Surg Br.* 2002;84(8):1093-1110.
6. Kenwright J, Goodship AE. Controlled mechanical stimulation in the treatment of tibial fractures. *Clin Orthop Relat Res.* 1989:241:36-47.
7. https://www2.aofoundation.org.
8. Evans SL, Gregson PJ. Composite technology in load-bearing orthopaedic implants. *Biomaterials.* 1998;19(15):1329-1342.
9. Duan X, Li T, Mohammed AQ, Xiang Z. Reamed intramedullary nailing versus unreamed intramedullary nailing for shaft fracture of femur: a systematic literature review. *Arch Orthop Trauma Surg.* 2011;131(10):1445-1452.
10. Duan X, Al-Qwbani M, Zeng Y, Zhang W, Xiang Z. Intramedullary nailing for tibial shaft fractures in adults. *Cochrane Database Syst Rev.* 2012;1:CD008241.
11. Bong MR, Kummer FJ, Koval KJ, Egol KA. Intramedullary nailing of the lower extremity: biomechanics and biology. *J Am Acad Orthop Surg.* 2007;15(2):97-106.
12. Russell TA, Taylor JC, LaVelle DG, Beals NB, Brumfield DL, Durham AG. Mechanical characterization of femoral interlocking intramedullary nailing systems. *J Orthop Trauma.* 1991;5(3):332-340.
13. Lin J, Lin SJ, Chen PQ, Yang SH. Stress analysis of the distal locking screws for femoral interlocking nailing. *J Orthop Res.* 2001;19(1):57-63.
14. Wehner T, Penzkofer R, Augat P, Claes L, Simon U. Improvement of the shear fixation stability of intramedullary nailing. *Clin Biomech (Bristol, Avon).* 2011;26(2):147-151.
15. Fairbank AC, Thomas D, Cunningham B, Curtis M, Jinnah RH. Stability of reamed and unreamed intramedullary tibial nails: a biomechanical study. *Injury.* 1995;26(7):483-485.
16. Schütz M, Kääb MJ, Haas N. Stabilization of proximal tibial fractures with the LIS-System: early clinical experience in Berlin. *Injury.* 2003;34(suppl 1):A30-A35.
17. Bong MR, Patel V, Iesaka K, Egol KA, Kummer FJ, Koval KJ. Comparison of a sliding hip screw with a trochanteric lateral support plate to an intramedullary hip screw for fixation of unstable intertrochanteric hip fractures: a cadaver study. *J Trauma.* 2004;56(4):791-794.

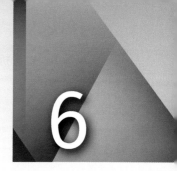

第6章　骨折愈合的辅助物理因子治疗

Basem Attum

Andres Rodriguez-Buitrago

A. Alex Jahangir

引言

在美国,每年发生约 600 万例骨折,每年的经济损失大约在 30 亿~60 亿美元之间[1]。骨愈合是一个多因素相互精确作用和协调的过程。在 600 万例骨折中,5%~10% 的骨折会出现骨不愈合或延迟愈合,这不仅需要额外的治疗,而且增加患者发病率[1-8]。物理因子治疗如低强度脉冲超声(low-intensity pulse ultrasound,LIPUS)和电刺激等,可促进骨生长和骨折愈合,减少骨不愈合和延迟愈合的发生率,并可能极大地降低骨折护理费用。

低强度脉冲超声

LIPUS 可加速骨折修复,促进陈旧性骨折的缺损愈合[1,3,4,6,8-11]。多项研究显示,LIPUS 可将急性骨折的愈合期缩短 30%~38%,可降低延迟愈合的发生率,而且能治疗大部分不愈合(5.6 个月后 85% 和 5.5 个月后 86%)[1,3-7,9-13]。

历史

虽然超声用于治疗骨折可以追溯到 20 世纪 50 年代,但是存在不一致的研究结果。部分研究认为使用超声不利于骨骼健康和骨愈合[4,5,8,14];而部分研究认为低强度超声能促进骨生长和缩短愈合时间[6,14]。Duarte 报道的动物实验[15]是将脉冲式低强度超声作用于骨折模型的兔子,每天 15 分钟。这是最早得到参数适当的超声可加速骨折愈合结论的实验之一[15]。随后很多研究亦证明了 LIPUS 的有效性[14]。

作用机制

美国食品药品监督管理局(The Food and Drug Administration,FDA)分别于 1994 年和 2000 年批准将 LI-

PUS 用于新鲜骨折和骨不连,以加速骨折愈合[1,4,6-8,10]。有文献推荐的 LIPUS 剂量为,每天 20 分钟,正弦波 1~1.5MHz,脉冲重复频率 1kHz,平均强度 $30mW/cm^2$,脉宽 200 毫秒[1-4,7,8,10,14]。体外研究发现,低强度超声($<100mW/cm^2$)能增加成骨细胞反应[4,9]。研究者认为,LIPUS 的细胞效应通过两种不同但互补的刺激方式实现。

1. 机械刺激　机械刺激在水凝胶的帮助下,以声波方式通过软组织。根据 Wolff 定律,声波以纵波和剪切波的形式产生能量,产生的能量能到达并穿透骨骼。声波会影响整合素-细胞骨架系统和/或改变跨膜通道动力学[2,6,9,10]。

众所周知,机械刺激尤其是微动在骨愈合中至关重要。Greenleaf 等人发现,LIPUS 能以纳米级别刺激骨骼,引起的位移比微动引起的位移少了近 1 000 倍[7,10]。这种机械刺激也会引起最小但足够的温度升高(接近 1℃),从而改变金属蛋白酶Ⅰ和胶原酶Ⅰ等酶的功能[1,2]。

虽然仅仅是观察性的结果,但理论上认为,这种效应与可穿透骨的厚度成正比,对软组织覆膜较少的骨骼(如胫骨)更有效。

2. 压力波效应　交替的压力波会引起稳定的空化和声流,产生剪切力,改变膜上离子和分子的传递[9,10,12]。虽然这种空化流动机制尚未得到证实[10],但目前普遍认为压力波可转化为机械力,代替了通常作用于骨骼的物理力[3,6]。这种机械力随后转化为生物力学信号,影响骨折愈合所有阶段[2,3,10]。这种流动的概念是基于细胞间流动的增加,进而加强细胞的营养传递[6]。

通过这两种重叠和互补的机制,LIPUS 可以引起细胞内基因表达、蛋白质上调和离子修饰等一系列变化,进而缓解炎症,促进骨折修复。虽然 LIPUS 的作用已经得到了广泛研究,但作用模式和促进骨愈合的具体机制仍然不明确[3,5,6,9,10,13]。

生理变化

整合素

机械刺激本身不会引起广泛的反应,而是必须转化为生物力学反应。研究表明,成骨细胞中整合素的激活在反应中起着重要的作用,LIPUS 治疗后整合素的上调和激活会导致局部粘连[7,10];反之,局部粘连会增加细胞附着于周围基质的能力,并启动一系列细胞内反应(激活 FAK、PI3K、AkT 或 ERK 通路),从而加快愈合过程[7,10]。

环氧合酶-2(Cyclooxygenase-2,COX-2)

在 LIPUS 治疗引起的各种细胞变化中,COX-2 是唯一与转化途径相关的[10]。LIPUS 通过多种途径增加 COX-2、PI2 激酶、AkT、ERK 和 NF-KAPPA BETA 的激活也与此有关[10]。

Warden 等[9]将啮齿动物骨肉瘤细胞(UMR-106 细胞)暴露在 LIPUS 环境下,发现 20 分钟后该细胞 COX-2 基因表达上调,且增加暴露时间不会引起表达二次升高。与对照组相比,COX-2 mRNA 表达上调,诱导前列腺素 E_2(prostaglandin E_2,PGE_2)产生,PGE_2 是骨折修复的关键因素[1,3,9,10]。该通路持续的激活和刺激可促进骨折重塑。尽管针对 COX-2 表达的研究都显示基因表达上调,但上调程度并不一致,上调程度随着 LIPUS 剂量和持续时间的变化而变化[7,10]。

脉管系统

充足的血液供应对骨愈合至关重要。不同动物研究的组织学结果表明,LIPUS 会促进骨折部位周围血管内皮生长因子(vascular endothelial growth factor,VEGF)生成,增加血管分布,促进软骨内成骨和间充质细胞迁移[1,3,6,7,10,11,16,17]。

离子

LIPUS 可以增加细胞内的钾离子流动,软骨细胞内的钙流动显著增加,可激活和调节第二信使系统(如腺苷酸环化酶);并且与软骨细胞、骨细胞的结合增加[1,6,13],最终引起骨矿物质含量(bone mineral content,BMC)增加,促进骨骼矿化[7,10,12]。

细胞变化(软骨内成骨)

LIPUS 对软骨内成骨的刺激作用是促进骨折愈合的关键因素。许多体外研究使用 LIPUS 刺激人成骨细胞,发现 LIPUS 不仅刺激成骨细胞,也刺激其他相关的主要细胞,从而促进软骨生成、重塑及软骨内成骨[2,7,10,12]。

与对照组相比,LIPUS 可显著上调大量成骨因子的表达,如软骨细胞中可刺激蛋白多糖合成的聚集蛋白聚糖基因[1]、骨形态发生蛋白(bone morphogenic proteins,BMP-2、BMP-4、BMP-6)[7]等。虽然 c-fos(参与成骨细胞增殖和分化的原癌基因)的表达亦上调,但与 COX-2 的表达上调相比,c-fos 的表达上调只是暂时的[9]。此外,研究显示,MMP-13 的表达上调,mRNA 水平上,骨基质蛋白相关的因子如碱性磷酸酶(alkaline phosphatase,ALP)、骨唾液酸蛋白(bone sialoprotein,BSP)、骨钙蛋白(osteocalcin,OC)、胰岛素样生长因子(insulin growth factor,IGF-1)、转化生长因子 B(transforming growth factor B,TGF-B)和 VEGF 等亦上调[3,6,7,9,10,12,13]。但这些变化并非完全一致,且部分研究显示未见 BSP、IGF-1 和 TGF-B 的表达存在显著差异[7,9]。

骨痂与骨形成

在这个阶段,所有上述 LIPUS 刺激的因子和变化共同作用,促进软骨内成骨。这是 LIPUS 起效的关键过程,也是过去几十年许多研究的重点。由于能直接增加 COX-2、PGE2、ALP 和 OC,LIPUS 治疗有利于骨痂形成,增强骨痂的力学特性和生物力学强度,促进骨愈合[3,6,7,10,13]。

Shimazaki 等人[13]比较了兔骨折后使用 LIPUS 与牵拉成骨技术的愈合速率,而 Rutten 等人[3]分析了使用 LIPUS 治疗腓骨骨折前后的组织学变化;两项研究均表明,在骨折初期,LIPUS 可加速骨成熟、增加成骨细胞活性、促进膜内成骨并增加骨体积。其他体内研究也观察到相同的变化并指出,LIPUS 加速软骨内成骨[7,10]。Azuma 等[16]进行的动物研究指出,在骨愈合的不同阶段使用 LIPUS 都会增加骨强度。Leung 等[12]针对复杂骨折进行了一项随机对照试验(randomized controlled trial,RCT),发现使用 LIPUS 可改善压痛,加速部分负重,并加快外固定拆除。这些研究支持 LIPUS 对容易发生潜在并发症的复杂性胫骨骨折有促进愈合的积极作用[8,12,14]。

尽管许多 RCT 显示 LIPUS 能促进骨折愈合,但是也有研究发现,与对照组相比,愈合时间没有任何差异[8]。Lubbert 等[14]评估了 LIPUS 对 101 例非手术治疗锁骨骨折的作用,发现临床愈合时间(安慰剂组 27.09 天 vs. 治疗组 26.77 天)、止痛药使用量(32.88 片 vs. 37.21 片)、28 天后疼痛的视觉模拟评分(3.55 vs. 3.51),以及恢复日常活动(家庭、工作和运动)时间均没有显著的统计学差异。此外,Emami 等人发现胫骨骨折(闭合或 I 级开放)患者使用 LIPUS(155 天±22 天)与髓内钉(125 天±11 天)的愈合时间差异并无统计学意义(表 6.1)[8]。

表 6.1 低强度脉冲超声的潜在优点

- 治疗皮肤伤口和溃疡
- 无创治疗
- 缩短愈合时间
- 无副作用
- 适用于门诊患者
- 降低费用

结论

目前骨折的治疗方法仍然局限于传统方法。一方面,涉及 LIPUS 的研究主要集中在剖析 LIPUS 的细胞效应以及 LIPUS 如何加速骨折愈合,缺乏关注患者结局的研究。另一方面,尽管近期的文献表明,最有可能从 LIPUS 使用中获益的患者是那些容易有不良后果的患者(吸烟者,糖尿病患者,同时使用类固醇者)[18],但是尚未确定最终哪些患者将从 LIPUS 使用中获益。从经济学角度来看,更快的骨愈合虽然会增加初期的费用,但治疗骨折、延迟愈合和不愈合的总费用会减少[11]。

电疗法

历史

电磁场疗法可追溯到 19 世纪[18]。1957 年,Fukada 和 Yasuda 提出电流可影响骨痂形成[1]。随后,研究者发现四种电场可能会影响某些细胞通路,如生长因子合成、蛋白多糖与胶原调节[19-23]。

作用机制

骨组织对电刺激的反应

要理解电对骨愈合的影响,需要先了解健康骨和骨折骨中的电活动。当骨受到机械应力时,骨细胞膜处在压电产生的动作电位或骨小管中带电离子流动产生的流电位中。在骨折骨中,电子迁移到损伤部位,骨中电位的分布发生了改变[24]。研究表明,电场调节参与骨重建细胞的迁移和增殖,影响碱性磷酸酶活性,影响结缔组织细胞对细胞外基质结构蛋白的基因调控,从而增加软骨和骨量[25,26]。这些变化可在不同电场(直流电、电容耦合电场、电感耦合电场和复合磁场)及不同体外系统(肢体胚基、成骨细胞、软骨细胞和骨原细胞等)观察到。

直接耦合

直接耦合的电极插入骨折区域,电极之间会产生局部电流。最初,阳极放置在皮肤上,电池组戴在腰部。随后开发出植入式电池作为阳极,可提供 $20\mu A$ 的恒定电流。该方法的优点是患者具有良好的依从性,并向骨折部位提供 $20\mu A$ 和 $1.0V$ 的恒定电流。

直流电通过刺激蛋白多糖和胶原蛋白的合成发挥作用,同时阴极附近区域的 pO_2 降低和 pH 值升高为骨形成创造了最佳环境[1,27]。总体有效率在 62.5% ~ 78% 之间[27,28]。1979 年,FDA 批准直流电用于骨不连和脊柱融合术后[1]。

电感耦合

脉冲电磁场(pulsed electromagnetic field,PEMF)的发展是为了在骨内诱发电场,其大小和时间过程与骨在受到应力时产生的内源性电场相似[1]。该设备的外部线圈产生复杂的准矩形脉冲爆发信号,重复频率为 15Hz,峰值振幅约为 20G,在组织中能产生 20mV 和 $10\mu A/cm^2$ 的电流[27]。

虽然使用的频率范围很广,但大部分能量位于能量谱的低端[29]。

电感耦合可以促进矿化和血管生成,增加 DNA 合成,并改变成骨细胞的钙含量[30]。在使用脱矿骨基质诱导成骨的软骨内成骨模型中,PEMF 治疗引起软骨生成增加,TGF-B 表达上调,从而增强骨折修复[16]。使用相同信号刺激鸡颅骨成骨细胞 15 天后,BMP-2 和 BMP-4 的 mRNA 表达增加了数倍[31]。

生理变化

成熟期和 PEMF

PEMF 对处于不同阶段的成骨细胞的影响不同。若作用于活跃的增生阶段,可使细胞增殖加速,细胞分化增强,骨组织样形成增加。若作用于分化阶段,成骨细胞促进细胞分化和骨组织样形成。若作用于矿化期,则是相反作用,使骨形成减少[32]。

软骨内成骨和 PEMF

动物和细胞培养模型均表明,软骨量和 TGF-B1 的增加可以刺激软骨内成骨。PEMF 对 TGF-B1 有影响。Querkov 等人发现,PEMF 作用 4 天后 TGF-B1 的表达增加了 130%[20]。研究发现，PEMF 作用于条件培养基中的肥大性不愈合细胞 2 天及萎缩性不愈合细胞 4 天，其 TGF-B1 的增加呈现时间依赖性[19]。研究表明，PEMF 使软骨生成增加，表面积增大，为骨形成提供了更大的支架，促进了后续软骨内成骨。软骨生成越快，软骨内成骨越快[20]。

钙/钙调素通路和 PEMF

PEMF 通过多种机制增加钙/钙调素通路的活性。PEMF 刺激导致细胞内钙释放，导致钙离子浓度增加，跨膜通道开放，促进信号转导，钙调素通路亦因此激活。成骨细胞-破骨细胞的共培养研究表明，间接耦合场破坏了降钙素及其受体系统之间的相互作用，导致破骨细胞对降钙素不敏感[33]。

PEMF 和 BMPs

PEMF 刺激后可见多种 BMP 的 mRNA 表达上调。PEMF 刺激鸡胚的颅骨模型，BMP-2 mRNA 水平在第 15 天增加 2.7 倍，在第 17 天增加 1.6 倍，这表明 BMP-2 和 BMP-4 mRNA 的上调与 PEMF 的骨诱导作用有关，并可能介导了这种作用[31]。PEMF 刺激可显著上调 BMP-4、BMP-5 和 BMP-7 mRNA 表达，且有时间依赖性，刺激 24 小时后达到最大增幅[34]。PEMF 会影响 MG63（类成骨细胞），表现为细胞增殖减少，而 ALP 特异性活性、胶原合成和骨钙素水平增加。终末分化的 MLO-4（类成骨细胞中的七次跨膜蛋白）受到 PEMF 刺激后，细胞数量和骨钙素浓度没有影响，但 TGF-B1 和 PGE$_2$ 表达上调，二氧化氮亦有变化。

已有三项关于 PEMF 的随机对照试验（RCT）。Sharrard 等人发现，使用 PEMF 的患者中，已经愈合、进展愈合及不愈合的患者比例相比对照组，存在显著差异[35]。Scott 和 King 针对长骨骨不愈合患者的研究发现，治疗组（PEMF 组）的愈合率为 60%，但对照组没有这样的愈合率[36]。Griffin 等人针对长骨骨折不愈合患者的研究发现，PEMF 组的愈合率为 89%，而对照组的愈合率为 50%[29]。

PEMF 治疗的适应证包括骨不连、融合失败和先天性假性关节病[1]。

电容耦合

电容耦合（capacitive coupling，CC）是由 Brighton 和 Pollack 发明的[37]。通过导电凝胶将圆盘电极耦合到皮肤上，在骨折部位产生广泛的恒定电场。这个感应场是由振荡电流产生的[1]。当设备使用 24 小时，会产生 60kHz、峰值为 5V 的正弦电流[27]。石膏固定骨折部位，在石膏上开两个小窗来放置电极，电极先浸湿再使用，若电极干燥，监视器检测到接触不良并发出警报，这时电极需要重新浸湿。电极片每天 24 小时佩戴，每周更换。该设备使用一个 9V 的电池，需要每天更换[1]。Brighton 等人发现，电容耦合电场的场强是骨细胞增殖反应的主要影响因素[38]。

电容耦合电场通过调节钙/钙调素通路诱导成骨细胞（MC3T3-E1）增殖，上调加 TGF-B1 mRNA 表达[39]。骨细胞产生的 TGF-B 有活化和休眠两种形式。休眠 TGF-B 的激活是 TGF-B 活化的主要调控机制之一。Zhuang 等人发现，TGF-B1 mRNA 水平在刺激超过 2 小时后显著增加，而 TGF-B1 mRNA 的增加可能增加 TGF-B1 活性[39]。研究发现，若电容耦合作用于培养的成骨细胞，可降低 cAMP 对甲状旁腺激素（parathyroid hormone，PTH）的反应，并使成骨细胞对甲状旁腺激素脱敏[40]。对人类成纤维细胞的研究表明，电场可以增加钙迁移和胰岛素受体的数量[41]。电场触发电压门控敏感钙通道的开放，进而增加细胞内钙水平。

目前，电容耦合的适应证包括长骨与舟状骨不愈合并可作为脊柱融合术后的辅助治疗。

复合磁场

复合磁场是使用一对外部线圈产生平行的低能量磁场。这种交流磁场是 76.6Hz 的正弦波，峰-峰波幅为 400mG，静场值为 200mG[27]。（译者注：原书 200mg，应该是 200mG）电场和电磁场刺激生长因子合成，IGF-2 mRNA 和蛋白质表达上调，这表明 IGF-2 可能介导成骨细胞样细胞的增殖[42]。

结论

电疗法通过不同的机制促进骨折愈合。但由于目前的文献主要集中在动物模型上，人们对电疗法的疗效仍然存疑，使用受到限制。电疗法需要更多的临床研究来证明其疗效。

参考文献

1. Nelson FRT, Brighton CT, Ryaby J, et al. Use of physical forces in bone healing. *J Am Acad Orthop Surg.* 2003;11(5):344-354. doi:10.5435/00124635-200309000-00007.
2. Claes L, Willie B. The enhancement of bone regeneration by ultrasound. *Prog Biophys Mol Biol.* 2007;93(1-3):384-398. doi:10.1016/j.pbiomolbio.2006.07.021.
3. Rutten S, Nolte PA, Korstjens CM, Van Duin MA, Klein-Nulend J. Low-intensity pulsed ultrasound increases bone volume, osteoid thickness and mineral apposition rate in the area of fracture healing in patients with a delayed union of the osteotomized fibula. *Bone.* 2008;43(2):348-354. doi:10.1016/j.bone.2008.04.010.
4. Romano CL, Romano D, Logoluso N. Low-intensity pulsed ultrasound for the treatment of bone delayed union or nonunion: a

review. *Ultrasound Med Biol.* 2009;35(4):529-536. doi:10.1016/j.ultrasmedbio.2008.09.029.

5. Busse JW, Bhandari M, Kulkarni AV, Tunks E. The effect of low-intensity pulsed ultrasound therapy on time to fracture healing: a meta-analysis. see comment. *CMAJ.* 2002;166(4):437-441.

6. Malizos KN, Hantes ME, Protopappas V, Papachristos A. Low-intensity pulsed ultrasound for bone healing: An overview. *Injury.* 2006;37(1):56-62. doi:10.1016/j.injury.2006.02.037.

7. Harrison A, Lin S, Pounder N, Mikuni-Takagaki Y. Mode & mechanism of low intensity pulsed ultrasound (LIPUS) in fracture repair. *Ultrasonics.* 2016;70:45-52. doi:10.1016/j.ultras.2016.03.016.

8. Watanabe Y, Matsushita T, Bhandari M, Zdero R, Schemitsch EH. Ultrasound for fracture healing: current evidence. *J Orthop Trauma.* 2010;24(suppl 1):S56-S61. doi:10.1097/BOT.0b013e3181d2efaf.

9. Warden SJ, Favaloro JM, Bennell KL, et al. Low-intensity pulsed ultrasound stimulates a bone-forming response in UMR-106 cells. *Biochem Biophys Res Commun.* 2001;286(3):443-450. doi:10.1006/bbrc.2001.5412.

10. Pounder NM, Harrison AJ. Low intensity pulsed ultrasound for fracture healing: A review of the clinical evidence and the associated biological mechanism of action. *Ultrasonics.* 2008;48(4):330-338. doi:10.1016/j.ultras.2008.02.005.

11. Hannemann PFW, Essers BAB, Schots JPM, Dullaert K, Poeze M, Brink PRG. Functional outcome and cost-effectiveness of pulsed electromagnetic fields in the treatment of acute scaphoid fractures: A cost-utility analysis Orthopedics and biomechanics. *BMC Musculoskelet Disord.* 2015;16(1):1-10. doi:10.1186/s12891-015-0541-2.

12. Leung K-S, Lee W-S, Tsui H-F, Liu PP-L, Cheung W-H. Complex tibial fracture outcomes following treatment with low-intensity pulsed ultrasound. *Ultrasound Med Biol.* 2004;30(3):389-395. doi:10.1016/j.ultrasmedbio.2003.11.008.

13. Shimazaki A, Inui K, Azuma Y, Nishimura N, Yamano Y. Low-intensity pulsed ultrasound accelerates bone maturation in distraction osteogenesis in rabbits. *J Bone Joint Surg Br.* 2000;82:1077-1082.

14. Lubbert PHW, van der Rijt RHH, Hoorntje LE, van der Werken C. Low-intensity pulsed ultrasound (LIPUS) in fresh clavicle fractures: A multi-centre double blind randomised controlled trial. *Injury.* 2008;39(12):1444-1452. doi:10.1016/j.injury.2008.04.004.

15. Duarte LR. The stimulation of bone growth by ultrasound. *Arch Orthop Trauma Surg.* 1983;101(3):153-159. doi:10.1007/BF00436764.

16. Azuma Y, Ito M, Harada Y, Takagi H, Ohta T, Jingushi S. Low-intensity pulsed ultrasound accelerates rat femoral fracture healing by acting on the various cellular reactions in the fracture callus. *J Bone Miner Res.* 2001;16(4):671-680. doi:10.1359/jbmr.2001.16.4.671.

17. Siska PA, Gruen GS, Pape HC. External adjuncts to enhance fracture healing: What is the role of ultrasound? *Injury.* 2008;39(10):1095-1105. doi:10.1016/j.injury.2008.01.015.

18. Mollon B, da Silva V, Busse JW, Einhorn TA, Bhandari M. Electrical stimulation for long-bone fracture-healing: a meta-analysis of randomized controlled trials. *J Bone Joint Surg Am.* 2008;90(11):2322-2330. doi:10.2106/JBJS.H.00111.

19. Aaron RK, Boyan BD, Ciombor DM, Schwartz Z, Simon BJ. Stimulation of growth factor synthesis by electric and electromagnetic fields. *Clin Orthop Relat Res.* 2004;(419):30-37. doi:10.1097/01.blo.0000118698.46535.83.

20. Guerkov HH, Lohmann CH, Liu Y, et al. Pulsed electromagnetic fields increase growth factor release by nonunion cells. *Clin Orthop Relat Res.* 2001;(384):265-279. http://www.ncbi.nlm.nih.gov/pubmed/11249175.

21. Lohmann CH, Schwartz Z, Liu Y, et al. Pulsed electromagnetic fields affect phenotype and connexin 43 protein expression in MLO-Y4 osteocyte-like cells and ROS 17/2.8 osteoblast-like cells. *J Orthop Res.* 2003;21(2):326-334.

22. Ciombor DM, Aaron RK. The role of electrical stimulation in bone repair. *Foot Ankle Clin.* 2005;10(4):579-593.

23. Heermeier K, Spanner M, Träger J, et al. Effects of extremely low frequency electromagnetic field (EMF) on collagen type I mRNA expression and extracellular matrix synthesis of human osteoblastic cells. *Bioelectromagnetics.* 1998;19(4):222-231.

24. Huang CP, Chen XM, Chen ZQ. Osteocyte: the impresario in the electrical stimulation for bone fracture healing. *Med Hypotheses.* 2008;70(2):287-290.

25. Qiu Q, Sayer M, Kawaja M, Shen X, Davies JE. Attachment, morphology, and protein expression of rat marrow stromal cells cultured on charged substrate surfaces. *J Biomed Mater Res.* 1998;42(1):117-127.

26. Wiesmann H-P, Hartig M, Stratmann U, Meyer U, Joos U. Electrical stimulation influences mineral formation of osteoblast-like cells in vitro. *Biochim Biophys Acta Mol Cell Res.* 2001;1538(1):28-37. doi:10.1016/S0167-4889(00)00135-X.

27. Ryaby JT. Clinical effects of electromagnetic and electric fields on fracture healing. *Clin Orthop Relat Res.* 1998;(355 suppl):S205-S215. http://www.ncbi.nlm.nih.gov/pubmed/9917640.

28. Brighton CT, Friedenberg ZB, Mitchell EI, Booth RE. Treatment of nonunion with constant direct current. *Clin Orthop* 124: 106-123,1977.

29. Griffin XL, Warner F, Costa M. The role of electromagnetic stimulation in the management of established non-union of long bone fractures: what is the evidence? *Injury.* 2008;39(4):419-429.

30. Bassett CA. Fundamental and practical aspects of therapeutic uses of pulsed electromagnetic fields (PEMFs). *Crit Rev Biomed Eng.* 1989;17(5):451-529.

31. Nagai M, Ota M. Pulsating electromagnetic field stimulates mRNA expression of bone morphogenetic protein-2 and -4. *J Dent Res.* 1994;73(10):1601-1605.

32. Diniz P, Shomura K, Soejima K, Ito G. Effects of pulsed electromagnetic field (PEMF) stimulation on bone tissue like formation are dependent on the maturation stages of the osteoblasts. *Bioelectromagnetics.* 2002;23(5):398-405.

33. Shankar VS, Simon BJ, Bax CMR, et al. Effects of electromagnetic stimulation on the functional responsiveness of isolated rat osteoclasts. *J Cell Physiol.* 1998;176(3):537-544.

34. Yajima A, Ochi M, Yukito H, Sakaguchi K, Wang P-L. Effect of pulsing electromagnetic fields on gene expression of bone morphogenetic proteins in cultured human osteoblastic cell line. *J Hard Tissue Biol.* 2000;9(2):63-66.

35. Sharrard WJW. A double-blind trial of pulsed electromagnetic fields for delayed union of tibial fractures. *J Bone Joint Surg Br.* 1990;72(3):347-355. http://www.ncbi.nlm.nih.gov/pubmed/2187877.

36. Gareth S, King JB. A prospective, double-blind trial of electrical capacitive coupling in the treatment of non-union of long bones. *J Bone Joint Surg Am.* 1994;76(6):820-826.

37. Brighton CT, Pollack SR. Treatment of recalcitrant non-union with a capacitively coupled electrical field. A preliminary report. *J Bone Joint Surg Am.* 1985;67(4):577-585. http://www.ncbi.nlm.nih.gov/pubmed/3872300.

38. Brighton CT, Friedenberg ZB, Mitchell EI, Booth RE. Treatment of nonunion with constant direct current. *Clin Orthop Relat Res.* 1977(124):106-123.

39. Zhuang H, Wang W, Seldes RM, Tahernia AD, Fan H, Brighton CT. Electrical stimulation induces the level of tgf-β1 mrna in osteoblastic cells by a mechanism involving calcium/calmodulin pathway. *Biochem Biophys Res Commun.* 1997;237(2):225-229. http://www.sciencedirect.com/science/article/pii/S0006291X97971187%5Cnhttp://linkinghub.elsevier.com/retrieve/pii/S0006291X97971187.

40. Brighton CT, McCluskey WP. Response of cultured bone cells to a capacitively coupled electric field: inhibition of cAMP response to parathyroid hormone. *J Orthop Res.* 1988;6:567-571.

41. Bourguignon GJ, Bourguignon LY. Electric stimulation of protein and DNA synthesis in human fibroblasts. *FASEB J.* 1987;1(5):398-402.

42. Ryaby JT, Fitzsimmons RJ, Khin NA, et al. The role of insulin-like growth factor II in magnetic field regulation of bone formation. *Bioelectrochemistry Bioenerg.* 1994;35:87-91.

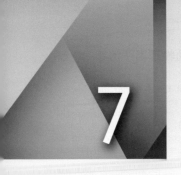

第7章 骨折愈合的营养补充

Robert M. Corey
Lisa K. Cannada

引言

骨折愈合是一个复杂的过程,涉及不同阶段的相互协调。这些阶段在前几章中已经描述过,包括初始急性炎症期、软骨痂和硬骨痂的形成期、初始骨愈合期和骨折重塑期。这个完美衔接的过程可能受到许多生物学因素的影响,比如患者年龄、合并症和骨质量。高龄可能影响骨折修复,营养状况也影响骨代谢,而且骨密度、骨折愈合,再发骨折风险都受到营养状态的影响[1,2]。

为了正确评估患者的营养状况,我们需要界定一些术语。"营养不良(malnutrition)"和"营养缺乏(nutrient deficiency)"在骨科文献中经常混用[2-4]。根据世界卫生组织的定义,营养不良既包括营养不足,也包括营养过剩[5]。瘦的人不一定营养缺乏,相反,肥胖人群可能普遍存在营养不良,并且是导致该人群罹患糖尿病(diabetes mellitus, DM)的一个因素[6]。在本章中,我们将营养不良定义为任何形式的营养紊乱,包括营养过剩(即肥胖)或营养不足。

营养不良的定义

正如 Cross 等人[2]所讨论的,在骨科文献中,营养不良有多种不同的定义方法。这些指标包括血清学实验室值[3,7,8]、人体测量值[9-12]和标准化营养评分系统[13-15](表 7.1,表 7.2)。与手术部位感染(surgical site infection, SSI)或创面愈合不良相关的判断营养不良最常用的诊断标准是血清淋巴细胞计数<1 500cells/mm^{3}和血清白蛋白浓度<3.5g/dl[2,3,7,14,16]。总淋巴细胞计数等于血清白细胞计数乘以淋巴细胞百分比。血清前白蛋白低[8,9,15,17],血清转铁蛋白水平<200mg/dl 也被认为是营养不良的表现[2,3,16,18]。此外,尽管不常用于营养评估,但低锌水平(<95μg/dl)也可能引起骨科术后创面愈合不良[16]。

表 7.1

评估指标	正常	低水平
血清淋巴细胞计数	≥1 500/mm^3	<1 500/mm^3
血清白蛋白浓度	3.5~5.2g/dl	<3.5g/dl
血清前白蛋白浓度	1.6~3.5g/dl	<1.5g/dl
血清转铁蛋白	200~400mg/dl	<200mg/dl
血清锌	70~120μg/dl	<95μg/dl

(译者注:原书表格中无正常值与低值,译者根据书中描述及工具书填补,供参考)

表 7.2 评价营养不良的方法

方法	优点	界定
标准化评分系统	• 标准 • 易中断 • 包容不同变量	• Rainey-MacDonald 营养指数 • 迷你营养评估
血清学检验值	• 敏感性指标 • 最常用方法	• 淋巴细胞总数<1 500 个/mm^3 • 血清白蛋白<3.5g/dl • 血清转铁蛋白<200mg/dl
人体测量	• 间接指标 • 低成本 • 容易执行 • 对长期变化敏感	• 小腿肌肉围度<31cm • 上臂围度<22cm • 肱三头肌皮下脂肪厚度测量

白蛋白、前白蛋白和转铁蛋白是内脏蛋白,是营养缺乏的敏感指标,由于它们的半衰期较短,可用于检测急性营养变化[7,12]。然而,前白蛋白尚未被广泛用于评估围手术期营养状态。该参数被认为过于敏感,不能准确反映蛋白质-热量营养[9],因此,骨科文献中不使用前白蛋白来评估营养不良。前白蛋白的正常范围约为16~35mg/dl[19]。同样,虽然文献中常用[3,7,9,18],但以淋巴细胞总数来评估营养指标也存在争议[20],白蛋白水平是评估营养状况最公认和最简单的指标之一。

骨科文献中常通过人体测量(anthropometric measurements)来定义"营养不足",如测量小腿围度[9,21]、上臂肌肉围度[9,11,12,21]和肱三头肌皮下脂肪厚度[10]。成年人营养不良的定义是小腿围度<31cm 或上臂肌肉围度<22cm[21]。上臂肌肉围度处于性别标准的 60%~90% 之间为中度营养不良,而<60% 则是严重营养不良[11]。尽管肱三头肌皮下脂肪厚度不适合作为评估营养状况的指标,但部分文献仍采用该评估方式[10]。

人体测量关注人体变化,一般作为间接指标评估营养不良[9]。由于身体脂肪和骨骼肌在营养不良的后期才会减少;因此,人体测量不能用于检测营养状况的急性变化[7]。尽管如此,这仍是评估营养状况慢性变化的良好指标[10]。人体测量的优点是价格低廉,易于进行。

可使用标准化的营养不良筛查工具和评估工具来确定营养不良。多项研究使用 Rainey-MacDonald 营养指数(Rainey-MacDonald nutritional index,RMNI)作为评估指标[9,13,14],它由血清白蛋白和血清转铁蛋白计算:

$$RMNI = (1.2×血清白蛋白) + (0.013×血清转铁蛋白) - 6.43$$

零分或负值表示营养不良。但 RMNI 的信度效度尚未被验证[9,22]。

简易营养评估量表(Mini Nutritional Assessment,MNA)已被证明是评估老年人群营养不良的可靠方法(图 7.1)[9,21,23]。MNA 包括各种主题的问题,如人体测量和饮食习惯,考虑到了影响营养状况的多个变量,从而可对营养不良进行综合性评估。

营养筛查工具和评估工具之间存在差异。然而,Ozkalkanli 等人发现[15],使用评估工具评估营养不良与骨科手术发病率之间的比值比为 3.5,而使用筛查工具评估营养不良风险与骨科手术发病率之间的比值比为 4.1。因此,这两种工具都可以用来预测骨科手术后发病率的增长。

世界卫生组织将肥胖分为 1 级体重指数(Body Mass Index,BMI)30.0~34.9kg/m²,2 级 BMI 35.0~ 39.9kg/m²,3 级 BMI>40.0kg/m²(表 7.3)[5]。美国糖尿病协会列出了糖尿病的四个诊断标准:①糖化血红蛋白>6.5%;②空腹血糖水平(空腹超过 8 小时)>125mg/dl(7mmol/L);③口服葡萄糖耐量试验,两小时后血糖>200mg/dl(11.1mmol/L);④典型的高血糖症状(如多饮,多尿)或高血糖危象,以及随机血糖>200mg/dl(11.1mmol/L)(表 7.4)[19]。

表 7.3　肥胖的分级(世界卫生组织)

- 1 级-体重指数(Body Mass Index,BMI)30.0~34.9kg/m²
- 2 级-BMI 35.0~39.9kg/m²
- 3 级-BMI>40.0kg/m²

表 7.4　糖尿病诊断标准(美国糖尿病协会)

- 糖化血红蛋白>6.5%
- 空腹血糖(空腹超过 8h)>125mg/dl(或 7mmol/L)
- 口服糖耐量试验,2 小时血糖>200mg/dl(11.1mmol/L)
- 典型糖尿病症状(如多饮、多尿)或高血糖危象,及随机血糖>200mg/dl(11.1mmol/L)

营养不良可能增加感染风险的机制

骨科脊柱手术后的浅表和深部 SSI 的患者存在部分营养不良的指标,如血清学实验室检查、糖尿病、高血糖和肥胖[24-29]。由于神经肌肉疾病患者发生深部感染的风险更高,因此许多脊柱外科研究都致力于确定可能增加感染风险的危险因素。多项研究发现[30-35],血糖异常及糖尿病是深部组织感染的危险因素[30-32,36]。Jamsen 等人研究发现,术前高血糖(血糖水平>110mg/dl)与假体关节感染呈高风险相关性[34],他们的另一项研究显示,糖化血红蛋白>6.5% 的骨科患者感染风险增加[37]。

营养不良可能导致患者出现 SSI[3,30,38],其途径包括组织损伤导致成纤维细胞增殖和胶原合成[39],从而影响伤口愈合并延长炎症恢复过程[9,13,18]。淋巴细胞计数的减少会削弱免疫系统清除或预防感染的能力。肥胖通过多种机制参与 SSI。首先,肥胖使伤口难以充分愈合。此外,脂肪坏死也会影响伤口愈合。这两种机制都可能引起局部伤口愈合不良[39]。肥胖导致手术时间延长,这进一步增加了感染的风险[31]。糖尿病患者容易发生 SSI,因为糖尿病患者体内血红蛋白糖基化,以及微血管、大血管的病变,造成葡萄糖能量的利用不足,血红蛋白氧合输送不足,导致组织缺血,更容易感染[39]。肥胖也可能导致手术时间延长,从而增加感染率。由于肥胖患者的体型问题,医师需要更长时间进行暴露和置入植入物[31,39]。

简易营养评估量表MNA®

雀巢
营养科学会

姓:		名.				
性别:	年龄:	体重:	kg	身高:	cm	日期:

正方框中填入适当的数字，完成问卷。将这些数字相加，就得到了最终的筛查分数

筛查

A 在过去3个月内，是否因食欲减退、消化不良、咀嚼或吞咽困难导致进食减少?
　0=食物摄取量严重减少
　1=食物摄取量中度减少
　2=食物摄取量未减少　　　　　　　　　　　　　　　　☐

B 最近三个月的体重下降情况
　0=体重下降超过3kg(6.6磅)
　1=不清楚
　2=体重下降1至3kg (2.2至6.6磅)
　3=体重无下降　　　　　　　　　　　　　　　　　　☐

C 活动能力
　0=卧床或轮椅依赖
　1=能够从床上/椅子上起来, 但不能出门
　2=可以出门　　　　　　　　　　　　　　　　　　　☐

D 过去3个月有过心理压力或急性疾病吗?
　0=有　　　　　　2=无　　　　　　　　　　　　　☐

E 神经心理疾病
　0=严重痴呆或抑郁症
　1=轻度痴呆
　2=无神经心理疾病　　　　　　　　　　　　　　　　☐

F1 体重指数(BMI)=体重(kg)/身高(m)^2
　0=BMI<19
　1=19≤BMI<21
　2=21≤BMI<23
　3=BMI≥23　　　　　　　　　　　　　　　　　　　☐

如果无法计算BMI不可用，请回答F2问题来代替F1
如果F1题已经完成，不回答F2题

F2 小腿周长(CC), 单位为cm
　0=CC<31
　3=CC≥31　　　　　　　　　　　　　　　　　　　☐

筛查总分(总分14分)

12~14分: 正常营养状态
8~11分: 有营养不良的危险
0~7分: 营养不良　　　　　　　　　　　　　　　　☐☐

参考文献

1. Vellas B, Villars H, Abellan G, et al. Overview of the MNA® - Its History and Challenges. J Nutr Health Aging. 2006;10:456-465.
2. Rubenstein LZ, Harker JO, Salva A, Guigoz Y, Vellas B. Screening for Undernutrition in Geriatric Practice: Developing the Short-Form Mini Nutritional Assessment (MNA-SF). J. Geront. 2001; 56A: M366-377
3. Guigoz Y. The Mini-Nutritional Assessment (MNA®) Review of the Literature - What does it tell us? J Nutr Health Aging. 2006; 10:466-487.
4. Kaiser MJ, Bauer JM, Ramsch C, et al. Validation of the Mini Nutritional Assessment Short-Form (MNA®-SF): A practical tool for identification of nutritional status. J Nutr Health Aging. 2009; 13:782-788.
® Société des Produits Nestlé SA, Trademark Owners.
© Société des Produits Nestlé SA 1994, Revision 2009.
更多信息参见: www.mna-elderly.com

图7.1　简易营养评估量表(Mini Nutritional Assessment, MNA)

维生素, 营养因素和骨骼质量

衰老常伴有营养不良。营养因素的缺乏似乎与老年人骨质疏松性骨折密切相关[1]。个性化的营养补充可以防止骨质流失，从而防止老年人发生脆性骨折。食物和植物中的许多化合物作用于骨代谢，刺激成骨细胞，抑制破骨细胞，减少炎症[40,41]。

氧化应激在衰老的病理生理过程中起着重要的作用。氧化应激是自由基和抗氧化机制之间的不平衡导致的，会破坏大分子和细胞功能。骨折后，受损

的组织会增加自由基生成,炎症刺激也会产生自由基,TNF-α 增加细胞内氧化应激[42]。氧化应激与骨质疏松症有关,可以通过饮食中的抗氧化剂来降低。多酚可增加骨小梁体积和骨量、促进骨形成和抑制骨吸收,有助于预防心血管疾病、癌症和骨质疏松症[43-47]。

在膳食抗氧化剂中,番茄红素可以降低骨流失标志物的表达,减少骨质疏松症的风险。类胡萝卜素在骨重建中很重要。它们可减少骨吸收,增加骨形成,从而降低骨折风险。维生素 C 抑制成熟破骨细胞前体细胞的分化,减少骨吸收[48,49]。研究发现在正常骨组织及骨折修复状态中,维生素 C 对于维持成骨细胞的分化功能是不可或缺的[50]。在动物模型中,维生素 C 补充剂也被证明可以加速骨折愈合[51]。

虽然维生素 A 是骨骼发育所必需的,但事实证明,过量摄入维生素 A 会产生负面影响。过量的维生素 A 会增加髋部骨折的发生率,并可以导致骨质量降低[52]。类胡萝卜素和维生素 A 之间的平衡对骨骼的正常发育很重要。

维生素缺乏在老年患者中很常见,特别是在骨质疏松患者中。提高他们的维生素摄入量可能有助于治疗和预防骨质疏松症。增加膳食中抗氧化剂的使用可以改善骨质疏松症,并可能减少骨折的发生率,对个人和社会都有益。此外,抗氧化剂可以帮助加速骨折愈合[49]。

脂肪酸对包括骨质疏松症在内的几种疾病都有好处[53-56]。其作用机制是通过减少促炎细胞因子如 TNF-α、IL-1β 和 IL-6 的产生而产生抗炎作用[57]。体内和体外研究表明,膳食脂肪酸可能在促进骨形成和抑制骨吸收方面发挥重要作用[58,59]。异黄酮,包括金雀异黄酮,已被证明对骨代谢有同化效应,可能延缓骨质疏松症。它们在骨形成和骨吸收的蛋白质合成和基因表达中起作用[60]。其同化效应作用可能与成骨细胞中雌激素受体 β 的结合有关[61]。异黄酮的潜在作用是防止老年人的骨质流失。大豆提取物中含有异黄酮,口服给药可增加大鼠的骨成分,证实其对骨代谢的同化效应[62]。金雀异黄酮可增强碱性磷酸酶(成骨细胞分化的标志酶)的活性。

锌是一种重要的微量元素,参与成骨细胞和破骨细胞的分化,是骨骼生长、发育和维持健康所必需的[63]。锌可增加成骨细胞中骨保护素(Osteoprotegerin,OPG)的浓度。在骨折修复过程中锌的存在增加碱性磷酸酶活性并刺激骨钙素的产生;因此,补充锌可能促进骨折愈合[64]。骨质疏松患者的锌水平远低于对照组。锌与金雀异黄酮的结合对成骨细胞具有协同作用;它能促进骨矿化,增加骨量[65]。

钙(Ca)是骨骼的基本结构成分;其含量与骨密度、骨质疏松症和脆性骨折的风险相关。积极的生活方式和每天食用奶制品可以保持骨骼健康,减少骨质疏松症。乳制品可能是钙的最佳膳食来源,因为它们的钙和营养成分含量高。有关钙与骨骼健康相关的详细讨论,请参阅第 3 章。

维生素 D

维生素 D 在控制血钙水平方面是不可或缺的,维生素 D 不足在老年人中很常见[66,67],会导致骨质流失,增加脆性骨折的风险。美国国家骨质疏松指南小组建议每天至少摄入 1 000mg 钙、800IU 维生素 D 和 1g/kg 体重的蛋白质,作为预防骨质疏松症的一般措施。如前所述,这些营养因子促进骨形成和减少骨吸收,在骨质疏松和骨折愈合过程中发挥重要作用。

术语"维生素 D"一词通常指的是胆钙化醇(即维生素 D_3)。骨化二醇[即 25-$(OH)D_3$]和骨化三醇[即 1,25-$(OH)_2D_3$]是维生素 D_3 的羟化酶形式[68]。骨化醇(即维生素 D_2)是一种作用较弱的植物源性维生素 D,常见于市售口服维生素中[68]。这些术语在文献中经常互换使用[68]。此外,文献和临床实验室对维生素 D 使用的单位并不一致,一般为 ng/ml 或 nmol/L(1ng/ml=2.5nmol/L)[69]。

维生素 D 可通过饮食、口服补充剂和阳光照射获得。少数食物含有天然维生素 D,但牛奶和早餐麦片等强化食品是维生素 D 的主要膳食来源。皮肤中的紫外线 B 辐射将 7-脱氢胆固醇转化为维生素 D_3 是体内维生素 D 的主要来源[68]。

在皮肤中合成或从饮食来源获得的维生素 D_3 是非活性的,必须在肝脏中完成羟基化转化为 25-$(OH)D$,随后在肾脏中转化为 1,25-$(OH)_2D$,这是维生素 D 的活性形式(图 7.2)[69,70]。活化的维生素 D 被认为是通过一个单一的、常见的维生素 D 受体作用的,该受体与特定的 DNA 序列(现被称为维生素 D 反应元件)结合。目前在多种组织中的 200 多个基因上发现了这种 DNA 序列[69,70]。

1,25-$(OH)_2D$ 的产生受到肾脏中甲状旁腺激素(parathyroid hormone,PTH)、钙和磷酸盐之间的稳态相互作用的严格调节。低血钙时,PTH 升高,刺激 1,25-$(OH)_2D$ 的产生。低血磷也会刺激 1,25-$(OH)_2D$ 的产生,这个过程被骨细胞产生的成纤维细胞生长因子所抑制。高水平的 1,25-$(OH)_2D$ 刺激酶产生 24,25-$(OH)_2D$(维生素 D 的非活性形式),从而实现了 1,25-$(OH)_2D$ 的自我调节[68]。

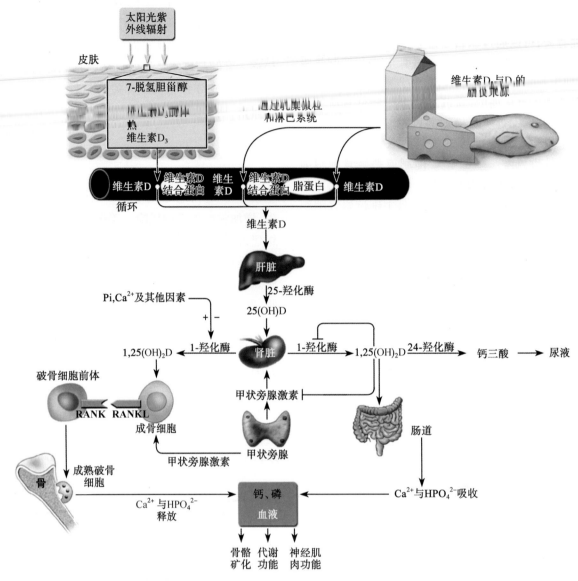

图 7.2　维生素 D 合成途径。(授权重绘,Holick MF. Resurrection of vitamin D deficiency and rickets.*J Clin Invest.* 2006; 116(8):2062-2072.)

维生素 D 的主要功能是维持血清钙稳态。维生素 D 刺激肠道对钙和磷酸盐的主动吸收。在肾脏,维生素 D(及 PTH)增加远端肾小管对钙的再吸收。维生素 D 还通过核因子受体激活因子-κB(receptor activator of nuclear factor-κB ligand,RANKL)促进破骨细胞生成,从而促进骨钙的动员(译者注,原书中为 NF-dB,结合上下文,应为 NF-κB)。在缺乏维生素 D 的情况下,钙和磷酸盐的肠道吸收减少多达 50%,极大地刺激 PTH 产生,以维持胶原基质矿化所必需的正常钙磷比[71]。此过程可导致继发性甲状旁腺功能亢进和破骨细胞骨吸收增加。

据估计,全世界约有 10 亿人存在维生素 D 缺乏,并与多种医学疾病有关,包括癌症、糖尿病、心血管疾病和肌肉骨骼健康[72]。维生素 D 缺乏与脆性骨折和胫骨骨不连有关[73,74]。运动相关的择期骨科手术中,大约 40% 的患者维生素 D 水平较低[75]。然而,血清 25-(OH)D 水平低与骨科损伤(如骨折不愈合或感染)的直接后果尚不清楚。

Robertson 等人最近研究了骨科创伤患者低维生素 D 水平的补充治疗有效性。他们的回顾性研究包括一级创伤中心的 201 名患者。作者得出结论,虽然维生素 D 治疗提高了大多数患者的 25-(OH)D 水平,但未恢复完全正常。作者还发现,大多数早期即有缺乏表现的患者改善程度最大[76]。

骨不连与未确诊的代谢和内分泌异常也有关联。Brinker 等人发现,符合作者的入选标准(①在充分复位和稳定后仍发生不明原因的骨不连;②有多次低能量骨折史,至少有一次进展为骨不连;③未移位的耻骨支或骶骨翼骨骨折)的患者中,有 84% 的患者存在一个或多个代谢或内分泌异常的新诊断。最常见的新诊断是维生素 D 缺乏,其次是钙失衡、中枢性性腺功能减退、甲状腺功能紊乱和 PTH 紊乱。尽管该研究没有证明代谢和内分泌异常与骨不连的发展或愈合之间存在因果关系,但符合作者入选标准的患者中有 84% 存在代谢或内分泌异常,8 名患者仅在接受药物治疗后就实现了骨愈合。作者建议,所有符合入选标准的骨不连患者可能有未确诊的代谢或内分泌异常,可能会影响骨愈合,应转诊给内分泌专科医师进行评估[77]。

维生素 D 缺乏症和其他内分泌、代谢异常的诊断和治疗不仅是初级保健医师的责任,而且美国骨科协会提出倡议——拥有骨骼(Own the Bone),试图改进患者教育及医师沟通,提高对于骨质疏松症的认识和治疗(包括补充维生素 D 和钙)[78]。50 岁以上的骨科创伤、脊柱和关节成形术患者、脆性骨折患者、治疗中的骨质疏松症患者、骨不连患者都应筛查是否存在维生素 D 缺乏。实验室检查包括 25-(OH)D 与血钙水平,同时可检测 PTH 水平来评估是否存在继发性甲状旁腺功能亢进[68]。羟基维生素 D 的半衰期为 2~3 周,是衡量维生素 D 水平的首选临床指标。适当情况下,可转诊至骨骼代谢专科医师,可能有助于诊断其他潜在的代谢异常。

目前针对维生素 D 缺乏的口服补充治疗方案尚未统一。大多数观察性和随机研究使用的维生素 D 剂量范围为每天 400 至 1 000IU。每日低剂量补充相比每年大剂量的补充更为有效;补充维生素 D_3 也被比补充维生素 D_2 更有效[79]。维生素 D 中毒是罕见的,仅限于文献中的少数病例报告[80]。它主要表现为高钙血症。医学研究所建议每日维生素 D 摄入量不超过 4 000IU/天[81]。

鉴于最佳治疗剂量的不确定性以及维生素 D 中毒的罕见性,文献中提出了多种不同的维生素 D 补充方案。尽管医学研究所肯定了维生素 D 对骨骼健康的作用,但文献中相互矛盾的证据导致他们更保守地建议补充剂量为 20ng/ml。我们同意 Patton 等人的意见[68],建议 25-(OH)D 的目标水平为 30~40ng/ml。然而,治疗的阈值是基于 PTH 对维生素 D 水平<30ng/ml 的反应,接近于加拿大骨质疏松症和国际骨质疏松基金会最近的建议[82,83]。该阈值也说明了个体维生素 D 水平的时间变化。

对于维生素 D 水平在 25~30ng/ml 的患者,每天口服 2 000~4 000IU 维生素 D_3 通常是有效的。对于维生素 D 水平<25ng/ml 的患者,建议每周服用 50 000IU 的维生素 D_2,持续 8 至 12 周。此外,我们建议≤50 岁的成年人每天补钙 1 000mg,50 岁以上的成年人每日补钙 1 200mg。开始治疗后,每隔 3 个月复查一次维生素 D 水平[68]。

软骨愈合

关节软骨由细胞外基质(extracellular matrix, ECM)和软骨细胞组成。ECM 由水(65%~80%)、胶原蛋白(95% II 型)和蛋白聚糖(硫酸软骨素和硫酸角蛋白)构成。ECM 中的胶原蛋白提供了形态和拉伸强度。蛋白多糖和水赋予软骨硬度、弹力和耐力。

成人软骨中的软骨细胞稀少,且不含血管组织。它们的营养来自关节滑液,而滑液在海绵状软骨基质中的充分循环是至关重要的。软骨细胞的代谢率较低,且软骨细胞/基质比较小,会降低关节软骨的修复能力。关节的运动可促使滑液循环。关节骨折后的坚强内固定和固定关节的早期负重允许软骨的周期性压缩和滑液的循环。如果软骨损伤未超过钙化层,机体会尝试用透明软骨进行修复。这可见于关节软骨浅层病变。若损伤达钙化层,如骨软骨病变,则产生软骨下毛细血管炎症反应,肉芽组织填充损伤部位,最终形成纤维软骨。这种纤维软骨的质量可以通过关节的被动或主动运动来改善。基础和临床研究表明,人工基质、生长因子、软骨膜、骨膜、移植软骨细胞和间充质干细胞具有促进损伤关节软骨修复的潜力[84-86]。

硫酸氨基葡萄糖和软骨素是骨关节炎患者购买的最常见补充剂[87]。自 1980 年代以来,它们都被用于治疗骨关节炎,而用于促进骨折愈合的应用较少。

氨基葡萄糖是一种氨基糖,是由硫酸软骨素、透明质酸和其他软骨分子生物合成的基质。它是从甲壳类动物的壳中制备出来的。除了提供结构支撑外,它可能还具有抗炎功能。口服氨基葡萄糖耐受性良好,不会升高人类的血清葡萄糖水平。有病例报告称,服用华法林的患者摄入氨基葡萄糖后,INR 升高。建议给予 4~6 个月的时间进行充分的治疗试验[88]。软骨素是一种通常存在于软骨基质中的糖胺聚糖,有助于维持关节液黏度,抑制软骨分解酶,促进软骨修复。软骨素是 ECM 的一种成分,通过增加软骨的含水量来增加软骨的承载特性。这些补充剂已大量销售给关节炎疼痛患者。

一些早期研究表明使用氨基葡萄糖或软骨素有好

处,然而这些研究规模很小[89]。美国国立卫生研究院赞助了一项为期 6 月的大型随机对照试验,进行了氨基葡萄糖/软骨素关节炎干预试验(glucosamine/chondroitin Arthritis Intervention Trial,GAIT),比较了使用氨基葡萄糖、软骨素或两者的组合与塞来昔布和安慰剂治疗膝关节骨性关节炎的疗效。该研究提示单独或联合使用补充剂对疼痛或关节间隙宽度无显著益处。然而,一组中度至重度疼痛患者同时服用氨基葡萄糖和软骨素后显示疼痛具有明显改善的趋势[89,90]。

氨基葡萄糖和软骨素基本上是安全的,轻微的副作用包括头痛、水肿、腿痛和胃肠道不适。然而,氨基葡萄糖是从甲壳类动物的壳中分离出来的,过敏体质患者可能产生过敏反应。氨基葡萄糖是否影响 2 型糖尿病患者的血糖水平尚不清楚,因此这些患者应慎用。一些病例报告显示,服用华法林的患者使用氨基葡萄糖后 INR 值升高,部分出现淤血/出血[91]。软骨素可能导致出血性疾病患者或使用血液稀释剂的患者出血。应在手术前 2 周停用氨基葡萄糖和软骨素,直到抗凝治疗结束后才能恢复。

对临床试验文献的综述提出:①硫酸氨基葡萄糖单独或与软骨素联用可能有效减轻膝关节和髋关节骨关节炎患者的疼痛;②单独使用软骨素可以减轻骨关节炎患者的疼痛,但证据等级不如氨基葡萄糖;③氨基葡萄糖和软骨素均耐受性好,安全性好,副作用比非甾体消炎药少;④氨基葡萄糖、软骨素单独使用或两者联合使用可能会减缓骨关节炎的进展[92-98]。需要进一步研究氨基葡萄糖和软骨素在骨折愈合中的应用。

营养保健品

营养保健品一词通常指代包含"提取营养素""膳食补充剂""替代药物"和"草药产品"的大量产品。硫酸氨基葡萄糖和软骨素经讨论后通常归入这一大类。营养保健品在骨折愈合中的作用尚未得到研究。未来的研究需要确定替代药物和草药补充剂在骨折愈合中的作用。

总结

骨折修复是一个复杂且严格调控的过程,受生理、细胞、分子和遗传因素的影响。鉴于骨科患者存在营养不良的普遍性及其对骨科手术结果的影响,外科医生应在术前评估如上所述的营养不良标志物。尽管有时在创伤后无法实现,但仍建议推迟营养不良患者的择期骨科手术,直到其营养状况有所改善。营养是一种重要的辅助疗法,对骨折愈合有积极影响。我们提倡所有骨折固定后的患者采用术后补钙及补充维生素 D 的方案。需要更多的研究来寻找可能促进骨折愈合的其他方式。

参考文献

1. Giganti MG, Tresoldi I, Masuelli L, et al. Fracture healing: from basic science to role of nutrition. *Front Biosci (Landmark Ed)*. 2014;19:1162-1175.
2. Cross MB, Yi PH, Thomas CF, Garcia J, Della Valle CJ. Evaluation of malnutrition in orthopaedic surgery. *J Am Acad Orthop Surg*. 2014;22(3):193-199.
3. Jaberi FM, Parvizi J, Haytmanek CT, Joshi A, Purtill J. Procrastination of wound drainage and malnutrition affect the outcome of joint arthroplasty. *Clin Orthop Relat Res*. 2008;466(6):1368-1371.
4. Smith TK. Nutrition: its relationship to orthopedic infections. *Orthop Clin North Am*. 1991;22(3):373-377.
5. World Health Organization:WHO, N.E.T.A.o.M.A.a.h.w.w.i.n.p.a.o.m.e.A.
6. Via M. The malnutrition of obesity: micronutrient deficiencies that promote diabetes. *ISRN Endocrinol*. 2012;2012:103472.
7. Greene KA, Wilde AH, Stulberg BN. Preoperative nutritional status of total joint patients. Relationship to postoperative wound complications. *J Arthroplasty*. 1991;6(4):321-325.
8. Beiner JM, Grauer J, Kwon BK, Vaccaro AR. Postoperative wound infections of the spine. *Neurosurg Focus*. 2003;15(3):E14.
9. Guo JJ, Yang H, Qian H, Huang L, Guo Z, Tang T. The effects of different nutritional measurements on delayed wound healing after hip fracture in the elderly. *J Surg Res*. 2010;159(1):503-508.
10. Font-Vizcarra L, Lozano L, Ríos J, Forga MT, Soriano A. Preoperative nutritional status and post-operative infection in total knee replacements: a prospective study of 213 patients. *Int J Artif Organs*. 2011;34(9):876-881.
11. Pratt WB, Veitch JM, McRoberts RL. Nutritional status of orthopedic patients with surgical complications. *Clin Orthop Relat Res*. 1981;155:81-84.
12. Jensen JE, Jensen TG, Smith TK, Johnston DA, Dudrick SJ. Nutrition in orthopaedic surgery. *J Bone Joint Surg Am*. 1982;64(9):1263-1272.
13. Rai J, Gill SS, Kumar BR. The influence of preoperative nutritional status in wound healing after replacement arthroplasty. *Orthopedics*. 2002;25(4):417-421.
14. Puskarich CL, Nelson CL, Nusbickel FR, Stroope HF. The use of two nutritional indicators in identifying long bone fracture patients who do and do not develop infections. *J Orthop Res*. 1990;8(6):799-803.
15. Ozkalkanli MY, Ozkalkanli DT, Katircioglu K, Savaci S. Comparison of tools for nutrition assessment and screening for predicting the development of complications in orthopedic surgery. *Nutr Clin Pract*. 2009;24(2):274-280.
16. Zorrilla P, Gómez LA, Salido JA, Silva A, López-Alonso A. Low serum zinc level as a predictive factor of delayed wound healing in total hip replacement. *Wound Repair Regen*. 2006;14(2):119-122.
17. McPhee IB, Williams RP, Swanson CE, Factors influencing wound healing after surgery for metastatic disease of the spine. *Spine (Phila Pa 1976)*. 1998;23(6):726-732. discussion 732-733.
18. Gherini S, Vaughn BK, Lombardi AV Jr, Mallory TH. Delayed wound healing and nutritional deficiencies after total hip arthroplasty. *Clin Orthop Relat Res*. 1993;293:188-195.
19. Beck FK, Rosenthal TC. Prealbumin: a marker for nutritional evaluation. *Am Fam Physician*. 2002;65(8):1575-1578.
20. Cereda E, Pusani C, Limonta D, Vanotti A. The association of geriatric nutritional risk index and total lymphocyte count with short-term nutrition-related complications in institutionalised elderly. *J Am Coll Nutr*. 2008;27(3):406-413.
21. Murphy MC, Brooks CN, New SA, Lumbers ML. The use of the Mini-Nutritional Assessment (MNA) tool in elderly orthopaedic patients. *Eur J Clin Nutr*. 2000;54(7):555-562.
22. Rainey-Macdonald CG, Holliday RL, Wells GA, Donner AP. Validity of a two-variable nutritional index for use in selecting candidates for nutritional support. *JPEN J Parenter Enteral Nutr*. 1983;7(1):15-20.
23. Guigoz Y, The Mini Nutritional Assessment (MNA) review of the liter-

ature – What does it tell us? *J Nutr Health Aging*, 2006;10(6):466-485. discussion 485-487.

24. Li Y, Glotzbecker M, Hedequist D. Surgical site infection after pediatric spinal deformity surgery. *Curr Rev Musculoskelet Med*. 2012;5:111-119.

25. Jevsevar DS, Karlin LI. The relationship between preoperative nutritional status and complications after an operation for scoliosis in patients who have cerebral palsy. *J Bone Joint Surg Am*. 1993;75(6):880-884.

26. Sponseller PD, LaPorte DM, Hungerford MW, Eck K, Bridwell KH, Lenke LG. Deep wound infections after neuromuscular scoliosis surgery: a multicenter study of risk factors and treatment outcomes. *Spine (Phila Pa 1976)*. 2000;25(19):2461-2466.

27. Friedman ND, Sexton DJ, Connelly SM, Kaye KS. Risk factors for surgical site infection complicating laminectomy. *Infect Control Hosp Epidemiol*. 2007;28(9):1060-1065.

28. Olsen MA, Nepple JJ, Riew KD, et al. Risk factors for surgical site infection following orthopaedic spinal operations. *J Bone Joint Surg Am*. 2008;90(1):62-69.

29. Pull ter Gunne AF, Cohen DB. Incidence, prevalence, and analysis of risk factors for surgical site infection following adult spinal surgery. *Spine (Phila Pa 1976)*. 2009;34(13):1422-1428.

30. Bozic KJ, Lau E, Kurtz S, Ong K, Berry DJ. Patient-related risk factors for postoperative mortality and periprosthetic joint infection in medicare patients undergoing TKA. *Clin Orthop Relat Res*. 2012;470(1):130-137.

31. Malinzak RA, Ritter MA, Berend ME, Meding JB, Olberding EM, Davis KE. Morbidly obese, diabetic, younger, and unilateral joint arthroplasty patients have elevated total joint arthroplasty infection rates. *J Arthroplasty*. 2009;24(6 suppl):84-88.

32. Chesney D, Sales J, Elton R, Brenkel IJ. Infection after knee arthroplasty a prospective study of 1509 cases. *J Arthroplasty*. 2008;23(3):355-359.

33. Dowsey MM, Choong PF. Obese diabetic patients are at substantial risk for deep infection after primary TKA. *Clin Orthop Relat Res*. 2009;467(6):1577-1581.

34. Jamsen E, Nevalainen P, Eskelinen A, Huotari K, Kalliovalkama J, Moilanen T. Obesity, diabetes, and preoperative hyperglycemia as predictors of periprosthetic joint infection: a single-center analysis of 7181 primary hip and knee replacements for osteoarthritis. *J Bone Joint Surg Am*. 2012;94(14):e101.

35. Iorio R, Williams KM, Marcantonio AJ, Specht LM, Tilzey JF, Healy WL. Diabetes mellitus, hemoglobin A1c, and the incidence of total joint arthroplasty infection. *J Arthroplasty*. 2012;27(5):726-729.e1.

36. Bozic KJ, Lau E, Kurtz S, et al. Patient-related risk factors for periprosthetic joint infection and postoperative mortality following total hip arthroplasty in Medicare patients. *J Bone Joint Surg Am*. 2012;94(9):794-800.

37. Jamsen E, Nevalainen P, Kalliovalkama J, Moilanen T. Preoperative hyperglycemia predicts infected total knee replacement. *Eur J Intern Med*. 2010;21(3):196-201.

38. Peersman G, Laskin R, Davis J, Peterson M. Infection in total knee replacement: a retrospective review of 6489 total knee replacements. *Clin Orthop Relat Res*. 2001;392:15-23.

39. Seibert DJ. Pathophysiology of surgical site infection in total hip arthroplasty. *Am J Infect Control*. 1999;27(6):536-542.

40. Marzocchella L, Fantini M, Benvenuto M, et al. Dietary flavonoids: molecular mechanisms of action as anti-inflammatory agents. *Recent Pat Inflamm Allergy Drug Discov*. 2011;5(3):200-220.

41. Masuelli L, Marzocchella L, Focaccetti C, et al. Resveratrol and diallyl disulfide enhance curcumin-induced sarcoma cell apoptosis. *Front Biosci (Landmark Ed)*. 2012;17:498-508.

42. Byun CH, Koh JM, Kim DK, Park SI, Lee KU, Kim GS. Alpha-lipoic acid inhibits TNF-alpha-induced apoptosis in human bone marrow stromal cells. *J Bone Miner Res*. 2005;20(7):1125-1135.

43. Masuelli L, Morzocchella L, Quaranta A, et al. Apigenin induces apoptosis and impairs head and neck carcinomas EGFR/ErbB2 signaling. *Front Biosci (Landmark Ed)*. 2011;16:1060-1068.

44. Renis M, Calandra L, Scifo C, et al. Response of cell cycle/stress-related protein expression and DNA damage upon treatment of CaCo2 cells with anthocyanins. *Br J Nutr*. 2008;100(1):27-35.

45. Masuelli L, Benvenuto M, Fantini M, et al. Curcumin induces apoptosis in breast cancer cell lines and delays the growth of mammary tumors in neu transgenic mice. *J Biol Regul Homeost Agents*. 2013;27(1):105-119.

46. Benvenuto M, Fantini M, Masuelli L, et al. Inhibition of ErbB receptors, Hedgehog and NF-kappaB signaling by polyphenols in cancer. *Front Biosci (Landmark Ed)*. 2013;18:1290-1310.

47. Scalbert A, Manach C, Morand C, Rémésy C, Jiménez L. Dietary polyphenols and the prevention of diseases. *Crit Rev Food Sci Nutr*. 2005;45(4):287-306.

48. Tanumihardjo SA. Vitamin A and bone health: the balancing act. *J Clin Densitom*. 2013;16(4):414-419.

49. Sheweita SA, Khoshhal KI. Calcium metabolism and oxidative stress in bone fractures: role of antioxidants. *Curr Drug Metab*. 2007;8(5):519-525.

50. Mohan S, Kapoor A, Singgih A, et al. Spontaneous fractures in the mouse mutant sfx are caused by deletion of the gulonolactone oxidase gene, causing vitamin C deficiency. *J Bone Miner Res*. 2005;20(9):1597-1610.

51. Sarisozen B, Durak K, Dinçer G, Bilgen OF. The effects of vitamins E and C on fracture healing in rats. *J Int Med Res*. 2002;30(3):309-313.

52. Binkley N, Krueger D. Hypervitaminosis A and bone. *Nutr Rev*. 2000;58(5):138-144.

53. Bei R, Frigiola A, Masuelli L, et al. Effects of omega-3 polyunsaturated fatty acids on cardiac myocyte protection. *Front Biosci (Landmark Ed)*. 2011;16:1833-1843.

54. Masuelli L, Trono P, Marzocchella L, et al. Intercalated disk remodeling in delta-sarcoglycan-deficient hamsters fed with an alpha-linolenic acid-enriched diet. *Int J Mol Med*. 2008;21(1):41-48.

55. Fiaccavento R, Carotenuto F, Minieri M, et al. Alpha-linolenic acid-enriched diet prevents myocardial damage and expands longevity in cardiomyopathic hamsters. *Am J Pathol*. 2006;169(6):1913-1924.

56. Das UN. Essential fatty acids and osteoporosis. *Nutrition*. 2000;16(5):386-390.

57. Sabour H, Larijani B, Vafa MR, et al. The effects of n-3 fatty acids on inflammatory cytokines in osteoporotic spinal cord injured patients: a randomized clinical trial. *J Res Med Sci*. 2012;17(4):322-327.

58. Lerner UH. Inflammation-induced bone remodeling in periodontal disease and the influence of post-menopausal osteoporosis. *J Dent Res*. 2006;85(7):596-607.

59. Watkins BA, Li Y, Seifert MF. Dietary ratio of n-6/n-3 PUFAs and docosahexaenoic acid: actions on bone mineral and serum biomarkers in ovariectomized rats. *J Nutr Biochem*. 2006;17(4):282-289.

60. Yamaguchi M. Nutritional factors and bone homeostasis: synergistic effect with zinc and genistein in osteogenesis. *Mol Cel Biochem*. 2012;366(1-2):201-221.

61. Kuiper GG, Larijani B, Vafa MR, et al. Comparison of the ligand binding specificity and transcript tissue distribution of estrogen receptors alpha and beta. *Endocrinology*. 1997;138(3):863-870.

62. Yamaguchi M. Regulatory mechanism of food factors in bone metabolism and prevention of osteoporosis. *Yakugaku Zasshi*. 2006;126(11):1117-1137.

63. Hsieh HS, Navia JM. Zinc deficiency and bone formation in guinea pig alveolar implants. *J Nutr*. 1980;110(8):1581-1588.

64. Igarashi A, Yamaguchi M. Increase in bone protein components with healing rat fractures: enhancement by zinc treatment. *Int J Mol Med*. 1999;4(6):615-620.

65. Uchiyama S, Yamaguchi M. Genistein and zinc synergistically enhance gene expression and mineralization in osteoblastic MC3T3-E1 cells. *Int J Mol Med*. 2007;19(2):213-220.

66. Choi MJ, Park EJ, Jo HJ. Relationship of nutrient intakes and bone mineral density of elderly women in Daegu, Korea. *Nutr Res Pract*. 2007;1(4):328-334.

67. Sakuma M, Endo N, Oinuma T, et al. Vitamin D and intact PTH status in patients with hip fracture. *Osteoporos Int*. 2006;17(11):1608-1614.

68. Patton CM, Powell AP, Patel AA. Vitamin D in orthopaedics. *J Am Acad Orthop Surg*. 2012;20(3):123-129.

69. Norman AW. From vitamin D to hormone D: fundamentals of the vitamin D endocrine system essential for good health. *Am J Clin Nutr*. 2008;88(2):491S-499S.

70. Holick MF. Vitamin D deficiency. *N Engl J Med*. 2007;357(3):266-281.

71. DeLuca HF. Overview of general physiologic features and functions of vitamin D. *Am J Clin Nutr*. 2004;80(6 suppl):1689S-1696S.

72. Thomas MK, Lloyd-Jones DM, Thadhani RI, et al. Hypovitaminosis D in medical inpatients. *N Engl J Med*. 1998;338(12):777-783.

73. Bischoff-Ferrari HA, Can U, Staehelin HB, et al. Severe vitamin D deficiency in Swiss hip fracture patients. *Bone*. 2008;42(3):597-602.

74. Brinker MR, O'Connor DP. Outcomes of tibial nonunion in older adults following treatment using the Ilizarov method. *J Orthop Trauma*. 2007;21(9):634-642.

75. Bogunovic L, Kim AD, Beamer BS, Nguyen J, Lane JM. Hypovitaminosis D in patients scheduled to undergo orthopaedic surgery: a single-center analysis. *J Bone Joint Surg Am*. 2010;92(13):2300-2304.

76. Robertson DS, Jenkins T, Murtha YM, et al. Effectiveness of vitamin D therapy in orthopaedic trauma patients. *J Orthop Trauma*.

2015;29:e451-e453.

77. Brinker MR, O'Connor DP, Monla YT, Earthman TP. Metabolic and endocrine abnormalities in patients with nonunions. *J Orthop Trauma*. 2007;21(8):557-570.

78. Tosi LL, Gliklich R, Kannan K, Koval KJ. The American Orthopaedic Association's "own the bone" initiative to prevent secondary fractures. *J Bone Joint Surg Am*. 2000,90(1):163-173.

79. Sanders KM, Stuart AL, Williamson EJ, et al. Annual high-dose oral vitamin D and falls and fractures in older women: a randomized controlled trial. *J Am Med Assoc*. 2010;303(18):1815-1822.

80. Hathcock JN, Shao A, Vieth R, Heaney R. Risk assessment for vitamin D. *Am J Clin Nutr*. 2007;85(1):6-18.

81. Institute of Medicine Committee to Review Dietary Reference Intakes for Vitamin, D. and Calcium, The National Academies Collection: Reports funded by National Institutes of Health. In: Ross AC, Taylor CL, Yaktine AL, Del Valle HB, eds. *Dietary Reference Intakes for Calcium and Vitamin D*. Washington, DC: National Academies Press (US) National Academy of Sciences; 2011.

82. Hanley DA, Cranney A, Jones G, et al. Vitamin D in adult health and disease: a review and guideline statement from Osteoporosis Canada. *CMAJ*. 2010;182(12):E610-E618.

83. Dawson-Hughes B, Mithal A, Bonjour JP, et al. IOF position statement: vitamin D recommendations for older adults. *Osteoporos Int*. 2010;21(7):1151-1154.

84. Browne JE, Branch TP. Surgical alternatives for treatment of articular cartilage lesions. *J Am Acad Orthop Surg*. 2000;8(3):180-189.

85. Buckwalter JA. Articular cartilage injuries. *Clin Orthop Relat Res*. 2002;402:21-37.

86. Jackson DW, Scheer MJ, Simon TM. Cartilage substitutes: overview of basic science and treatment options. *J Am Acad Orthop Surg*. 2001;9(1):37-52.

87. Rispler DT, Sara J. The impact of complementary and alternative treatment modalities on the care of orthopaedic patients. *J Am Acad Orthop Surg*. 2011;19(10):634-643.

88. Maxine A, Papadakis SJM, Rabow MW. *Current Medical Diagnosis & Treatment 2015*. Lange; 2015

89. Clegg DO, Reda DJ, Harris CL, et al. Glucosamine, chondroitin sulfate, and the two in combination for painful knee osteoarthritis. *N Engl J Med*. 2006;354(8):795-808.

90. Sawitzke AD, Shi H, Finco MF, et al. The effect of glucosamine and/or chondroitin sulfate on the progression of knee osteoarthritis: a report from the glucosamine/chondroitin arthritis intervention trial. *Arthritis Rheum*. 2008;58(10):3183-3191.

91. Knudsen JF, Sokol GH. Potential glucosamine-warfarin interaction resulting in increased international normalized ratio: case report and review of the literature and MedWatch database. *Pharmacotherapy*. 2008;28(4):540-548.

92. Greenlee H, Crew KD, Shao T, et al. Phase II study of glucosamine with chondroitin on aromatase inhibitor-associated joint symptoms in women with breast cancer. *Support Care Cancer*. 2013;21(4):1077-1087.

93. Henrotin Y, Lambert C. Chondroitin and glucosamine in the management of osteoarthritis: an update. *Curr Rheumatol Rep*. 2013;15(10):361.

94. Henrotin Y, Mobasheri A, Marty M. Is there any scientific evidence for the use of glucosamine in the management of human osteoarthritis?. *Arthritis Res Ther*. 2012;14(1):201.

95. Hochberg M, Chevalier X, Henrotin Y, Hunter DJ, Uebelhart D. Symptom and structure modification in osteoarthritis with pharmaceutical-grade chondroitin sulfate: what's the evidence? *Curr Med Res Opin*. 2013;29(3):259-267.

96. Reginster JY, Neuprez A, Lecart MP, Sarlet N, Bruyere O. Role of glucosamine in the treatment for osteoarthritis. *Rheumatol Int*. 2012;32;10:2959-2967.

97. Zegels B, Crozes P, Uebelhart D, Bruyère O, Reginster JY. Equivalence of a single dose (1200 mg) compared to a three-time a day dose (400 mg) of chondroitin 4&6 sulfate in patients with knee osteoarthritis. Results of a randomized double blind placebo controlled study. *Osteoarthritis Cartilage*. 2013;21(1):22-27.

98. Wildi LM, Raynauld JP, Martel-Pelletier J, et al. Chondroitin sulphate reduces both cartilage volume loss and bone marrow lesions in knee osteoarthritis patients starting as early as 6 months after initiation of therapy: a randomised, double-blind, placebo-controlled pilot study using MRI. *Ann Rheum Dis*. 2011;70(6):982-989.

第8章　老年骨折愈合和康复的特殊注意事项

Carmen E. Quatman
Catherine Quatman-Yates
Deborah Kegelmeyer
Laura Phieffer

每年约有 1/3 的老年患者跌倒,导致美国每年发生超过 150 万例脆性骨折[1,2]。骨质疏松性骨折,尤其是髋部骨折,通常会导致身体功能的永久性缺陷和独立性丧失,且骨折后 1 年内的死亡风险为 15%~30%[3-6]。考虑到这些患者治疗、住院和康复需求相关的财务支出,护理老年骨折给社会经济带来深远影响[7]。估计在美国每年与脆性骨折相关的医疗保健费用超过 170 亿美元[8]。此外,脆性骨折既往史是未来骨折风险的最强预测因素之一[9,10]。由于每位患者的治疗预期、疾病管理、生活质量和整体健康状况各不相同,老年骨折患者的治疗方法通常与年轻患者存在显著差异[11,12]。

衰老过程的核心概念之一是力量、运动能力和敏捷性随着时间的推移而退化。特别是肌容量和肌力下降、骨密度下降和骨骼高度丧失是衰老过程中常见的肌肉骨骼表现。这些肌肉骨骼变化与年龄相关的步态、平衡和姿势改变以及视力、听力、前庭功能和本体感觉等感觉缺失相一致,使老年患者跌倒和脆性骨折的风险很高[11]。治疗老年骨折医疗人员必须了解衰老原理和老年人的肌肉骨骼及感觉变化,以便提供最佳的康复策略,这一点至关重要。认识到这些老龄化概念如何影响骨折预防也很重要,但也要认识到这些风险不会在治疗阶段消失。如果存在这些风险,还会在早期治疗阶段加剧。此外,5% 的 65 岁或以上的患者存在多处骨折,这使得康复过程更加困难[13]。

骨折愈合能力在骨折愈合的所有阶段随着年龄的增加而减慢。软骨和骨形成、骨软骨干细胞、骨痂矿化和骨痂化的年龄相关变化显著影响老年患者骨折后的恢复[14]。在过去的 30 年里,这些骨折愈合概念一直是骨折手术治疗创新的推动力。植入物创新,例

如锁定钢板技术、骨增量和细胞增强技术为老年骨折的治疗创造了新领域。此外,我们有越来越多的关于药物选择的文献,例如抗分解代谢、抗吸收和合成代谢药物,这些药物能增强骨折愈合的潜力并降低骨质疏松性骨折的风险[7,15-18]。

尽管手术和药物治疗的选择不断增加,但一些基础的康复和护理提供策略也对患者的结局至关重要。①移动性;②医疗优化;③优化护理过渡。最近开发了"APGAR SCORE"量表以帮助老年髋部骨折患者提高生活质量,甚至可以更广泛地应用于所有老年骨折患者。作为"APGAR SCORE"的一部分,重点是饮食(和营养)、联合用药、预先护理计划,解决可逆性认知损害,最大限度地提高社会支持,治疗白内障(或其他视觉损害),处理骨质疏松,并确保出院后转诊至多学科护理及之后的安全环境改造[19]。为了使老年骨折患者获得最佳结局,"APGAR SCORE"量表的针对髋部骨折患者的大部分项目都包含了生物心理社会需求。以下部分详细讨论了老年骨折患者的康复策略,重点是活动能力、医疗优化和安全护理过渡。

活动

在早期康复阶段,围绕优化活动能力、医疗护理和出院计划/护理过渡的重点战略对患者结局至关重要(表 8.1),并且通常这些策略必须根据患者需求、预期结果和康复目标量身定制[20]。许多老年患者需要住院以帮助进行医疗、护理和活动需求的安全风险分层,包括适当的安全出院目的地、物理治疗、言语治疗、作业治疗、疼痛控制和/或手术治疗。老年骨折患

者的多学科护理通常会缩短住院时间、避免再次入院以及改善总体发病率和死亡率[21,22]。

表 8.1　老年病骨折患者的重要护理要素

住院/早期康复:
- 疼痛控制
- 谵妄(预防、识别、治疗)
- 早期活动(如果可能,第一天)
- 患者对术后限制的理解(即负重、髋关节注意事项)
- 慢性病的医疗优化
- 治疗贫血
- 优化营养(包括维生素 D、钙)
- 适当的肠道方案
- 多学科护理(治疗和交流)
- 优化出院计划和护理沟通过渡

出院后熟练护理/康复:
- 疼痛控制
- 安全活动(同时克服对跌倒的恐惧)
- 建立对日常生活活动的信心
- 平衡和力量训练
- 营养优化(包括骨骼健康药物选择)
- 优化出院计划和护理沟通过渡

出院后回家:
- 安全的家居环境(消除跌倒危险)
- 安全活动(同时克服对跌倒的恐惧)
- 建立对日常生活活动的信心
- 平衡和力量训练
- 营养优化(包括骨骼健康药物选择)
- 优化的护理过渡(对患者成功重返家庭的认识)

长期:
- 终生安全活动
- 终生保持平衡和力量
- 终生营养优化
- 终生安全的家居环境(消除跌倒危险)

早期康复阶段

　　老年患者的康复策略应重点关注早期活动、平衡训练、跌倒预防、肌肉力量、日常生活活动(ADLs)的总耐力[23,24]。同样重要的是要认识到老年患者的外伤和跌倒与害怕跌倒、丧失自信、自我或护理者强加的活动限制有关[11]。历史上,骨折护理的康复策略一直是固定和受保护下负重,以实现骨折的生物愈合[25]。然而,限制老年患者负重可能会导致严重残疾、失去独立性、跌倒

风险增加、二次骨折和死亡[4,26]。相反,强调安全活动策略的重点康复可以显著改善老年患者的预后。虽然允许髋部骨折患者"可耐受负重"变得越来越普遍,但关于其他骨折部位负重的证据仍然有限[25,27-30]。

　　评估骨折患者的活动能力和自我护理限制,有助于了解住院患者的护理需求,并有助于计划出院目的地。急性期后护理活动量表(The Activity Measure for Post-Acute Care, AM-PAC)和 AM-PAC 中的"6 个项目"是评估基本活动能力、日常活动能力和应用认知的功能量表,可预测出院目的地并有助于促进不同学科及同事间的交流。一般而言,这些工具过于简化了患者的整体功能和获得社会支持的途径,可能无法单独用于出院计划的临床决策[31]。跨专业活动评估措施如 AM-PAC,可能有助于促进老年骨折患者的整体护理过渡和决策制定。

　　由于缺乏运动所致的身体适应性下降可导致患者虚弱。长时间卧床与住院时间延长、跌倒风险增加、功能下降、谵妄、肺炎、血栓栓塞、护理设施安置时间延长以及许多其他不良后果相关[32-37]。尽管这些已知的不良后果与缺乏运动有关,但由于管理活动和跌倒预防之间的矛盾,住院患者的低活动性很常见[38-40]。为了响应社会对医疗差错意识的提高,最近联邦政策和医院文化在医院中的优先考虑跌倒预防,这导致身体限制重新流行并降低了患者的整体活动能力。

　　全世界已经越来越认识到住院患者活动不足的问题及其对医疗保健结局的影响。事实上,诺丁汉大学医院发起了一项名为"终结 PJ 麻痹"的社交媒体活动,重点是让住院患者脱掉睡衣、下床并穿上正常的衣服[41]。这一活动得到了很多关注,且受到世界范围内的其他机构的欢迎。将活动策略与日常活动联系(如穿衣和饮食)起来,可以创建一个正常的日常时间表,并促进住院患者的身心健康。

　　也有越来越多的证据表明,患者在入院第一天只需走几步就能显著提高患者的信心、耐力和预后(表8.2)[23,24,34]。特别是髋部骨折患者发生压疮的风险很高,超过 30% 的髋部骨折患者因长时间不动而出现压疮[42,43]。因此,许多医院流程都侧重于患者安全活动,即使是重症监护病房患者和移植患者等病情最严重的患者[44,45]。住院患者活动流程显著改善了住院患者的预后[46-48]。受伤后安全活动的障碍通常与患者、家庭和护理人员面临的行为和文化挑战有关(表8.3)[45,49,50]。此外,骨折后,为了物理治疗和活动,适当的控制疼痛,可以显著改善术后早期疼痛、慢性疼痛、住院时间、术后活动能力和长期功能[51,52]。

表 8.2　早期运动的益处
预防：
● 功能衰退
● 肺炎
● 压疮
● 谵妄
● 抑郁
● 肌肉萎缩
减少：
● 住院时间
● 需要延长护理设施使用
● 跌倒风险
● 再入院
● 死亡风险
改进：
● 随着时间的推移,患者对活动的信心
● 患者的"常态"感觉
● 身心健康
● 消化/胃灼热症状
● 看护人参与/互动

表 8.3　活动的组织性障碍示例
患者：
● 疼痛
● 疲劳
● 身体限制
● 谵妄/痴呆
● 抑郁
● 计划内措施/影像/检查
● 不了解活动的益处
家庭：
● 害怕患者安全移动
● 担心患者的疼痛
● 不了解活动的益处
医师/服务团队：
● 不了解活动的益处
● 限制活动的医嘱(如负重)
● 不知道倡导/指导可以改善患者信心和意愿
护理/工作人员：
● 不了解活动的益处
● 害怕跌倒事件(跌倒预防措施)
● 对安全移动患者的能力没有信心
● 设备不足
● 资源/人员不足

研究表明,每天增加物理治疗的时间可以提高患者出院时的功能[53]。然而,简单地增加物理治疗的频率和时长可能会带来昂贵的负担,并且可能难以在整个医疗保健系统中实施。此外,治疗时长应专注于功能性移动任务,而不仅仅只是增加物理治疗时长。相反,Drolet 等人证明了护理主导的相关流程已经成功地增加了患者在住院前 72 小时内的离床活动。作为 Drolet 等人发起的"改善行动"计划的一部分,一个多学科团队有效地制定并实施了一套活动指令集,其中包含一种用来指导评估活动潜力并为医院中的患者实施活动策略的算法[54]。该算法已得到美国医疗保健研究机构(Agency for Healthcare Research and Quality,AHRQ)的认可,作为医院跌倒预防工具包的一部分用于患者活动[55]。"运动提高"研究成功地将中级护理环境中患者的行走能力提高了 70%。特别是对于髋部骨折患者,延迟让患者下床与髋部骨折后 2 个月和 6 个月的不良预后相关[56]。证据证明手术后 2 周站立、坐下或行走的活动能力是骨折后 1 年内死亡率的强有力预测指标[4]。骨折后早期下地活动反而会加速功能恢复,并与更多出院回家和较少需要在康复机构进行过渡性护理相关[57,58]。

许多护理驱动的举措在改善住院患者的活动性方面取得了巨大的成果。Phelan 等人、Pearson 等人和 Moore 等人发表了关于住院患者活动的最常见的障碍报告[44,45,50]。改善患者活动能力的策略通常包括提供关于活动重要性的知识,建立员工对患者如何安全活动的信心,向患者和家属宣传活动是康复过程的一部分,患者安全活动所需的适当设备应随时可用,改善活动性文档,团队定期对患者活动性进行审核。通过建立一个执行力强,具有团队精神的多团队保障方案,以增加患者活动,建立患者安全活动的文化,这对于改善老年骨折患者预后,提高生活质量,增加独立生活能力具有重要意义。

中期恢复阶段

出院后的活动能力被假定为老年患者整体健康状况和 30 天再入院风险的躯体指标[35]。特别是对于老年骨折患者,出院后的安全活动仍然是康复的重要组成部分。"起立行走"(Up and Go,TUG)测试是一种常用的老年人身体功能评估,能敏感地识别出髋部骨折后跌倒高风险患者。在 Kristensen 等人的一项研究中,32% 的髋部骨折患者报告在受伤后 6 个月内跌倒,这些报告跌倒的患者中,有 21% 经历了第二次髋部骨折。这些患者出院时的 TUG 测试是跌倒的重要预测指标,TUG 时间>24 秒的患者中有 95% 经历了跌倒[59]。此外,髋部骨折治疗后可能会出现持续性疼痛,超过 60% 的患者在髋部骨折治疗后 3 个月报告了中度-重度疼痛[60]。即使是在出院后,疼痛控制仍然是帮助患者安全活动的重要组成部分。

即使患者有认知损害,活动仍是一个重要的焦点。与没有永久性认知损害的患者相比,痴呆患者跌倒更频繁,通常接受较少的物理治疗,并且活动能力和功能结果更差[61-66]。然而,接受康复治疗的轻度-中度痴呆患者,其功能恢复可能与无痴呆患者类似,包括移动能力改善和跌倒风险降低[67]。因此,无论患者的认知能力如何,以物理和作业治疗为重点的康复治疗都可以改善 ADL 和活动能力,同时还可以降低老年骨折患者的跌倒风险。

老年患者骨折后出院康复很重要,出院后的结构化运动可以显著提高活动能力[68]。最早可通过髋部骨折后 2 周的功能状态预测 1 年死亡率。Heinonen 等人证明髋部骨折手术后 2 周,患者无法站立、坐下或步行是死亡的强预测因子。作者得出结论,术后早期强化康复可能会显著改善骨折患者的预后[4]。渐进式抗阻运动可以显著改善髋部骨折患者的身体功能、下肢力量和整体活动能力,可作为短期和长期康复策略的一部分[69,70]。事实上,即使对于非常虚弱的老年患者,渐进式抗阻运动仍可以抵消肌肉无力、改善 ADL,防止跌倒[71-74]。几项关于髋部骨折后患者活动的临床试验发现,在前 2 周内通过负重计划、股四头肌肌力训练以及电刺激处理疼痛,可以改善患者活动性[75]。密集的家庭物理治疗和力量训练也可以改善整体活动能力和功能;然而家庭治疗的依从性可能相对较低[76]。总的来说,大多数文献都支持在老年人骨折出院后立即和直至 1 年内持续进行物理、作业治疗和锻炼计划。因此,在老年骨折患者的整个护理过程中,保持活动能力和身体机能仍然是一项基本策略。

后期康复阶段

对许多患者来说,脆性骨折后的活动是一个长期挑战,尤其是下肢骨折。Vochteloo 等人发现,近 20% 的患者可能在髋部骨折手术后 1 年内卧床不起。此外,超过 1/2 的患者在髋部骨折后 1 年内不能恢复其骨折前活动能力,患痴呆、生活在机构中和入院期间谵妄是活动能力未能恢复至骨折前水平的重要危险因素[77]。尽管在护理机构中康复,许多老年患者在骨折后仍存在持续的力量和活动障碍。患者通常在实现独立行走后出院,但仍存在残障和 ADL 困难[78]。然而,髋部骨折后延长 6 个月的门诊康复可以显著改善身体机能和生活质量,同时减少了整体残疾[79]。患者接受更高运动强度的传统康复计划,即使在出院后仍可以获得显著的力量和活动能力提升[80]。此外,髋部骨折后 6 个月的家庭物理治疗显著改善了身体功能,其改善效果在骨折后持续了 9 个月以上[81]。

医疗优化

早期康复阶段

在早期康复阶段,针对慢性病和急性病的医疗优化(解决医学并发症)可以提高患者的康复和活动能力,并降低并发症的风险。损伤的"老年巨人"是老年骨折患者康复时期的重要考虑因素。这些在基线期可能出现的病损包括行动不便、不稳定、大小便失禁和记忆力/智力受损[11],这通常会导致独立性丧失、跌倒风险增加和虚弱程度增加[11]。优化医疗策略以解决老年病损对老年骨折患者的预后很重要。

急性期,由于骨折血肿或手术干预,许多老年患者可能会贫血,如果基线期有年龄相关的贫血可能会加剧这种情况[82,83]。贫血可导致乏力、疲劳和残疾,最终影响患者参与康复护理的能力。老年骨折患者的输血阈值仍存在争议,但人们越来越认识到,较低的血红蛋白阈值(8~9.5g/dl)不会导致死亡率、住院时间、活动能力或并发症的显著差异[84,85]。确定输血需求必须通过同时考虑患者症状和血红蛋白水平来进行临床判断。

谵妄是髋部骨折住院患者最常见的医学并发症,会对老年骨折后的恢复产生重大影响[86,87]。谵妄是一种严重的认知障碍,被定义为注意力和认知的急性障碍,对患者和亲属来说是令人痛苦和可怕的经历[88,89]。尽管谵妄可能会危及生命,它通常是可以预防的,早期识别谵妄可以显著改善患者的预后[90]。特别是谵妄干预(预防、早期识别和治疗)可以降低老年髋部骨折患者谵妄的风险,减少压疮、尿路感染、营养并发症、睡眠问题和跌倒的并发症,同时还可以改善整体活动能力[91]。应针对老年患者采取多组分干预措施来预防谵妄,例如早期活动、以患者为导向、解决视力和听力需求、改善睡眠、药物审查和优化、水合作用、疼痛管理、营养和解决肠道、膀胱功能[89]。康复治疗要注重可改变的谵妄预防策略,可以显著改善老年骨折患者的预后。

同时,营养不良是一个非常现实的问题,也是老年骨折患者护理中必须解决的风险因素[92]。由于嗅觉和味觉丧失、激素变化(胰岛素、瘦素和生长素释放肽)、吸收不良和厌食、食欲下降、独居以及许多其他问题,老年患者的营养需求难以被满足,妨碍营养状态优化[11]。据报道,大约50%的髋部骨折患者在就诊时营养不良[93]。营养对于骨折后的恢复非常必要,因为它对伤口愈合、力量、耐力和骨折愈合很重要[26]。准备麻醉和手术前,患者需要禁食和禁水。如果患者延迟手术、术后出现谵妄、肠梗阻、吞咽受限以及其他并发症,可能导致进一步的"NPO"(Nothing by Mouth)状态,进一步加剧了营养不良状态。

据报道,住院患者的营养不良率在20%~40%之间,营养不良的患者在基本活动能力测试(例如"TUG"测试、住院期间踏步测试和平衡测试)中得分较低。据悉,院内患者中,有33%营养不良,这些患者可能会在院内跌倒,而营养不良的髋部骨折患者的ADL丧失往往超过25%[94]。营养不良的髋部骨折患者的住院死亡率为27%,而营养状态良好的髋部骨折患者住院死亡率为7%[95,96]。因此,优化老年骨折患者的营养状态,可以显著改善预后,并且是康复过程中护理的关键要素[97]。

中期康复阶段

近70%的65岁以上的人需要生活辅助、疗养院医疗保健或长期护理[98]。老年骨折时,40%~70%的患者出院后到住院康复中心或专业护理机构。据报道[99,100],髋部骨折和所有下肢骨折后从疗养院再入院的患者比例约为8%~15%[101-103]。患有脆性骨折的老年患者即使在康复机构得到全面护理后,仍有很高的再入院风险。Ottenbacher等人证明,脆性骨折患者完成急性期康复后出院,仍有9%的患者可能在出院后30天内再次入院。肺炎是髋部骨折后入院的主要原因,髋部骨折后再入院的住院费用从14 000美元到25 000美元不等[102,104]。因此,在康复的早期阶段,医疗优化是康复过程的重要组成部分。

后期康复阶段

近1/3的患者在髋部骨折首次出院后6个月内再次入院,其中8%的患者多次再入院[105]。髋部骨折后的再入院会导致非常糟糕的结果,约20%的髋部骨折再入院患者在再入院期间死亡,52%的患者再入院后1年内死亡[103,106,107]。髋部骨折后大约80%的再入院是由于医疗并发症,近15%的再入院是可以预防的[107]。即使在他们出院后和康复的第一年内,医疗优化仍然是老年骨折患者康复过程的关键组成部分。

出院后,营养不良也可能继续影响预后。营养不良的髋部骨折患者一年死亡率为46%,而营养良好的患者则为17%[95,96]。此外,骨质减少和骨质疏松症通常仅在脆性骨折后才被发现,尽管发生了脆性骨折,对骨质疏松症的治疗仍然很少[2,26]。超过50%的髋部骨折患者在骨折后的第一年内可能至少跌倒一次,其中近30%的患者会反复跌倒[3-6]。脆性骨折既往史是后续脆性骨折的最强预测因素之一[6]。然而,尽管继发性骨折的风险很高,并且有充分的文献证明了药物对减少骨折发生的有效性,但只有不到20%的脆性骨折患者接受了预防二次骨折的药物治疗[108-110]。向患者提供长期指导,包括通过饮食补充维生素D和钙的营养策略、强调负重运动和平衡训练,可能有助于预防继发性骨折。

护理协作和护理过渡

早期恢复阶段

护理老年骨折患者,需要参与这些患者治疗的护理人员之间进行有效的协作、合作和沟通。在连续的护理(医院、过渡护理机构和家庭护理)过程中,护理团队的合作可以通过减少再入院率、降低死亡率和改善骨折后的功能恢复来显著改善预后[111]。特别是髋部骨折患者手术治疗后6个月中,可能会经历2~10次护理过渡[112,113]。老年人可能特别容易受到护理过渡的影响,沟通障碍、认知困难、过渡中的意外错误以及与老龄化相关的整体医疗复杂性通常会影响安全护理过渡[113,114]。将患者由医院转介至出院机构时可能会发生意外错误,例如药物类型、频率、剂量和结束日期方面的意外用药错误、出院小结中未包含相关信息、未能安排后续研究和预约以及交接不完整[115]。成功的护理过渡需要患者和护理人员参与,因为患者和护理人员会发现许多过渡错误[113-115]。老年骨折后的护理不连续会导致再次入院、患者对护理不满意以及总体预后不佳。相反,在老年骨折患者的整个连续护理过程中整合护理路径,强调沟通,可能会显著改善患者预后,尤其是最脆弱的老年患者[114,116]。

中期康复阶段

老年骨折后中期康复的护理碎片化仍是一个难题。无论出院目的地如何,老年骨折患者一旦出院,都面临严重的护理障碍。前往医生处就诊和医疗保健需求可能会严重破坏患者的周边环境和日常生活,导致意想不到的后果,例如错过用药,谵妄,交通费用,依赖家庭成员满足交通、交流和认知需求。如果患者严重依赖家人支持进行治疗、到医生处就诊和整体护理,对日常常规的打乱会导致大量的工作时间损失和家庭成员的经济困难[12]。

导致重大伤害或死亡的老年人跌倒通常发生在家里[117]。老年骨折后,降低家庭跌倒风险对于成功回归独立生活至关重要。了解患者的家庭环境对于在家中安全活动至关重要,包括已知的跌倒风险因素,例如视力不佳、平衡和步态障碍,以及需要适当的行走辅具。在家中跌倒的其他风险因素包括宠物、光线不足、缺少栏杆、地板不平整、不安全的鞋类(拖鞋)、人行道不平整、浴室内风险、松动的地毯和电线[118,119]。定期运动和平衡训练、环境改造以减少家中跌倒的危险、使用助行器等辅助设备、药物检查和优化,以及提供解决视力问题的干预措施可以帮助防止在家中跌倒,上述内容应该在脆性骨折后患者回归独立生活之前实施[120]。

长期康复阶段

脆性骨折后的长期目标通常包括回归家庭或恢复骨折前的基础活动。然而,人们并未充分认识到许多脆性骨折患者在受伤前残疾率很高[121]。超过 40% 的髋部骨折患者在受伤前表现出虚弱(需要 ADL 帮助)[121]。尽管了解患者在受伤前的虚弱程度有助于患者制定目标规划和康复预期,但这可能是一个挑战,因为许多患者不知道或不愿意承认他们在 ADLs 方面有困难[121]。

髋部骨折患者在出院后 12 个月内平均进行 3.5 次护理过渡,这仍然是老年骨折患者长期护理过程的重要组成部分[112,113]。髋部骨折后,15% ~ 45% 的患者功能恢复不足以回归家庭,需要在辅助生活或长期护理疗养院获得额外支持。脆性骨折后,改变独立生活居住状态的相关因素包括未婚状态、大小便失禁、低精神状态评分和移动依赖。尽管患者通常不希望改变住所,为了帮助患者及家属理解长期期望和预后,在所有护理阶段通过家庭计划和患者参与,来帮助促进必要的护理过渡,这一点非常重要。

总结

老年骨科患者的康复策略需要解决伴随衰老过程的复杂需求,包括在整个护理过程中优先关注安全移动、营养和医疗优化。专注于护理无缝过渡的团队可以帮助安全地移动患者并在康复过程中提供最佳的循证医疗服务,同时还有助于预防第二次脆性骨折。通过为老年骨折患者提供出色的护理协作、优化的医疗护理和稳健的康复计划,临床医生可以最大限度地提高护理质量并满足老年骨科患者的独特需求,帮助所有患者在生命的各个阶段获得最佳的生活质量。

参考文献

1. Chang JT, Morton SC, Rubenstein LZ, et al. Interventions for the prevention of falls in older adults: systematic review and meta-analysis of randomised clinical trials. *BMJ*. 2004;328:680.
2. Office of the Surgeon GReports of the Surgeon General. *Bone Health and Osteoporosis: A Report of the Surgeon General*. Rockville, MD: Office Surgeon General (US); 2004.
3. Cooper C. The crippling consequences of fractures and their impact on quality of life. *Am J Med*. 1997;103:12S-17S. discussion 7S-9S.
4. Heinonen M, Karppi P, Huusko T, Kautiainen H, Sulkava R. Post-operative degree of mobilization at two weeks predicts one-year mortality after hip fracture. *Aging Clin Exp Res*. 2004;16:476-480.
5. Jacobsen SJ, Goldberg J, Miles TP, Brody JA, Stiers W, Rimm AA. Race and sex differences in mortality following fracture of the hip. *Am J Public Health*. 1992;82:1147-1150.
6. Magaziner J, Simonsick EM, Kashner TM, Hebel JR, Kenzora JE. Survival experience of aged hip fracture patients. *Am J Public Health*. 1989;79:274-278.
7. Bouxsein ML, Kaufman J, Tosi L, Cummings S, Lane J, Johnell O. Recommendations for optimal care of the fragility fracture patient to reduce the risk of future fracture. *J Am Acad Orthop Surg*. 2004;12:385-395.
8. Cosman F, de Beur SJ, LeBoff MS, et al. Clinician's guide to prevention and treatment of osteoporosis. *Osteoporos Int*. 2014;25:2359-2381.
9. Klotzbuecher CM, Ross PD, Landsman PB, Abbott TA III, Berger M. Patients with prior fractures have an increased risk of future fractures: a summary of the literature and statistical synthesis. *J Bone Miner Res*. 2000;15:721-739.
10. van Staa TP, Leufkens HG, Cooper C. Does a fracture at one site predict later fractures at other sites? A British cohort study. *Osteoporos Int*. 2002;13:624-629.
11. Kane RL, Ouslander JG, Abrass IB. *Essentials of Clinical Geriatrics*. 3rd ed. New York, NY: McGraw-Hill; 1994.
12. Quatman CE, Switzer JA. Geriatric orthopaedics: a new paradigm for management of older patients. *Curr Geriatr Rep*. 2017;6:15-19.
13. Clement ND, Aitken S, Duckworth AD, McQueen MM, Court-Brown CM. Multiple fractures in the elderly. *J Bone Joint Surg Br*. 2012;94:231-236.
14. Clark D, Nakamura M, Miclau T, Marcucio R. Effects of aging on frac-

ture healing. *Curr Osteoporos Rep*. 2017;15:601-608.

15. Bawa HS, Weick J, Dirschl DR. Anti-osteoporotic therapy after fragility fracture lowers rate of subsequent fracture: analysis of a large population sample. *J Bone Joint Surg Am*. 2015;97:1555-1562.

16. Chevalley T, Hoffmeyer P, Bonjour JP, Rizzoli R. An osteoporosis clinical pathway for the medical management of patients with low-trauma fracture. *Osteoporos Int*. 2002;13:450-455.

17. Koh A, Guerado E, Giannoudis PV. Atypical femoral fractures related to bisphosphonate treatment: issues and controversies related to their surgical management. *Bone Joint J*. 2017;99-B:295-302.

18. Saito T, Sterbenz JM, Malay S, Zhong L, MacEachern MP, Chung KC. Effectiveness of anti-osteoporotic drugs to prevent secondary fragility fractures: systematic review and meta-analysis. *Osteoporos Int*. 2017;28:3289-3300.

19. Bernstein J, Weintraub S, Hume E, Neuman MD, Kates SL, Ahn J. The new APGAR SCORE: a checklist to enhance quality of life in geriatric patients with hip fracture. *J Bone Joint Surg Am*. 2017;99:e77.

20. Hung WW, Egol KA, Zuckerman JD, Siu AL. Hip fracture management: tailoring care for the older patient. *J Am Med Assoc*. 2012;307:2185-2194.

21. Gosch M, Hoffmann-Weltin Y, Roth T, Blauth M, Nicholas JA, Kammerlander C. Orthogeriatric co-management improves the outcome of long-term care residents with fragility fractures. *Arch Orthop Trauma Surg*. 2016;136:1403-1409.

22. Sabharwal S, Wilson H. Orthogeriatrics in the management of frail older patients with a fragility fracture. *Osteoporos Int*. 2015;26:2387-2399.

23. Hulsbaek S, Larsen RF, Troelsen A. Predictors of not regaining basic mobility after hip fracture surgery. *Disabil Rehabil*. 2015;37:1739-1744.

24. Morri M, Forni C, Marchioni M, Bonetti E, Marseglia F, Cotti A. Which factors are independent predictors of early recovery of mobility in the older adults' population after hip fracture? A cohort prognostic study. *Arch Orthop Trauma Surg*. 2018;138:35-41.

25. Kubiak EN, Beebe MJ, North K, Hitchcock R, Potter MQ. Early weight bearing after lower extremity fractures in adults. *J Am Acad Orthop Surg*. 2013;21:727-738.

26. Mears SC, Kates SL. A guide to improving the care of patients with fragility fractures, edition 2. *Geriatr Orthop Surg Rehabil*. 2015;6:58-120.

27. Arazi M, Ogun TC, Oktar MN, Memik R, Kutlu A. Early weight-bearing after statically locked reamed intramedullary nailing of comminuted femoral fractures: is it a safe procedure? *J Trauma*. 2001;50:711-716.

28. Brumback RJ, Toal TR Jr, Murphy-Zane MS, Novak VP, Belkoff SM. Immediate weight-bearing after treatment of a comminuted fracture of the femoral shaft with a statically locked intramedullary nail. *J Bone Joint Surg Am*. 1999;81:1538-1544.

29. Koval KJ, Friend KD, Aharonoff GB, Zukerman JD. Weight bearing after hip fracture: a prospective series of 596 geriatric hip fracture patients. *J Orthop Trauma*. 1996;10:526-530.

30. Koval KJ, Sala DA, Kummer FJ, Zuckerman JD. Postoperative weight-bearing after a fracture of the femoral neck or an intertrochanteric fracture. *J Bone Joint Surg Am*. 1998;80:352-356.

31. Dewhirst RC, Ellis DP, Mandara EA, Jette DU. Therapists' perceptions of application and implementation of AM-PAC "6-Clicks" functional measures in acute care: qualitative study. *Phys Ther*. 2016;96:1085-1092.

32. Brown CJ, Friedkin RJ, Inouye SK. Prevalence and outcomes of low mobility in hospitalized older patients. *J Am Geriatr Soc*. 2004;52:1263-1270.

33. Chase JD, Lozano A, Hanlon A, Bowles KH. Identifying factors associated with mobility decline among hospitalized older adults. *Clin Nurs Res*. 2018;27:81-104.

34. Fisher SR, Graham JE, Ottenbacher KJ, Deer R, Ostir GV. Inpatient walking activity to predict readmission in older adults. *Arch Phys Med Rehabil*. 2016;97:S226-S231.

35. Fisher SR, Kuo YF, Sharma G, et al. Mobility after hospital discharge as a marker for 30-day readmission. *J Gerontol A Biol Sci Med Sci*. 2013;68:805-810.

36. Fried LP, Bandeen-Roche K, Chaves PH, Johnson BA. Preclinical mobility disability predicts incident mobility disability in older women. *J Gerontol A Biol Sci Med Sci*. 2000;55:M43-M52.

37. Hoenig HM, Rubenstein LZ. Hospital-associated deconditioning and dysfunction. *J Am Geriatr Soc*. 1991;39:220-222.

38. Growdon ME, Shorr RI, Inouye SK. The tension between promoting mobility and preventing falls in the hospital. *JAMA Intern Med*. 2017;177:759-760.

39. Inouye SK, Brown CJ, Tinetti ME. Medicare nonpayment, hospital falls, and unintended consequences. *N Engl J Med*. 2009;360:2390-2393.

40. King B, Pecanac K, Krupp A, Liebzeit D, Mahoney J. Impact of fall prevention on nurses and care of fall risk patients. *Gerontologist*. 2018;58(2):331-340.

41. Oliver D. David Oliver: fighting pyjama paralysis in hospital wards. *BMJ*. 2017;357:j2096.

42. Baumgarten M, Margolis DJ, Orwig DL, et al. Pressure ulcers in elderly patients with hip fracture across the continuum of care. *J Am Geriatr Soc*. 2009;57:863-870.

43. Berry SD, Samelson EJ, Bordes M, Broe K, Kiel DP. Survival of aged nursing home residents with hip fracture. *J Gerontol A Biol Sci Med Sci*. 2009;64:771-777.

44. Pearson JA, Mangold K, Kosiorek HE, Montez M, Smith DM, Tyler BJ. Registered nurse intent to promote physical activity for hospitalised liver transplant recipients. *J Nurs Manag*. 2018;26:442-448.

45. Phelan S, Lin F, Mitchell M, Chaboyer W. Implementing early mobilisation in the intensive care unit: an integrative review. *Int J Nurs Stud*. 2018;77:91-105.

46. Liu B, Moore JE, Almaawiy U, et al. Outcomes of Mobilisation of Vulnerable Elders in Ontario (MOVE ON): a multisite interrupted time series evaluation of an implementation intervention to increase patient mobilisation. *Age Ageing*. 2018;47:112-119.

47. Roach KE, Ally D, Finnerty B, et al. The relationship between duration of physical therapy services in the acute care setting and change in functional status in patients with lower-extremity orthopedic problems. *Phys Ther*. 1998;78:19-24.

48. Wood W, Tschannen D, Trotsky A, et al. A mobility program for an inpatient acute care medical unit. *Am J Nurs*. 2014;114:34-40; quiz 1-2.

49. Dubb R, Nydahl P, Hermes C, et al. Barriers and strategies for early mobilization of patients in intensive care units. *Ann Am Thorac Soc*. 2016;13:724-730.

50. Moore JE, Mascarenhas A, Marquez C, et al. Mapping barriers and intervention activities to behaviour change theory for Mobilization of Vulnerable Elders in Ontario (MOVE ON), a multi-site implementation intervention in acute care hospitals. *Implement Sci*. 2014;9:160.

51. Morrison RS, Flanagan S, Fischberg D, Cintron A, Siu AL. A novel interdisciplinary analgesic program reduces pain and improves function in older adults after orthopedic surgery. *J Am Geriatr Soc*. 2009;57:1-10.

52. Morrison RS, Magaziner J, McLaughlin MA, et al. The impact of post-operative pain on outcomes following hip fracture. *Pain*. 2003;103:303-311.

53. Peiris CL, Taylor NF, Shields N. Extra physical therapy reduces patient length of stay and improves functional outcomes and quality of life in people with acute or subacute conditions: a systematic review. *Arch Phys Med Rehabil*. 2011;92:1490-1500.

54. Drolet A, DeJuilio P, Harkless S, et al. Move to improve: the feasibility of using an early mobility protocol to increase ambulation in the intensive and intermediate care settings. *Phys Ther*. 2013;93:197-207.

55. Agency for Healthcare Research and Quality. *Preventing Falls in Hospitals: A Toolkit for Improving Quality of Care*. Rockville, MD: Agency for Healthcare Research and Quality; 2013.

56. Siu AL, Penrod JD, Boockvar KS, Koval K, Strauss E, Morrison RS. Early ambulation after hip fracture: effects on function and mortality. *Arch Intern Med*. 2006;166:766-771.

57. Kimmel LA, Edwards ER, Liew SM, Oldmeadow LB, Webb MJ, Holland AE. Rest easy? Is bed rest really necessary after surgical repair of an ankle fracture? *Injury*. 2012;43:766-771.

58. Oldmeadow LB, Edwards ER, Kimmel LA, Kipen E, Robertson VJ, Bailey MJ. No rest for the wounded: early ambulation after hip surgery accelerates recovery. *ANZ J Surg*. 2006;76:607-611.

59. Kristensen MT, Foss NB, Kehlet H. Timed "up & go" test as a predictor of falls within 6 months after hip fracture surgery. *Phys Ther*. 2007;87:24-30.

60. Herrick C, Steger-May K, Sinacore DR, Brown M, Schechtman KB, Binder EF. Persistent pain in frail older adults after hip fracture repair. *J Am Geriatr Soc*. 2004;52:2062-2068.

61. Beaupre LA, Cinats JG, Jones CA, et al. Does functional recovery in elderly hip fracture patients differ between patients admitted from long-term care and the community? *J Gerontol A Biol Sci Med*. 2007;62:1127-1133.

62. Bellelli G, Frisoni GB, Pagani M, Magnifico F, Trabucchi M. Does cognitive performance affect physical therapy regimen after hip fracture surgery? *Aging Clin Exp Res*. 2007;19:119-124.

63. Crotty M, Miller M, Whitehead C, Krishnan J, Hearn T. Hip fracture

treatments – What happens to patients from residential care? *J Qual Clin Pract.* 2000;20:167-170.

64. Frances Horgan N, Cunningham JC. Impact of cognitive impairment on hip fracture outcome in older people. *Br J Ther Rehabil.* 2003;10:228-232.

65. Tinetti ME, Doucette JT, Claus EB. The contribution of predisposing and situational risk factors to serious fall injuries. *J Am Geriatr Soc.* 1995;43:1207-1213.

66. van Doorn C, Gruber-Baldini AL, Zimmerman S, et al. Dementia as a risk factor for falls and fall injuries among nursing home residents. *J Am Geriatr Soc.* 2003;51:1213-1218.

67. Allen J, Koziak A, Buddings S, Liang J, Buckingham J, Beaupre LA. Rehabilitation in patients with dementia following hip fracture: a systematic review. *Physiother Can.* 2012;64:190-201.

68. Diong J, Allen N, Sherrington C. Structured exercise improves mobility after hip fracture: a meta-analysis with meta-regression. *Br J Sports Med.* 2016;50:346-355.

69. Lee SY, Yoon BH, Beom J, Ha YC, Lim JY. Effect of lower-limb progressive resistance exercise after hip fracture surgery: a systematic review and meta-analysis of randomized controlled studies. *J Am Med Dir Assoc.* 2017;18:1096.e19-1096.e26.

70. Overgaard J, Kristensen MT. Feasibility of progressive strength training shortly after hip fracture surgery. *World J Orthop.* 2013;4:248-258.

71. Fiatarone MA, O'Neill EF, Ryan ND, et al. Exercise training and nutritional supplementation for physical frailty in very elderly people. *N Engl J Med.* 1994;330:1769-1775.

72. Latham N, Anderson C, Bennett D, Stretton C. Progressive resistance strength training for physical disability in older people. *Cochrane Database Syst Rev.* 2003;2:CD002759.

73. Liu CJ, Latham NK. Progressive resistance strength training for improving physical function in older adults. *Cochrane Database Syst Rev.* 2009;3:CD002759.

74. Sinaki M. Exercise for patients with osteoporosis: management of vertebral compression fractures and trunk strengthening for fall prevention. *PM R.* 2012;4:882-888.

75. Handoll HH, Sherrington C, Mak JC. Interventions for improving mobility after hip fracture surgery in adults. *Cochrane Database Syst Rev.* 2011:CD001704.

76. Turunen K, Salpakoski A, Edgren J, et al. Physical activity after a hip fracture: effect of a multicomponent home-based rehabilitation program – A secondary analysis of a randomized controlled trial. *Arch Phys Med Rehabil.* 2017;98:981-988.

77. Vochteloo AJ, Moerman S, Tuinebreijer WE, et al. More than half of hip fracture patients do not regain mobility in the first postoperative year. *Geriatr Gerontol Int.* 2013;13:334-341.

78. Visser M, Harris TB, Fox KM, et al. Change in muscle mass and muscle strength after a hip fracture: relationship to mobility recovery. *J Gerontol A Biol Sci Med.* 2000;55:M434-M440.

79. Binder EF, Brown M, Sinacore DR, Steger-May K, Yarasheski KE, Schechtman KB. Effects of extended outpatient rehabilitation after hip fracture: a randomized controlled trial. *J Am Med Assoc.* 2004;292:837-846.

80. Host HH, Sinacore DR, Bohnert KL, Steger-May K, Brown M, Binder EF. Training-induced strength and functional adaptations after hip fracture. *Phys Ther.* 2007;87:292-303.

81. Latham NK, Harris BA, Bean JF, et al. Effect of a home-based exercise program on functional recovery following rehabilitation after hip fracture: a randomized clinical trial. *J Am Med Assoc.* 2014;311:700-708.

82. Foss NB, Kehlet H. Hidden blood loss after surgery for hip fracture. *J Bone Joint Surg Br.* 2006;88:1053-1059.

83. Penninx BW, Pahor M, Woodman RC, Guralnik JM. Anemia in old age is associated with increased mortality and hospitalization. *J Gerontol A Biol Sci Med.* 2006;61:474-479.

84. Marcantonio ER, Flacker JM, Wright RJ, Resnick NM. Reducing delirium after hip fracture: a randomized trial. *J Am Geriatr Soc.* 2001;49:516-522.

85. Parker MJ. Randomised trial of blood transfusion versus a restrictive transfusion policy after hip fracture surgery. *Injury.* 2013;44:1916-1918.

86. Brauer C, Morrison RS, Silberzweig SB, Siu AL. The cause of delirium in patients with hip fracture. *Arch Intern Med.* 2000;160:1856-1860.

87. Edlund A, Lundstrom M, Brannstrom B, Bucht G, Gustafson Y. Delirium before and after operation for femoral neck fracture. *J Am Geriatr Soc.* 2001;49:1335-1340.

88. Duppils GS, Wikblad K. Patients' experiences of being delirious. *J Clin Nurs.* 2007;16:810-818.

89. Oh ES, Fong TG, Hshieh TT, Inouye SK. Delirium in older persons: advances in diagnosis and treatment. *J Am Med Assoc.* 2017;318:1161-1174.

90. Oberai T, Laver K, Crotty M, Killington M, Jaarsma R. Effectiveness of multicomponent interventions on incidence of delirium in hospitalized older patients with hip fracture: a systematic review. *Int Psychogeriatr.* 2018;30:481-492.

91. Lundstrom M, Olofsson B, Stenvall M, et al. Postoperative delirium in old patients with femoral neck fracture: a randomized intervention study. *Aging Clin Exp Res.* 2007;19:178-186.

92. Avenell A, Smith TO, Curtain JP, Mak JC, Myint PK. Nutritional supplementation for hip fracture aftercare in older people. *Cochrane Database Syst Rev.* 2016;11:CD001880.

93. Bell JJ, Bauer JD, Capra S, Pulle RC. Quick and easy is not without cost: implications of poorly performing nutrition screening tools in hip fracture. *J Am Geriatr Soc.* 2014;62:237-243.

94. Vivanti A, Ward N, Haines T. Nutritional status and associations with falls, balance, mobility and functionality during hospital admission. *J Nutr Health Aging.* 2011;15:388-391.

95. Goisser S, Schrader E, Singler K, et al. Malnutrition according to mini nutritional assessment is associated with severe functional impairment in geriatric patients before and up to 6 months after hip fracture. *J Am Med Dir Assoc.* 2015;16:661-667.

96. van Wissen J, van Stijn MF, Doodeman HJ, Houdijk AP. Mini nutritional assessment and mortality after hip fracture surgery in the elderly. *J Nutr Health Aging.* 2016;20:964-968.

97. Avenell A, Handoll HH. Nutritional supplementation for hip fracture aftercare in older people. *Cochrane Database Syst Rev.* 2010;1:CD001880.

98. Long Term Care. U.S. Department of Health and Human Services. 2018. Available at https://longtermcare.acl.gov/.

99. Cameron ID, Lyle DM, Quine S. Cost effectiveness of accelerated rehabilitation after proximal femoral fracture. *J Clin Epidemiol.* 1994;47:1307-1313.

100. Jette AM, Harris BA, Cleary PD, Campion EW. Functional recovery after hip fracture. *Arch Phys Med Rehabil.* 1987;68:735-740.

101. Basques BA, Bohl DD, Golinvaux NS, Leslie MP, Baumgaertner MR, Grauer JN. Postoperative length of stay and 30-day readmission after geriatric hip fracture: an analysis of 8434 patients. *J Orthop Trauma.* 2015;29:e115-e120.

102. Kates SL, Shields E, Behrend C, Noyes KK. Financial implications of hospital readmission after hip fracture. *Geriatr Orthop Surg Rehabil* 2015;6:140-146.

103. Lizaur-Utrilla A, Serna-Berna R, Lopez-Prats FA, Gil-Guillen V. Early rehospitalization after hip fracture in elderly patients: risk factors and prognosis. *Arch Orthop Trauma Surg.* 2015;135:1663-1667.

104. Ali AM, Gibbons CE. Predictors of 30-day hospital readmission after hip fracture: a systematic review. *Injury.* 2017;48:243-252.

105. Boockvar KS, Halm EA, Litke A, et al. Hospital readmissions after hospital discharge for hip fracture: surgical and nonsurgical causes and effect on outcomes. *J Am Geriatr Soc.* 2003;51:399-403.

106. Jencks SF, Williams MV, Coleman EA. Rehospitalizations among patients in the medicare fee-for-service program. *N Engl J Med.* 2009;360:1418-1428.

107. Kates SL, Behrend C, Mendelson DA, Cram P, Friedman SM. Hospital readmission after hip fracture. *Arch Orthop Trauma Surg.* 2015;135:329-337.

108. Balasubramanian A, Tosi LL, Lane JM, Dirschl DR, Ho PR, O'Malley CD. Declining rates of osteoporosis management following fragility fractures in the U.S., 2000 through 2009. *J Bone Joint Surg Am.* 2014;96:e52.

109. Benzvi L, Gershon A, Lavi I, Wollstein R. Secondary prevention of osteoporosis following fragility fractures of the distal radius in a large health maintenance organization. *Arch Osteoporos.* 2016;11:20.

110. Iba K, Dohke T, Takada J, et al. Improvement in the rate of inadequate pharmaceutical treatment by orthopaedic surgeons for the prevention of a second fracture over the last 10 years. *J Orthop Sci.* 2018;23:127-131.

111. Kristensen PK, Thillemann TM, Soballe K, Johnsen SP. Are process performance measures associated with clinical outcomes among patients with hip fractures? A population-based cohort study. *Int J Qual Health Care.* 2016;28:698-708.

112. Boockvar KS, Litke A, Penrod JD, et al. Patient relocation in the 6 months after hip fracture: risk factors for fragmented care. *J Am Geriatr Soc.* 2004;52:1826-1831.

113. Popejoy LL, Dorman Marek K, Scott-Cawiezell J. Patterns and prob-

lems associated with transitions after hip fracture in older adults. *J Gerontol Nurs*. 2013;39:43-52.

114. Killington M, Walker R, Crotty M. The chaotic journey: Recovering from hip fracture in a nursing home. *Arch Gerontol Geriatr*. 2016;67:106-112.

115. Eslami M, Tran HP. Transitions of care and rehabilitation after fragility fractures. *Clin Geriatr Med*. 2014;30:303-315.

116. Smith TO, Hameed YA, Cross JL, Henderson C, Sahota O, Fox C. Enhanced rehabilitation and care models for adults with dementia following hip fracture surgery. *Cochrane Database Syst Rev*. 2015;6:CD010569.

117. Deprey SM, Biedrzycki L, Klenz K. Identifying characteristics and outcomes that are associated with fall-related fatalities: multi-year retrospective summary of fall deaths in older adults from 2005-2012. *Inj Epidemiol*. 2017;4:21.

118. Medical Advisory Secretariat. Prevention of falls and fall-related injuries in community-dwelling seniors: an evidence-based analysis. *Ont Health Technol Assess Ser*. 2008;8:1-78.

119. Satariano WA, Wang C, Kealey ME, Kurtovich E, Phelan EA. Risk profiles for falls among older adults: new directions for prevention. *Front Public Health*. 2017;5:142.

120. Rimland JM, Abraha I, Dell'Aquila G, et al. Effectiveness of non-pharmacological interventions to prevent falls in older people: a systematic overview. The SENATOR Project ONTOP Series. *PLoS One*. 2016;11:e0161579.

121. Smith AK, Cenzer IS, John Boscardin W, Ritchie CS, Wallhagen ML, Covinsky KE. Increase in disability prevalence before hip fracture. *J Am Geriatr Soc*. 2015;63:2029-2035.

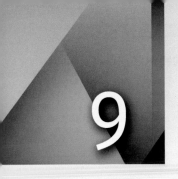

第 9 章　康复原则

Bronwyn Spira

关于负重状态的术语

"负重"是指患者在伤后或术后其患腿所能承受的体重(body weight,BW)。负重的量通常由外科医生基于创伤的程度、愈合阶段、手术方式等决定。以下是医生和康复专科医师普遍认可的负重分类。

免负重

免负重(non-weight bearing)即在站立和行走时患肢不接触地面。例如,行走时使用拐杖或助行器等辅助器具以避免患肢与地面接触。

趾触负重或接触负重

趾触负重(toe-touch weight bearing)或接触负重(touch-down weight bearing)是指患者在行走时可以对患肢的前足(脚趾)施以少量的体重。这意味着患者可以在避免患肢承受过多负重的情况下保持一定程度的平衡。需要借助辅助器具,如助行器或双拐行走。

部分负重

部分负重是指患肢可承受一定比例的体重。通常为 25%、50% 和 75%。浴室秤可以作为简单且准确的衡量工具,可帮助患者在行走之前了解适合其患肢的负重量。根据所允许的部分负重(partial weight bearing,PWB)的程度,可以借助助行器、单拐、双拐、手杖等。

可耐受负重

可耐受负重是指在可耐受的疼痛范围内,患肢尽可能多地承重。尽管允许患者出现轻微不适,但应注意患者需以正确的力学方式行走。和 PWB 一样,可以借助助行器、单拐、双拐或手杖。

全负重

全负重(full-weight bearing,FWB)是指在站立或行走时患肢负重 100%。同样,患者可能会存在一些不适,但应注意患者需以正确的力学方式行走。FWB 状态下,不需要使用任何辅助器具。

运动术语

被动关节活动度

被动关节活动度(passive range of motion,PROM)是肢体或关节在完全由外力作用下产生的最大关节活动度(range of motion,ROM)。外力可由重力、机械/滑轮系统、另外一个人或个人自身的其他部分产生。原本支配该关节活动的肌肉放松。PROM 的目标是维持关节和结缔组织的活动性,增加血液循环,防止关节挛缩或粘连,减轻疼痛,所有这些都是手术、损伤或长时间制动后的潜在并发症。粘连是在组织之间形成的纤维束,可被看做是附着在组织上的内部瘢痕组织,通常具有白色的"蜘蛛网"样外观。PROM 的常见类型如:①使用滑轮来抬起左臂——患者完全依靠右臂力量向下拉动滑轮,同时左臂放松,被拉起;②患者放松,治疗师在其可达的 ROM 范围内活动踝关节;③术后患者用健侧上肢帮助患侧肘关节屈伸。PROM 并不是拉伸的同义词,拉伸是一种强度更大的运动,其目标是提高结缔组织的可塑性(改变长度)和柔韧性。筋膜是一种附着在肌肉、肌腱、韧带、神经和骨骼上的结缔组织。研究表明,柔韧性的提高是筋膜长度的增加。有趣的是,也有研究表明拉伸不太可能增加实际肌肉的长度。

主动关节活动度

主动关节活动度(active range of motion,AROM)由自身肌肉或跨关节肌肉产生的使关节或肢体活动的最大 ROM。尽管 AROM 可以在非重力位下实施,但通常 AROM 主要抗重力进行。例如,一个人在站立时抬起手臂,就是抗重力下的 AROM;如果这个动作是在侧卧位下进行的,就是在消除重力作用下的 AROM。除了上述所提到的重力外,AROM 为不抗任何外部阻力的。AROM 除了可以达到 PROM 的效果外,还可以减少肌肉萎缩,为神经肌肉骨骼系统提供感觉反馈,并提高运动能力和协调性。

主动-辅助关节活动度

主动辅助关节活动度(active assistive range of motion,AAROM)是借助手法或者机械外力帮助下完成的关节或肢体的运动。当患者的 AROM 与可达到的 PROM 有差距时,AAROM 可以起到弥补两者差距的作用。AAROM 用于患者肌力差,不足以完成全范围关节活动度(通常在抗重力作用下)的情况。例如,肩关节术后的患者需要治疗师的帮助来尝试举起手臂。AAROM 可以在抗重力位或非重力位下实施。治疗师提供的辅助量可以从轻微辅助到由治疗师完成大部分的最大辅助(图 9.1)。

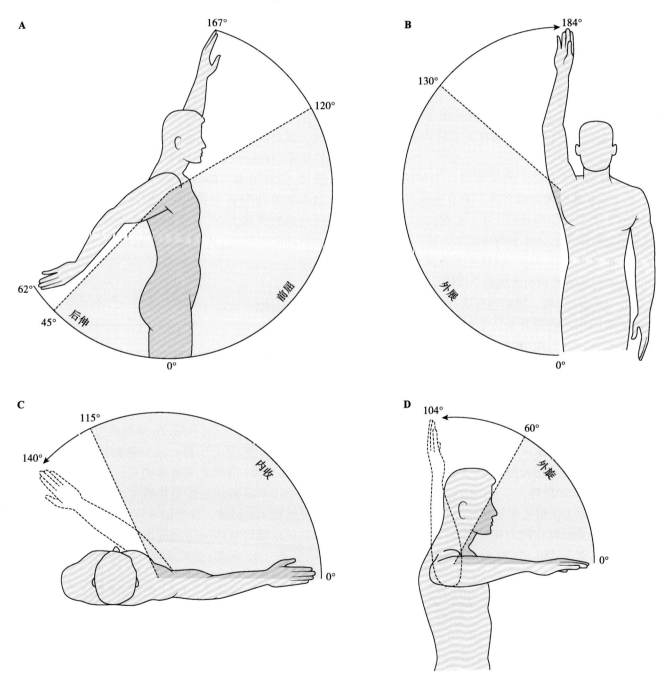

图 9.1　肩的活动范围(Reproduced from Richard B,Kathy S,James C,Jane L,Joshua N,Joan S.*Fleisher & Ludwig's Textbook of Pediatric Emergency Medicine*. 8th ed. Wolters Kluwer Health;2020.)

生物力学和关节反作用力

生物力学（Biomechanics）是对生物和生理系统相关的力学研究的统称。运动机能学（Kinesiology）与生物力学是同义词，是一个涉及运动研究的更全面的术语。在"力学"中有两个研究了领域：静力学，即研究处于静止（不伴活动）或匀速运动等恒定状态的系统相关内容；动力学，即研究存在加速度运动的系统相关内容，可能涉及运动学和动力学。

动力学研究作用在身体上的力；运动学不考虑引起运动的实际作用力，仅研究身体的运动。运动学的两个分支包括骨运动学和关节运动学。骨运动学是指骨骼之间的运动。例如，肩关节屈曲可以描述为肱骨向身体头端的运动。另一方面，关节运动学是指相对关节面之间的运动。以上述例子而言，肩关节屈曲时的关节运动学涉及肱骨头在关节窝内自上向下的平移。

关节反作用力定义为关节内产生的力，具体来说，是作用在关节表面的合力。关节表面的合力由体重（BW）、重力和肌肉张力产生。根据国际单位制，力的大小以牛顿表示，1 牛顿等于 0.225 磅，或者换一种说法，1 磅等于 4.4 牛顿。以髋关节为例，仰卧直腿抬高产生的关节反作用力大约是个体体重的 2 倍。该力主要是由屈髋肌（股直肌和髂腰肌）的肌肉收缩产生，这些肌肉的收缩将股骨头压在髋臼上产生运动。患肢单腿站立、行走、跑步时，髋关节反作用力会增加，分别为 3 倍体重、5 倍体重、10 倍体重。在这些情况下，髋部肌肉（臀肌）力量逐渐增大，结合重力和 BW，关节反作用合力亦随之增大。如前所述，外部阻力增大可极大地增加关节反作用力，尤其是对于具有较长杠杆臂的肩和髋而言。

这对特定关节相关损伤和/或手术的康复具有重要意义。例如，晚期髋关节炎的患者因为髋关节承受的巨大压力而无法耐受单腿站立。在肩部，肩关节外展时盂肱关节的反作用力在外展 90° 时最大，达到约 50% 体重。对于 180 磅（约 81.65kg）重的人，持重 5 磅（约 2.27kg）进行肩外展时，关节反作用力增至 100% 体重。最后，膝关节伸膝过程中，初始屈膝角度越大，膝关节所承受的反作用力就越大。因此，在膝关节疾病患者的康复过程中，例如"跑步膝"（膝前痛），在 0° 进行等长伸膝收缩对膝关节产生的作用力比在屈膝情况下产生的力更小。

肌肉收缩有两种主要方式：等长收缩和等张收缩。等长收缩时肌肉长度或关节角度没有变化。相反，等张收缩会改变肌肉的长度。等张收缩有两种亚型：离心性收缩和向心性收缩。离心收缩时，肌肉随着张力增加而拉长。当外力超过肌肉产生的力时，如在离心运动时，该运动被称为负功，因为肌肉在这种负重的状态下吸收了能量。离心收缩消耗能量较少，但比向心收缩可产生更大的力。例如，肱二头肌屈伸训练时，在"负"阶段（前臂下降或回到起始位置），肱二头肌伸长的动作即为离心收缩；在下蹲动作的下降阶段或跳跃的着陆阶段，臀肌的收缩也属于离心性收缩。肌肉收缩的另外一种类型是向心性收缩，在这种收缩过程中，肌肉在产生力量的同时缩短，克服阻力。例如，当举起重物时，肱二头肌的向心收缩使肘部弯曲，将重物向肩部的方向抬起。以之前的深蹲为例，在下降阶段，屈髋肌向心收缩，而臀部肌肉拉长，从而以离心收缩的方式控制下降运动。

角度测量

矢状面、冠状面、横切面和旋转的测量方法

关节 ROM 的测量方法需包括矢状面、冠状面、横切面和旋转的角度（表 9.1）。测量 ROM 时，受试者需位于解剖位——正直站立，面朝前方，双臂自然下垂于身体两侧，掌心向前。三个基本平面（矢状面、冠状面、横切面）内所有关节运动和位置都要记录。旋转是指转向或离开起始姿势的运动。所有的运动都用三组数字来记录。首先记录远离身体的运动范围，最后记录朝向身体的运动范围。起始位置记录在中间，通常为 0。例如，肘关节可以过伸 10°、屈曲 140°，将被记录为 S 10-0-140。S 表示在矢状面（Sagittal）的运动。

表 9.1　关节活动度及终末活动范围

关节	运动	活动范围（起止）	终末活动范围变化
肩	伸-屈	0°~180°	150°~180°
	过伸	0°~45°	40°~60°

表 9.1　关节活动度及终末活动范围(续)

关节	运动	活动范围(起止)	终末活动范围变化
	内收-外展	0°~180°	150°~180°
	外旋	0°~90°	80°~90°
	内旋	0°~90°	70°~90°
	水平外展	30°	–
	水平内收	135°	–
肘	伸-屈	0°~145°	120°~160°
前臂	旋后	0°~90°	80°~90°
	旋前	0°~80°	70°~90°
腕	伸	0°~70°	65°~70°
	屈	0°~90°	75°~90°
	桡偏	0°~20°	15°~25°
	尺偏	0°~30°	25°~40°
拇指腕掌关节	外展	0°~70°	50°~80°
	屈	0°~45°	15°~45°
	伸	20°	0°~20°
	对掌	拇指尖触碰第 5 指尖	–
拇指掌指关节	伸-屈	0°~45°	40°~90°
拇指指间关节	伸-屈	0°~90°	80°~90°
第 2~5 指掌指关节	屈	0°~90°	–
	过伸	0°~30°	30°~45°
	内收-外展	0°~20°	–
第 2~5 指近节指间关节	伸-屈	0°~100°	100°~120°
第 2~5 指远节指间关节	伸-屈	0°~90°	80°~90°
髋	伸-屈	0°~120°	110°~125°
	过伸	0°~15°	10°~45°
	外展	0°~45°	45°~50°
	内收	0°~20°	10°~30°
	外旋	0°~45°	36°~60°
	内旋	0°~35°	33°~45°
膝	伸-屈	0°~135°	125°~145°
踝	背屈	0°~15°	10°~30°
	跖屈	0°~45°	45°~65°
距下关节	内翻	0°~30°	30°~52°
	外翻	0°~15°	15°~30°
跖趾关节	伸-屈	0°~40°	30°~45°
	过伸	0°~80°	50°~90°
趾间关节	伸-屈	0°~60°	50°~80°

From Shultz S, Houglum P, Perrin D. *Examination of Musculoskeletal Injuries*. 4th ed. , p. 78. Human Kinetics, Inc. ;2015.

功能性关节活动度

功能性 ROM 主要用来评价患者能否在其所处环境中有效地发挥功能。正常的活动范围不一定是完成目标动作或预期任务所必需的。

肩关节屈曲	腕关节旋前/旋后
"可以把你的手臂举过头顶吗?"	"你能把你的手掌向上翻及向下翻吗?"
用于确定	用于确定
患者的手能否够到最上层储藏架?	患者能否转动门把手?
患者能否关上百叶窗?	患者能否转动点火器中的钥匙?
肩关节外展/外旋	**腕关节伸/屈**
"你能把你的手放在你的头后面吗?"	"你能上下挥动你的手吗?"
用于确定	用于确定
患者能否洗头和梳头?	患者能否系鞋带?
患者能否自己穿套头衫?	患者能否在键盘上打字?
患者能否抓挠自己的背部?	**肘关节屈曲**
肩部外展/后伸	"你能摸到你的嘴吗?"
"你能在背后触摸你的手吗?"	用于确定
用于确定	患者能否自己用手吃东西?
患者能否自己把衬衫塞进裤子里?	患者能否刷牙?
患者能否自己将腰带穿进裤袢里?	
患者能否进行个人卫生清洁?	
肩关节屈曲/肘关节伸直	**拇指对掌**
"你能把你的双手在你面前伸直吗?"	"你的每个手指都可以和拇指触碰吗?"
用于确定	用于确定
患者能否洗碗?	患者能否捡起桌子上的零钱?
患者能否拿起位于他们前方的物体?	患者能否拿起铅笔?
患者能否进行滑水运动?	

阅读推荐

Bergmann G, Graichen F, Rohlmann A. Hip joint loading during walking and running, measured in two patients. *J Biomech.* 1993;26(8):969-90.

Gerhardt JJ, Rondinelli RD. Goniometric techniques for range-of-motion assessment. *Phys Med Rehabil Clin N Am.* 2001;12(3):507-527.

Giarmatzis G, Jonkers I, Wesseling M, Van Rossom S, Verschueren S. Loading of hip measured by hip contact forces at different speeds of walking and running. *J Bone Miner Res.* 2015;30(8):1431-1440.

Nordin M, Frankel V. *Basic Biomechanics of the Musculoskeletal System.* 3rd ed. Philadelphia, PA: Lippincott Williams & Wilkins; 2001.

第 10 章 康复医学中的辅助物理因子治疗

Elisabeth McGee

Sabrina Wang

John Layne

前言

成人骨折的流行病学正呈迅速变化趋势。2000年,对一个创伤骨科接诊的 5 953 例骨折进行的研究结果表明,骨折存在着 8 种不同的分布曲线,所有的骨折都可以归入这八种曲线的范畴内[1]。这些骨折每年导致的经济损失大约在 30 亿~60 亿美元之间。急性骨折的常见症状包括疼痛、肿胀、淤血、局部皮肤变色及损伤部位活动受限。骨折的症状和体征因患者年龄、一般身体健康状况、损伤部位和严重程度的不同而有所差异。基于以上影响因素,如今的骨折问题需考虑两个层面:一为生物医学层面,包括骨折后的确诊、复位及稳定;二为生物-心理-社会医学层面,包括康复过程中个体的生物、心理和社会因素[2]。

成功的手术对于骨折后恢复活动及功能是至关重要的[3]。而患者若想实现最终的功能恢复,手术后的康复亦尤其重要。物理治疗师或作业治疗师为患者提供一个以功能恢复目标为导向的康复过程,康复重点是通过干预治疗性措施,帮助患者达到最佳的身体、精神及社会功能的恢复,以防止因受伤而造成的长期残疾。外伤及骨科术后普遍存在疼痛及昂贵的医疗费用(特别是当疼痛转为慢性时),也是康复要面对的主要医疗问题之一[4]。

物理治疗师和作业治疗师治疗骨折患者的目标是在促进、预防和治疗的范围内最大限度地发挥运动潜能。常用的治疗方法,如手法治疗、运动治疗和神经肌肉再学习,已被证明是改善患者活动能力和功能水平的有效治疗方法。此外,姑息治疗也常用来协助提高治疗效果及运动耐力,物理因子治疗是姑息治疗的常见类型。通常使用热、机械、电磁和光能以达到特定的治疗效果[4],如缓解疼痛,增加关节活动度,促进组织愈合及增强肌肉募集[5]。

物理因子治疗的类型

物理因子治疗通常分为热能(冷疗和热疗)、电磁波(电疗法、透热疗法、紫外线疗法和红外线疗法)或机械能(超声波疗法、牵引技术和压力疗法)。治疗效果包括缓解疼痛、促进组织愈合、增加关节活动度及增强肌肉募集。

温度疗法:冷疗及热疗

冷疗

冷疗是应用低温物质使组织温度降低引起生理反应以达到治疗效果的一种方法。目前有多种冷疗的应用技术及方法,如冷敷/冰敷袋、冰块按摩、冷浴/漩涡浴、加压冷敷仪和冷冻喷雾剂(表 10.1)。冷的传递方式包括传导、对流和蒸发。传导是两种不同温度的物质接触即产生热量交换。对流是不同温度的物质通过空气循环而传递热的方式。蒸发是指在液体表面进行的汽化过程,此过程需要消耗人体热能。

表 10.1 冷疗

类型	对流	传导	蒸发
冷敷/冰敷袋		×	
冰块按摩		×	
冷浴	×		
冰毛巾		×	
冷冻喷雾剂			×

治疗作用

冷疗对机体的血流动力学、神经肌肉和组织代谢的生理作用有利于骨折康复。生理学和临床证据表明,冷敷可以降低神经传导速度[6],减少局部血流量[7-9],并降低组织的代谢率[10]。这些作用可减少创伤后的炎症反应[11],缓解疼痛[12,13],减轻水肿[14],并减少继发性损伤[15]。目标组织的温度变化与暴露时间有相关性(图 10.1 和图 10.2)[15,16]。冷疗可作用深达 2cm 的组织,使其产生生物学效应[5,15,16]。

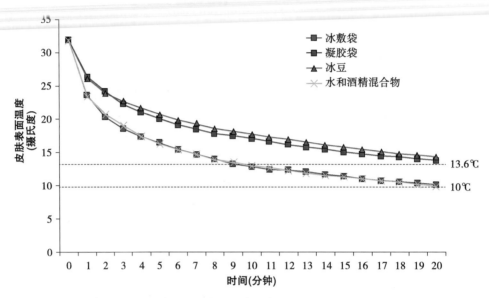

图 10.1　使用冰袋、凝胶袋、冰豆以及水和酒精混合物 20 分钟(从 0 到 20 分钟)期间的平均皮肤表面温度(N=50)(Redrawn from Rotsalai K, Prawit J. Comparison of skin surface temperature during the application of various cryotherapy modalities. Copyright. *Elsevier*. 2005: 1411-1415. © 2005 American Congress of Rehabilitation Medicine and the American Academy of Physical Medicine and Rehabilitation. Published by *Elsevier* Inc. All rights reserved.)

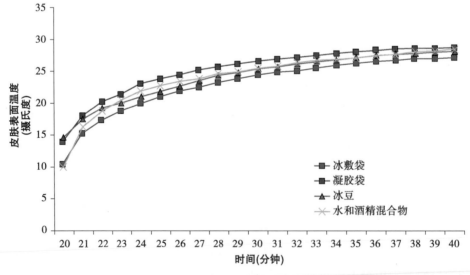

图 10.2　使用冰袋、凝胶袋、冰豆以及水和酒精混合 20 分钟后(20~40 分钟之间)的平均皮肤表面温度(N=50)(Redrawn from Rotsalai K, Prawit J. Comparison of skin surface temperature during the application of various cryotherapy modalities. Copyright. *Elsevier*. 2005: 1411-1415. © 2005 American Congress of Rehabilitation Medicine and the American Academy of Physical Medicine and Rehabilitation. Published by *Elsevier* Inc. All rights reserved.)

适应证与禁忌证

应用冷疗需谨慎,当患者存在感觉障碍及感觉异常时,缺少保护性反馈,因此,使用冷疗需慎重,若患者感觉缺失,则禁止使用冷疗(表 10.2)。血液循环障碍者可能对冷疗存在异常反应,导致血管过度收缩,有冻伤风险。加压冷疗时常见组织和神经损伤。通过毛细血管充盈试验评估血液循环受损程度,以确保治疗部位血流不受限制。在再生的浅表神经上应用冷疗可能会导致缺血,因此可能会延迟再生。浅表神经损伤后冷敷可能会产生烧灼感,降低神经传导速度,并可能导致进一步的神经损伤。

表 10.2　冷疗的注意事项与禁忌证

注意事项	禁忌证	不良反应
冰敷≥20 分钟	冷过敏	组织坏死
周围神经表浅分支	冰耐受不良	冻伤
开放性伤口	冷沉球蛋白血症	神经损伤
感觉减退	雷诺现象	血管反常扩张(冰敷 > 20min 出现打猎反应)
认知障碍	再生周围神经	
皮肤损伤	循环障碍	
CRPS(旧称 RSD)	感觉减退或缺失	
HTN,心力衰竭	PVD	
	DVT,血栓性静脉炎	

注:CRPS,复杂性区域疼痛综合征;DVT,深静脉血栓;HTN,高血压;PVD,周围血管疾病;RSD,反射性交感神经营养不良。

热疗

应用热能治疗疾病有悠久的历史。它有多个益处,包括促进组织愈合、放松骨骼肌、缓解疼痛、为软组织牵伸和松动作准备,最重要的是增加血流量和促进组织再生[17,18]。

临床上有几种热敷疗法(表 10.3)。热量可以通过辐射、传导或对流传递到组织[5,19]。深层加热方式包括超声波治疗和透热疗法。表面加热剂包括:湿热敷袋、加热垫、热水浴、红外线和蜡疗。

治疗效果

表面加热剂对机体有多种积极的临床作用。可降低患者的感觉过敏,从而缓解疼痛,放松肌肉[20,21]。加热过程也会使血管扩张,血管通透性增强,有利于氧气、营养物质和抗体进入治疗区域。当体温升高

表 10.3　热疗

方法	对流	传导	辐射
热敷袋		×	
加热垫		×	
热水浴	×		
红外线疗法			×
蜡疗		×	

时,细胞代谢活动加强,可释放组胺、前列腺素和血管舒缓素,使毛细血管扩张和血管灌注增加,从而缓解疼痛和促进组织修复。热能可以改善表面胶原蛋白的延展性,在进行按摩和适当牵伸后,可以促进软组织的延长。

适应证与禁忌证

热疗能缓解疼痛和僵硬,解除肌肉痉挛,增加活动范围,并通过增加该区域的血流量和营养物质来促进组织愈合。温热疗法将病理部位的温度升高至40℃以内,有舒缓、抗刺激的作用[5,22,23]。表 10.4 为热疗注意事项和禁忌证,应在治疗前考虑及选择。当患者存在感觉障碍及感觉异常时,缺少保护性反馈,存在烧伤及组织受损的风险,禁用表面热疗。浅表皮肤有金属植入物(皮肤钉、经皮针)时,应避免在其表明直接使用热疗,金属具有高导热性,热疗会增加金属植入物周围组织的损伤风险。有完整皮肤和皮下组织覆盖的深层金属植入物可以在采取正常预防措施的情况下接受热疗。

表 10.4　热疗的注意事项和禁忌证

注意事项	禁忌证
颈前动脉窦	感染或急性炎症
孕妇	恶性肿瘤/疑似恶性肿瘤
心力衰竭	深静脉血栓,血栓性静脉炎
轻-中度水肿	感觉障碍
	失血
	精神障碍
	循环障碍
	热过敏
	皮肤损伤
	重度水肿
	生殖器官

超声波疗法

超声波是应用声能产生机械振动来传递能量,产生热效应和非热效应[24,25]。交流电通过压电晶体,电能使晶体振动并产生高能声波,即为超声波。通过不同的治疗参数的调节,可提高组织温度(热效应)并促进细胞愈合(非热效应)(表 10.5)。物理治疗中的最佳治疗超声频率为 1.0~3.0MHz。1.0MHz(100 万 Hz)的频率可作用于深达 5cm 的深层组织。253.0MHz 的频率可穿透 2.5cm 深度的浅表组织[25]。

表 10.5 **超声波疗法的热效应和非热效应**

热效应	非热效应
增加肌腱及关节囊的胶原组织延展性	刺激组织修复及愈合
缓解疼痛	改善细胞和血管壁对钠离子和钠离子的通透性
改变神经传导	促进蛋白质合成
增加外周血流量	刺激肥大细胞释放组胺,促进组织愈合
减轻肌肉痉挛	
升高组织温度	
提高新陈代谢率	

适应证和禁忌证

超声波是一种声能形式,通常用于治疗与骨折相关的损伤(表 10.6)。当组织吸收超声波时,动能增加,分子间产生热效应。超声波使用强度越大,时间越长,胶原蛋白含量越高的组织,温度提升越高。Draper 及其同事[26]描述了不同强度的超声波治疗 24 名大学生未受伤的小腿三头肌的加热效果。3MHz 频率的加热速率明显快于 1MHz 频率的加热速率。组织温度取决于超声波的治疗时间和强度。随着超声治疗时间的增加,肌肉的温度也升高。同样,随着超声强度的增加,目标肌肉内的温度也增加。由于其热效应与非热效应,许多文献报道了低频治疗超声已被广泛用于各种疾病[26-31]。此外,75%~80% 的超声能量被反射,其他则被骨膜吸收。对骨折部位进行连续超声治疗可刺激骨骼异常生长或骨质脱钙[31]。低剂量脉冲超声已被证明可促进成骨细胞活性,加速骨折愈合[31]。然而,治疗过程中的不同参数也会带来不同效果。若对炎症组织应用连续超声,由于其热效应,会加剧组织的炎症反应,加重红肿热痛。脉冲超声可以刺激细胞愈合,促进慢性炎症消退,从而加快组织修复[31]。图 10.3 为温热效应和非热效应的治疗参数。

表 10.6 **超声波疗法的热效应和非热效应的适应证**

热效应	非热效应
关节挛缩	组织修复
瘢痕组织	急性损伤或炎症
慢性疾病/炎症	骨折愈合
延伸受限的软组织	开放性伤、溃疡、术后皮肤切口
疼痛	疼痛
肌肉痉挛/扳机点	肌肉痉挛/扳机点

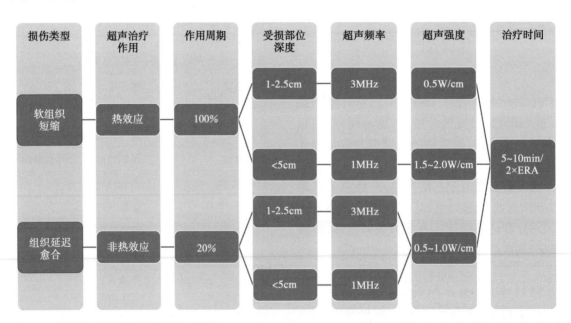

图 10.3 热效应和非热效应的治疗参数(Adapted from Physical Agents in Rehabilitation. 3rd edition. Synder-Mackler L, Delitto A, Stralka SW, Bailey SL. Use of electrical stimulation to enhance recovery of quadriceps femoris muscle force production in patients following anterior cruciate ligament reconstruction. *Phys Ther*. 1994;74(10):901-907.)

总而言之,超声波疗法常用于增加结缔组织的延展性、提高细胞滤过率、增加局部血流量及缓解关节疼痛和僵硬。此外,也可帮助创伤后机体减轻炎症、促进伤口、肌肉、骨折、关节软骨以及周围神经的愈合和修复[5,32-35]。

注意事项

如表 10.7 所示,超声波治疗前应考虑其注意事项和禁忌证。如异位骨化应禁止使用超声波,因为它可能会刺激异常的骨组织生长;塑料和骨水泥等植入物材料的超声波吸收系数高,治疗后可能会导致植入物松动,应慎用。而位于深层的金属植入物使用超声波是安全的,但需要注意避免驻波和不稳定的空化现象。应避免在外部金属(皮肤钉、外固定架)上使用。合成材料具有较高的超声吸收系数,治疗可改变导管的完整性,导致再生神经的恢复较差。因此,在使用合成材料的神经修复术后部位附近进行超声治疗时应谨慎。

表 10.7 超声波疗法注意事项和禁忌证

患者状态	非热效应	热效应
骨骺活跃期	C	C
骨折愈合期	P	C
塑料植入物		C
骨水泥植入物		C
合成神经导管		C
外固定支架	C	C
电子植入物(心脏起搏器)	C	C
出血部位	C	C
循环障碍	P	C
骨化性肌炎,异位骨化	C	C
血栓性静脉炎,下肢深静脉血栓	C	C
急性感染,急性炎症	P	C
皮肤破损(脆弱,银屑病,湿疹)	P	C
感觉障碍	P	C
意识障碍	P	C
妊娠期	C	C
恶性肿瘤	C	C
中枢神经系统	C	C
心,眼,生殖器官	C	C
乳房假体填充区域	C	C
近期放疗史	C	C
颈前或颈动脉窦	C	C
金属内固定(板、针,螺钉)		P
周围再生神经	P	P

注:C:禁忌证;P:慎用。

电刺激:TENS 和 NMES

临床上常用两种不同形式的电刺激:脉冲电流(pulsatile current,PC)和脉冲调制交流电,例如"俄罗斯电流""干扰电流"和"预调制电流"。脉冲调制交流电刺激比 PC 更舒适,可产生更大的肌肉力矩[36-40]。可根据患者需求和损伤的治疗目标,灵活应用多种电刺激疗法。常见的临床电刺激类型包括:神经肌肉电刺激(neuromuscular electrical stimulation,NMES)可促进神经肌肉再学习及增强肌力,经皮神经电刺激(transcutaneous electrical nerve stimulation,TENS)可缓解疼痛,高压脉冲电流(high volt pulsatile current,HVPC)可缓解疼痛及水肿,直流电刺激可用于刺激失神经支配的肌肉,并促进药物离子导入[5,41,42]。

经皮神经电刺激(TENS)

TENS 是电流(通常是双相 PC、预调制或干扰电流)通过组织使神经纤维(A-β 纤维和 α 运动神经元)去极化,达到抑制疼痛的目的。创伤或手术后,TENS 可以有效地控制疼痛并帮助患者减少对止痛药的依赖。它还可以使患者在疼痛管理中发挥更积极的作用,更舒适地进行日常生活及运动。TENS 治疗是对症而非对因,因此其应与其他治疗性技术联合应用。表 10.8 所示为 TENS 的注意事项和禁忌证。

表 10.8 经皮神经电刺激疗法的注意事项和禁忌证

注意事项	禁忌证
急性疼痛	心功能不全
外科术后	植入式电刺激器(心脏起搏器)
在职业任务中,患者可能"过度使用"	外固定支架
内固定	癫痫发作
老年人	置于颈动脉窦或中枢神经系统
肥胖(脂肪组织增加)	感染,骨髓炎
皮肤破损(湿疹、牛皮癣)	外周血管疾病,循环障碍
骨骺发育期	近期接受过放射治疗
	感觉障碍
	意识障碍
	不明疼痛
	妊娠期
	皮肤破损
	恶性肿瘤或高度怀疑恶性肿瘤
	血栓性静脉炎,深静脉血栓
	出血区域

注意事项

手术植入物

体内有金属。塑料或骨水泥的植入物,只要皮肤完好,即可使用电刺激[43]。然而,若体表有皮肤钉或外用金属制剂(银、锌),则不可使用电刺激[43]。有研究认为,电流通过表面覆盖金属植入物的皮肤时,会增加皮肤刺激/灼伤的风险[43]。但对于植入物的深度对电流的影响,尚无定论[43]。较多研究认为,多数金属植入物(包括关节置换假体)不会影响电流的传导[43]。含金属硬件的关节置换患者接受电刺激治疗后,无不良反应[43]。

近期手术,不稳定型骨折

肌肉/肌腱/韧带/皮瓣修复术、关节置换术后早期或不稳定型骨折禁用大强度 TENS 疗法[43]。大强度电刺激引起的肌肉剧烈收缩可导致骨折移位,肌腱和皮肤缝线撕裂或影响移植物和伤口愈合[43]。常规/感觉水平的电刺激更适用于缓解术后疼痛[5]。

疼痛理论及应用

闸门控制学说

1968 年,Melzack 与 Wall 首次提出该假说[44]。他们认为,刺激非伤害感受器神经纤维,可阻断痛觉从伤害感受器传递到大脑皮质高级中枢。伤害感受器(A-δ 和 C 型纤维)是直径小、传导慢的神经纤维,几乎没有髓鞘[44,45]。这些纤维将疼痛信号传递到脊髓,然后冲动传到大脑进行处理并产生疼痛感。与之对应的是直径大、传导快、外覆髓鞘的本体感觉神经纤维(A-β 纤维),这类纤维刺激时可抑制伤害感受器的冲动信号,脊髓被感觉输入"淹没",并"关闭"伤害感受器/疼痛刺激的大门。最终,大脑识别来自 TENS 的电刺激并抑制疼痛信号传递[44,45]。这种门控现象被认为局限于脊髓胶质区的特定 T 细胞中[44]。这种类型的 TENS 可用于缓解受伤或手术后的急性疼痛;关节松动术及动态拉伸时的疼痛。表 10.9 为感觉水平的治疗参数。

表 10.9　感觉水平的治疗参数

参数	设置
脉冲时间	50~125μs
脉冲频率	80~150pps
波幅	感觉水平:强烈而舒适的麻刺感
治疗时间	20~30min
治疗部位	包绕或直接置于疼痛部位
镇痛持续时间	治疗停止,镇痛效果消失
镇痛起效时间	即刻

内源性阿片类物质——β 内啡肽和强啡肽释放理论

内啡肽是由脑垂体和下丘脑产生的内源性阿片类物质[45],释放后产生镇痛作用,使人体产生幸福感。患者将感受到一种明显的肌肉抽搐反应。这种"运动水平"刺激的 TENS 被认为是通过释放内源性阿片类物质来起到缓解疼痛的作用[31,32]。当这种内啡肽与阿片肽受体结合,它可以调节患者对疼痛的感知[44,45]。内源性止痛药是一种神经激素,因此镇痛持续时间可持续数小时。这种类型的 TENS 适用于缓解亚急性与慢性疼痛。由于会产生肌肉抽搐收缩,因此必须注意不要干扰组织愈合过程。该水平的刺激可用于缓解被动拉伸之前、烧伤清创术或小手术之前或期间出现的亚急性、稳定、慢性疼痛综合征[44]。表 10.10 为运动水平刺激的参数。

表 10.10　运动水平刺激的参数

参数	设置
脉冲频率	1~10pps
脉冲时间	>200μs
波幅	强烈而舒适的麻刺感
治疗时间	10~20min
治疗部位	置于痛区
镇痛持续时间	>1h
疼痛起效时间	10~20min

神经肌肉电刺激(NMES)

正常的肌肉活动和关节功能之间存在很强的相互依赖性。骨骼和关节外伤(例如骨折)后可能会出现明显的肌肉萎缩。疼痛、肿胀和制动会抑制肌肉活动而有致残风险。有研究显示 NMES 可刺激骨骼肌肥大[33,34]。并可使周围神经去极化刺激肌肉收缩,预防制动或低活动量时出现的失用性肌萎缩,从而维持或改善关节活动度。此外,NMES 可缓解肌肉痉挛,促进肌肉收缩,增强肌力,促进肌腱滑动,替代支具,并通过"肌肉泵"作用减轻水肿(表 10.11~表 10.14)。

注意事项

手术植入物

体内有金属。塑料或骨水泥的植入物,只要皮肤完好,即可使用电刺激[43]。然而,若体表有皮肤钉或外用金属制剂(银、锌),则不可使用电刺激[43]。有研

表 10.11　缓解亚急性和慢性肌肉痉挛的治疗参数

参数	设置
脉冲时间(脉宽)	200~400μs(小肌群)
	600~800μs(大肌群)
脉冲频率(频率)	<10pps(亚急性肌痉挛)
	>50pps(慢性肌肉劳损)
	对于急性肌痉挛,选择感觉水平的刺激
波幅(强度)	可耐受地温和收缩
工作周期(占空比)	1:1
波形	不对称波(小肌群)
	对称波(大肌群)
治疗时间	10~15min(刺激直至出现疲劳感)

表 10.12　维持和增加关节活动度和力量的治疗参数

波形	设置
脉冲时间(脉宽)	200~400μs(小肌群)
	600~800μs(大肌群)
脉冲频率(频率)	20~50pps
波幅(强度)	强烈而合适的肌肉收缩
工作周期(占空比)	1:3~1:5,帮助恢复和预防疲劳
波形	不对称波(小肌群)
	对称波(大肌群)
治疗时间	10~30min;1~2 次/d;3~5 天/周

表 10.13　减轻水肿的治疗参数

参数	设置
脉冲时间(脉宽)	100~400μs
脉冲频率(频率)	亚急性:<10pps(抽搐)
	慢性:20~50pps(收缩)
工作周期(占空比)	亚急性:持续刺激
	慢性:1:3~1:5收缩
波形	不对称波(小肌群)
	对称波(大肌群)
治疗时间	10~30min;1~4 次/d

表 10.14　NMES 的注意事项和禁忌证

注意事项[43-45]	禁忌证[43-45]
金属内固定(螺钉、钢板)	心脏起搏器
老人	植入电刺激器
肥胖患者(过度肥胖者需要更大的治疗强度,可能加重皮肤刺激)	不允许运动的区域(不稳定型骨折)
胸部区域刺激(可能干扰心脏活动)	血栓性静脉炎,下肢深静脉血栓
敏感人群	孕妇
	感觉障碍
	意识障碍
	皮肤破损
	外固定金属支架
	颈动脉窦
	髓鞘病变区域(糖尿病神经病变、多发性硬化、周围神经病)
	细胞体病变区域(脊髓灰质炎)
	肌肉病变(肌营养不良)

究认为,电流通过表面覆盖金属植入物的皮肤时,会增加皮肤刺激/灼伤的风险[43]。但对于植入物的深度对电流的影响,尚无定论[43]。较多研究认为,多数金属植入物(包括关节置换假体)不会影响电流的传导[43]。含金属硬件的关节置换患者接受电刺激治疗后,无不良反应[43]。

近期手术,不稳定骨折

肌肉/肌腱/韧带/皮瓣修复术、关节置换术后早期或不稳定型骨折禁用大强度 NMES 疗法[43]。大强度电刺激引起的肌肉剧烈收缩可导致骨折移位,肌腱和皮肤缝线撕裂或影响移植物和伤口愈合[43]。

常用 NMES 治疗参数[43-46]

见表 10.11~表 10.14。

促进组织愈合的物理因子治疗

如何加速组织愈合一直是外伤后恢复的重点。除了可以减少炎症和肿胀、抑制疼痛、改善关节活动范围和增强肌肉力量之外,应用物理因子治疗最重要的原因之一是可以促进组织愈合。受伤或手术后,机体通常会经历 3 个基本的伤口愈合阶段:炎症期、增殖期和成熟期。任何阶段都可能出现组织愈合困难。慢性炎症或再生失败会导致功能下降和更多的并发症。以下方式已被证明有利于组织愈合。

低频脉冲超声疗法

低频超声与普通的 1MHz 和 3MHz 超声原理相似,但它的频率为 20 000 ~ 40 000Hz。Voigt 等人[47]发表了一篇关于使用低频超声波促进慢性伤口愈合的系统综述,他们发现,在治疗慢性伤口时,无论是高强度超声或低强度超声,无论直接接触或非直接接触,低频率能更快地促进愈合[47]。

电刺激疗法

Foulds 和 Barker[48]早就描述过人类皮肤的内外表面的电荷分布不同。皮肤的外部相对于内部具有负极性,这被称为人体皮肤电池。当皮肤表面有创口时,与伤口周边区域相比,伤口内部带正电,这可加速伤口愈合[48]。当电刺激应用于皮肤时,可模拟伤口愈合中的皮肤电池。常用的波形是高压脉冲电流(HVPC)和微电流。这两种电流均为恒定电流,可将带电细胞吸引到相反极性的电场中。这种类型的直流电会产生一个电场,可加速细胞迁移、DNA 和蛋白质合成以及钙吸收,帮助组织愈合和再生[49-53]。

红外线疗法

骨折常合并周围神经损伤[54-56]。目前使用的红外线疗法(monochromatic infrared energy,MIRE)对于保护性感觉缺失有轻度改善-完全改善的作用[57,58]。然而,许多此类研究并未涉及外伤,还需要对创伤性神经损伤进行进一步大样本量的临床研究。

参考文献

1. Court-Brown CM, Caesar B. Epidemiology of adult fractures: a review. *Injury*. 2006;37(8):691-697. doi:10.1016/j.injury.2006.04.130.
2. Dionyssiotis Y, Dontas IA, Economopoulos D, Lyritis GP. Rehabilitation after falls and fractures. *J Musculoskelet Neuronal Interact*. 2008;8(3):244-250.
3. Koval KJ, Cooley MR. Clinical pathway after hip fracture. *Diabil Rehabil*. 2005;27:1053-1060.
4. Kumar SP, Jim A. Physical therapy in palliative care: from symptom control to quality of life. A critical review. *Indian J Palliat Care*. 2010;16(3):138-146. doi:10.4103/0973-1075.73670.
5. Michlovitz SL, Bellew JW, Nolan TP. *Modalities for Therapeutic Intervention*. Philadelphia, PA: F.A.Davis; 2012.
6. McMeeken J, Murray L, Cocks S. Effects of cooling with simulated ice on skin temperature and nerve conduction velocity. *Aust J Physiother*. 1984;30:111-142.doi:10.1016/S0004-9514(14)60682-6.
7. Cobbold AF, Lewis OJ. Blood flow to the knee joint of the dog: effect of heating, cooling and adrenaline. *J Physiol*. 1956;132:379-383.
8. Taber C, Contryman K, Fahrenbruch J, LaCount K, Cornwall MW. Measurement of reactive vasodilation during cold gel pack application to non traumatized ankles. *Phys Ther*. 1992;72:291-299.
9. Weston M, Taber C, Casagranda L, Cornwall M. Changes in local blood volume during cold-gel pack application to traumatized ankles. *J Orthop Sports Phys Ther*. 1994;4:197-199.
10. Sapega AA, Heppenstall RB, Sokolow DP, et al. The bioenergetics of preservation of limbs before replantation. *J Bone Joint Surg Am*. 1988;70:1500-13.
11. Cameron MH. *Physical Agents in Rehabilitation: From Research to Practice*. Philadelphia, PA: WB Saunders; 1999.
12. Bugaj R. The cooling, analgesic, and rewarming effects of ice massage on localized skin. *Phys Ther*. 1975;55:11-19.
13. Ohkoshi Y, Ohkoshi M, Nagasaki S, Ono A, Hashimoto T, Yamane S. The effect of cryotherapy on intraarticular temperature and postoperative care after anterior cruciate ligament reconstruction. *Am J Sports Med*. 1999;27:357-362.
14. Deal DN, Tipton J, Rosencrance E, Curl WW, Smith TL. Ice reduces edema. *J Bone Joint Surg Am*. 2002;84:1573-1578.
15. Merrick MA, Rankin JM, Andres FA, Hinman CL. A preliminary examination of cryotherapy and secondary injury in skeletal muscle. *Med Sci Sports Exerc*. 1999;31:1516-1521.
16. Rotsalai K, Prawit J. Comparison of skin surface temperature during the application of various cryotherapy modalities. *Arch Phys Med Rehabil*. 2005;86:1411-1415.
17. Algafly A, George K. The Effect of cryotherapy on nerve conduction velocity, pain threshold and pain tolerance. *Br J Sports Med*. 2007;41:365-369.
18. Leung M, Cheing GJ. Effects of deep and superficial heating in the management of frozen shoulder. *Rehabil Med*. 2008;40:145-150.
19. Robertson V, Ward A, Jung P. The effect of heat on tissue extensibility: a comparison of deep and superficial heating. *Arch Phys Med Rehabil*. 2005;86:819-825.
20. Baba-Akbari Sari A, Flemming K, Cullum NA, Wollina U. Therapeutic ultrasound for pressure ulcers. *Cochrane Database Syst Rev*. 2006;3:CD001275.
21. Allen RJ. Physical agents used in the management of chronic pain by physical therapists. *Phys Med Rehabil Clin North Am*. 2006;17:315-345.
22. Nadler SF, Steiner DJ, Erasala GN, Hengehold DA, Abeln SB, Weingand KW. Continuous low-level heatwrap therapy for treating acute nonspecific low back pain. *Arch Phys Med Rehabil*. 2003;84:329-334.
23. Kitchen S. Thermal effects. In: Walson T, ed. *Electrotherapy Evidence-Based Practice*. 12th ed. Edinburgh: Churchill Livingstone Elsevier; 2008.
24. Lentell G, Hetherington T, Eagan J, Morgan M. The use of thermal agents to influence the effectiveness of a low-load prolonged stretch. *J Orthop Sports Phys Ther*. 1992;16:200-207.
25. Saini NS, Roy KS, Banasal PS, et al. A preliminary study on the effects of ultrasound therapy on the healing of surgically severed achilles tendons in five dogs. *J Vet Med A Physiol Pathol Clin Med*. 2002;49:321-328.
26. Draper DO, Castel JC, Castel D. Rate of temperature increases in human muscle during 1 MHz and 3 MHz continuous ultrasound. *J Orthop Sports Phys Ther*. 1995;22:142-150.
27. Lehmann JF, DeLateur BJ, Silverman DR. Selective heating effects of ultrasound in human beings. *Arch Phys Med Rehabil*. 1966;47:331-339.
28. Hayes BT, Merrick MA, Sandrey MA, Cordova ML. Three-MHz ultrasound heats deeper into the tissues than originally theorized. *J Athl Train*. 2204;39(3):230-234.
29. Jeremias Júnior SL, Camanho GL, Bassit AC, Forgas A, Ingham SJ, Abdalla RJ. Low-intensity pulsed ultrasound accelerates healing in rat calcaneus tendon injuries. *Orthop Sports Phys Ther*. 2011;41(7):526-531. doi:10.2519/jospt.2011.3468.
30. Takakura Y, Matsui N, Yoshiya S, et al. Low-intensity pulsed ultrasound enhances early healing of medial collateral ligament injuries in rats. *J Ultrasound Med*. 2002;21:283-288.
31. Azuma Y, Ito M, Harada Y, Takagi H, Ohta T, Jingushi S. Low-intensity pulsed ultrasound accelerates rate femoral fracture healing by acting on various cellular reactions in the fracture callus. *J Bone Miner Res*. 2001;16:671-680.
32. Katsuyuki M, Kazumori M, Takayuki F. Effect of therapeutic ultrasound on intramuscular circulation and oxygen dynamics. *J Jpn Phys Ther Assoc*. 2014;17:1-7.

33. Bierman W. Ultrasound in the treatment of scars. *Arch Phys Med Rehabil*. 1954;35:209-213.
34. Castel JC. Therapeutic ultrasound. *Rehab Ther Product Rev*. 1993:22-32.
35. Stratton SA, Heckman R, Francis RS. Therapeutic ultrasound: its effects on the integrity of a nonpenetrating wound. *J Orthop Sports Phys Ther*. 1984;3:278-281.
36. Robertson VJ, Ward AR, Low J, Reed A. *Electrotherapy Explained: Principles and Practice*. 4th ed. Oxford, U K: Butterworth Heinemann; 2006.
37. Kloth LC. Interference current. In: Nelson RM, Currier DP, eds. *Clinical Electrotherapy*. 2nd ed. East Norwalk, CT: Appleton & Lange; 1991:221-260.
38. Selkowitz DM. High-frequency electrical stimulation in muscle strengthening. *Am J Sport Med*. 1989;17:103-111.
39. Low J, Reed A. *Electrotherapy Explained Principles and Practice*. 3rd ed. Oxford, UK: Butterworth-Heinemann; 2000:94-95.
40. Siolund B, Terenius L, Eriksson M. Increased cerebrospinal fluid levels of endorphins after electroacupuncture. *Acta Physiol Scand*. 1977;100:382-384.
41. Stevens JE, Mizner RL, Synder-Mackler L. Neuromuscular electrical stimulation for quadriceps muscle strengthening after bilateral total knee arthroplasty: a case series. *J Orthop Sports Physic*. 2004;34(1):21-29.
42. Synder-Mackler L, Delitto A, Stralka SW, Bailey SL. Use of electrical stimulation to enhance recovery of quadriceps femoris muscle force production in patients following anterior cruciate ligament reconstruction. *Phys Ther*. 1994;74(10):901-907.
43. Cameron MH. *Physical Agents in Rehabilitation from Research to Practice*. St. Louis, MO: Saunders Elsevier; 2013.
44. Electrophysical Agents – Contraindications and precautions: an evidence-based approach to clinical decision making in physical therapy. *Physiother Can*. 2010;62(5):1-80. doi:10.3138/ptc.62.5.
45. Bracciano AG. *Physical Agent Modalities: Theory and Application for the Occupational Therapist*. 2nd ed. Thorofare, NJ: SLACK; 2008.
46. Prentice WE. *Therapeutic Modalities in Rehabilitation*. 2nd ed. China: McGraw-Hill Professional Publishing; 2011.

47. Voigt J, Wendelken M, Driver V, Alvarez OM. Low-frequency ultrasound (20-40kHz) as an adjunctive therapy for chronic wound healing: a systematic review of the literature and meta-analysis of eight randomized controlled trials. *Int J Low Extrem Wounds*. 2011;10(4):190-199. doi:10.1177/1534734611424648.
48. Foulds IS, Barker AT. Human skin battery potentials and their possible role in wound healing. *Br J Dermatol*. 1983;109(5):515-522.
49. Bassett C, Herrmann I. The effect of electrostatic fields on macromolecular synthesis by fibroblasts in vitro (abstract). *J Cell Biol*. 1968;39;9a.
50. Bourguignon GJ, Bourguinon LYW. Effect of high voltage pulsed galvanic stimulation on human fibroblasts in cell culture (abstract). *J Cell Biol*. 1986;103(suppl):344a.
51. Bourguignon GJ, Bourguignon LYW. Electric stimulation of protein and DNA synthesis in human fibroblasts. *FASEB J*. 1987;1(5):398-402.
52. Cheng N, Van Hoof H, Bockx E, et al. The effects of electric currents on ATP generation, protein synthesis, and membrane transport in rat skin. *Clin Orthop Relat Res*. 1982;171:264-272.
53. Zhao M, Penninger J, Isseroff RR. Electrical activation of wound-healing pathways. *Adv Skin Wound Care*. 2010;1:567-573. doi:10.1089/9781934854013.567.
54. Li Y, Ning G, Wu Q, Wu Q, Li Y, Feng S. Review of literature of radial nerve injuries associated with humeral fractures – an integrated management strategy. *PLoS ONE*. 2013;8(11):e78576. doi:10.1371/journal.pone.0078576.
55. Nelson AJ, Izzi JA, Green A, Weiss AP, Akelman E. Traumatic nerve injuries about the elbow. *Orthop Clin North Am*. 1999;30(1):91-94. doi: 10.1016/S0030-5898(05)70063-8.
56. Bennett WF, Browner B. Tibial plateau fractures: a study of associated soft tissue injuries. *J Orthop Trauma*. 1994;8(3):183-188.
57. Prendergast JJ, Miranda G, Sanchez M. Improvement of sensory impairment in patients with peripheral neuropathy. *Endocr Pract*. 2004;10(1):24-30.
58. DeLellis SL, Carnegie DH, Burke TJ. Improved sensitivity in patients with peripheral neuropathy: effects of monochromatic infrared photo energy. *J Am Podiatr Med Assoc*. 2005;28(12):2896-2900.

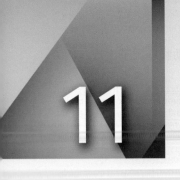

第 11 章　步态分析

Adam Keith Lee
Mary Kate Erdman

简介

简而言之,步态是指一个人步行的模式。下肢的骨折通常会损害步态机制,而骨科医生的首要目标就是恢复受损的机制。因此,外科医生必须对步态分析的理论和实践知识有透彻的了解。

步态分析技术随着科技的进步而不断发展。过去,步态分析仅限于观察性描述;然而,摄影技术、动作捕捉和无线技术的进步,增加了对正常和异常步态细微差别的分辨能力。但即便如此,大多数骨科医生仍是在临床环境中进行步态分析及观察。因此,本章旨在阐述与大多数骨科医生临床相关的正常和异常步态的概念。

步态概述

Winter 提出了步态的五项任务:

1. 支撑头部、上肢和躯干,以防止下肢突然折叠。

2. 维持身体的直立姿势与平衡。

3. 控制足部轨迹以实现安全的地面廓清和平缓的足跟或足趾着地。

4. 产生机械能以保持或加快前进速度。

5. 吸收机械能以减震并稳定或减慢身体的前进速度[1]。

步态不仅仅只是成功地向前迈出一步,更是迈步动作的循环重复。步态周期分为两个阶段,即支撑相和摆动相。步行时相仅针对单侧肢体的空间位置,与此同时对侧肢体也处于步行周期中的相应时相。

支撑相

正常人平均步速下,支撑相约占整个步态周期的

60%,可进一步细分为 5 个阶段[2]。支撑相的意义是适应体重从一侧下肢转移至对侧下肢的过程,同时传导力量,保持前行动力。

- 首次触地("足跟着地"):支撑相始于与步行地面接触时,即正常步态周期中足跟着地的瞬间。
- 全足着地:向前的动量增加,重心由足跟向全足转移,直到全足底着地。
- 支撑相中期:重心前移,支撑足直接支撑全部体重标志着进入支撑相中期。
- 足跟离地:身体重心前移,支撑足足跟上抬离地,前足承重。
- 足趾离地:支撑相末期,支撑足抬离地面,对侧足支撑全部体重[3]。

摆动相

步态周期的剩余 40%,称为摆动相,始于同侧足支撑相的足趾离地之后,直到对侧足支撑相中期之前[2]。顾名思义,此期的主要目标是足廓清地面,推动下肢向前迈步。与支撑相类似,摆动相也可进一步细分:

- 摆动相早期/加速相:此期始于足趾离地完成时,四肢处于身体正下方时结束。
- 摆动相中期:加速后,下肢摆动至身体正下方,此时腿部运动从加速过渡到减速。
- 摆动相末期/减速相:肢体继续向前迈步,但在准备接触地面时,肌肉收缩导致减速,平稳地从摆动相过渡到支撑相。

肌肉活动

步态周期的正常完成依赖于从髋部到足趾肌肉

的高度协调运动,从而实现稳定和运动控制[4,5]。在步态周期的两个时相中,各肌群通过向心运动和离心运动协同工作(表 11.1)。

表 11.1　正常步态中的向心和离心运动

时相	离心运动	向心运动
足跟着地→全足着地	胫前肌 股四头肌 臀大肌 腘绳肌 踇伸肌 趾伸肌	
全足着地→支撑相中期	股四头肌	
支撑相中期→足跟离地		小腿三头肌
足跟离地→足趾离地	股四头肌 臀中肌(对侧)	小腿三头肌 胫前肌 腓骨长肌 趾屈肌 踇屈肌
足趾离地→加速相	臀中肌(对侧)	小腿三头肌 胫前肌 腘绳肌
加速相→摆动相中期	臀中肌(对侧)	股四头肌 髂腰肌 胫前肌
摆动相中期→减速相	腘绳肌 臀中肌(对侧)	胫前肌

经 Hoppenfeld S,Murthy VL 许可再版,Treatment and Rehabilitation of Fractures. Philadelphia:Lippincott Williams & Wilkins;2000.

各肌群激活的精确时间详见表 11.1。体重的支撑依靠伸髋肌、伸膝肌和踝跖屈肌共同维持。这类肌群的分类方式很直观,设想一下,每个关节都是向阻力最小的方向折叠——髋关节屈曲,膝关节屈曲,踝关节背屈。这些肌群的前述动作可维持各关节的内部力矩,同时从整体上平衡这些力。这种协同收缩主要有两个功能:当肢体从摆动相过渡到支撑相时适应肢体负重的增加;从一个支撑相到下一个支撑相时增加推进力。

随着速度减慢,关节逐渐承重,调节力也逐渐趋于离心运动。摆动相末期伸髋肌群离心收缩,肢体减速,准备足跟着地。当足跟着地时,足背屈肌离心收缩,以缓冲前足触地。在整个支撑相承重阶段,膝关节有屈膝折叠的趋势,伸膝肌群可抵抗并控制膝关节屈曲;同样,屈髋肌群离心收缩以抵抗髋屈曲折叠。摆动相期间,支撑下肢的髋外展肌群离心收缩以缓冲由非支撑腿引起的骨盆倾斜。但摆动相时踝关节的向心性背屈是个例外,其作用是足廓清地面。

在支撑相的全足着地期,当身体重心转移,越过支撑腿时,肌肉调节性收缩转为推动性收缩。在这个阶段,肌肉会有短暂的爆发运动,以产生步行所需的动量。踝背屈肌向心性收缩,带动小腿向前越过足,为足趾离地作准备。跖屈肌群在足趾离地期向心性收缩,以推进重心前移。屈髋肌群在摆动相激活并缩短,以促进肢体通过摆动相。

关节运动

下肢创伤可抑制关节的正常活动范围。若关节周围骨损伤,如关节面受累或机械轴发生愈合后改变,则会破坏正常的关节力学,软组织损伤可导致肌力下降、不稳,或关节纤维化。合适的髋、膝、踝关节活动范围有助于形成流畅、高效的步态模式,因此充分的关节活动度是创伤学家关注的重点。

矢状面上,步态周期中正常的髋关节活动范围为后伸 20°(足跟离地→足趾离地)至屈曲 20°(首次触地时)。膝关节从首次触地时的完全伸直位逐渐屈曲,至摆动相中期时为屈曲 60°。最后,踝关节在足跟着地时为背屈 7°,而在支撑相结束时为跖屈 25°(图 11.1)。

步态周期中主要的运动发生于矢状面上,然而,冠状面也有运动产生。髋关节的运动范围始于内收 5°,到支撑相末期达到外展 5°。此外,踝关节在支撑相早期为外翻 5°,在足趾离地期则达到最大内翻角度 15°[6]。

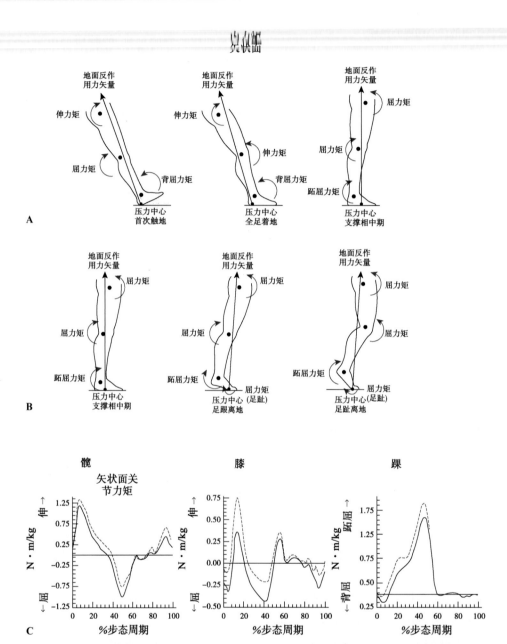

图 11.1　自由体图展示了在(A)足跟着地期到支撑相中期和(B)支撑相中期到足趾离地期间,每个关节的内力矩和相对于压力中心(center of pressure, CoP)的地面反作用力矢量(ground reaction force vector, GRFV)。(C)矢状面上,髋、膝和踝关节在整个步态过程中的关节内力矩。实线表示平均值,虚线表示标准偏差(Diagrams of internal moments redrawn from Winter DA, Eng JJ, Isshac MG. A review of kinetic parameters in human walking. In: Craik RL, Otis CA, eds. Gait Analysis: Theory and Application. St. Louis, MO: Mosby-Year Book; 1994: 263-265, with permission from Elsevier.)

步态参数

最常用的步态参数可以根据长度和时间的测量进行分类。对比健侧和患侧肢体之间的数值通常比绝对测量值更具有临床实用价值。

长度

步长	• 运动方向上测量的双侧足连续两个足跟触地点之间的距离
步幅	• 运动方向上测量的同侧足连续两个足跟触地点之间的距离 • 步幅由两个步长组成
步宽	• 垂直于运动方向测量的两侧足跟内侧缘之间距离 • 其测量值大小决定了步行基线或支撑基础 • 正常值范围为 2~4 英寸（5.08~10.16cm）
步进角（足前行角）	• 指行走方向矢量与足的矢状轴所形成的夹角 • 正常值范围为 0°~7°

时间

步速/速度	• 单位时间内行进的直线距离 • 通常采用英里/h 为单位 • 步行速度是临床随访最简单的测量方法之一 • 本章后面将讨论下肢骨折后恢复步速的重要性
步频	• 单位时间内的步数 • 步频增加，双足支撑相时间则减少 • 当双支撑相时间最终为 0 时，步频约为 180 步/min，此时为行走与跑步的界限 • 关于跑步步态的更多内容不在本章范畴
步进时间	• 每一个单步长所耗费的时间[7]

步态的决定因素

1953 年，Saunders 等人发表了一项研究，研究目的是将步态分析中大量复杂的数据提炼为离散的、临床相关的因素，以便骨科医生进行评估。他们提出了 6 个提高步行周期效率的决定因素[8]。

骨盆旋转

在一个步态周期中，骨盆通过髋关节的相对内外旋来实现轴平面各方向上的旋转，平均旋转 4°，若这种旋转受限可导致步行时能量传递困难，步态效能低下。

骨盆倾斜

正常步态中，为了限制垂直方向的振荡和能量消耗，摆动相髋关节内收时，骨盆平均向下倾斜 5°。

骨盆摆动

骨盆向外侧移动时，髋关节内收，导致身体重心向侧方偏移，以便更靠近负重侧下肢的长轴。这种摆动有两个力学的益处。重心作用的力臂缩短，从而减少了臀中肌的做功。此外，摆动减弱了方向的急剧变化，使步态更加流畅。

支撑相膝屈曲

足跟着地瞬间，膝盖被锁定在伸展状态，但在达到支撑相中期前，膝关节屈曲至 15°。这在身体向前推进时可将重心的垂直移位幅度降到最小。

膝关节力学

步态的第五个和第六个决定因素是成对的，因为它们均提及了膝关节和踝关节的旋转运动。踝背屈和膝伸展可产生功能性下肢延长，而踝跖屈和膝屈曲则可产生功能性下肢缩短。肢体长度的模式化变化形成了平稳的正弦曲线步态。

足力学

如上述。

爬楼步态

大多数针对步态的研究都集中在平地行走；然而，城市和家庭地形通常需要能熟练上楼。患者通常需要完成针对楼梯训练的单独物理治疗之后才能出院。患者上下楼梯的能力甚至被提议作为一种确定其步行能力的方法[9,10]。骨科医生了解爬楼步态的力学要求非常重要。

正常的上、下楼步态模式，与平地步态一样，包括支撑相和摆动相。各时相构成如下[11]。

上楼梯

• 支撑相：
  • 承重期。

- 上抬期。此时由于体重转移到一侧肢体，并且所有下肢主要关节均处于屈曲位支撑状态，因此不稳定的风险最大。
- 重心前移。
- 摆动相
  - 足廓清。
  - 足落地。

下楼梯

- 支撑相：
  - 承重期。
  - 重心前移。
  - 受控下降。
- 摆动相：
  - 摆腿。
  - 足落地准备。

康复步态模式

与骨科医生相关的另一类步态是拄拐步态。许多下肢创伤患者都需要使用步行辅助装置，因为可以扩大支撑面，从而在无负重或部分负重限制的情况下安全行走。强调拄拐步行的功能需求非常重要，尤其是这可能给老年患者带来巨大挑战。在一项对平均年龄 32 岁的健康受试者的研究中，拄拐步行可使耗氧量增加 32%，心率同步增加 53%[12]。

拄拐步态模式可以根据所采用步代的协调性或支撑点数量来分类。根据未受伤肢体的落地点相对于拐杖的位置可以分为摆至步和摆过步。摆至步是指健侧肢体着地点与拐杖落地点一致，而摆过步则是指健侧肢体着地点超过拐杖落地点。摆至步可以减少足底前足的压力[13]。虽然这一发现主要用于糖尿病足的治疗，但可能也适用于前足骨折。

拄拐步行的分类还包括两点步态、三点步态和四点步态。直观而言，每增加一个承重点，步行的稳定性就会增加，但步行效率会降低。

两点步态时，拐杖和患侧肢体作为一个运动单元，完成一个点的运动，而健侧肢体单独完成另一个步点（图 11.2）。三点步态的不同之处在于患侧肢体有个单独动作。首先是拐杖前移，患侧肢体随后跟随拐杖落点前移，最后健侧肢体作为第三步点向前推进。这种步态模式常用于受伤肢体可提供部分支撑、允许部分负重的情况。四点步态是支撑最强但效率最低的一种拄拐步行模式，并不常见。这种模式下双侧拐杖和双下肢都单独作为一个点前行。一般可用于双侧下肢负重受限，但又可尝试挑战的患者[14]。另一类更容易接受四点步态的人群就是老年人，可以使用助行器设定四点步态的模式。

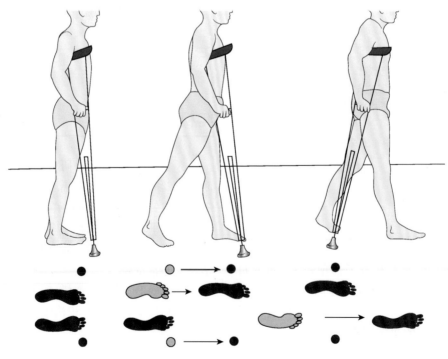

图 11.2　左腿受伤的两点步态和摆至步模式图示

老年步态

老年群体的步态与年轻群体的步态有些不同。主要表现为步长更短，双支撑相耗时更长，导致步速更慢[15-18]。这些变化可能是由于老年人踝关节活动度下降、骨盆前倾增加和髋关节屈曲挛缩所致[17]。

步行速度下降会阻碍老年患者将前行动力推至下一步；因此，与 20~30 岁的健康志愿者相比，维持舒适的步行速度，他们需要额外多消耗 50% 的氧气[19]。尽管如此，仍应鼓励老年人保持活动，骨科医生无疑应当努力使这些患者尽可能接近受伤前的运动功能。久坐的生活方式（少于 5 000 步/d）和较慢的步行速度已经被认为与平衡功能显著下降和生活质量低下相关[20]。

下肢创伤后异常步态

无痛步行可能被认为是理所当然的事情，但在下肢骨折后，这会成为一个非常关键的目标。步速已被确认与残疾相关，下肢评估项目（lower extremity assessment project，LEAP）研究团队[34]报道了自然步速与生活质量的相关性[21-23]。其研究结果强调了在下肢外伤患者中，恢复步态决定性因素的重要性。Archer 等人推荐的功能目标包括：交互爬楼梯模式，患侧与健侧下肢的单腿支撑超过 30 秒，双脚前后站立平衡超过 10 秒，患侧与健侧提踵超过 10 次[22]。

下肢骨折可因多种原因引起步态异常：疼痛、无力和活动度受限都可能以不同的方式影响步态。此外，当评估患者的步态模式时，有一点很重要，与下肢骨折无关的情况也可能是造成所观察到的步态异常的原因[24,28]。由神经疾病或神经肌肉疾病、旋转畸形和截肢引起的步态模式，均可影响下肢骨折患者的步态，但这不属于本文讨论范畴。

异常步态模式

观察性步态分析可以像观察患者步行到检查室一样简单，但它很有用，可以大概了解患者的功能。下肢骨折后常见的异常步态介绍如下：

- 避痛步态：患侧支撑相缩短，以避免负重疼痛。健侧摆动相速度代偿性增加。

这是临床骨折最常见的步态模式。

- Trendelenburg 步态/臀中肌步态：支撑相躯干向患侧倾斜（臀中肌步态），对侧骨盆下垂（Trendelenburg 步态）。这是由于髋外展肌群无力或髋部疼痛，为减少髋外展肌群工作的一种代偿机制。股骨骨折顺行髓内钉固定术后的患者可能出现这种步态[25,26]。

- 下肢不等长的步态代偿：下肢创伤后骨折部位缩短，或神经损伤导致足下垂，可能会导致患者双下肢长度不等。人体有多种代偿机制来处理，主要分为"绕行""提行"和"直行"。
  - 划圈步态：摆动相时，患者较长的下肢外展、旋转划圈，完成足廓清。"绕行"过患侧足。
  - 跨阈步态：摆动相时，较长的患侧下肢髋关节和膝关节过度屈曲，以完成足廓清。这种步态模式是一种"提行"方法。
  - 跳跃步态：另一种"提行"方法，是短缩的肢体在支撑相期间通过维持踝跖屈姿势，避免重心过多上下偏移。
  - 足趾拖曳：在某些情况下，当不使用上述机制时，足下垂患者在摆动相期间会拖曳患足前行，这是一种"直行"方式。

- 股四头肌无力步态：如前所述，伸膝肌（股四头肌）的功能是在支撑相早期逐步负重。由于股四头肌无力或下意识避免这种动作（疼痛），患者利用膝关节在完全伸直位或过伸位的骨性支撑，来防止膝关节"屈服"于体重。躯干前倾，以代偿下肢长度的相对增加。这种步态模式通常出现在前交叉韧带损伤患者。

- 臀大肌步态：当身体重心位于髋关节前方时，臀大肌起到稳定髋关节的作用。臀大肌无力时，患者在足跟触地时需要后倾身体，才能保持身体重心在触地足上。

- 无足跟着地/足跟快速上抬步态：马蹄足挛缩是下肢创伤后的常见并发症。支撑相踝背屈受限会导致足跟无法着地，或足跟快速上抬。

关于创伤后步态异常的文献不多；LEAP 研究中，Archer 等对 277 名患者进行了步态分析，发现步态异常情况（发生率）如下：步长不均（20%），足趾拖曳（13%），躯干不对称（10%），Trendelenburg 步态（8%），提髋（8%），无足跟着地（7%），划圈步态（6%），膝过伸（3%）[25]。

踝关节骨折异常步态

踝关节骨折后,部分患者会出现步速降低,生活质量也相应下降[27,38]。Elbaz 等人报道,与健康对照组相比,踝关节小骨位内固定术治疗的患者,其无痛相膝关节最大屈曲角度下降,步幅持续时间更长[30]。有趣的是,在一个类似的队列研究中,观察到受试者的整体步态是对称的;然而,患侧足足底压力却存在差异,提示这些患者采用了某种灵活的代偿机制[29]。值得一提的是,Suciu 等人报道,踝关节骨折患者给予 12 周物理治疗后,与治疗前的步态存在显著性差异[32]。这一发现强调了踝关节骨折后积极康复的重要性[37]。

胫骨干骨折异常步态

胫骨干骨折可能因骨折处疼痛、短缩和旋转错位而导致步态异常[31]。步态观察甚至已被认为可作为胫骨干骨折愈合的验证方法[32]。Larsen 等人对 43 例采用髓内钉治疗的胫骨干骨折患者进行了步态分析,并将他们与健康对照组进行了比较。他们发现不对称步态在随访 6 个月时很常见,但随访 1 年后基本恢复正常。在此期间步行速度相应增加,而且旋转不对称也几乎完全消失[33]。

胫骨平台骨折异常步态

关于胫骨平台骨折步态分析的文献很少。一项前瞻性病例对照研究报告称,与健康对照组相比,接受手术治疗的胫骨平台骨折患者步频减慢 18%,双侧步长缩短,生活质量较差[35]。特别是采用环形外固定架治疗的患者普遍存在不对称步态,步长较短,单腿支撑时间缩短现象[36]。

步态分析的未来发展方向

步态研究领域随着技术的进步而不断发展。某些发展使得复杂的步态分析变得容易,外科医生无需复杂的实验室即可在临床环境中进行快速可信的步态评估。这些进步包括智能手机的应用[39-41]、无线压力传感器[42]及可穿戴式惯性测量传感器[43-46]。这种技术还不能取代观察性步态分析,但在外伤患者恢复正常的、功能性步态模式中,它可以作为一种有用的工具。骨折外科医生必须不断努力,运用一切方法提高下肢创伤患者的功能和疗效,恢复其正常步态机制[47-57]。

参考文献

1. Winter DA. Biomechanics of normal and pathological gait: implications for understanding human locomotor control. *J Mot Behav.* 1989;21(4):337-355.

2. Lamoreux LW. Kinematic measurements in the study of human walking. *Bull Prosthet Res.* 1971;10(15):3-84.

3. Los Amigos Research and Education Institute, Rancho Los Amigos National Rehabilitation Center, Rancho Los Amigos Hospital Physical Therapy Department. *Observational Gait Analysis.* Downey, CA: Los Amigos Research and Education Institute, Rancho Los Amigos National Rehabilitation Center; 2001.

4. Sadeghi H. Contributions of lower-limb muscle power in gait of people without impairments. *Phys Ther.* 2000;80(12):1188-1196.

5. Sadeghi H, Sadeghi S, Allard P, Labelle H, Duhaime M. Lower limb muscle power relationships in bilateral able-bodied gait. *Am J Phys Med Rehabil.* 2001;80(11):821-830.

6. Craik R, Oatis CA. *Gait Analysis: Theory and Application.* St. Louis, MO: Mosby; 1995.

7. Levangie PK, Norkin CC. *Joint Structure and Function: A Comprehensive Analysis.* Philadelphia, PA: F.A. Davis Company; 2011.

8. Saunders JB, Inman VT, Eberhart HD. The major determinants in normal and pathological gait. *J Bone Joint Surg Am.* 1953;35-A(3):543-558.

9. Kawamura H, Fuchioka S, Inoue S, et al. Restoring normal gait after limb salvage procedures in malignant bone tumours of the knee. *Scand J Rehabil Med.* 1999;31(2):77-81.

10. Deathe B, Miller WC, Speechley M. The status of outcome measurement in amputee rehabilitation in Canada. *Arch Phys Med Rehabil.* 2002;83(7):912-918.

11. McFadyen BJ, Winter DA. An integrated biomechanical analysis of normal stair ascent and descent. *J Biomech.* 1988;21(9):733-744.

12. Waters RL, Campbell J, Perry J. Energy cost of three-point crutch ambulation in fracture patients. *J Orthop Trauma.* 1987;1(2):170-173.

13. Brown HE, Mueller MJ. A "step-to" gait decreases pressures on the forefoot. *J Orthop Sports Phys Ther.* 1998;28(3):139-145.

14. O'Sullivan SB, Schmitz TJ, Fulk G. *Physical Rehabilitation.* Philadelphia, PA: F. A. Davis Company; 2013.

15. Himann JE, Cunningham DA, Rechnitzer PA, Paterson DH. Age-related changes in speed of walking. *Med Sci Sports Exerc.* 1988;20(2):161-166.

16. Kerrigan DC, Todd MK, Della Croce U, Lipsitz LA, Collins JJ. Biomechanical gait alterations independent of speed in the healthy elderly: evidence for specific limiting impairments. *Arch Phys Med Rehabil.* 1998;79(3):317-322.

17. Oberg T, Karsznia A, Oberg K. Basic gait parameters: reference data for normal subjects, 10-79 years of age. *J Rehabil Res Dev.* 1993;30(2):210-223.

18. Winter DA. *The Biomechanics and Motor Control of Human Gait: Normal, Elderly and Pathological.* Waterloo, Ontario, Canada: University of Waterloo Press; 1991.

19. Waters RL, Mulroy S. The energy expenditure of normal and pathologic gait. *Gait Posture.* 1999;9(3):207-231.

20. Dohrn IM, Hagstromer M, Hellenius ML, Stahle A. Gait speed, quality of life, and sedentary time are associated with steps per day in community-dwelling older adults with osteoporosis. *J Aging Phys Act.* 2016;24(1):22-31.

21. Higgins TF, Klatt JB, Beals TC. Lower Extremity Assessment Project (LEAP) – The best available evidence on limb-threatening lower extremity trauma. *Orthop Clin North Am.* 2010;41(2):233-239.

22. Archer KR, Castillo RC, Mackenzie EJ, Bosse MJ. Physical disability after severe lower-extremity injury. *Arch Phys Med Rehabil.* 2006;87(8):1153-1155.

23. O'Toole RV, Castillo RC, Pollak AN, MacKenzie EJ, Bosse MJ. Determinants of patient satisfaction after severe lower-extremity injuries. *J Bone Joint Surg Am.* 2008;90(6):1206-1211.

24. Teixeira-Salmela LF, Nadeau S, McBride I, Olney SJ. Effects of muscle strengthening and physical conditioning training on temporal, kinematic and kinetic variables during gait in chronic stroke survivors. *J Rehabil Med.* 2001;33(2):53-60.

25. Archer KR, Castillo RC, Mackenzie EJ, Bosse MJ. Gait symmetry and walking speed analysis following lower-extremity trauma. *Phys Ther.* 2006;86(12):1630-1640.

26. Archdeacon M, Ford KR, Wyrick J, et al. A prospective functional outcome and motion analysis evaluation of the hip abductors after femur

fracture and antegrade nailing. *J Orthop Trauma.* 2008;22(1):3-9.

27. Bain GI, Zacest AC, Paterson DC, Middleton J, Pohl AP. Abduction strength following intramedullary nailing of the femur. *J Orthop Trauma.* 1997;11(2):93-97.

28. Romkes J, Schweizer K. Immediate effects of unilateral restricted ankle motion on gait kinematics in healthy subjects. *Gait Posture.* 2015;41(3):835-840.

29. Segal G, Elbaz A, Parsi A, et al. Clinical outcomes following ankle fracture: a cross-sectional observational study. *J Foot Ankle Res.* 2014;7(1):50.

30. Elbaz A, Mor A, Segal G, et al. Lower extremity kinematic profile of gait of patients after ankle fracture: a case-control study. *J Foot Ankle Surg.* 2016;55(5):918-921.

31. Becker HP, Rosenbaum D, Kriese T, Gerngross H, Claes L. Gait asymmetry following successful surgical treatment of ankle fractures in young adults. *Clin Orthop Relat Res.* 1995;311:262-269.

32. Suciu O, Onofrei RR, Totorean AD, Suciu SC, Amaricai EC. Gait analysis and functional outcomes after twelve-week rehabilitation in patients with surgically treated ankle fractures. *Gait Posture.* 2016;49:184-189.

33. Castillo RC, MacKenzie EJ, Archer KR, Bosse MJ, Webb LX. Evidence of beneficial effect of physical therapy after lower-extremity trauma. *Arch Phys Med Rehabil.* 2008;89(10):1873-1879.

34. Say F, Bulbul M. Findings related to rotational malalignment in tibial fractures treated with reamed intramedullary nailing. *Arch Orthop Trauma Surg.* 2014;134(10):1381-1386.

35. Macri F, Marques LF, Backer RC, Santos MJ, Belangero WD. Validation of a standardised gait score to predict the healing of tibial fractures. *J Bone Joint Surg Br.* 2012;94(4):544-548.

36. Larsen P, Laessoe U, Rasmussen S, Graven-Nielsen T, Berre Eriksen C, Elsoe R. Asymmetry in gait pattern following tibial shaft fractures – A prospective one-year follow-up study of 49 patients. *Gait Posture.* 2017;51:47-51.

37. Warschawski Y, Elbaz A, Segal G, et al. Gait characteristics and quality of life perception of patients following tibial plateau fracture. *Arch Orthop Trauma Surg.* 2015;135(11):1541-1546.

38. Elsoe R, Larsen P. Asymmetry in gait pattern following bicondylar tibial plateau fractures – A prospective one-year cohort study. *Injury.* 2017;48(7):1657-1661.

39. Furrer M, Bichsel L, Niederer M, Baur H, Schmid S. Validation of a smartphone-based measurement tool for the quantification of level walking. *Gait Posture.* 2015;42(3):289-294.

40. Nishiguchi S, Yamada M, Nagai K, et al. Reliability and validity of gait analysis by android-based smartphone. *Telemed J E Health.* 2012;18(4):292-296.

41. Yamada M, Aoyama T, Mori S, et al. Objective assessment of abnormal gait in patients with rheumatoid arthritis using a smartphone. *Rheumatol Int.* 2012;32(12):3869-3874.

42. Bamberg SJM, Benbasat AY, Scarborough DM, Krebs DE, Paradiso JA. Gait analysis using a shoe-integrated wireless sensor system. *IEEE Trans Inf Technol Biomed.* 2008;12(4):413-423.

43. Mancini M, Horak FB. Potential of APDM mobility lab for the monitoring of the progression of Parkinson's disease. *Expert Rev Med Devices.* 2016;13(5):455-462.

44. Rebula JR, Ojeda LV, Adamczyk PG, Kuo AD. Measurement of foot placement and its variability with inertial sensors. *Gait Posture.* 2013;38(4):974-980.

45. Salarian A, Russmann H, Vingerhoets FJ, et al. Gait assessment in Parkinson's disease: toward an ambulatory system for long-term monitoring. *IEEE Trans Biomedical Eng.* 2004;51(8):1434-1443.

46. Washabaugh EP, Kalyanaraman T, Adamczyk PG, Claflin ES, Krishnan C. Validity and repeatability of inertial measurement units for measuring gait parameters. *Gait Posture.* 2017;55:87-93.

47. Braddom RL. *Physical Medicine and Rehabilitation E-Book.* Philadelphia, PA: Elsevier Health Sciences; 2010.

48. Brotzman SB, Manske RC. *Clinical Orthopaedic Rehabilitation E-Book: An Evidence-Based Approach - Expert Consult.* Philadelphia, PA: Elsevier Health Sciences; 2011.

49. Inman VT, Ralston HJ, Todd F, Lieberman JC. *Human walking.* Philadelphia, PA: Williams & Wilkins; 1981.

50. Lafortune MA, Cavanagh PR, Sommer HJ III, Kalenak A. Three-dimensional kinematics of the human knee during walking. *J Biomech.* 1992;25(4):347-357.

51. Mehta AJ, Nastasi AE. Rehabilitation of fractures in the elderly. *Clin Geriatr Med.* 1993;9(4):717-730.

52. Murray MP. Gait as a total pattern of movement: including a bibliography on gait. *Am J Phys Med Rehabil.* 1967;46(1):290-333.

53. Murray MP, Drought AB, Kory RC. Walking patterns of normal men. *J Bone Joint Surg Am.* 1964;46:335-360.

54. Perry J, Burnfield JM. *Gait Analysis: Normal and Pathological Function.* Thorofare, NJ: SLACK; 2010.

55. Rose J, Gamble JG. *Human Walking.* Philadelphia, PA: Lippincott Williams & Wilkins; 2006.

56. Sutherland DH. The evolution of clinical gait analysis part l: kinesiological EMG. *Gait Posture.* 2001;14(1):61-70.

57. Sutherland DH. The evolution of clinical gait analysis. Part ll kinematics. *Gait Posture.* 2002;16(2):159-179.

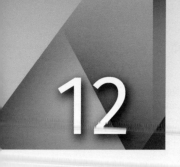

第 12 章　肩胛带骨折

Sandra A. Miskiel

Edward Perez

Kenneth W. Graf

Rakesh P. Mashru

引言

肩关节康复干预的基础在于全面了解肩胛带上肢的解剖学、三维关节生物力学和多功能需求。

肩胛带由 3 个骨性结构(锁骨、肱骨近端和肩胛骨)和 3 个关节(盂肱关节、肩锁关节和胸锁关节)构成。肩胛骨和锁骨为肱骨提供支撑,并与之组成关节。此外,它们还作为多种骨骼肌的附着点,有助于肱骨的旋转和活动[1,2]。肩关节功能取决于附着在肩胛骨和上臂的肌肉的募集模式,包括胸肱骨(背阔肌和胸大肌)、腋肩(前锯肌、肩胛提肌、胸小肌、菱形肌和斜方肌)和肩胛肱骨(三角肌、冈上肌、冈下肌、肩胛下肌、小圆肌和大圆肌)[2,3]。肩胛带运动基于胸锁关节(SC)、肩锁关节(AC)、盂肱关节(GH)和肩胛胸壁关节(ST)的相互运动[2-4]。正常肩胛带最大的活动度发生在盂肱关节和肩胛胸壁关节。并且,肩锁关节和胸锁关节运动是肱胸壁关节运动的组成部分[1,2]。

肌肉的协调和激活与关节稳定性相结合,使肩部能够执行上肢的功能性任务需求。正如 Thomas Reid 在 1786 年《关于人类智力力量》的论文中所说,"链条的强度不亚于最薄弱的一环。"这句谚语可以用于肩部的治疗和康复,因为当肩带的任何一个部分发生骨折或损伤时,它将会影响整个上肢的运动功能。

本章将重点介绍肩胛带骨折和关节损伤的治疗和康复。

肱骨近端骨折

引言

在四肢骨折中,肱骨外科颈骨折发生率约为 5%。它是成年人最常见的肩带骨折类型[5]。骨折发生率随年龄增加而升高,超过 70% 的肱骨近端骨折发生在 60 岁以上的患者,其中 90% 是高处坠落伤导致[2,6-9]。在老年患者中,大多数肱骨近端骨折移位不明显,可采取保守治疗,预后良好[1,7,10,11]。而对于年轻患者,最常见的原因是高能量创伤,如高处坠落、车祸、触电、癫痫发作[5,6]。这些损伤往往涉及更严重的骨骼和软组织破坏,因此大部分需要手术干预[6]。

肱骨近端骨折发生的负荷模式主要有三种:①肩胛盂向肱骨头的压缩负荷;②外科颈的剪切力;③肩袖在大小结节处的张力。骨折的生物力学和患者的骨骼质量决定了该患者可能会发生的骨折类型[2]。

治疗

对于如何选择肱骨近端骨折的治疗方案,采取手术治疗还是非手术治疗,外科医师会综合考虑以下几个因素:患者的年龄、骨折类型与移位、骨骼质量、总体医疗状况和患者的功能状态。此外,任何伴随损伤也可能会影响骨折的治疗[6,12,13]。目前,关于不同类型骨折的最优外科治疗方案仍然存在较大争议[13]。

非手术治疗

对于无移位或移位较小的肱骨近端骨折,首选的治疗方法是非手术治疗[2,14]。已有大量文献报道,该治疗方法预后良好,骨折愈合率高[11,15-18]。此外,非手术治疗还适用于对功能需求低的老年患者和不能接受手术治疗的身体虚弱患者。也有报道非手术治疗成功治疗移位超过 50% 的二部分骨折和外翻成角的四部分骨折[10]。该治疗的相对禁忌证是无骨接触的移位骨折[12]。

在非手术治疗和康复的第一阶段,即伤后 1~3

周,除自我护理和治疗练习外,患者应始终佩戴吊带或肩部固定器[19]。为了避免胸大肌肌腱对肱骨干近端牵拉作用,维持骨折端对齐,建议在腋下放置支撑垫。指导患者在可忍受范围内进行颈椎、肘部、腕部和手的主动关节活动,以及 Codman 或"Rock the Ba-by"练习[20]。Codman 练习也叫作钟摆练习,患者腰部向前弯曲,与地面平行,患侧手臂垂直于地面,健侧手臂支撑在桌面上。保持手臂和肩部肌肉放松,患者缓慢地向前后、左右移动手臂,以顺时针和逆时针方向做划圈运动(图 12.1A 和 B)[20,21]。在 Codman 练习时,患者的动作需要正确规范,因为已有研究证实,不正确的钟摆练习会使超过 15% 的冈上肌和冈下肌发生最大主动等长收缩[20]。与 Codman 运动相比,"Rock the Baby"更加安全。患者将健侧手放在患侧肘部,支撑患侧手臂,缓慢地向前后、左右移动手臂,以顺时针和逆时针方向做划圈运动(图 12.2A 和 B)。

在第二阶段,即伤后 4~6 周,可以开始 AROM 运动,同时使用本体感觉神经肌肉促进技术(PNF)改善神经肌肉控制和本体感觉(表 12.1;图 12.3A~E)[22,23]。

在伤后 7~9 周,治疗的重点是强化和恢复正常功能。在伤后 10 周,根据放射学和临床愈合情况,可以开始抗阻训练,如多级划船运动(图 12.4A~F)。除了通过向前、向下和向后滑动优化盂肱关节活动外,治疗师还应加强患者终末端活动的治疗[1]。

手术治疗

肱骨近端骨折手术治疗的适应证包括开放性骨折、骨折合并严重的神经血管损伤以及移位明显且高需求的年轻患者[2,12,15]。在肱骨近端骨折中,约 20% ~ 30% 患者表现为明显移位或不稳定型骨折,外科手术是首选的治疗方法。其中,钢板内固定术和关节成形术是两种最常见的手术方式。锁定髓内钉主要用于延伸至肱骨干二部分骨折或者粉碎性和病理性骨折[13,14]。在选择治疗方法时,必须考虑患者骨骼质量和潜在形变。对于骨折脱位和四部分骨折(不包括外翻引起的骨折),发生肱骨头坏死风险很高,所以,首选治疗方法是关节置换术[2,16,18]。

康复[23]

肱骨近端康复的核心原则是减少疼痛和炎症、保护骨折愈合和重建肩部功能。减少骨折碎片,为早期运动提供必要的稳定性,是成功康复的基础[15,19]。肱骨近端骨折手术和非手术治疗的康复方案均围绕上述原则,以类似的方式进行,主要差异在于进阶时间点的不同(表 12.2 和表 12.3)。应告知患者坚持其康复计划的重要性,因为 ROM 将在术后 1 年内持续改善[19]。如果内固定坚强稳定,康复方案可根据患者的具体需求进行调整。

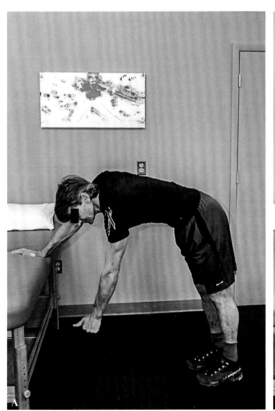
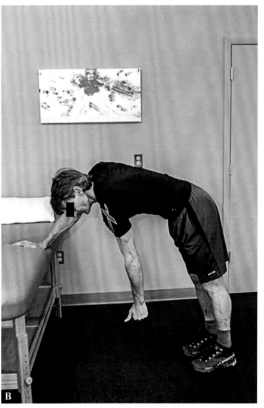

图 12.1 A 和 B. Codman 练习

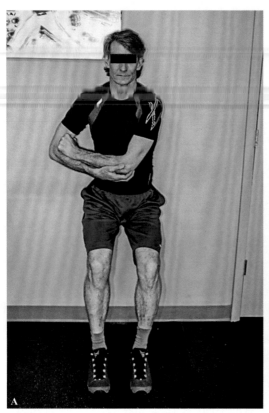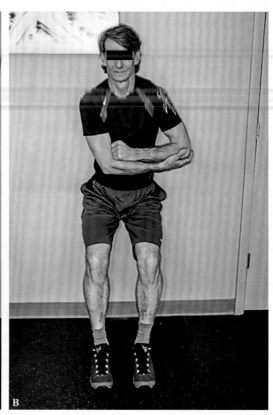

图 12.2　A 和 B."Rock the Baby"练习

表 12.1　上肢各关节的本体感觉神经肌肉促进技术

D1 屈曲：屈曲/外展/外旋-伸直手臂			D2 屈曲：屈曲/外展/外旋-伸直手臂		
关节	起始位置	终止位置	关节	起始位置	终止位置
肩胛骨	向后下压	向前上提	肩胛骨	向前下压	向后上提
肩关节	伸展/外展/内旋	屈曲/内收/外旋	肩关节	伸展/内收/内旋	屈曲/外展/外旋
前臂	伸展	伸展	前臂	伸展	伸展
肘关节	旋前	旋后	肘关节	旋前	旋后
腕关节	伸展/尺偏	屈曲/桡偏	腕关节	屈曲/尺偏	伸展/桡偏
手指	伸展	屈曲	手指	屈曲	伸展
D1 伸展：伸展/内收/内旋-伸直手臂			D2 伸展：伸展/内收/内旋-伸直手臂		
关节	起始位置	终止位置	关节	起始位置	终止位置
肩胛骨	向前上提	向后下压	肩胛骨	向后上提	向前下压
肩关节	屈曲/内收/外旋	伸展/外展/内旋	肩关节	屈曲/外展/外旋	伸展/内收/内旋
前臂	伸展	伸展	前臂	伸展	伸展
肘关节	旋后	旋前	肘关节	旋前	旋后
腕关节	屈曲/桡偏	伸展/尺偏	腕关节	伸展/桡偏	屈曲/尺偏
手指	屈曲	伸展	手指	伸展	屈曲

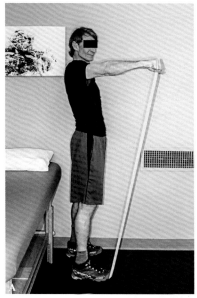
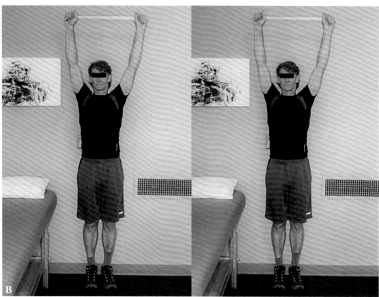
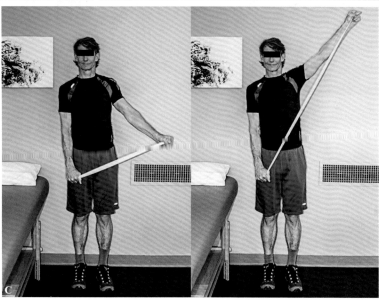
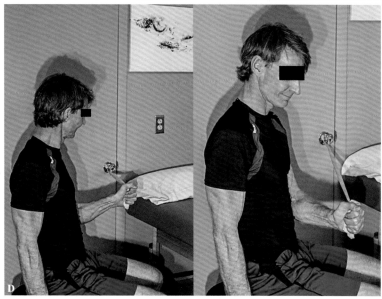

图 12.3　本体感觉神经肌肉促进技术：屈曲（A）、伸展（B）、外展（C）、内旋（D）和外旋（E）

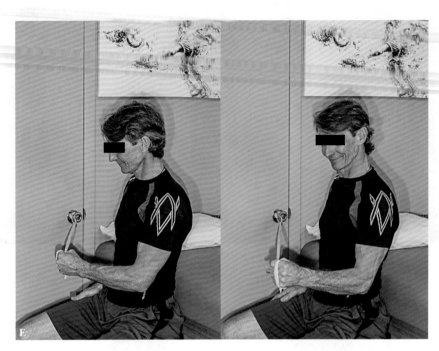

图 12.3(续)

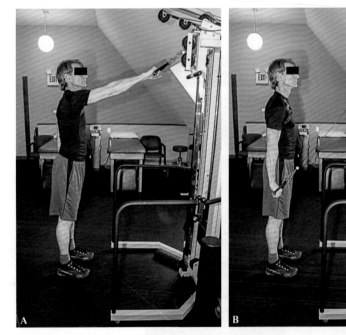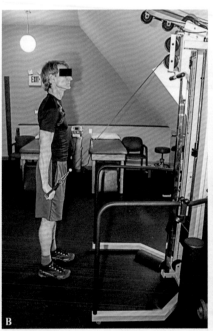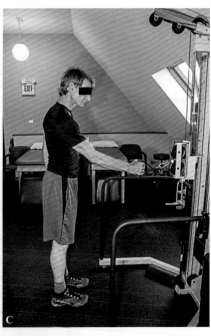

图 12.4   借助滑轮的多级划船运动。患者手握滑轮手柄的同时伸出患侧手臂开始运动(A、C、E),然后将手臂向后拉,同时收缩和下压肩胛骨(B、D、F)

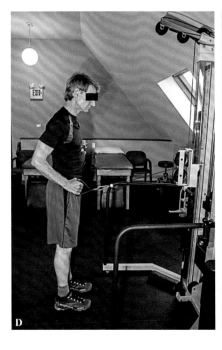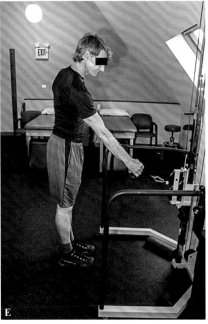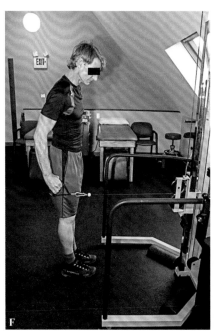

图 12.4(续)

表 12.2 作者推荐的肱骨近端骨折非手术治疗的康复方案

伤后周数	目标	关节活动	强化训练
1~3	● 疼痛控制 ● 炎症控制 ● 保护骨折 ● 预防肩关节囊挛缩 ● 早期活动	● 颈椎、肘部、腕部和手部 AROM、AAROM 和 PROM ● Codman 或"Rock the Baby"练习 ● 仰卧被动前屈 ● 外旋和内旋至胸部/腹部 ● 肩胛骨内缩 ● 重复上述动作 4 次/d,7d/周	● 强化训练未启动
4~6	● 同上 ● 启动 AROM	● 继续以上的治疗练习 ● 仰卧 AAROM:前屈和外旋 ● 三角肌和肩袖的次最大强度的等长练习 ● 肩胛骨 PNF 技术 ● 重复上述动作 2 次/d,7d/周	● 姿势调整 ● 加强握力
7~9	● 恢复力量和功能 ● 恢复全范围的 AROM	● 继续以上的治疗练习 ● 滑轮辅助的患肢离心下降 ● 从仰卧位到站立位,最后负重下,所有平面上肩关节 AROM 　● 屈曲、伸展、外展、内旋和外旋 ● 重复上述动作 2 次/d,7d/周	● 同上 ● 肩袖和肩胛周围肌肉强化 ● 弹力带练习 　● 在第 8 周开始等张负重运动
10+	● 恢复正常功能 ● 继续加强: 　● 肩袖/三角肌 　● 肩胛骨旋转肌 ● 优化肩肱节律	● 渐进性抗阻练习 ● 过头顶训练 ● 投掷运动员:增强训练计划 ● 盂肱关节松动术 ● 重复上述动作 2 次/d,7d/周	● 同上 ● 三角肌/肩袖等长加强 ● 肩胛骨周围强化 ● 弹力带/滑轮抗阻练习: 　● 外旋,内旋 　● 多级划船运动 ● 动态练习: 　● 侧卧位外旋 　● 俯卧划船运动 　● 俯卧伸展 　● "Ys":外旋水平外展 　● "Ts":俯卧位,肩部外展 100°,手臂水平伸展 　● "Ws":俯卧位,肩胛骨内缩并向下旋转 　● 站立位,肩胛骨平面抬高 　● 二头肌等张收缩 　● 前锯肌击拳训练

注:AAROM:主动辅助活动范围;AROM:主动活动范围;PNF:本体感觉神经肌肉能量促进术;PROM:被动活动范围。

表 12.3　作者推荐的肱骨近端骨折手术治疗的康复方案

术后周数	目标	关节活动	强化训练
● 1~4 周 ● 1~6 周	● 疼痛控制 ● 炎症控制 ● 保护骨折 ● 预防肩关节囊挛缩	● 颈椎、肘部、腕部和手部 AROM、AAROM 和 PROM ● Codman 或 "Rock the Baby" 练习 ● 仰卧位被动前屈 ● 外旋和内旋至胸部/腹部 ● 重复上述动作 4 次/d,7d/周	● 强化训练未启动
● 4~6 周 ● 6~8 周	● 同上 ● 减少去适应作用 ● 保持肌肉柔韧性和神经肌肉模式 ● 使肩胛骨运动正常化	● 同上 ● 肩关节所有平面的 AAROM、PROM ● 开始肩关节内缩 ● 重复上述动作 2 次/d,7d/周	● 姿势调整 ● 加强握力
● 6~8 周 ● 8~10 周	● 同上 ● 防止肌肉萎缩 ● 恢复关节 ROM	● 同上 ● 开始使用高架滑轮 ● 重复上述动作 2 次/d,7d/周	● 同上
● 8~10 周 ● 10~12 周	● 同上 ● 开始强化训练	● 同上 ● 肩关节所有平面的 AROM ● 牵伸肩胛骨后方 ● 重复上述动作 2 次/d,7d/周	● 同上 ● 开始强化三角肌/肩袖等长训练 ● 肩胛周围肌肉强化
● 10~12 周 ● 12~14 周	● 同上 ● 继续加强: 　● 肩袖/三角肌 　● 肩胛骨旋转肌 ● 优化肩肱节律	● 同上 ● 肩关节所有平面的 AROM/AAROM/PROM ● 重复上述动作 2 次/天, 7 天/周	● 同上 ● 弹力带/滑轮抗阻练习: 　● 内旋,外旋 　● 多级划船运动 ● 动态练习: 　● 侧卧位外旋 　● 俯卧划船运动 　● 俯卧伸展 　● "Ys":外旋水平外展 　● "Ts":俯卧位,肩部外展 100°,手臂水平伸展 　● "Ws":俯卧位,肩胛骨内缩并向下旋转 　● 站立位,肩胛骨平面抬 　● 二头肌等张收缩 　● 前锯肌击拳训练

注:AAROM:主动辅助活动范围;AROM:主动活动范围;PROM:被动活动范围;ROM,活动范围。

锁定钢板内固定方案[23]

　　术后初期的康复目标包括控制疼痛、保护骨折和预防肩关节囊挛缩。术后予手臂吊带固定,以提供舒适感并保护受伤的手臂。在此阶段,康复训练在家中进行。据报道,与长时间固定的患者相比,早期运动能更好地改善功能,并减少疼痛,所以鼓励患者早期活动[15]。在一项关于轻度移位的肱骨近端二部分骨折的前瞻性随机对照试验中,比较了术后即刻物理治疗与固定 3 周的临床疗效,16 周的随访结果显示,活动越早,疼痛越少,患肢的功能性活动恢复更好[6]。

　　从术后第 1 天到第 4 周,鼓励患者进行颈椎、肘部、腕部和手部的被动和主动关节活动度训练:仰卧位被动前屈、内旋和外旋到胸部/腹部以及 Codman 练习[20]。在第 4 周,患者开始门诊康复治疗,每周 2 次的主动辅助关节活动度训练[17]。在主动辅助运动期间,患者应积极地使用肩部肌肉去参与练习,但是需要在

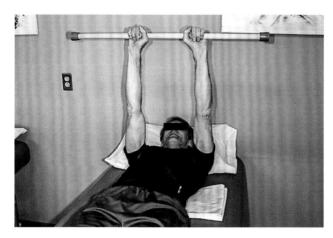

图 12.5 仰卧主动辅助前屈。利用对侧肢体，指导患者在手杖帮助下抬高患肢

治疗师、机器设备或者健侧手臂的帮助下完成动作（图 12.5 和图 12.6A、B）。在第 6~8 周期间，患者继续每周两次康复治疗，主要目的是持续改善 ROM 和预防肌肉萎缩。治疗师可以采用过头的滑轮来进行治疗性练习[1]。在第 8 周，通过等长收缩训练来强化

三角肌和肩袖肌群。在第 10 周，患者可以进行居家康复，持续强化三角肌和肩袖肌群。术后 6 个月，如果患者通过 ROM 和肌肉强化训练达到最理想目标，则可以缓慢地开始高空举、手工劳动等。

关节置换术[23]

关节置换术后的康复和钢板内固定相似，使用同样的训练方案，但是，一个重要的区别是安全的活动范围更小和恢复的过程更长。术后即刻，患侧手臂予吊带制动，要求患者在家中持续佩戴 2~4 周，公共场所则需使用至术后 6~8 周[12]。

术后的初始运动量取决于患者个人和术中安全的活动范围。通常情况下，屈曲 130° 和外旋 30° 是安全角度[1,24]。如果担心内固定的强度，安全的活动范围为屈曲 90° 和外旋 0°[24]。根据术中内固定的稳定性，这些建议可能需要相应调整[17,25]。ROM 指南应对每个患者量身定制，同时考虑其在每个时间点是否达到最佳功能。如果有 ROM 丢失，患者应恢复活动度，并逐步增加。

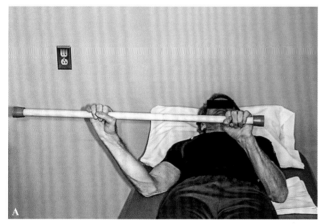
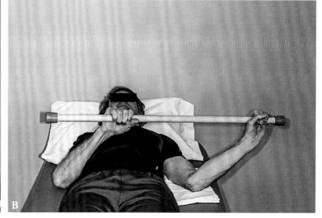

图 12.6 A 和 B. 仰卧主动辅助外旋；利用对侧肢体，指导患者在手杖帮助下外旋患肢

术后 4~6 周可以进行 PROM 活动，包括前屈和外旋。在术后 6~8 周，患者可通过头顶滑轮和被动拉伸，开始 AAROM 活动。术后 10~12 周开始全范围的 AROM 活动；术后 12~14 周开始加强运动[1,12]。

锁骨

引言

锁骨是 S 形细长骨，内侧呈棱柱状，向外侧逐渐变平。它通过肩锁关节和喙锁韧带固定在肩胛骨上，通过胸锁关节韧带固定在躯干上[3,23,26]。锁

骨骨折约占成人骨折的 2.6%~4.0%[27]。好发人群是年轻男性。损伤机制是直接施加于肩部的应力，常见于严重摔倒或机动车碰撞后的患者[26,28]。锁骨骨折也常见于参加接触性运动的运动员。大多数骨折发生在锁骨中段（69%~82%），其次是锁骨远端 1/3 处（12%~26%），最后是锁骨近端 1/3 处（2%~6%）[28]。骨干骨折发生率较高的部分原因是锁骨的近端和远端被韧带和肌肉组织牢固固定，使其不易受创伤。锁骨中段骨折的移位和短缩是由于胸锁乳突肌将近折端向上和向后牵拉，以及胸大肌、三角肌和上肢重力的共同作用将远折端向下和向前牵拉[3,28,29]。

治疗

锁骨骨折的治疗目标包括恢复无疼痛的肩关节活动度和可接受畸形的骨折愈合。在决定最佳治疗方案时,外科医生必须考虑骨折移位、粉碎程度、合并损伤和患者自身因素。

非手术治疗

非手术治疗的适应证包括无移位或轻微移位的中段、近端和远端骨折[30]。近端 1/3 骨折常表现为无移位或轻微移位,很少涉及胸锁关节。中段骨折治疗是一个具有争议性的话题,因为支持手术和非手术治疗的文献都有,并且两种治疗方法均能显著改善功能。对于缩短超过 1.5~2cm 或移位>100% 的骨折,保守治疗已被证实将会导致肩部功能下降和临床预后不良。因此,建议对这些骨折类型采取手术治疗。

对于非手术治疗的骨折,患侧手臂立即用吊带固定,并鼓励患者早期 PROM 活动[28]。制动时间为 2~6周,这主要取决于患者的舒适度以及从 PROM 到全范围 AROM 的进展情况。回归接触性运动需要在至少

4 个月以后[28]。本章将进一步讨论作者首选的锁骨骨折康复方案。

手术治疗

一般来说,手术治疗适应证包括开放性骨折、合并皮肤损伤和/或神经血管损伤的骨折、移位或缩短>2cm、节段性骨折(中段和近端骨折合并或中段和远端骨折合并)、严重粉碎性骨折(骨折碎片>3 块)和肩胛骨错位。此外,如果患者的治疗目标是快速恢复肩关节功能,特别对于优秀运动员,那么这种情况也考虑采用手术治疗。

最常用的手术方法是切开复位钢板内固定,少数采用髓内钉、针或钢丝治疗[26,28,31]。

康复[23]

手术治疗和非手术治疗锁骨骨折的康复方案使用的治疗练习是相同的,阶段转换取决于患者(表12.4)。为了获得康复的阶段性进展,患者应满足影像学和临床愈合迹象,实现阶段目标,并保持在舒适度范围内[3]。

表 12.4 作者推荐的锁骨骨折手术和非手术治疗的康复方案

术后周数	目标	ROM/治疗练习	强化训练
• 0~6 周	• 疼痛和炎症控制 • 保护骨折愈合 • 预防肩关节囊挛缩	• 颈椎、肘部、腕部和手部 AROM、AAROM 和 PROM • Codman 或"Rock the Baby"练习 • 仰卧被动前屈:(1~3 周,限制在 90°;4~6 周,限制在 120°) • 仰卧外旋 • 外旋和内旋至胸部/腹部 • 肩胛骨内缩 • 重复上述动作 4 次/d,7d/周	• 强化训练未启动

• 7~12 周	• 保护骨折愈合
	• 增加关节 ROM
	• 开始强化训练
		• 仰卧拐杖辅助前屈
		• 肩胛骨平面前屈
		• 仰卧和站立外旋
		• 可忍受的肩关节屈曲和外展
		  • 第 12 周前,完全屈曲和外展
		• 可忍受的水平内收
		• 肩胛骨 PNF 技术
		• 肩肱节律运动
		• 外展 90°时外旋
		• 侧卧位 90° 内旋
		• 站立肩胛骨平面抬高
		• 重复上述动作 2 次/d,7d/周
			• 姿势矫正
			• 握力加强
			• 弹力带练习:
			  • 内旋和外旋
			  • 划船运动
			• 动态练习:
			  • 侧卧位外旋
			  • 俯卧划船运动
			  • 俯卧伸展
			  • "Ys":外旋水平外展
			  • "Ts":俯卧位,肩部外展 100°,手臂水平伸展
			  • "Ws":俯卧位,肩胛骨内缩并向下旋转
			  • 站立位,肩胛骨平面抬高
			  • 二头肌等张收缩
			  • 前锯肌击拳训练
			• 第 8 周,对墙面做俯卧撑
			• 第 12 周,举重训练

表 12.4　作者推荐的锁骨骨折手术和非手术治疗的康复方案(续)

术后周数	目标	ROM/治疗练习	强化训练
● 13~18 周	● 保护愈合骨折 ● 恢复全范围 ROM ● 继续加强训练	● 继续上述活动,进阶至全范围 ROM ● 水平内收牵伸 ● 外展 90°外旋牵伸 ● 内旋至完全贴背 ● 重复上述动作 2 次/d,7d/周	● 提高肩胛骨肌力量 ● 弹力带抗阻练习: 　● 继续上述训练 　● 站立"Ts" 　● 在 90°外旋和内旋 　● 多级划船运动 ● 动态练习: 　● 继续上述训练,增加可忍受的阻力 　● 站立位前屈 ● 阻力渐进性地增加至 5 磅 ● 与物理治疗师一起进行节奏稳定和本体感觉训练 ● 继续俯卧撑训练 ● 第 18 周,逐渐恢复体育和娱乐活动 　● 投掷运动员:启动超等长收缩训练 ● 重复上述练习 1 次/周,7d/周

注:AAROM,主动辅助活动范围;AROM,主动活动范围;PNF:本体感觉神经肌肉促进技术;PROM,被动活动范围;ROM,活动范围。

在最初的 2 周内,患者使用吊带固定,以获得舒适感[3]。冰敷和抗炎药用于控制疼痛和炎症。术后第 1 天,开始颈椎 ROM、颈深屈肌激活以及肘部、手部和腕部主动活动。6 周后,如果临床和影像学检查显示骨折愈合迹象,患者可以开始患肢的加强锻炼。首选的强化治疗练习如下[22]:

● 侧卧外旋(图 12.7A 和 B)
● 俯卧位划船运动(图 12.8A 和 B)
● 俯卧肩关节后伸(图 12.9A 和 B)
● 前锯肌击拳运动(图 12.10A 和 B)

● "Ys"-水平外展外旋(图 12.11A 和 B)
● "Ts"-俯卧位,肩外展 100°,手臂水平伸展(图 12.12A 和 D)
● "Ws"-俯卧位,肩胛骨后缩并向下旋转(图 12.13)

在进行上述练习时,可以逐渐增加重量,从 1 磅开始,逐渐增加到 5 磅。在此阶段,患者应努力实现全范围 ROM,同时通过 PNF 技术改善神经肌肉控制和本体感觉[23]。在第 12 周,患者逐步开始重量训练计划,包括坐式划船运动和器械抗阻训练。在第 14 周,可进行坐式卧推[22]。重返体育运动通常在 4~6 个月[3,28]。

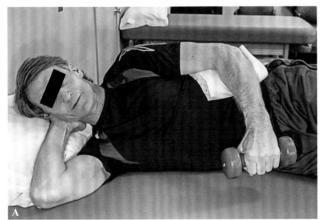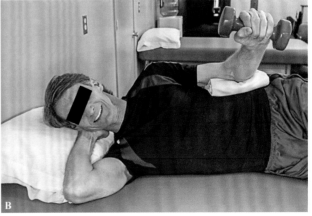

图 12.7　A 和 B.侧卧外旋

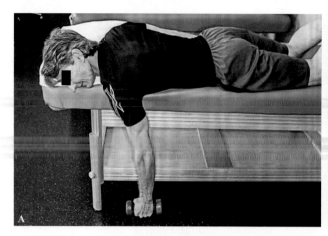
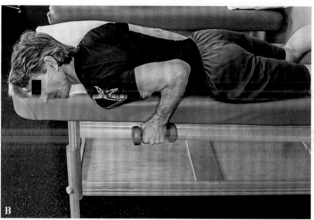

图 12.8 A 和 B. 俯卧划船运动。患者俯卧位,患肢手持重物,抬起手臂,将肘部抬高至肩部高度,同时回缩肩胛骨

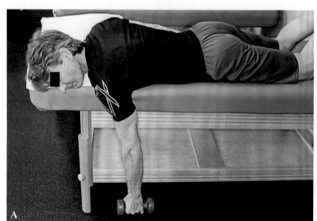
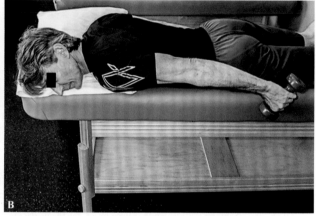

图 12.9 A 和 B. 俯卧肩关节后伸。患者俯卧位,抬高患肢,与身体呈同一水平,同时回缩肩胛骨

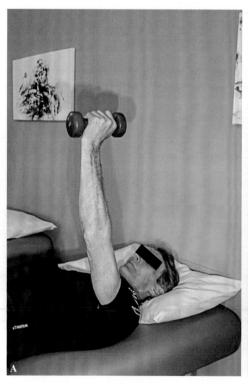
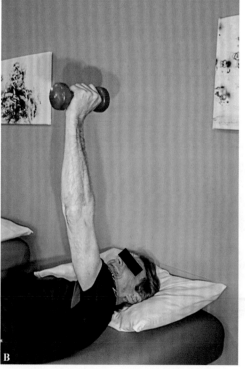

图 12.10 A 和 B. 前锯肌击拳。仰卧位,患者保持肘部伸直,逐渐将手臂向天花板延伸

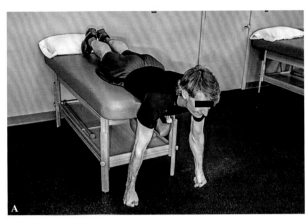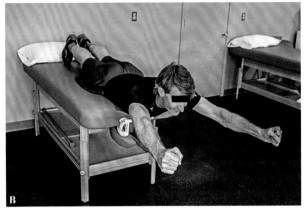

图 12.11　A 和 B.“YS”:俯卧位,水平外展外旋

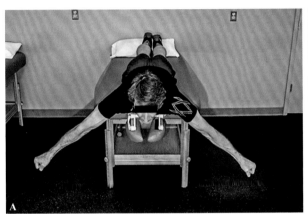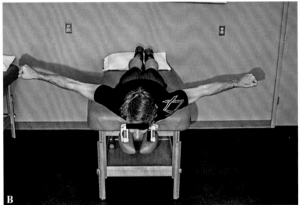

图 12.12　A 和 B.“TS”:俯卧位,肩外展 100°,手臂水平伸展

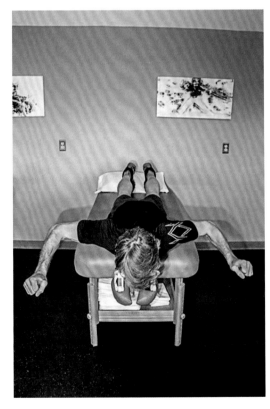

图 12.13　“WS”:俯卧位,肩胛骨后缩并向下旋转

肩胛骨

引言

　　肩胛骨骨折是一种罕见的骨折类型,占所有骨折的不到 1%,仅占肩胛带骨折的 3%~5%[32,33]。最常见的骨折部位是肩胛体,约占肩胛骨骨折的 50%,其次是肩胛盂(29%)、喙突(11%)和肩胛颈(8%~10%)。肩胛骨骨折最常见的原因是高能量创伤,通常发生在多发伤患者中[4,18,32,34,35]。

　　肩胛骨骨折主要发生在男性(72%),平均年龄 44 岁。大多数情况下,骨折是由肩胛骨受到直接撞击造成的,例如机动车碰撞[35,36]或从高处坠落[32,37,38]。很少发生双侧或开放性骨折[37,38]。肋骨骨折是肩胛骨骨折最常见的合并骨折类型,据报道其发生率高达 65%[18,32]。肩胛骨骨折有 8%~47% 的病例会发生肩胛带的额外损伤[2]。由于高能量损伤的机制,80%~95% 的肩胛骨骨折发生时伴有其他创伤,相关死亡率接近 15%[32,34,37]。可能发生的危及生命的伴随损伤包括动脉损伤、肺挫伤、气胸、闭合性颅脑损伤、脾或肝裂伤[2,4,18,32,34,37-39]。

肩胛骨是一块三角形的扁平骨,是肩袖肌肉(冈上肌、冈下肌、肩胛下肌和小圆肌)、大圆肌、三角肌、肱二头肌、背阔肌、喙肱肌和肱三头肌长头的起点[2]。也是斜方肌、肩胛提肌、菱形肌、前锯肌和胸小肌的附着部位,所有这些肌肉都使肩胛骨稳定在后胸壁上[2]。CC 韧带防止锁骨远端向上移动,以稳定 AC 关节。GH 韧带、喙肱韧带和关节囊稳定 GH 关节,而喙肩(CA)韧带对肱骨头稳定性起到了更好的静态约束作用[2,4,29]。Goss 首先描述了肩关节上方悬吊复合体(superior shoulder suspensory complex,SSSC),

以证明肩胛骨有维持肩胛带、上肢以及中轴骨之间正常稳定的关系的功能(图 12.14)。SSSC 是由 AC关节、肩峰、CC 韧带、喙突、锁骨远端和关节盂组成的环状结构。锁骨作为上部支撑,肩胛体的外侧和脊柱作为下部支撑[2,4,40]。环状结构的一部分中断破坏,仍将保持肩带与中轴骨的结构完整性。然而,双侧破坏中断会导致这一结构的不稳定,成为"浮动肩"(图 12.15)[2,40]。值得注意的是,据文献报道,在没有伴随韧带断裂的情况下,单纯的支撑损伤(即同侧锁骨和肩胛颈骨折)不会导致肩部不稳定的情况[2]。

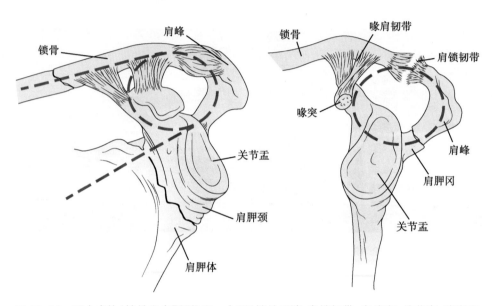

图 12.14 两个支柱(锁骨和肩胛颈)和一个环(锁骨远端、肩锁韧带、肩峰突、关节窝、喙突和肩锁韧带)的斜视图和侧视图(Reproduced from Jeong GK,Zuckerman JD. Scapula fractures. Musculoskeletal Key. August 4,2016. Accessed May 15,2020. https://musculoskeletalkey. com/scapula-fractures-2/)

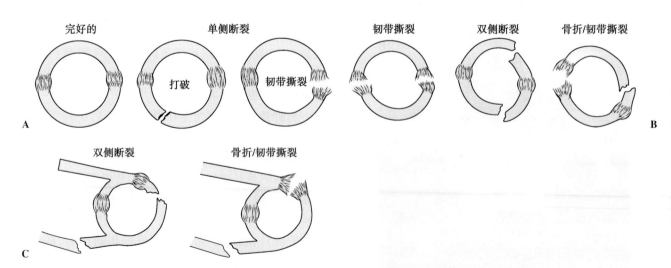

图 12.15 A~C. 完整的肩悬韧带复合体以及单侧和双侧断裂(Reproduced from Jeong GK,Zuckerman JD. Scapula fractures. Musculoskeletal Key. August 4,2016. Accessed May 15,2020. https://musculoskeletalkey. com/scapula-fractures-2/)

肩胛胸壁关节分离

ST 分离是肩胛骨肌肉组织的撕脱损伤,导致肩胛骨向外侧移位。ST 段分离通常是由于钝力损伤肩胛带造成的侧向牵拉损伤所致,常导致肩胛带损伤,如肩胛骨/锁骨骨折、AC/SC 脱位和严重的神经血管损伤[4]。约有 50% 的病例出现连枷肢,出现运动和感觉功能完全丧失,导致肢体丧失功能。高达 90% 的病例会发生神经系统损伤,通常是由于同侧臂丛神经完全撕脱所致[33,38]。锁骨下动脉/静脉损伤是最常见的血管损伤,其次是腋动脉损伤[37]。如果诊断为无脉性肢体,必须立即进行血管造影。血管修复后,应进一步稳定 SC、AC 和/或锁骨,必要时行神经探查。ST 分离患者的死亡率为 10%。

治疗

治疗目标包括恢复正常无痛的 ROM、解剖对位和预防并发症,如畸形愈合、不愈合、盂肱关节骨关节炎和慢性疼痛。在肩胛盂骨折中,恢复盂肱关节的对位和稳定;在肩胛颈和肩胛体骨折中,实现肩胛体/肩盂的解剖排列,以及防止肩峰或喙突的畸形愈合[2]。

非手术治疗

非手术治疗的适应证包括无移位骨折、关节内或关节外移位骨折但患者的一般情况不允许手术[2]。大多数肩峰和喙突骨折是无移位的,可以保守治疗[4,38,41]。手术后配有吊带和绷带,并建议在躺椅上睡觉。肘部、腕部和手部的 AROM 练习应在术后第 1 天开始,随着疼痛开始减轻即可开始 Codman 或 Rock the Baby 练习,最好在术后几天内即可开始。2 周后,患者可以开始 PROM 训练,目标是在伤后 1 个月内达到正常 PROM[2]。术后 2 个月,应完全恢复 AROM。术后 3 个月开始加强肩袖和肩胛周围肌肉的锻炼。非手术治疗的潜在缺点包括肩胛骨的外观畸形、盂肱关节对线不良和不稳定[2]。

手术治疗

手术治疗的适应证包括肩胛盂关节内移位骨折、伴有明显成角的肩胛颈骨折以及伴有肩峰撞击综合征的肩峰骨折[2,40]。浮肩是手术治疗的相对适应证。手术治疗的标准方式是切开复位内固定[2,4,37]。已有文献报道,关节镜辅助内固定或部分切除用于治疗肩胛盂骨折和肩峰骨折[2]。根据最近的研究发现,肩胛体/肩胛颈移位骨折的患者保守治疗的预后较差,所以越来越多的人主张对肩胛骨骨折进行手术治疗。手术治疗肩胛骨骨折的适应证包括肩胛盂关节内移位距离 3~10mm 骨折,和/或持续性肱骨头半脱位[2]。由于移位的关节盂缘骨折与 GH 关节的不稳定性有关,因此,必须稳定 GH 关节,并恢复其一致性[2,40]。对于浮肩的治疗,更多地主张进行非手术治疗。早期的文献结果认为,锁骨稳定可以最大限度地减少肩胛颈畸形愈合。然而,最近更多的文献表明,手术和非手术治疗对功能的恢复没有显著差异[40]。

康复

肩胛骨骨折的手术和非手术治疗的康复原则基本上是相同的。康复时机和进阶都是基于术中固定、骨质量、影像学检查、临床愈合和患者的个体疼痛耐受性。术后为患者提供吊带和绷带,将上臂和前臂固定到胸部,从而达到支撑肩关节的作用[34]。在术后 2 周内,必须对患肢给予固定[2]。对于肩胛骨突起部位的骨折,采用外展垫将患肢抬高和外展,以帮助缓解肌肉张力。

计划[23]

第一阶段:术后第 1 天——制动

需要特别注意是保持未受影响关节的全范围活动,减少手臂肿胀,保持关节灵活度。建议在术后第 1 天开始进行以下锻炼,并持续约 6 周[2]:

- 肩膀放松,回缩并拢肩胛骨。
- 屈曲和伸展肘、腕和手。
- 在有/没有压力球的情况下进行手的抓握。
- 前臂旋后旋前,腕关节桡偏尺偏。

也可以使用 CPM 机来辅助患者进行上述 PROM 练习。

第二阶段:术后第 2 天~第 6 周——活动

一旦疼痛减轻,就可以开始进行 Codman/Rock the baby 运动。并继续进行 PROM 练习。如果 PROM 训练进展顺利,且骨折愈合可能稳固(术后 3~6 周),则可以开始 AAROM 训练。推荐的 AAROM 练习如下:

- 内旋和外旋。
- 手臂放在桌面上向前屈。
- 手臂前屈并上举,按着墙壁上的球进行移动训练。

4 周:可以开始次最大强度的等长运动。推荐的次最大强度的等长运动如下:

- 内旋和外旋。
- 屈曲和伸展。
- 外展。

由于闭链运动可以减轻肢体的重量,同时引起的肩部肌肉活动较少,所以它是初始 ROM 训练的最佳选择(图 12.16A～D)。通过肩胛骨的闭链运动,如低位划船和肩胛骨钟摆运动,可以强化肩胛骨周围肌群,从而促进肌肉募集和肩胛骨运动[21,22,42]。肩胛骨

钟摆运动促进了肩胛骨的上抬、下压、后缩和前伸运动;低位划船运动激活了下斜方肌(图 12.17A 和 B)。在治疗方案中,可以加入滑轮牵拉。将滑轮置于患者上方,通过对侧肢体的牵拉,带助患肢完成全范围角度的被动前屈[21,22]。

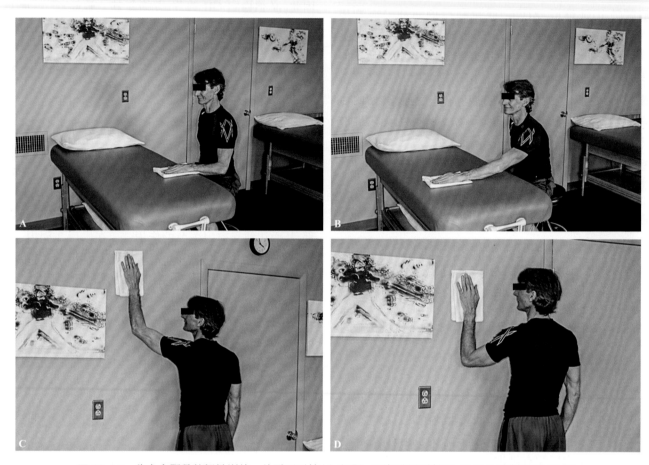

图 12.16　稳定肩胛骨的闭链训练。从平面开始(A 和 B),逐渐进展到斜面,最后是垂直面(C 和 D)

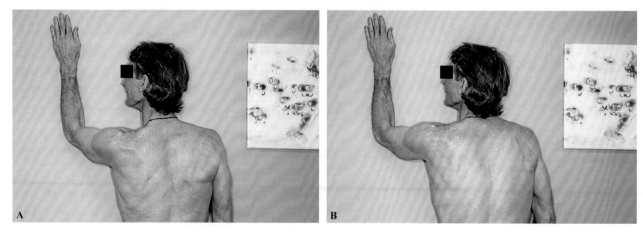

图 12.17　肩胛骨钟摆运动。肩胛骨的后缩(内收)(A)和前突(外展)(B)。促进肩胛骨周围肌肉活性以及肩胛骨的活动和控制

第三阶段：术后第 6 周~第 10 周——力量训练

随着 PROM 和 AROM 训练的顺利进展，同时外科医生在 X 线上观察到骨折愈合良好，患者可以进行 AROM 以及肩袖和肩胛周围肌肉的强化训练[21]。它们将促进肩胛骨的运动和肌肉恢复。术后第 6 周，开始上肢的 PNFs 训练[22]。直到术后第 10 周，逐渐进入过头顶运动。

肩锁关节损伤

引言

AC 关节损伤约占肩胛带骨折的 12%，通常发生在接触性运动中，如足球、冰球、橄榄球和摔跤[43]。最常报道的损伤机制是跌倒后肩部的直接撞击[44,45]。此外，上肢处于内收位伸直着地，暴力将肱骨头推向 AC 关节，从而引起损伤。AC 关节是一种微动关节，由锁骨外侧面与肩胛骨肩峰关节面构成。该关节属平面滑膜关节，在正常生理条件下，可做有限的滑动运动。它将肩胛骨连接到胸部，从而增加了肩胛骨 ROM，并协助上肢运动，如肩部的外展和屈曲[44]。稳定 AC 关节的 3 个主要韧带包括 AC 韧带、CC 韧带和 CA 韧带。AC 韧带有上、下、前、后四个部分。上韧带和后韧带是最强韧的韧带，保证水平方向上的稳定。CC 韧带复合体包括锥状韧带和斜方韧带，分别止于锁骨外端下缘的后内侧和前外侧。CA 韧带连接喙突和肩峰，并与 CC 韧带一起保证垂直方向上的稳定性[29,46-48]。

分类

AC 关节分离涉及不同程度的 AC 韧带、CC 韧带和三角肌筋膜损伤。它的分类是根据 AC 韧带和 CC 韧带损伤程度、三角肌筋膜、锁骨相对于肩峰的位置和影像学检查（表 12.5；图 12.18）[45]。

表 12.5　肩锁关节损伤的 Tossy-Rockwood 分类

类型	AC 韧带	CC 韧带	三角肌筋膜	AC 影像学表现	CC 间隙影像学	AC 关节复位
I	扭伤	完好	完好	正常	正常（1.1~1.3cm）	N/A
II	破坏	扭伤	完好	增宽	<25%	可以
III	破坏	破坏	破坏	增宽	25%~100%	可以
IV	破坏	破坏	破坏	锁骨后移位	增加	不能
V	破坏	破坏	破坏	N/A	100%~300%	不能
VI	破坏	破坏	破坏	N/A	减少	不能

注：AC：肩锁关节；CC：喙锁关节。

治疗

目前尚缺乏高水平等级证据支持明确的 AC 关节脱位治疗方案。在文献中，有一个普遍的共识，即 I 型和 II 型损伤应采用非手术治疗；IV~VI 型损伤可采用手术治疗；III 型损伤可采用非手术或手术治疗，这取决于患者本身[49]。

非手术治疗

AC 关节损伤的非手术治疗的适应证包括 I 型、II 型和选择性的 III 型损伤[45]。只有当有慢性损伤症状时，给予患者手术治疗。其目的是解决以下可能导致症状的原因：创伤后关节炎、锁骨骨质溶解、复发性前后（AP）半脱位、关节内的关节囊韧带撕裂以及关节软骨破损[49]。

非手术治疗包括用吊带固定受伤的手臂 1~3 周。在愈合过程中，吊带可以减少施加在关节韧带上的压力[47]。为了减轻疼痛和炎症，给予患者冰块和镇痛剂。鼓励患者在早期就进行 ROM 练习，并在其舒适的情况下开始日常活动。在第 6 周，肢体可以进行可耐受范围内的过顶和抬举活动。一旦患肢 ROM 和力量恢复到健侧的 85%，就可被允许重返运动和娱乐活动[50]。

关于 III 型损伤的处理，最佳治疗方法存在大量争议。一般来说，III 型损伤可以采用非手术治疗[50,51]。然而，对于运动员、重体力劳动者、多发性创伤者和保守治疗失败者，则建议进行手术治疗。

手术治疗

AC 关节损伤的手术适应证包括前面所述的特定 III 型损伤和 IV~VI 型损伤。AC 关节分离手术治疗的主要目标是恢复完全无痛的 ROM 和肌肉力量。手术

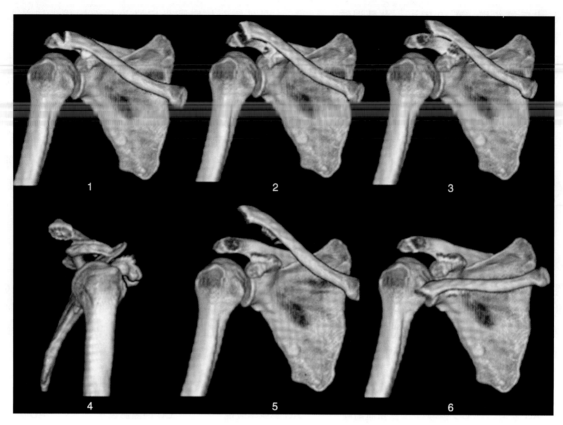

图 12.18　Rockwood 分类（Case courtesy of Dr Roberto Schubert, Radiopaedia. org, rID: 19124.）

治疗方案有多种选择。稳定 AC 关节可采用克氏针（K-线）、销钉或钩板[46]。稳定 CC 空间可采用缝合锚钉、内扣钉、螺钉和缝合环。重建 CC 可采用近端联合肌腱转移[52]。对于完全的 AC 关节分离，首选的治疗方法是开放式解剖 CC 韧带重建（anatomic CC ligament reconstruction, ACCR）。

康复

非手术方案[23]

如上文治疗部分所述，与 ACCR 术后康复首选方案相同，非手术康复方案遵循患者对治疗运动和训练进展的耐受性。非手术方案和手术方案的主要区别在于，非手术治疗的早期干预是以减轻疼痛和炎症为中心，以便开始 ROM 和强化训练。然而，肌腱修复术后至少需要保护 6 周，确保肌腱移植物部分并入骨隧道内，在结构部位获得足够的生物力学稳定性，以最大限度地降低康复开始后失败的风险。

ACCR 术后方案（表 12.6）[23]

吊带的使用

指导患者必须佩戴外展支撑支具，如 DonJoy Ler-man 肩部矫形器。在自我护理和运动练习时，可以将支具拆除。佩戴支具的目的是防止重力对肩肱复合体产生的向下牵拉。在重建术后需要佩戴 6~8 周[53]。

卫生时的注意

应告知患者洗澡时跌倒的风险。指导患者在淋浴/浴缸或淋浴椅时使用防滑垫。淋浴时，可将吊带取下。

第一阶段：制动[23,50,53]

术后 0~6 周。

术后即刻目标

1. 保护修复术后的 AC 关节。
2. 控制疼痛和炎症。
3. 开始早期肩关节 ROM。
4. 预防肩关节僵硬。

治疗性运动和 ROM

需要特别注意是保持未受影响关节的全范围活动，减少手臂肿胀，保持关节灵活度。建议在术后第 1 天开始进行以下 PROM 运动，并持续约 6 周：

表 12.6 作者推荐的肩锁关节重建术后的康复方案

术后周数	目标	活动度训练	强化训练
• 第 0~6 周	• 疼痛控制 • 炎症控制 • 保护重建 • 预防肩关节囊挛缩	• 颈椎、肘、腕和手的 AROM、AAROM 和 PROM • Codman 或"Rock the baby"练习 • 仰卧被动前屈 • 仰卧 IR 和 ER 至胸部/腹部 • 肩胛骨后缩 • 重复上述动作 7d/周,每天 4 次	• 不启动强化训练
• 第 6~12 周	• 同上	• 继续上一阶段 • 可耐受的 ER 和 IR • 可耐受的肩外展和屈曲(完全外展和屈曲在第 12 周) • 肩胛骨平面内的肩屈曲 • 肩胛骨的墙壁滑动 • 稳定肩胛骨的闭链运动 • 重复上述动作 7d/周,每天 2 次	• 姿势矫正 • 握力强化 • 阻力带练习: 　• 划船运动 　• 双臂屈伸 • 动态练习: 　• 侧卧 ER 　• 俯卧划船训练 　• 俯卧伸展
• 第 12~20 周	• 同上	• 继续上一阶段 • 重复上述动作 7d/周,每天 2 次	• 同上 • 借助阻力带/滑轮的多级划船训练
• 第 20~24 周	• 同上	• 继续上一阶段	• 同上 • 三角肌和肩袖等长收缩 • 肩胛周围肌肉强化 • 过顶投掷运动员的增强项目 　• 用加权球减速训练 　• 篮板手投掷: 　　• 手臂在身侧 　　• 手持加权球 　• 墙上运球: 　　• 过顶 　　• 在 90°处 　　• 环形运动

注:AAROM,主动辅助活动;AROM,主动活动;ER,外旋;IR,内旋;PROM,被动活动。

- 肩膀放松,回缩并拢肩胛骨。
- 屈曲和伸展肘、腕和手。
- 在有/没有压力球的情况下进行手的抓握。
- 前臂旋后旋前,腕关节桡偏尺偏。
- 仰卧位肩关节内旋和外旋。
- 肩外展。

在第一阶段,指导患者避免在任何平面上将患肢抬高超过 90°,同时拿起物体的重量不能超过 1~2 磅[22]。因为仰卧体位可以抵消重力负荷对关节的影响,所以建议患者在此阶段采用仰卧位进行锻炼。

第二阶段:恢复 ROM 和肩胛骨控制[23,50,53]

术后 6~12 周。

目标

1. 保护修复术后的 AC 关节。
2. 改善肩关节活动度。
3. 开始温和的强化训练。

治疗性运动和 ROM

- ROM 闭链运动;随着活动度的增加,逐步进展到开链运动。
- 肩胛骨肌肉强化训练。

患肢的 ROM 训练从闭链运动开始,对肢体具有支撑作用,可以最大限度地减少对 AC 关节的应力刺激。仰卧位屈曲和滑轮治疗性运动帮助患者轻松完成开链训练[52]。终末端前屈和内旋摸背会增加对 AC 关节的应力,所以,在进行这些活动时,须在患者可耐受的疼痛范围内。通过肩胛骨的闭链运动,如低位划船和肩胛骨钟摆运动,可以强化肩胛骨周围肌群,从而促进肌肉募集和肩胛骨运动[22,44,54]。

第三阶段:强化训练[23,50,53]

术后 12~20 周。

目标

1. 保护修复术后的 AC 关节。
2. 恢复全范围 ROM。
3. 继续强化训练的进阶。

治疗性运动和 ROM

在术后 12 周,开始等张强化训练。加强肩胛骨肌肉力量的训练推荐如下[55]:

- 俯卧位,划船运动。
- "YS":水平外展外旋[56]。
- "TS":俯卧位,肩外展 100°,手臂水平伸展[56]。
- "WS":俯卧位,肩胛骨后缩并向下旋转。
- "TS":俯卧位,肩外展 100°,手臂水平伸展[56]。

第四阶段:恢复功能[23,50,53]

术后 20~24 周。

目标

1. 维持全范围 ROM。
2. 继续加强训练。
3. 重返运动和娱乐活动。

治疗性运动和 ROM

- 继续肩部等张训练和肩胛骨的强化训练。
- 回归运动。
  - 4~5 个月:开始过顶投掷和游泳运动。
  - 6 个月:重返对抗性运动。
- 从事过顶投掷的运动员可以开始超等长收缩训练,如下[50]:
  - 用加权球进行减速训练。
  - 篮板手投掷:
    - 手臂在身侧。
    - 手持加权球。
  - 墙上运球:
    - 过顶。
    - 在 90°处。

- 环形运动。

胸锁关节

引言

SC 关节是鞍状滑膜关节,连接上肢和中轴骨[57,58]。它由锁骨的内侧端和胸骨柄的上外侧端组成[58]。稳定 SC 关节的结构包括关节腔内关节盘、肋锁韧带、锁骨间韧带和关节囊韧带[58-61]。

SC 关节可以在矢状轴、垂直轴和水平轴进行运动,包括上提/下压、前突/后缩以及向后/前旋转(图 12.19)。上提和下压运动分别抬高和降低锁骨的外侧面。向后旋转使锁骨的前外侧向上和向后旋转,而向前旋转使锁骨向下和向前旋转[58,62]。

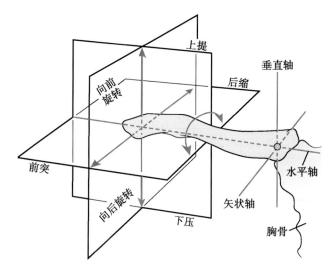

图 12.19　胸锁关节运动(With permission from Oatis CA. Kinesiology:The Mechanics & Pathomechanics of Human Movement. 3 ed. Philadelphia,PA:Wolters Kluwer;2016.)

SC 关节的损伤最常见原因是对肩部的直接暴力,例如机动车的碰撞或接触性运动[58,61-64]。发生 SC 关节损伤时,可能同时造成对颈部和胸部周围组织的严重创伤[60]。需要对患者的纵隔损伤进行评估,特别是由于 SC 关节邻近纵隔而导致的后部骨折/脱位的情况。有文献报道,伴随损伤包括气管压迫[63]、气胸、食管穿孔、臂丛损伤以及肺动脉、头臂静脉、上腔静脉和无名动脉的撕裂/压迫[58,65]。

治疗

非手术治疗

大多数 SC 关节损伤的治疗是观察或闭合复位的非手术治疗[58,63,65]。适应证包括急性和慢性前半脱位和脱位、急性创伤性后半脱位和脱位以及急性创伤性锁骨内侧前方和后方的骨骺损伤[58]。

对于需要观察的患者,外科医生可能会提供舒适的吊带,并建议在 3 个月内恢复自由活动。急性前脱位和后脱位 3 周内的患者采用闭合复位[61]。如果复位稳定,患者可以使用 Velpeau 绷带固定 6 周[58]。由于大多数前脱位不稳定,需要使用一种带衬垫的 8 字形锁骨带,以保持肩部向后并固定 SC 关节[57]。这类患者必须佩戴 1 周的 8 字绷带,然后继续用吊带固定 1 周。复位 3 周后,患者可以开始肘关节锻炼。损伤后 3 个月,允许患者回归无限制活动[62]。

手术治疗

开放手术治疗的适应证包括慢性后脱位和急性难复位性后脱位。手术目的是避免锁骨向后侵入纵隔引起的严重并发症[58,66]。手术方式包括钢板固定、开放切除髓内韧带修复以及用软组织移植重建关节囊韧带的 8 字形重建[58,59,61,66,67]。据报道,在比较移植物的完整性、失败负载以及锁骨内侧的平移时,与其他方法相比,使用 8 字重建的腘绳肌肌腱移植物在生物力学上更具有优势[58,62,64]。

康复[62]

SC 关节重建术后的康复方案的制订围绕完全恢复无痛 ROM 为目的(表 12.7)。术后患者吊带固定至少 6 周,并根据需要使用冰块和消炎药物。术后 6 周内,应避免 GH 关节运动和肩胛骨前突、后缩、下压、上提。

表 12.7　作者的胸锁关节重建首选康复方案

术后周数	目标	活动度训练	强化训练
• 第 0~6 周	• 疼痛控制 • 炎症控制 • 保护重建 • 保持肘部/腕部/手的活动	• 颈椎、肘、腕和手的 AROM、AAROM 和 PROM • 重复上述动作 7d/周,每天 4 次	• 不启动强化训练
• 第 6~12 周	• 同上	• 继续上一阶段 • 仰卧被动前屈 • 仰卧向胸/腹外旋和内旋 • 肩胛骨后缩 • 第 8 周:可耐受 AROM 　• ER 和 IR 　• 水平内收 　• 可耐受的肩外展和屈曲(完全外展和屈曲在第 12 周) • 肩胛骨的墙壁滑动 • 稳定肩胛骨的闭链和开链运动 • 以上动作每天重复 2 次,每周 7 天	• 姿势矫正 • 握力强化 • 阻力带练习: 　• 划船运动 　• 前锯肌击拳 　• 双臂屈伸 • 动态练习: 　• 侧卧 ER 　• 俯卧划船训练 　• 俯卧伸展
• 第 12~20 周	• 同上	• 继续上一阶段。在患者的耐受范围内,物体的重量/阻力从 1 磅逐渐增加到 5 磅 • 每周 7 天,每天重复上述动作 2 次	• 同上 • 借助阻力带/滑轮的多级划船训练 • 低位划船动作 　• "YS":水平外展外旋 　• "TS":俯卧肩外展 100°,手臂水平伸展 　• "WS":俯卧肩胛骨后缩并向下旋转
• 第 20~24 周	• 同上	• 继续上一阶段	• 同上 • 三角肌和肩袖等长收缩 • 肩胛周围肌肉强化 • 过顶投掷运动员的增强项目 　• 用加权球减速训练 　• 篮板手投掷: 　　• 手臂在身侧 　　• 手持加权球 　• 墙上运球: 　　• 过顶 　　• 在 90°处 　　• 环形运动

注:AAROM,主动辅助活动;AROM,主动活动;ER,外旋;IR,内旋;PROM,被动活动。

术后第 1 天,可以开始颈、颈、肘、腕和手的 AROM。直到 6 周后,患者可以开始肩关节的全范围 PROM 和 AAROM。

术后 8 周,开始进行主动的肩关节 ROM,重点是加强肩部和肩胛骨的稳定性。术后 12 周,患者可以进入强化训练,将无痛心里和抵抗训练加入其理疗性治疗性运动中。一旦患者达到全范围且无痛 ROM,且患肢的力量相当于健侧力量的 90%,则允许其重返运动。

参考文献

1. Bohsali KI, Wirth MA. *Fractures of the proximal humerus*. In: *Rockwood and Matsen's The Shoulder*: Elsevier; 2009:295-332.
2. Rockwood CA, Green DP, Bucholz RW. *Rockwood and Green's fractures in adults*. 8th ed. Philadelphia, PA: Wolters Kluwer Health/Lippincott Williams & Wilkins; 2015.
3. Craig EV. Fractures of the clavicle. In: Rockwood CA, Matsen FA, eds. *The Shoulder*. 3rd ed. Philadelphia, PA. WB Saunders; 2004.
4. Voleti PB, Namdari S, Mehta S. Fractures of the scapula. *Adv Orthop*. 2012;2012:1-7.
5. Court-Brown CM, Caesar B. Epidemiology of adult fractures: a review. *Injury*. 2006;37(8):691-697.
6. Court-Brown CM, Garg A, McQueen MM. The translated two-part fracture of the proximal humerus: epidemiology and outcome in the older patient. *J Bone Joint Surg Br Vol*. 2001;83-B(6):799-804.
7. Launonen AP, Lepola V, Saranko A, Flinkkilä T, Laitinen M, Mattila VM. Epidemiology of proximal humerus fractures. *Arch Osteoporos*. 2015;10(1):2.
8. Nordqvist A, Petersson CJ. Incidence and causes of shoulder girdle injuries in an urban population. *J Shoulder Elbow Surg*. 1995;4(2):107-112.
9. Passaretti D, Candela V, Sessa P, Gumina S. Epidemiology of proximal humeral fractures: a detailed survey of 711 patients in a metropolitan area. *J Shoulder Elbow Surg*. 2017;26(12):2117-2124.
10. Keser S, Bölükbaşı S, Bayar A, Kanatlı U, Meray J, Özdemir H. Proximal humeral fractures with minimal displacement treated conservatively. *Int Orthop*. 2004;28(4):231-234.
11. Koval KJ, Gallagher MA, Marsicano JG, Cuomo F, McShinawy A, Zuckerman JD. Functional outcome after minimally displaced fractures of the proximal part of the humerus. *J Bone Joint Surg*. 1997;79(2):203-207.
12. Jones RB. Hemiarthroplasty for proximal humeral fractures: Indications, pitfalls, and technique. *Bull Hosp Jt Dis (2013)*. 2013;71 suppl 2:60-63.
13. Mittlmeier TWF, Stedtfeld HW, Ewert A, Beck M, Frosch B, Gradl G. Stabilization of proximal humeral fractures with an angular and sliding stable antegrade locking nail (Targon PH). *J Bone Joint Surg Am*. 2003;85:136-146.
14. Court-Brown CM, Cattermole H, McQueen MM. Impacted valgus fractures (B1.1) of the proximal humerus: the results of non-operative treatment. *J Bone Joint Surg Br Vol*. 2002;84-B(4):504-508.
15. Helmy N, Hintermann B. New Trends in the treatment of proximal humerus fractures. *Clin Orthop Relat Res*. 2006;442:100-108.
16. Jakob R, Miniaci A, Anson P, Jaberg H, Osterwalder A, Ganz R. Four-part valgus impacted fractures of the proximal humerus. *J Bone Joint Surg Br Vol*. 1991;73-B(2):295-298.
17. Resch H, Povacz P, Fröhlich R, Wambacher M. Percutaneous fixation of three- and four-part fractures of the proximal humerus. *J Bone Joint Surg Br Vol*. 1997;79 B(2):295 300.
18. Tucek M, Bartoníček J. Associated injuries of the scapula fractures. *Rozhl Chir*. 2010;89(5):288-292.
19. Tejwani NC, Liporace F, Walsh M, France MA, Zuckerman JD, Egol KA. Functional outcome following one-part proximal humeral fractures: A prospective study. *J Shoulder Elbow Surg*. 2008;17(2):216-219.
20. Long JL, Ruberte Thiele RA, Skendzel JG, et al. Activation of the shoulder musculature during pendulum exercises and light activities. *J Orthop Sports Phys Ther*. 2010;40(4):230-237.
21. Kibler WB. Rehabilitation of rotator cuff tendinopathy. *Clin Sports Med*. 2003;22(4):837-847.
22. Escamilla RF, Yamashiro K, Paulos L, Andrews JR. Shoulder muscle activity and function in common shoulder rehabilitation exercises. *Sports Med*. 2009;39(8):663-685.
23. Green A, Hayda RA, Hecht A. *Postoperative Orthopaedic Rehabilitation*. Philadelphia, PA: Wolters Kluwer; 2017.
24. Namdari S, Yagnik G, Ebaugh DD, et al. Defining functional shoulder range of motion for activities of daily living. *J Shoulder Elbow Surg*. 2012;21(9):1177-1183.
25. Robertson DD, Yuan J, Bigliani LU, Flatow EL, Yamaguchi K. Three-dimensional analysis of the proximal part of the humerus: relevance to arthroplasty. *J Bone Joint Surg Am*. 2000;82(11):1594-1602.
26. Gangahar DM, Flogaites T. Retrosternal dislocation of the clavicle producing thoracic outlet syndrome. *J Trauma*. 1978;18(5):369-372.
27. McKee RC, Whelan DB, Schemitsch EH, McKee MD. Operative versus nonoperative care of displaced midshaft clavicular fractures: a meta-analysis of randomized clinical trials. *J Bone Joint Surg Am*. 2012;94(8):675-684.
28. van der Meijden OA, Gaskill TR, Millett PJ. Treatment of clavicle fractures: current concepts review. *J Shoulder Elbow Surg*. 2012;21(3):423-429.
29. Oatis CA. *Kinesiology: The Mechanics & Pathomechanics of Human Movement*. 3rd ed. Philadelphia, PA: Wolters Kluwer; 2016.
30. McKee MD, Pedersen EM, Jones C, et al. Deficits following nonoperative treatment of displaced midshaft clavicular fractures. *J Bone Joint Surg Am*. 2006;88(1):35-40.
31. Worman LW, Leagus C. Intrathoracic injury following retrosternal dislocation of the clavicle. *J Trauma*. 1967;7(3):416-423.
32. Baldwin KD, Ohman-Strickland P, Mehta S, Hume E. Scapula fractures: a marker for concomitant injury? A retrospective review of data in the national trauma database. *J Trauma*. 2008;65(2):430-435.
33. Thompson DA, Flynn TC, Miller PW, Fischer RP. The significance of scapular fractures. *J Trauma*. 1985;25(10):974-977.
34. Imatani RJ. Fractures of the scapula: a review of 53 fractures. *J Trauma*. 1975;15(6):473-478.
35. Weening B, Walton C, Cole PA, Alanezi K, Hanson BP, Bhandari M. Lower mortality in patients with scapular fractures. *J Trauma*. 2005;59(6):1477-1481.
36. Coimbra R, Conroy C, Tominaga GT, Bansal V, Schwartz A. Causes of scapula fractures differ from other shoulder injuries in occupants seriously injured during motor vehicle crashes. *Injury*. 2010;41(2):151-155.
37. Armstrong CP, Van der Spuy J. The fractured scapula: importance and management based on a series of 62 patients. *Injury*. 1984;15(5):324-329.
38. McGahan JP, Rab GT, Dublin A. Fractures of the Scapula. *J Trauma*. 1980;20(10):880-883.
39. Guttentag IJ. Rechtine GR. Fractures of the scapula. A review of the literature. *Orthop Rev*. 1988;17:147-158.
40. Owens BD, Goss TP. The floating shoulder. *J Bone Joint Surg Br Vol*. 2006;88-B(11):1419-1424.
41. McGinnis M, Denton JR. Fractures of the scapula: a retrospective study of 40 fractured scapulae. *J Trauma*. 1989;29(11):1488-1493.
42. Kang M-H, Oh J-S, Jang J-H. Differences in muscle activities of the infraspinatus and posterior deltoid during shoulder external rotation in open kinetic chain and closed kinetic chain exercises. *J Phys Ther Sci*. 2014;26(6):895-897.
43. Dragoo JL, Braun HJ, Bartlinski SE, Harris AHS. Acromioclavicular joint injuries in National Collegiate Athletic Association Football: data from the 2004-2005 through 2008-2009 National Collegiate Athletic Association Injury Surveillance System. *Am J Sports Med*. 2012;40(9):2066-2071.
44. Kibler W. The role of the scapula in athletic shoulder function. *Am J Sports Med*. 1998;26(2):325-327.
45. Mazzocca AD, Santangelo SA, Johnson ST, Rios CG, Dumonski ML, Arciero RA. A biomechanical evaluation of an anatomical coracoclavicular ligament reconstruction. *Am J Sports Med*. 2006;34(2):236-246.
46. Lee S, Bedi A. Shoulder acromioclavicular joint reconstruction options and outcomes. *Curr Rev Musculoskelet Med*. 2016;9(4):368-377.
47. Mazzocca AD, Arciero RA, Bicos J. Evaluation and treatment of acromioclavicular joint injuries. *Am J Sports Med*. 2007;35(2):316-329.
48. Mouhsine E, Garofalo R, Crevoisier X, Farron A. Grade I and II acromioclavicular dislocations: results of conservative treatment. *J Shoulder Elbow Surg*. 2003;12(6):599-602.

49. Beitzel K, Cote MP, Apostolakos J, et al. Current concepts in the treatment of acromioclavicular joint dislocations. *Arthroscopy.* 2013;29(2):387-397.

50. Gladstone JN, Wilk KE, Andrews JR. Nonoperative treatment ofacromioclavicular joint injuries. *Oper Tech Sports Med.* 1997;5(2):78-87.

51. Chang N, Furey A, Kurdin A. Operative versus nonoperative management of acute high-grade acromioclavicular dislocations: a systematic review and meta-analysis. *J Orthop Trauma.* 2018;32(1):1-9.

52. Jiang C, Wang M, Rong G. Proximally based conjoined tendon transfer for coracoclavicular reconstruction in the treatment of acromioclavicular dislocation. *J Bone Joint Surg Am.* 2008;90:299-308.

53. Cote MP, Wojcik KE, Gomlinski G, Mazzocca AD. Rehabilitation of acromioclavicular joint separations: operative and nonoperative considerations. *Clin Sports Med.* 2010;29(2):213-228.

54. Cooper GJ, Stubbs D, Waller DA, Wilkinson GAL, Saleh M. Posterior sternoclavicular dislocation: a novel method of external fixation. *Injury.* 1992;23(8):565-566.

55. Cools AM, Dewitte V, Lanszweert F, et al. Rehabilitation of scapular muscle balance: which exercises to prescribe? *Am J Sports Med.* 2007;35(10):1744-1751.

56. Ronai P. Prone scaption above 90 degrees in external rotation (the Prone Y). *ACSMs Health Fit J.* 2016;20(4):28-30.

57. Franck WM, Jannasch O, Siassi M, Hennig FF. Balser plate stabilization: an alternate therapy for traumatic sternoclavicular instability. *J Shoulder Elbow Surg.* 2003;12(3):276-281.

58. Rockwood CA Jr. Injuries to the sternoclavicular joint. In: Rockwood CA Jr, Green DP, eds. *Fractures in Adults.* Vol 1. 2nd ed. Philadelphia, PA: JB Lippincott; 1984.

59. Armstrong AL, Dias JJ. Reconstruction for instability of the sternoclavicular joint using the tendon of the sternocleidomastoid muscle. *J Bone Joint Surg Br Vol.* 2008;90-B(5):610-613.

60. Marcus MS, Tan V. Cerebrovascular accident in a 19-year-old patient: a case report of posterior sternoclavicular dislocation. *J Shoulder Elbow Surg.* 2011;20(7):e1-e4.

61. Martetschläger F, Warth RJ, Millett PJ. Instability and degenerative arthritis of the sternoclavicular joint: a current concepts review. *Am J Sports Med.* 2014;42(4):999-1007.

62. Logan C, Shahien A, Altintas B, Millett PJ. Rehabilitation following sternoclavicular joint reconstruction for persistent instability. *Int J Sports Phys Ther.* 2018;13(4):752-762.

63. Luhmann JD, Bassett GS. Posterior sternoclavicular epiphyseal separation presenting with hoarseness: a case report and discussion. *Pediatr Emerg Care.* 1998;14(2):130-132.

64. Petri M, Greenspoon JA, Horan MP, Martetschläger F, Warth RJ, Millett PJ. Clinical outcomes after autograft reconstruction for sternoclavicular joint instability. *J Shoulder Elbow Surg.* 2016;25(3):435-441.

65. Shuler FD, Pappas N. Treatment of posterior sternoclavicular dislocation with locking plate osteosynthesis. *Orthopedics.* 2008;31(3):1-4.

66. Spencer EE, Kuhn JE. Biomechanical analysis of reconstructions for sternoclavicular joint instability. *J Bone Joint Surg Am.* 2004;86A(1):98-105.

67. Hecox SE, Wood GW. Ledge plating technique for unstable posterior sternoclavicular dislocation. *J Orthop Trauma.* 2010;24(4):255-257.

第13章　肱骨干或肱骨中段骨折

A. Michael Harris

L. Jared Hudspeth

Porter Young

Jennifer T. Dodson

Sabrina Wang

引言

　　肱骨干骨折是指累及肱骨骨干或中段，但不涉及近端和远端的关节、干骺端的骨折（图13.1）。它是临床常见的骨折类型之一，约占全身骨折的20%[1]。与大多数常见的骨科损伤一样，肱骨干骨折的好发年龄呈双峰分布，30岁时有一个小高峰，另一个高峰值发生在80岁。并且，50~90岁年龄段的发病率逐年上升，从每年的发病率约为14/10万人增加到60/10万人[2]。由于这些骨折通常发生于老年人，所以它们往往是低能量损伤导致的骨折。而年轻患者多为高能量损伤引起[2]。

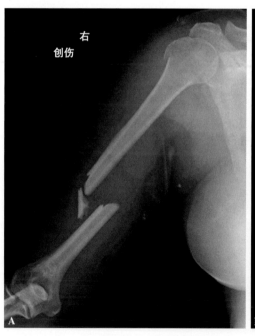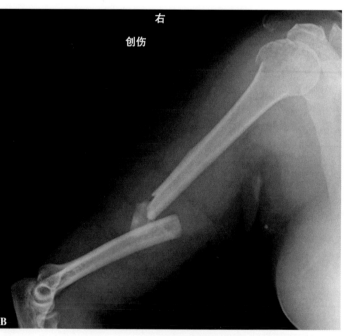

图 13.1　车祸伤致肱骨干骨折伴同侧大结节骨折的正位（A）和侧位（B）X线片

解剖学和生物力学

　　肱骨干从胸大肌止点的近端边缘延伸至髁上嵴。它的上半部呈圆柱形，下端扁平，呈三角形。胸大肌附着点、三角肌粗隆和桡神经沟等解剖标志同时具有临床和外科意义。由于肌肉牵拉力的作用，与这些解剖标志相关的骨折位置导致不同的骨折移位模式。当骨折线位于胸大肌肌腱以上时，肱骨近折段受肩袖肌肉的牵拉而呈外展外旋移位。当骨折线位于胸大肌止点以下且三角肌粗隆以上时，肱骨近折段呈内收移位(受胸大肌的牵拉)和远折段向外向近端移位(受三角肌的牵拉)。当骨折线位于三角肌粗隆以下时,近折段呈外展移位(受三角肌强大的肌肉牵拉)。

桡神经沟是位于肱骨后表面的一个重要的解剖标志,桡神经在此经过。桡神经发自臂丛后束,含有 C5、C6、C7、C8 和 T1 神经纤维,是上肢最大的神经。桡神经从背阔肌走行至腋动脉,从大圆肌下缘的三角形间隙穿出[3]。然后绕肱骨近端内侧,以支配肱三头肌外侧头和内侧头。在此水平,两个感觉支从桡神经中分离出来,形成前臂后皮神经和前臂外侧皮神经[3]。在距肩峰 9.7~14.2cm 处,桡神经和肱深动脉在桡神经沟内伴行。沿肱骨后表面走行 6.5cm,桡神经离开桡神经沟,距离外上髁约 12.6cm(10.1~14.8cm)、内上髁 18.1~20.7cm[4-7]。在走行至外上髁近端 10cm 处,桡神经通过肱肌和肱桡肌之间的外侧肌间隔转向前方。由于桡神经的分布邻近肱骨,故肱骨干骨折容易发生桡神经损伤(图 13.2)。此外,桡神经在穿过外侧肌间隔时卡压被认为是肱骨中下 1/3 骨折(又名 Holstein-Lewis 骨折)导致神经损伤风险增加的原因(图 13.3)[8]。

运动范围

肩关节的复杂性在于其最大的灵活性和动态稳定性。盂肱关节、肩胛胸壁关节和胸锁关节的活动度对于实现人体肩关节复杂功能至关重要。由于骨折部位不同以及周围软组织和神经血管结构的继发性损伤,肱骨干骨折患者往往表现出不同的功能障碍。而盂肱节律改变和桡神经损伤是造成此类型骨折后最常见功能障碍的原因。

肩胛胸壁关节的主要功能之一是确定关节盂的位置,以达到最佳的盂肱关节匹配。在休息位置时,肩胛骨内侧缘距离后正中线约 5cm,上下缘介于第 2 肋和第 7 肋之间,向前倾斜 10°~20°,冠状面向内旋转 30°~35°,矢状面向上旋转 10°~20°[9]。肩胛骨的复杂方向是肩部完成全范围 ROM 运动的重要组成部分。在做过头顶活动时,为了防止出现肩峰下撞击,需要肩胛骨和上臂的相互协调。肩胛胸壁关节和盂肱关节的运动存在肩肱节律,它有助于完成肩关节活动。在肩关节外展的最初 90°阶段,盂肱关节和肩胛胸壁

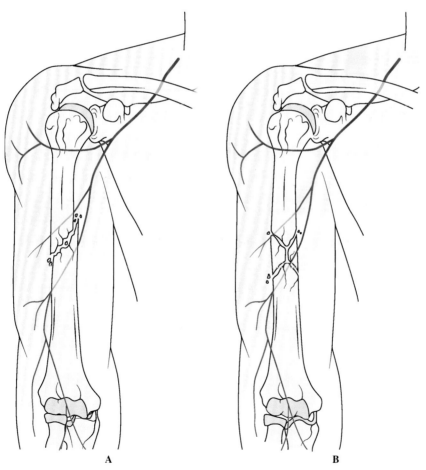

图 13.2　肱骨斜形骨折(A)和粉碎性骨折(B)。注意骨折部位后方的桡神经的毗邻程度(Reprinted with permission from Hoppenfeld S, Murthy VL. Treatment and Rehabilitation of Fractures. Philadelphia: Lippincott Williams & Wilkins; 2000.)

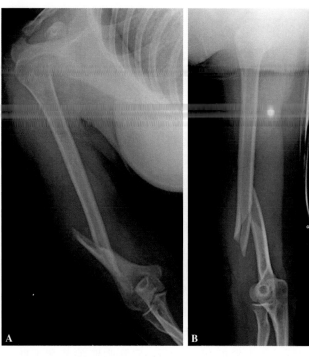

图 13.3　肱骨中下 1/3 骨折（又名 Holstein-Lewis 骨折）正位（A）和侧位（B）X 线片

关节的运动范围比值为 2∶1；在超过 90° 阶段，两者之间的比值变为 1∶1[9]。这是通过肩胛骨周围肌肉的复杂激活模式来实现的。保持肩肱节律可以使肩胛骨周围肌肉之间产生最佳的力量，从而完成正常的上肢运动。请参阅表 13.1 和 13.2 了解肩关节和肘关节的正常 ROM 值。需要注意的是，不仅要了解完整的正常关节活动 ROM 值，还要了解上肢日常生活功能活动（ADLs）最小 ROM 值。

治疗目标

肩关节和肘关节运动对人们的日常活动都非常重要，如吃、喝、刷牙、梳头、化妆和驾驶。所以，如果它们有损伤，基本的日常功能往往都很难完成。Gopura 等对日常功能性运动中的上肢肌肉活动进行了研究[13]。根据结果显示，譬如拿杯子喝水的简单活动，就包括肘关节屈曲、肩胛骨前倾、肩关节内旋、屈曲和外展以及前臂旋前、手腕关节屈曲和桡偏[12,13]。肱骨干骨折的治疗目标应侧重于上肢功能的完全恢复。为了最大程度地促进患者功能恢复和预防受伤后继发并发症，需要骨科医生、初级保健医生、护士、助理医师以及物理治疗师和作业治疗师之间的团队合作。

骨科目标

力线／稳定性

在功能受损或发生外观畸形前，一定程度上的对位不良是肱骨可以接受的。这主要是由于肩、肘关节的活动可以补偿残留畸形[14,15]。肱骨干骨折可接受的成角范围如下：前倾 20°，内翻/外翻 30°，旋转 15°，短缩 3cm。当骨折愈合后，肱骨干应在负重时保持稳定（如俯卧撑、挂拐等）。此外，在肩、肘关节活动度时，骨折处应无异常活动。

康复目标

肱骨干骨折后康复的重点是恢复肩、肘关节和手腕功能。在开始干预时，康复方案的设计应围绕恢复周围关节的活动度，改善软组织和瘢痕组织的柔韧性，恢复肌力，并及早发现并发症，如异位骨化和桡神经麻痹等。

上肢 ROM 的康复应该始终以达到满足个人日常生活功能的需求为目标。（参见表 13.1 和表 13.2）。

表 13.1　**肩部活动范围**

运动	正常角度[10]	完成基本 ADLs 角度[10,11]	相关的基本日常功能[11,12]
外展	180°	108°～120°	伸手过头顶
内收	45°	30°	把耳环放在对侧
前曲	180°	120°	伸手过头顶
后伸	60°	40°	手放入背侧口袋
肩关节中立位内旋	100°	80°	手放入背侧口袋
肩关节外展 90° 内旋	80°	45°	后伸摸背
肩关节中立位外旋	70°	30°	把耳环放在同侧
肩关节外展 90° 外旋	90°	45°	洗头或梳头

注：ADLs，日常生活活动。
Data from Hoppenfeld S, Murthy VL. Treatment and Rehabilitation of Fractures. Philadelphia, PA: Lippincott Williams & Wilkins; 2000, Gates DH, Walters LS, Cowley J, Wilken JM, Resnik L. Range of motion requirements for upper-limb activities of daily living. Am J Occup Ther. 2016; 70 (1): 7001350010p1-7001350010p10. doi: 10. 5014/ajot. 2016. 015487, and Smith J, Dahm DL, Kaufman KR, et al. Electromyographic activity in the immobilized shoulder girdle musculature during scapulothoracic exercises. Arch Phys Med Rehabil. 2006; 87 (7): 923-927. doi: 10. 1016/j. apmr. 2006. 03. 013.

表 13.2 肘部活动范围

运动	正常角度[10]	完成基本 ADLs 角度[10,11]	相关的基本日常功能[11,12]
屈曲	135°	120°	从杯子里喝水
伸展	5°	−20°∼−30°	推开椅子
旋前	90°	50°	电脑上打字
旋后	90°	50°	会阴护理

注:ADLs,日常生活活动。

Data from Hoppenfeld S,Murthy VL. Treatment and Rehabilitation of Fractures. Philadelphia,PA:Lippincott Williams & Wilkins;2000[10],Gates DH,Walters LS,Cowley J,Wilken JM,Resnik L. Range of motion requirements for upper-limb activities of daily living. Am J Occup Ther. 2016;70（1）:7001350010p1-7001350010p10. doi:10. 5014/ ajot. 2016. 015487,and Smith J,Dahm DL,Kaufman KR,et al. Electromyographic activity in the immobilized shoulder girdle musculature during scapulothoracic exercises. Arch Phys Med Rehabil. 2006;87（7）:923-927. doi:10. 1016/ j. apmr. 2006. 03. 013.

功能目标

最基本的功能目标包括改善和恢复相关肢体在自我护理和个人卫生方面的功能。需要重点记住的是,在日常功能活动中,左右侧肢体之间微小但显著的 ROM 差异也可能影响患者在实现功能目行时的满意度[11]。对于几乎所有的体育活动,恢复上肢的全部肌肉力量和 ROM 也是至关重要的。最终,在徒手肌力评定中,尝试将以下列举出的主要肌肉(不仅限于)力量恢复到百分之百:

- 胸大肌:肩内收肌。
- 三角肌:肩屈肌、伸肌和外展肌。
- 肱二头肌:肘屈肌、前臂旋后肌和肩屈肌。
- 肱三头肌:肘伸肌和肩内收肌。

非手术治疗

大多数肱骨干骨折的首选治疗方法是非手术治疗。固定的方法有很多种,如吊带/绷带、Velpeau 绷带、接合夹板、悬垂石膏和功能性支具。最常见的方法是在骨折早期采用接合夹板固定,待肿胀消退后,佩戴功能性支具固定[16]。由于其他方法使用较少,故本章将不对其进行介绍。

接合夹板

接合夹板是一种衬垫良好的夹板,固定从腋窝开始,绕肘部移行至肩部正上方结束。为了防止因前臂的重量而造成骨折后内翻畸形,应该在骨折部位放置一个外翻模具(图 13.4)。夹板不仅可以为骨折愈合

提供相对的稳定性,还可根据肢体早期肿胀情况调整松紧度。要特别注意的是,在腋窝放置良好的衬垫,以避免皮肤软组织破损。为了获得良好的骨折对线,还需要强调患肢保持直立或半直立体位。此外,应指导患者用健侧肢体进行日常生活活动。夹板佩戴时间为 1∼2 周,或者直至软组织肿胀消退。请注意,佩戴此夹板期间,无法进行肩、肘关节活动。因此,在软组织允许的情况下,应尽快过渡到功能性支具。在使用功能性支具前、后需要重新拍摄 X 线片,以确认骨折仍在非手术治疗适应证范围[17,18]。

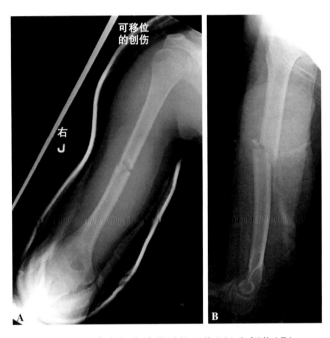

图 13.4 接合夹板中肱骨干的正位(A)和侧位(B)X线片。请注意,为了防止手臂内翻畸形,在骨折部位放置外翻模具(Courtesy of Evan Rhea,MD.)

功能性支具

在 1977 年,Sarmiento 等人描述了使用功能性支具治疗肱骨干骨折,并认为这是非手术治疗此类骨折的首选方法[18]。该支具是由可调整的尼龙搭扣固定在一起的两个塑料套管组成。袖套从腋下 5cm 延伸至尺骨鹰嘴近端 5cm 处。作为另一种选择,或者如果没有预制夹板,作业治疗师(有资质的手部治疗师)可以制作定制的热塑性矫形器。佩戴后,患者可以即刻开始被动和主动肘部锻炼。根据软组织肿胀情况,指导患者对支具进行调整。该支具的优势在于它允许肩、肘关节自由活动,从而防止出现关节僵硬[17]。此外,在关节活动时,手臂的屈肌和伸肌将在骨折部位的软组织隔室中形成液压,对骨折具有稳定作用,从而可以促进骨折愈合。而这种液压是肱骨干骨折非手术治疗的一个非常重要组成部分。因此,功能性支

具是禁用于肌肉不受控制患者,如臂丛神经损伤或连枷臂综合征。

功能性支具应该全天佩戴(图 13.5)。在 X 线片上出现明显的骨痂之前,需将肩外展于 60°~70°。通常在固定 10~12 周后,X 线片上显示骨折愈合且肩外展无痛,支具可以停止使用[17,18]。据报道,这种治疗方法的骨折愈合率为 96%~100%[17-19]。并且,多项研究表明,功能性支具在功能恢复方面不劣于手术固定[10,16,11]。闭合性骨折和开放性骨折的骨不连发生率分别为 2%~20.6% 和 6%[17,21-24]。

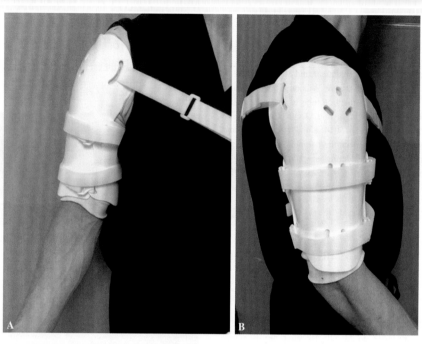

图 13.5 肱骨干骨折佩戴功能性支具的正面图(A)和侧面图(B)

在骨折管理中,医疗团队内的协作和沟通至关重要。为了获得最佳康复效果,转诊者应在治疗单上详细注明以下项目:负重状态、肩部和肘部 ROM 限制范围以及支具/夹板佩戴时间(即患者是否可以在自我护理过程中摘除或者必须全天佩戴)。表 13.3 提供了不同愈合阶段非手术治疗骨折的常规康复指南。

表 13.3   **非手术治疗康复指南**

	0~2 周	2~6 周	6~12 周
预防措施	• 避免负重 • 避免患肢提举或推拉	医生对骨折愈合情况进行评估,并确认是否可以增加肩部和肘部的负重和活动	6 周后拍摄 X 线片,医生确认负重和提拉状态
物理因子	冰敷	冰敷、湿热敷	根据需要继续上一阶段
矫形器的使用	接合夹板固定	如果仍在非手术适应证范围内,则使用 Sarmiento 或功能性支具	根据 X 线片检查结果,医生决定是否需要进一步固定
活动度训练	前臂、手腕、手、肩胛骨、颈椎进行 A/AAROM/PROM 活动	• 继续上一阶段 • 在医生允许范围内,增加肘部和肩部 A/AAROM/PROM 活动 • 肩部外展角度限制在 60°~70°	• 继续上一阶段 • 如果骨折愈合良好,开始肩部全范围的活动
强化训练	可耐受的握力强化	• 继续上一步 • 肩胛骨的轻度强化(着重前锯肌和下斜方肌),参照医生解除限制后的练习示例 • 在医生解除限制范围内对手腕/前臂进行轻度强化	• 如果骨折趋于完全愈合,可增加提拉 • 渐进性强化肩胛骨周围和肩袖力量 • 渐进性强化手腕/前臂/手的力量

表 13.3　非手术治疗康复指南（续）

	0~2 周	2~6 周	6~12 周
患者教育	• 根据需要调整 ADL 和适应性设备的使用,指导基本的自我护理 • 提拉和负重限制 • 消肿 • 非累及关节的 A/AAROM/PROM 活动 • 避免肩胛骨的位置不良 • 告知治疗的作用	• 继续上一阶段 • 增加肩部和肘部活动度训练 • 教育 ADLs 重要性	• 制定着重恢复非受累上肢的全范围活动的 HEP • 如上所述强化训练 • 在医生限制内,继续根据需要调整 ADL 的教育
康复目标	• 减轻疼痛和肿胀 • 预防非受累部位不必要的关节挛缩和肌肉无力 • 在有限范围内最大优化 ADL 独立性	• 渐进性增加活动度 • 渐进性强化未受累关节 • 渐进性提高对 ADLs 重要性的认识	• 贯穿整个上肢的全范围活动 • 恢复整个肢体的力量 • 最大限度地恢复独立完成 ADL 状态

注:A/AAROM,主动辅助活动;ADL,日常生活活动;HEP,家庭锻炼计划;PROM,被动活动。

如果患者并发桡神经麻痹,应考虑一些特殊处理措施。有关完整说明,请参阅本章后面的"肱骨干骨折合并桡神经麻痹"章节。至少需要佩戴手腕部支具以防止软组织挛缩,并密切监测神经恢复情况。由有资质的手部治疗师定制桡神经矫形器可应用于受损的手/腕部,直到神经功能恢复。

手术治疗

虽然大多数肱骨干骨折采用非手术治疗是成功的,但仍存在一些情况需要进行手术治疗。明确的手术指征包括支具固定的骨折复位失败者;严重污染的开放性骨折,需要清创以降低感染风险者;皮肤损伤无法使用支具,需要伤口护理者;血管损伤者[25]。由于臂丛神经损伤后,手臂肌肉组织在骨折部位形成液压的能力受到限制,所以功能性支具不适用,需要手术固定[26]。此外,同侧前臂骨折(漂浮肘)和病理性骨折且预期寿命超过 6 个月患者也在手术适应证范围内[27,28]。虽然闭合性骨折合并桡神经损伤不是手术适应证,但闭合性手法复位造成的桡神经损伤是手术探查的指征,考虑由于神经可能卡压在骨折部位[29]。手术的相对适应证包括多发伤者或双侧肱骨骨折者,以便于尽早负重,促进康复[30]。

一般而言,手术治疗优于支具固定。手术有助于避免因其他损伤而长时间卧床的患者发生骨折畸形

愈合。不佩戴支具让护理更加便利,同时让患者更舒适[28]。

钢板固定

钢板固定通常是肱骨干骨折手术治疗的首选方法。从康复的角度来看,一个主要优势是,切开复位内固定采用宽度为 4.5mm 动力加压钢板,可以立即负重,并且不会引起骨折不愈合或者畸形愈合[30]。较小的双钢板固定提供了与较大钢板相似的稳定性[31]。对于同时有下肢损伤的患者,上肢采用钢板固定后,可以尽早进行负重转移,更有助于机体恢复。此外,术后患者可以即刻进行主动 ROM 练习,避免关节僵硬[28]。

钢板固定术后需让患者将手臂置于吊带中获得支撑保护。大多数外科医生建议在术后 2~3 天开始温和地 ROM 练习。尽管最近的文献支持术后立即负重,但是将负重限制在术后 3~4 周并不是少见。如果使用的是微创钢板接骨技术,外科医生可能会限制患者手臂的主动旋转,直到骨痂可见(图 13.6)。这是由于与动力加压钢板相比,其稳定性较差。而肘关节的屈伸和肩关节的钟摆运动在术后就可以立即开始[32]。

髓内钉

近端和远端带锁髓内钉是另一种应力分散的植

入物,具有与钢板相同的康复优势,允许术后立即负重。此外,髓内钉还有一个自身的独特优势,它可以更好地保护软组织和血供[33]。多项关于髓内钉与钢板比较的研究表明,两者的骨折愈合率和桡神经损伤的发生率均相似[34-36]。然而,髓内钉的使用率最近有所下降[37]。这可能是由于顺行肱骨髓内钉术后肩关节撞击发生率和再手术率较高所致[34-36]。在顺行髓内钉置入时,可能会损伤肩袖,出现肩部疼痛。解决这个问题的方法是采用逆行髓内钉,避免进入肩关节。然而,虽然这项技术保留了肩关节功能,但与顺行钉相比,肘关节功能会受到影响[38]。了解相应的置钉技术有助于重视术后康复过程中应关注的关节。

交锁髓内钉的术后需让患者将手臂置于吊带中获得支撑保护(图13.7)。术后第二天开始肩部和肘部的摆动和主动活动。然而,一些外科医生可能会限制肩关节主动外旋活动,直到骨痂形成。在疼痛允许的情况下,患者可以开始使用支撑物。但是,当骨折愈合迹象明显时,才能开始完全承受肢体的重量[39]。然而,如果髓内钉只有一端锁定或完全不锁,那么在

所有平面上的主动活动和承重都需要被限制,直至影像学证实骨愈合,通常为术后3~4周[40,41]。肩部和肘部的被动活动在术后可以立即开始。为了增加稳定性,一些外科医生会在术后使用支具或石膏夹板固定3~6周[40]。

外固定架

外固定架适用于严重软组织损伤且无法进行支具或内固定、多发伤的损伤控制以及感染性骨不连(图13.8)。与前面讨论的治疗方案相比,它主要作为一种稳定骨折的临时手段,并不是首选的最佳方案。然而,必要时采用外固定架,临床效果良好[42,43]。

术后护理包括立即进行肩部和肘部的ROM活动[43,44]。在X线片上显示有明显骨痂形成之前,患肢不能进行负重。为了防止感染,应使用无菌生理盐水和过氧化氢的混合液对针孔进行日常护理。针孔周围的皮肤需要每天检查,注意是否有渗出、红斑和肿胀的迹象。如果钢针张力过大导致皮肤损伤,则有必要通过小切口行皮肤松解[42]。一般在术后12周左右,骨折愈合后,外固定架可以去除[43]。

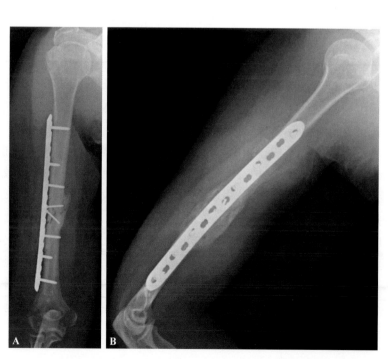

图13.6　肱骨干骨折切开复位钢板内固定11周后的正位片(A)和侧位片(B)。注意骨折部位周围形成的骨痂

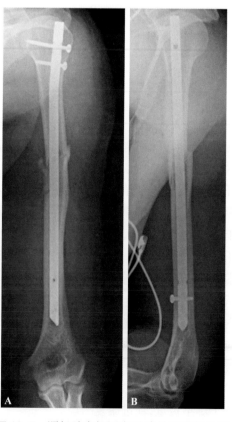

图13.7　顺行髓内钉固定后肱骨干骨折的正位片(A)和侧位片(B)

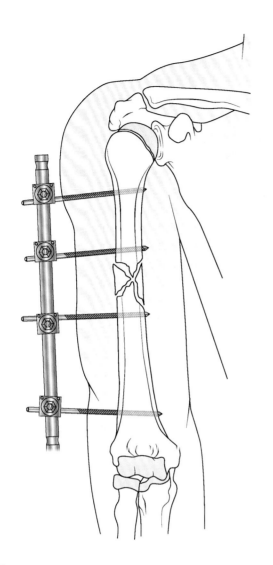

图 13.8 用于治疗粉碎性肱骨干骨折的外固定架。需要注意,在插入固定针时,不要损伤桡神经(From Catagni MA,Lovisetti L,Guerreschi F,et al.The external fixation in the treatment of humeral diaphyseal fractures:outcomes of 84 cases. Injury. 2010;41(11):1107-1111.)

术后康复

由于手术对周围软组织的破坏以及内固定植入物对骨折部位稳定性的提高,肱骨干骨折术后的康复治疗与非手术治疗略有不同(表 13.4)。切口位置的不同可能决定术后继发软组织的损伤部位和处理方式。最常用的八种入路分别是前外侧入路、外侧入路、后侧入路、远端后侧入路、MIO 入路、顺行入路、逆行入路和经皮内固定[45]。手术入路的选择根据损伤类型和范围以及外科医生的偏好而定[45]。关于肱骨干骨折术后最佳康复方案的循证文献很少。表 13.4 中涉及的内容是该类型骨折术后康复的一般原则。治疗方案或指南通常是基于治疗师的经验以及外科医生根据软组织愈合和固定类型的偏好而提出。术后继发性损伤是康复治疗的一个重要指导因素,它将会显著影响短期和长期的功能恢复。

表 13.4 手术治疗后康复指南

	0~2 周	2~6 周	6~12 周	≥12 周
预防措施	避免负重或遵医嘱	避免负重或遵医嘱	• 可耐受地负重或遵医嘱 • 避免接触性运动	可耐受地负重或遵医嘱
物理因子	冰敷,IFC,pre-mod E-stim(见第 12 章)	IFC,pre-mod,NMES(见第 12 章)	热疗,根据需要使用 NMES(参见第 12 章)	停止

表 13.4 手术治疗后康复指南（续）

	0~2 周	2~6 周	6~12 周	≥12 周
矫形器的使用	悬带	• 可能会停止使用悬带 • 如果需要,可以继续使用忧神经麻痹支具	如果预后良好,可以停止使用悬带和支撑支具	停止
活动度训练	• 前臂、腕、手以及肩胛骨的下压、前突和后缩的 A/AAROM 活动 • 根据手术固定方式,按医生要求进行盂肱关节和肘关节活动	• 肩、肘、腕和手的可耐受的 A/AAROM 活动 • 可允许范围内的温和日常生活运动	• 开始渐进性的温和被动运动 • 肩和肘继续进行 A/AAROM 活动	所有相关关节完成几乎全角度范围的活动
强化训练	无	仅限肩胛骨周围肌肉、腕和手的开链训练	在闭链和开链运动中渐进性进行抗阻训练	渐进性进行等张性训练、超等长训练
患者教育	• 根据需要进行 ADL 调整和适应性设备的使用,指导基本的自我护理 • 提拉和负重限制 • 消肿止痛 • 未累及关节的 A/AAROM/PROM 活动 • 避免肩胛骨位置不良 • 告知治疗的作用	• 瘢痕管理 • 根据负重限制进行基本的自我护理调整 • 消肿止痛 • 识别并解决潜在的情绪和心理问题 • 交通运输管理	• 正常组织愈合的长度和性质 • 每周反馈治疗进展,包括家庭锻炼计划的完成情况	回归运动前的安全和限制教育
康复目标	• 识别、处理和预防继发性损伤 • 与方案制订者协调护理计划	• 渐进性进行活动、力量和功能训练 • 预防继发性并发症	• 逐渐恢复正常的关节活动和肌肉力量 • 达到以往机体的功能水平	最大限度恢复功能

肱骨干骨折合并桡神经麻痹

骨科注意事项

在肱骨干骨折中,桡神经麻痹的总发生率为 11%,近端和远端 1/3 骨折分别是 1.8% 和 23.6%。螺旋型和横断型骨折出现神经损伤更为常见[46]。临床表现为不能背伸手腕、手指或拇指,桡神经浅支分布区的手背桡侧感觉减退。

闭合性骨折的桡神经麻痹通常是由于牵拉损伤或挫伤引起的一过性神经麻痹[46,47]。因此,观察被认为是该类型损伤的初步治疗。早期神经探查的适应证虽然有争议,但如果出现以下情况,强烈建议进行探查,包括开放性骨折、高能量创伤、贯穿伤(刀)、血管损伤和/或闭合复位后出现的神经麻痹[46,48-50]。值得注意的是,低速枪伤后发生的神经麻痹不建议行桡神经探查。相反,对于高速枪伤导致的桡神经麻痹,大多数考虑进行探查。

在闭合性肱骨干骨折合并桡神经麻痹中,70% 的患者可以自愈,平均时间为 7 周[46]。最先和最后恢复的肌肉分别是肱桡肌和示指固有伸肌,相对应地可以进行腕关节桡偏和背伸测试以及示指背伸测试。在 2~3 个月内,如果查体未见肌力恢复,则需要肌电图(EMG)检查以评估神经损伤情况。12 周后应该再进行一次评估,因为神经功能的恢复可能需要长达 6 个月的时间[46]。在临床上,Tinel 征可以帮助判断神经修复后功能恢复情况。Tinel 征阳性是神经活动恢复的积极预后指标[50]。如果在 4~6 个月后 EMG 没有提示神经恢复的迹象,则需要手术探查进行神经吻合或移植[50]。1 年后,桡神经损伤仍未见恢复,可行多种肌腱转位术,以达到恢复手腕和手指伸展的功能[50]。

肱骨干骨折很少并发尺神经和正中神经损伤。一项关于肱骨干骨折的研究发现,尺神经损伤的发生率为 2.4%,正中神经损伤的发生率为 1.3%[51]。

康复团队注意事项

治疗师可能需要制作一个定制的桡神经麻痹矫形器，以防止肌腱延长/关节挛缩，并优化 ADL 独立性，直到神经功能恢复。如果治疗师不擅长定制矫形器，可以选择商用的预制桡神经损伤矫形器。图 13.9 和图 13.10 所示的是薄型定制矫形器。薄型设计更加贴合，穿/脱便利，不影响穿着长袖衬衫/夹克。为了防止掌指关节（MCP）伸展挛缩，患者可以在晚上佩戴腕背伸或手休息位矫形器。如果选择了手休息位矫形器，应将 MCPs 放置在约屈曲 70°，PIPs 和 DIPs（近侧和远侧指间关节）完全伸展位以及拇指对掌位。

治疗师将继续监测神经恢复情况，解决肌肉功能问题，并根据需要调整矫形器。理想情况下，为了防止关节挛缩，可以通过被动和主动 ROM 活动，逐步进展到全面强化阶段。

在拆除矫形器时，应指导患者完成家庭锻炼计划，包括着重 MCP 被动屈曲、PIP/DIP 伸展、拇指腕关节桡偏和手掌外展以及腕背伸，每天进行 3~4 次。一旦腕背伸功能恢复，矫形器就可以调整至手部。任何其他注意到的关节挛缩也应作为康复计划的一部分，并对它们加以重视和解决。因为部分患者可能由于多种因素（如患者自身因素、保险因素、经济因素等）而不能定期复诊，所以家庭锻炼计划对患者的预后具有重要的作用。

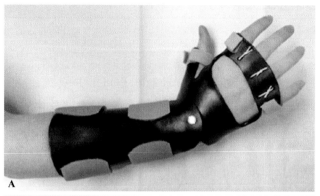

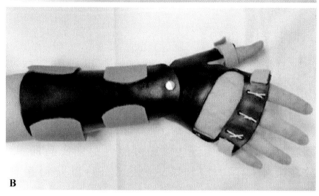

图 13.9　桡神经麻痹矫形器（Reproduced with permission from Peck J, Ollason J. Low profile radial nerve palsy orthosis with radial and ulnar deviation. *J Hand Ther*. 2015; 28:421-424.）

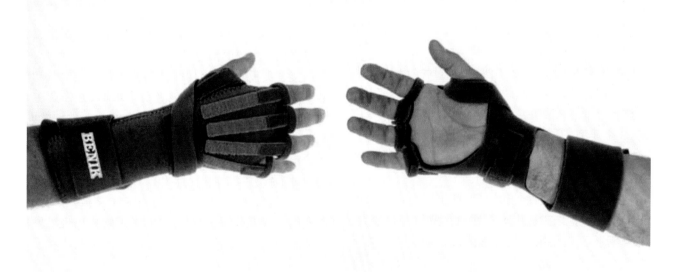

A　　　　　　　　　　　　　　B

图 13.10　预制的 Benik 桡神经麻痹矫形器的前视图（A）和后视图（B）（Reproduced with permission from Benik Corporation.）

其他相关损伤

血管

肱骨干骨折合并肱动脉损伤可能是灾难性的。与全身伤引起的单纯性肱动脉损伤相比,肱骨干骨折的存在使截肢的风险增加了 3 倍[52]。根据软组织污染的严重程度,需要立即清创、血管修复和骨折外固定或钢板固定[25]。为了预防再灌注诱发的筋膜室综合征,还应考虑是否进行筋膜切开术。

其他软组织损伤

损伤机制决定了肌肉损伤的严重程度。与钝击或单纯穿透伤相比,工业、机动车事故和开放性损伤可能会造成更多的软组织和肌肉损伤。需要注意的是,高达 63% 的肱骨干骨折患者在受伤时伴随着肩部疾患。而这些疾患可能会因创伤而加重,故在康复过程中应加以识别和处理,以获得最佳疗效[53]。

骨折的特殊注意事项

开放性骨折

软组织损伤和污染的严重程度将决定开放性肱骨干骨折最佳的治疗方法。常用的是 Gustilo-Anderson 分类法[54]:

- Ⅰ型:低能量损伤,典型的是由骨折引起的由内向外的皮肤穿刺伤。
- Ⅱ型:能量较高的损伤,伤口范围>1cm,无大面积的软组织损伤、皮瓣或撕脱伤。
- Ⅲ型:严重损伤合并广泛的软组织损伤,进一步分为 3 个亚型:①有足够的软组织覆盖;②有严重的软组织丢失伴骨膜剥离和骨外露,常需要皮瓣覆盖;③有需要修复的血管损伤。

对于所有的开放性骨折,早期使用抗生素至关重要。第一代头孢菌素适用于 Ⅰ型和 Ⅱ型开放性骨折。而Ⅲ型骨折则需要第一代头孢菌素和氨基糖苷类药物的联合治疗[55]。此外,所有开放性骨折均需进行清创术。无论是作为暂时的固定措施还是最终治疗,软组织损伤越严重,外固定架治疗越合适。轻度的开放性损伤在手术清创的同时,可以立即采用钢板或髓内钉技术进行固定[56-58]。

病理性骨折

肱骨是全身性肿瘤发生转移的第二常见的长管骨,病理性骨折的发生率为 16% ~27%[60]。手术固定的目的包括减轻疼痛,稳定肢体以获得最佳功能以及预防骨折的发生。髓内钉和钢板都是肱骨干病理性骨折的治疗方法。髓内钉具有固定整个骨干的优势,可以起到预防骨折的作用[60,61]。

多发伤患者

对于肱骨干骨折多发伤患者,应慎重考虑手术的安全性,否则采取非手术治疗。手术固定后患肢可以即刻负重,便于康复。这可以通过钢板或髓内钉内固定来实现,而且对预后无不良影响[28,30,31]。它还有助于避免因其他损伤而长时间卧床的患者出现畸形愈合。不佩戴支具可以使护理更容易,患者也更舒适[28]。

年龄

老年患者对治疗的耐受性较差(例如难以忍受夹板对腋窝的刺激),所以制动固定难度更大。对于老年患者,尤其需要早期积极地康复,以避免关节功能丧失。当采取接合夹板制动固定时,肩部和肘部特别容易受到影响。应根据患者个体具体情况,与患者及其家属进行分析讨论,以确定是否需要手术干预或功能性支具治疗。

结论

总之,肱骨干骨折是骨科医生和康复科医生临床常见损伤。主要的治疗方法是保守的非手术治疗,先采用接合夹板,过渡为功能性支具固定。在佩戴功能性支具时,需要着重指导患者负重限制,并强调主动肘关节 ROM 活动对帮助骨折愈合的重要性。然而,某些情况还是需要手术治疗,当使用动力加压钢板治疗稳定的骨折时,其优势在于允许早期负重。无论采用何种治疗方法,外科医生和治疗师需要进行充分沟通,包括负重状态、活动度限制和支具/夹板佩戴计划,以便患者获得最佳疗效。此外,为了防止出现继发性关节僵硬,只有在绝对必要的情况下,肘关节和手指 ROM 活动才能被延迟。

要点

- 肱骨干骨折是相对常见的疾病,约占所有骨折的 20%。

- 大多数肱骨干骨折的治疗选择是非手术治疗,早期运用接合夹板进行稳定,在肿胀消退后过渡到功能性支具。

- 佩戴功能性支具时,手臂的屈肌和伸肌自由地在骨折部位的软组织间隔内形成液压,稳定骨折以促进愈合。

- 某些情况下需要手术干预,包括钢板固定、髓内钉和外固定架。

- 肱骨干骨折后康复的重点是恢复肩关节、肘关节、腕关节和手的功能。

- 上肢 ROM 的目标应该始终以满足日常生活中个人功能需求为目的(参见表 13.1 和表 13.2)。至少恢复患肢的自我护理和个人卫生功能。

- 关于手术干预后最佳康复的循证文献很少,所以治疗方案的制订是基于治疗师的经验和外科医生根据组织愈合和固定类型的偏好。

- 由于桡神经与肱骨干后侧面的距离近,肱骨干骨折容易合并桡神经损伤。

- 当肱骨干骨折合并桡神经麻痹时,需要佩戴定制的桡神经麻痹矫形器,防止肌腱挛缩,并优化 ADL 独立性,直到神经功能恢复(推荐转诊至有资质的治疗师)。

- 单纯的肱骨干骨折通常在 12 周内完全愈合,大多数桡神经损伤此时也会出现恢复迹象。

- 外科医生和治疗师需要进行充分沟通,包括负重状态、活动度限制和支具/夹板佩戴计划,是患者获得最佳疗效的关键。

参考文献

1. Rose SH, Melton LJ III, Morrey BF, Ilstrup DM, Riggs BL. Epidemiologic features of humeral fractures. *Clin Orthop.* 1982;168:24 30.
2. Ekholm R, Adami J, Tidermark J, Hansson K, Törnkvist H, Ponzer S. Fractures of the shaft of the humerus. An epidemiological study of 401 fractures. *J Bone Joint Surg Br* 2006;88:1469-1473. doi:10.1302/0301-620X.88B11.17634.
3. Bumbasirevic M, Palibrk T, Lesic A, Atkinson HDE. Radial nerve palsy. *EFORT Open Rev.* 2016;1:286-294. doi:10.1302/2058-5241.1.000028.
4. Gerwin M, Hotchkiss RN, Weiland AJ. Alternative operative exposures of the posterior aspect of the humeral diaphysis with reference to the radial nerve. *J Bone Joint Surg Am.* 1996;78:1690-1695.
5. Guse TR, Ostrum RF. The surgical anatomy of the radial nerve around the humerus. *Clin Orthop Relat Res.* 1995;320:149-153.
6. Klepps S, Auerbach J, Calhon O, Lin J, Cleeman E, Flatow E. A cadaveric study on the anatomy of the deltoid insertion and its relationship to the deltopectoral approach to the proximal humerus. *J Shoulder Elbow Surg.* 2004;13:322-327. doi:10.1016/j.jse.2003.12.014.
7. Zlotolow DA, Catalano LW, Barron OA, Glickel SZ. Surgical exposures of the humerus. *J Am Acad Orthop Surg.* 2006;14:754-765. doi:10.5435/00124635-200612000-00007.
8. Holstein A, Lewis GF. Fractures of the humerus with radial-nerve paralysis. *J Bone Joint Surg Am.* 1963;45:1382-1388.
9. Levangie PK, Norkin CC. *Joint Structure and Function: A Comprehensive Analysis.* 5th ed. Philadelphia, PA: FA Davis Company; 2011.
10. Hoppenfeld S, Murthy VL. *Treatment and Rehabilitation of Fractures.* Philadelphia, PA: Lippincott Williams & Wilkins; 2000.
11. Gates DH, Walters LS, Cowley J, Wilken JM, Resnik L. Range of motion requirements for upper-limb activities of daily living. *Am J Occup Ther.* 2016;70(1):7001350010p1-7001350010p10. doi:10.5014/ajot.2016.015487.
12. Smith J, Dahm DL, Kaufman KR, et al. Electromyographic activity in the immobilized shoulder girdle musculature during scapulothoracic exercises. *Arch Phys Med Rehabil.* 2006;87(7):923-927. doi:10.1016/j.apmr.2006.03.013.
13. Gopura RARC, Kiguchi K, Horikawa E. A study on human upper-limb muscles activities during daily upper-limb motions. *Int J Biolectromagn.* 2010;12(2):54-61.
14. Klenerman L. Fractures of the shaft of the humerus. *J Bone Joint Surg Br.* 1966;48:105-111.
15. Shields E, Sundem L, Childs S, et al. The impact of residual angulation on patient reported functional outcome scores after non-operative treatment for humeral shaft fractures. *Injury.* 2015;47:1-5. doi:10.1016/j.injury.2015.12.014.
16. Koch PP, Gross DF, Gerber C. The results of functional (Sarmiento) bracing of humeral shaft fractures. *J Shoulder Elbow Surg* 2002;11:143-150. doi:10.1067/mse.2002.121634.
17. Sarmiento A, Zagorski JB, Zych GA, Latta LL, Capps CA. Functional bracing for the treatment of fractures of the humeral diaphysis. *J Bone Joint Surg Am.* 2000;82:478-486.
18. Sarmiento A, Kinman PB, Galvin EG, Schmitt RH, Phillips JG. Functional bracing of fractures of the shaft of the humerus. *J Bone Joint Surg Am.* 1977;59:596-601.
19. Balfour GW, Mooney V, Ashby M. Diaphyseal fractures of the humerus treated with a readymade fracture brace. *J Bone Joint Surg Am.* 1982;64:11-13.
20. Shields E, Sundem L, Childs S, et al. Factors predicting patient-reported functional outcome scores after humeral shaft fractures. *Injury* 2015;46:693-698. doi:10.1016/j.injury.2015.01.027.
21. Matsunaga FT, Tamaoki MJ, Matsumoto MH, Netto NA, Faloppa F, Belloti JC. Minimally invasive osteosynthesis with a bridge plate versus a functional brace for humeral shaft fractures: a randomized controlled trial. *J Bone Joint Surg Am* 2017;99:583-592. doi:10.2106/JBJS.16.00628.
22. Ostermann PAW, Ekkernkamp A, Muhr G. Functional bracing of shaft fractures of the humerus – an analysis of 195 cases. *Orthop Trans.* 1993-1994;17:937-946.
23. Sharma VK, Jain AK, Gupta RK, Tyagi AK, Sethi PK. Non-operative treatment of fractures of the humeral shaft: a comparative study. *J Indian Med Assn.* 1991;89:157-160.
24. Zagorski JB, Latta LL, Zych GA, Finnieston AR. Diaphyseal fractures of the humerus. Treatment with prefabricated braces. *J Bone Joint Surg.* 1988;70-A:607-610.
25. Paryavi E, Pensy RA, Higgins TF, Chia B, Eglseder WA. Salvage of upper extremities with humeral fracture and associated brachial artery injury. *Injury* 2014;45:1870-1875. doi:10.1016/j.injury.2014.08.038.
26. Brien WW, Gellman H, Becker V, Garland DE, Waters RL, Wiss DA. Management of fractures of the humerus in patients who have an injury of the ipsilateral brachial plexus. *J Bone Joint Surg.* 1990;72:1208-1210.
27. Muramatsu K, Ihara K, Iwanagaa R, Taguchi T. Treatment of metastatic bone lesions in the upper extremity: indications for surgery. *Orthopedics.* 2010;33:807.
28. Bell MJ, Beauchamp CG, Kellam JK, et al. The results of plating humeral shaft fractures in patients with multiple injuries. The Sunnybrook experience. *J Bone Joint Surg Br.* 1985;67(2):293-296.
29. Korompilias AV, Lykissas MG, Kostas-Agnantis IP, Vekris MD, Soucacos PN, Beris AE. Approach to radial nerve palsy caused by humerus shaft fracture: is primary exploration necessary? *Injury.* 2013;44:323-326. doi:10.1016/j.injury.2013.01.004.
30. Tingstad EM, Wolinsky PR, Shyr Y, Johnson KD. Effect of immediate weightbearing on plated fractures of the humeral shaft. *J Trauma.* 2000;49:278-280.
31. Kosmopoulos V, Luedke C, Nana AD. Dual small fragment plating improves screw-to-screw load sharing for mid-diaphyseal humeral fracture fixation: a finite element study. *Technol Health Care.* 2015;23:83-92. doi:10.3233/THC-140875.
32. Apivatthakakul T, Phornphutkul C, Laohapoonrungsee A, et al. Less invasive plate osteosynthesis in humeral shaft fractures. *Oper Orthop Traumatol.* 2009;21(6):602-613.

33. Wali MG, Baba AN, Latoo IA, Bhat NA, Baba OK, Sharma S. Internal fixation of shaft humerus fractures by dynamic compression plate or interlocking intramedullary nail: a prospective, randomised study. *Strateg Trauma Limb Reconstr* 2014;9:133-40. doi:10.1007/s11751-014-0204-0.

34. Kurup H, Hossain M, Andrew JG. Dynamic compression plating versus locked intramedullary nailing for humeral shaft fractures in adults. *Cochrane Database Syst Rev.* 2011;6:CD005959. doi:10.1002/14651858.CD005959.pub2.

35. Ma J, Xing D, Ma X, et al. Intramedullary nail versus dynamic compression plate fixation in treating humeral shaft fractures: grading the evidence through a meta-analysis. *PLoS One* 2013;8:e82075. doi:10.1371/journal.pone.0082075.

36. Ouyang H, Xiong J, Xiang P, Cui Z, Chen L, Yu B. Plate versus intramedullary nail fixation in the treatment of humeral shaft fractures: an updated meta-analysis. *J Shoulder Elbow Surg.* 2013;22:387-953. doi:10.1016/j.jse.2012.06.007.

37. Gottschalk MB, Carpenter W, Hiza E, Reisman W, Roberson J. Humeral shaft fracture fixation: incidence rates and complications as reported by American Board of Orthopaedic Surgery Part II Candidates. *J Bone Joint Surg Am.* 2016;98:e71. doi:10.2106/JBJS.15.01049.

38. Cheng HR, Lin J. Prospective randomized comparative study of antegrade and retrograde locked nailing for middle humeral shaft fracture. *J Trauma.* 2008;65:94-102. doi:10.1097/TA.0b013e31812eed7f.

39. Scheerlinck T, Handelberg F. Functional outcome after intramedullary nailing of humeral shaft fractures: comparison between retrograde Marchetti-Vicenzi and unreamed AO antegrade nailing. *J Trauma.* 2002;52(1):60-71.

40. Liebergall M, Jaber S, Laster M, et al. Ender nailing of acute humeral shaft fractures in multiple injuries. *Injury.* 1997;28(9-10):577-580.

41. Garnavos C, Lasanianos N, Kanakaris NK, et al. A new modular nail for the diaphyseal fractures of the humerus. *Injury.* 2009;40(6):604-610.

42. Scaglione M, Fabbri L, Dell'Omo D, Goffi A, Guido G. The role of external fixation in the treatment of humeral shaft fractures: a retrospective case study review on 85 humeral fractures. *Injury* 2015;46:265-269. doi:10.1016/j.injury.2014.08.045.

43. Catagni MA, Lovisetti L, Guerreschi F, et al. The external fixation in the treatment of humeral diaphyseal fractures: outcomes of 84 cases. *Injury.* 2010;41(11):1107-1111.

44. Ruland WO. Is there a place for external fixation in humeral shaft fractures? *Injury.* 2000;31(suppl 1):27-34.

45. Spiguel AR, Steffner RJ. Humeral shaft fractures. *Curr Rev Musculoskelet Med.* 2012;5(3):177-183. doi:10.1007/s12178-012-9125-z.

46. Shao YC, Harwood P, Grotz MR, Limb D, Giannoudis PV. Radial nerve palsy associated with fractures of the shaft of the humerus: a systematic review. *J Bone Joint Surg Br.* 2005;87(12):1647-1652.

47. Sonneveld GJ, Patka P, van Mourik JC, Broere G. Treatment of fractures of the shaft of the humerus accompanied by paralysis of the radial nerve. *Injury* 1987;18(6):404-406.

48. Foster RJ, Swiontkowski MF, Bach AW, Sack JT. Radial nerve palsy caused by open humeral shaft fractures. *J Hand Surg Am.* 1993;18(1):121-124.

49. Jung D, Chin K, Jupiter JB. Radial nerve palsy associated with high energy humeral shaft fractures. *J Hand Surg Am.* 2001;29(1):144-147.

50. Elton SG, Rizzo M. Management of radial nerve injury associated with humeral shaft fractures: An evidence-based approach. *J Reconstr Microsurg.* 2008;24(8):569-573.

51. Noble J, Munro CA, Prasad VS, et al. Analysis of upper and lower extremity peripheral nerve injuries in a population of patients with multiple injuries. *J Trauma.* 1998;45(1):116-122.

52. Debakey ME, Simeone FA. Battle injuries of the arteries in World War II: an analysis of 2,471 cases. *Ann Surg.* 1946;123:534-557.

53. O'Donnell TM, McKenna JV, Kenny P, et al. Concomitant injuries to the ipsilateral shoulder in patients with a fracture of the diaphysis of the humerus. *J Bone Joint Surg Br.* 2008;90(1):61-65.

54. Gustilo RB, Anderson JT. Prevention of infection in the treatment of one thousand and twenty-five open fractures of long bones: Retrospective and prospective analyses. *J Bone Joint Surg Am.* 1976;58(4):453-458.

55. Gustilo RB, Mendoza RM, Williams DN. Problems in the management of type III (severe) open fractures: a new classification of type III open fractures. *J Trauma.* 1984;24(8):742-746.

56. Connolly S, McKee MD, Zdero R, et al. Immediate plate osteosynthesis of open fractures of the humeral shaft. *J Trauma.* 2010;69(3):685-690.

57. Idoine JD III, French BG, Opalek JM, et al. Plating of acute humeral diaphyseal fractures through an anterior approach in multiple trauma patients. *J Orthop Trauma.* 2012;26(1):9-18.

58. Schoots IG, Simons MP, Nork SE, et al. Antegrade locked nailing of open humeral shaft fractures. *Orthopedics.* 2007;30(1):49-54.

59. Piccioli A, Maccauro G, Rossi B, et al. Surgical treatment of pathologic fractures of humerus. *Injury.* 2010;41(11):1112-1116.

60. Damron TA, Rock MG, Choudhury SN, Grabowski JJ, An KN. A biomechanical analysis of prophylactic fixation for middle third humeral impending pathological fractures. *Clin Orthop Relat Res.* 1999;363:240-248.

61. Sarahrudi K, Wolf H, Funovics P, et al. Surgical treatment of pathological fractures of the shaft of the humerus. *J Trauma.* 2009;66(3):789-794.

第14章 肘关节

Michael Suk

Lisa G. M. Friedman

Ryan Corbin Zitzke

解剖学和生物力学

肘关节由尺桡骨近端及肱骨远端构成。肘关节的屈曲和伸直功能发生在肱尺关节,属屈戌关节,形似铰链。肱桡关节和上尺桡关节允许轴向旋转和旋前、旋后运动[1]。肘关节正常活动范围为屈曲 0°~145°,旋前 0°~80°,旋后 0°~85°[2]。正常肘关节伸直时,肱尺关节轻度外翻的角度,称为携带角,男性通常

为 10°,女性接近 13°[3]。虽然肘关节有较大的活动范围,但日常生活的大部分活动是在屈曲 30°~130°,旋前旋后各 50°的角度内进行[4]。

肱骨远端可以认为是由内侧和外侧柱组成的(图14.1)。外侧髁上嵴产生外上髁,作为外侧副韧带和旋后肌-伸肌块的附着点。肱骨小头形成肱骨远端的关节面,与桡骨头关节连接,形状接近球形。肘关节内侧更突出的内上髁作为内侧尺侧副韧带和屈-旋前

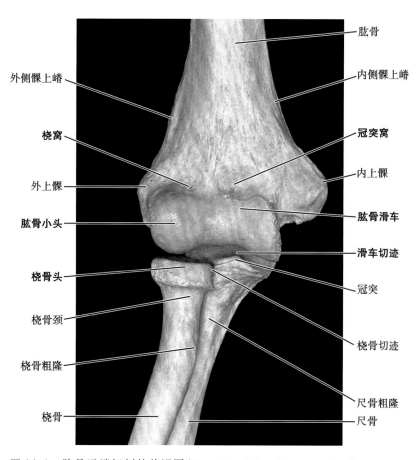

图 14.1 肱骨远端解剖的前视图(Reproduced from Moses KP, Banks JC, Nava PB, Petersen DK. Atlas of Clinical Gross Anatomy. 2nd ed. Elsevier;2013:232-247.)

肌块的起点。肱骨滑车与尺骨近端连接[5]。平均来说,肱骨关节面向前旋转 30°,向外倾斜 5°~7°;从下面观,肱骨关节面向外旋转 3°~5°[4]。

桡骨头呈圆柱形,其中 2/3 的表面被透明软骨覆盖。其余外侧的 1/3 部分没有软骨,因此没有下面坚固的软骨下骨[4]。由于这些特征,桡骨头的这个区域最容易骨折[6]。为了使前臂旋转弧度接近 180°,桡骨颈与桡骨粗隆成近 15°。在整个运动弧线中,桡骨头与肱骨小头保持特定的角度关系,任何变化都会显著改变前臂的旋转[7]。

尺骨近端可被认为有 3 个不同的区域:尺骨鹰嘴、桡骨切迹和冠状突(图 14.2)。尺骨鹰嘴是最近端的结构,是肱三头肌腱的附着点。在前方,桡骨切迹被透明软骨覆盖,并与尺骨滑车相连。这个关节的运动弧度大约是 185°。冠状突作为桡骨切迹的远端边界,是肱肌和斜索的插入点[5]。为了补充前面提到的肱骨远端的旋前和外翻角度,尺骨关节面向后倾斜 30°,并且有 5°~7° 的外翻角度。这建立了一个稳定的肘关节结构进行屈伸活动[7]。

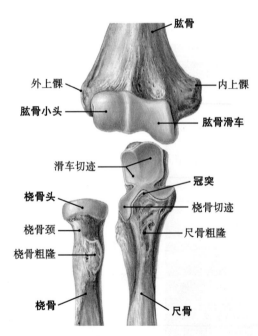

图 14.2　桡尺近侧关节的前视图(Reproduced from Hombach-Klonisch S, Klonisch T, Peeler J. *Sobotta Clinical Atlas of Human Anatomy*, one voume, Engish. 2019: 83-151.)

肘关节骨折的康复

肘关节作为承重关节,可以将手支撑放置于空中,以方便进食、梳理、穿衣、操纵和接触物体、推、拉、抓、扔和举等活动。为了很好地完成这些活动,关节

必须没有疼痛,并且具有一定的稳定性、活动度和肌力。根据 Morrey 等人的说法[8],肘关节至少需要 30° 的伸直,130° 的屈曲,各 50° 的旋后和旋前,患者才能恢复大部分功能活动。

肱骨远端骨折术后的康复是复杂的,因为围绕该关节的几个结构组成了肘关节的静态和动态稳定性。肘关节的关节面以及侧副韧带和关节囊对肘关节的静态稳定起重要作用,而肘关节屈肌和伸肌提供了动态稳定性[9,12,13]。如果这些结构中的任何一个部分有损伤,肘关节容易发生僵硬和挛缩,特别是对肘关节屈曲功能的影响。

关节囊损伤后,由于大量胶原交联和挛缩,关节囊可增厚 3~4mm。这反过来会阻碍肘关节屈伸[9,14-17]。由于创伤后血肿的形成,与关节囊相连的肱肌会留下瘢痕,进一步限制了关节 ROM[9,15,18]。患者还会自我保护地将受伤肘关节放置在屈曲位置,当保持屈曲 70°~100° 时,侧副韧带处于松弛状态,从而加重屈曲挛缩[10,19]。此外,三头肌粘连的瘢痕组织以及二头肌和前臂肌肉的适应性缩短也可能是肘关节活动度丢失的一个因素。其他可能造成肘关节活动受限的原因包括创伤严重程度、关节内损伤、异位骨化和长时间固定[10,15]。

治疗师必须能够判断并有效治疗任何可能导致运动丧失的结构。在评估时,治疗师应考虑的其他影响因素可见表 14.1。康复的目标是保护愈合结构,恢复关节运动、肌力和稳定性,同时认识到不同阶段创面修复的情况。对于防止固定肘关节挛缩、功能不良和患者满意度下降,早期且适当的处理至关重要[9,11,16,17,20-24]。

表 14.1	物理治疗师和作业治疗师评估肘关节活动受限时考虑的术后影响因素

- 粘连性瘢痕形成/切口瘢痕
- 术后肿胀
- 疼痛
- 肌肉痉挛
- 神经压迫或神经损伤
- 肌肉无力
- 可能阻碍患者接受教育的认知/心理社会因素
- 创面情况

以下指南适用于肱骨远端、尺骨近端和桡骨头骨折且无相关韧带重建或神经损伤的术后康复。如果合并韧带和神经损伤,请参见"特殊注意事项"部分以获得进一步指导。

术后第 0~2 周：炎症期

康复目标

这一时期的目标是尽量减少肿胀和瘢痕粘连、减轻痛苦、保护修复，开始主动活动度（active range of motion，AROM）锻炼，教育并指导患者有关治疗方案和预防措施以及家庭锻炼方案（home exercise program，HEP）。

在骨折愈合的第 1 周（炎症阶段），骨折处血肿形成，主要由炎症细胞引起。此时，骨小梁尚未发现。骨折的稳定性仅由内固定提供。

术后 1 周内开始治疗。在最初的几次就诊中，治疗包括关于负重和举重预防措施的患者教育，指导未受累关节 ROM 的 HEP 以及疼痛和肿胀的处理。需要对 ADLs 进行调整，并采取适应性辅助，以便患者可以继续独立完成所有自我护理活动。

术后第 2~4 周：成纤维细胞期

康复目标

这一阶段的康复目标与炎症阶段相同。此阶段，关节 ROM 在进一步改善中。

成骨细胞对于骨组织形成很重要。在这个阶段，早期形成的骨小梁将在 X 线片上显现出来。此时，治疗师仍然要非常注意骨折部位的应力大小，因为形成的骨痂强度远低于正常骨骼，治疗师仍然依赖于内固定的强度。在随访阶段，需要及时与外科医生进行沟通，包括内固定强度以及复查 X 线片上显示的骨痂状态。

在借重力或抗重力平面，开始进行肘关节屈曲和伸直的 AROM 和主动辅助运动范围（AAROM）锻炼。最初，患者处于仰卧位，以控制肩部在 AROM 运动中的代偿性运动。这种姿势也为患者提供了使肩部补偿最小化所需的本体感觉反馈，尤其是在肘关节伸直时。在肘屈曲 90° 时，开始进行无痛范围内的前臂旋转 AROM 练习。所有未受累关节需要维持 AROM，并在 HEP 中对其进行着重强调，以防止关节僵硬（见患者练习讲义）。在肘关节微屈下，拉伸前臂屈肌和伸肌可以预防肌肉-肌腱挛缩可能。轻度抓握运动以保持手部握力和捏力。在此阶段，只有在压力没有被禁止的情况下，腕部、二头肌和三头肌才能开始温和的等长运动，这取决于手术固定的强度和任何相关损伤的康复需要。

肿胀可以采用抬高、冰敷、逆行按摩和 AROM 运动来控制。对于严重的情况，压力衣有助于减轻肿胀。如果出现远端水肿，手部和手指可以穿戴压力手套，以促进淋巴回流（图 14.3）。

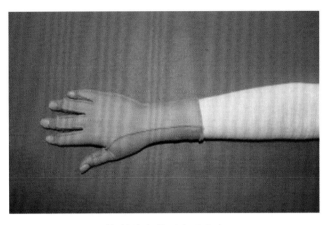

图 14.3　用于控制肿胀的压力手套（Reproduced with permission from Williams T, Berenz T. Postburn upper extremity occupational therapy. Hand Clin. 2017;33(2):293-304.）

在此阶段，物理因子疗法有助于疼痛管理和肿胀控制，如冰敷袋、传统或预调制干扰电流刺激、经皮电神经刺激和高压电流刺激。在术后第 3 周，开始神经肌肉电刺激（neuromuscular electric stimulation，NMES），有助于恢复虚弱的三头肌和/或二头肌/肱桡肌的自主运动。然而，如果在内固定的同时修复了任何软组织结构，术后 6 周内应避免使用 NMES，为修复术后的组织提供足够的愈合时间。

在术后前 3 周内，如果发现肘关节伸直角度逐渐丧失，患者可以使用夜间静态持续性肘关节伸直支具固定（图 14.4）。如果存在任何相关的神经损伤或者韧带修复，请参见"特殊注意事项"部分，了解有关远端夹板固定的使用情况。白天可以为患者提供手臂吊带，以便在锻炼之间保持舒适（图 14.5）。

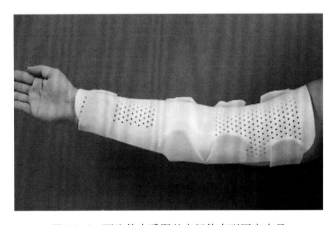

图 14.4　预防伸直受限的夜间伸直型固定支具

一旦拆线，就可以对瘢痕进行松解手法治疗，通常在术后 2 周。瘢痕贴促进瘢痕变得柔软、易弯，使其与下层组织的粘连最小化，同时也改善了肌肉-肌腱的

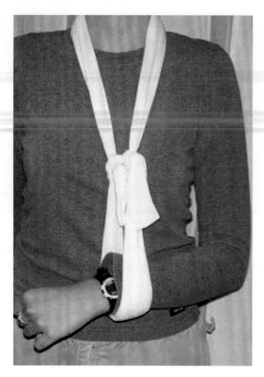

图 14.5　白天可以使用手臂吊带固定,以便在锻炼之间保持舒适 (Reproduced with permission from King GJW. Fractures of the radial head. In: Wolfe SW, Hotchkiss RN, Pederson WC, Kozin SH, Cohen MS, eds. Green's Operative Hand Surgery. Elsevier; 2016: 734-769: Figure 19. 11c. © 2017.)

延展性。在此阶段,治疗师还应识别任何因固定而适应性缩短或变紧的软组织结构,它们也可能导致肘关节活动受限,如三头肌、二头肌、肱桡肌、前臂伸/屈肌、旋后肌或旋前肌。关节囊粘连、肌肉抑制、肌肉协同收缩和自我保护也必须考虑在内。当组织愈合至允许重新运动时,需要对其进行有效治疗。

术后第 4~8 周:成纤维细胞期继续

康复目标

这一阶段的康复目标是继续提高活动能力和力量,最大限度地减少疼痛和肿胀,逐步进行肢体在日常生活活动中轻柔地使用。

骨痂和板层骨沉积的组织在这个阶段开始形成。此时,骨折的稳定性由内固定和骨痂共同提供。这需要在持续的术后随访期间通过 X 线片进行监测。关于可以施加在骨骼上压力大小的问题,外科医生和治疗师之间需要良好的沟通,以便患者通过康复计划安全地进步。

肘部、腕部和手的 AROM/AAROM 是持续的。在站立位,患者可以使用手杖进行肘关节的 AAROM 锻炼,以实现终末端 ROM 并阻止肩部的代偿性运动。

这些练习应该纳入患者的 HEP 中。在训练开始时,将上半身测力计在零阻力状态下持续 8~10 分钟,可以有效地帮助肘关节进行热身运动。

在术后第 6 周,骨折愈合良好和外科医生允许的情况下,可以开始肘关节和前臂的轻度被动活动。由于手术医生去除了关节 PROM 的限制,所以,可以使用静态渐进式夹板固定(图 14.6)和肘部关节松动术,以帮助恢复持续受到关节囊或软组织挛缩限制的活动。

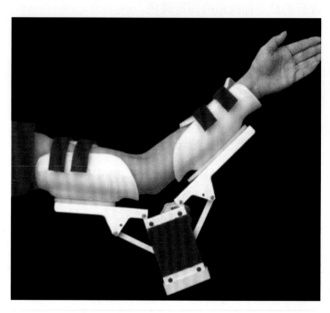

图 14.6　静态渐进性牵伸支具可用于帮助恢复活动范围 (Reproduced with permission from Ulrich SD, Bonutt PM, Seyler TM, Marker DR, Morrey BF, Mont MA. Restoring range of motion via stress relaxation and static progressive stretch in posttraumatic elbow contractures. J Shoulder Elbow Surg. 2010; 19 (2): 196-201.)

在此阶段,可以对任何受限组织进行轻柔牵伸,以最大限度地增加组织延展性(请参见前臂伸肌/屈肌、三头肌/二头肌牵伸的讲义)。

在康复计划中,需要包含针对二头肌、三头肌、腕屈肌/伸肌和前臂旋后肌/旋前肌的低强度抗阻的等张运动。

肌筋膜软组织松动术、本体感觉神经肌肉促进 (PNF)保持-放松和收缩-放松技术可以抑制肌肉的协同收缩。肌肉能量技术也可以有效地恢复关节活动。

热敷、微粒疗法和超声波等物理因子治疗可有效提供热能,以增加组织延展性,并松解粘连的手术瘢痕。使用所有治疗时,应注意预防措施和禁忌证。

在术后 6 周,患者就可以开始在自我护理任务中轻度使用患肢。但是,患者仍然需要对举重和负重程度进行限制。

术后第 8~12 周:重塑阶段

康复目标

这一阶段的康复目标是最大限度地增加肘关节的终末端活动,恢复整个上肢的力量,尽可能地完全恢复独立的 ADL 状态。

骨折愈合的特点是骨痂重塑。板层骨正在取代骨痂桥接,持续时间长达 9 个月。骨折处于相对稳定,可以承受更积极的治疗方式,以恢复关节运动和力量。

如果仍存在关节囊粘连,为了恢复正常的关节运动,治疗师可以使用更积极的 PROM 活动和关节松动技术。在康复计划中,可以增加肘关节屈伸肌、前臂旋后肌、旋前肌、腕伸肌和屈肌的渐进性的抗阻等张、向心和离心练习,以促进机体功能的恢复。此外,肩袖和肩胛骨周围肌肉的强化也需要被纳入近端稳定的训练中。

通过肌肉能量技术、肌筋膜技术、PNF、保持-放松和收缩-放松技术,可以继续促进肌肉力量和耐力的恢复。

诸如微粒疗法、热敷牵伸和超声波牵伸等方式也可以继续有效地改善组织的延展性和弹性。

这一阶段的康复计划的目标是帮助患者重返工作和运动相关的活动。

肱骨远端骨折

肱骨远端骨折的定义是指累及肱骨远端的干骺端区域的骨折。它可能有关节内的骨折或关节外骨折。最常见的原因是肘关节不同程度屈曲时受到的应力刺激,伴有内翻或外翻成角。据估计,美国肱骨远端骨折每年发生率为每 100 000 人中 287 例[25]。肱骨远端骨折类型呈双峰分布,老年患者多为低能量骨折,年轻患者多为高能量骨折。和所有关节骨折一样,治疗原则是解剖复位、稳定固定和早期活动。

分类

肱骨远端骨折有许多分类方法。为了方便起见,这里将使用 Arbeitsgemeinschaft fur Osteosynthesegragen/Orthopaedic Trauma Association（AO/OTA）分类（图 14.7）。

诊断

病史和体格检查

肱骨远端骨折的年轻患者往往是高能创伤导致,如

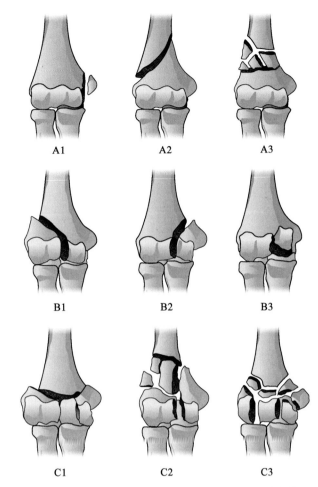

图 14.7　肱骨远端骨折的 OTA/AO 分型。A 型:关节外骨折—A1,骨突撕脱骨折;A2,简单干骺端骨折;A3,干骺端粉碎骨折。B 型:部分关节内骨折—B1,外侧矢状面的部分关节内骨折;B2,内侧矢状面的部分关节内骨折;B3,累及前面的冠状面的部分关节内骨折。C 型:完全关节内骨折—C1,简单关节内,简单干骺端骨折;C2,关节内简单、干骺端粉碎骨折;C3,关节内粉碎骨折

机动车碰撞或高处坠落。对于老年患者,骨折通常发生在从站立高度摔倒手伸直撑地,或者直接撞击。常见的临床表现是肘关节疼痛肿胀,伴有活动度受限及肘关节不稳定感。在查体时,需要排除韧带损伤的可能,但在急性创伤的情况下,患者对检查往往不能耐受。

治疗

保守治疗

对于肱骨远端无移位骨折、有移位但可复位的关节外骨折,可以采用保守治疗,并对其进行定期的影像学随访。治疗方法包括夹板、支具和石膏固定。一项关于非手术治疗的对比研究显示,与传统的单侧石膏托固定相比,采用前后部 U 形石膏伸直固定肘关节可以减少肘内翻畸形,并具有统计学意义。此外,这

种方法有效地降低了复位后再次移位的风险[26]。

手术治疗

对于有明显移位和关节内伸直型肱骨远端骨折，切开复位内固定是最常见的手术选择。该方法的优势包括术后早期功能恢复和降低关节退行性疾病的风险。内固定手术包括双髁 90-90 钢板和锁定钢板（图 14.8）。任何关节内骨折的手术治疗目标是解剖复位、稳定固定和关节的早期活动。

术后康复

一项随机研究比较了肱骨远端骨折术后常规物理治疗和无常规物理治疗，结果显示物理治疗对肱骨远端骨折术后恢复具有重要性[27]。同时，发现在复位后的 19 周内，物理治疗组可以更好地改善 ROM，并具有统计学意义。

由于肘关节容易僵硬，所以，在内固定稳定的情况下，术后几天内应开始患肘的主动活动。术后可以使用夹板固定，但是，在 48～72 小时后不建议使用。

主动辅助肘关节运动练习是让患者使用自己的力量尽可能多地屈曲肘关节，同时使用健侧手臂轻轻推动患侧手臂，以进一步增加弯曲角度。通过进行 AROM，拮抗肌肉群的反射性放松最小化，并且显著降低固定丢失的风险。另一方面，在被动运动时，由于疼痛可能产生非预期的阻力，使内固定结构承受更大的负荷，从而导致早期治疗失败。至少在术后 6～8

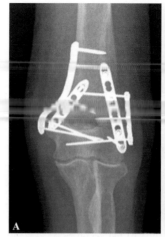
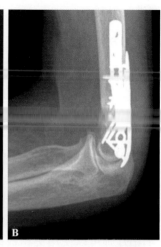

图 14.8　双髁 90-90 钢板内固定技术治疗肱骨远端骨折（Reproduced with permission from Leigey DF, Farrell DJ, Siska PA, Tarkin IS. Bicolumnar 90-90 plating of low-energy distal humeral fractures in the elderly patient. Geriatr Orthop Surg Rehabil. 2014; 5（3）: 122-126. doi: 10. 1177/2151458514526882.)

周，患肢应避免负重。并且，每 2 周进行 X 线片检查，以评估骨折愈合情况。在 6～8 周后，开始抗阻的强化训练，并由合格的治疗师进行温和的被动牵伸，以增加屈曲/伸直弧度。

尺骨鹰嘴骨折

尺骨鹰嘴是尺骨的最近端部分，与肱骨远端的滑车构成肱尺关节（图 14.9A、B）。此关节提供了肘部的屈

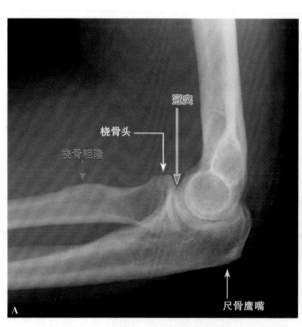
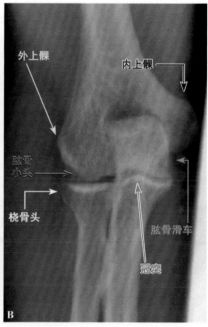

图 14.9　**A.** 正常肘关节侧位片的骨性标志；**B.** 正常肘关节前后位片的骨性标志

伸运动。肱三头肌附着在尺骨鹰嘴的近端,这种附着的完整性在尺骨鹰嘴骨折的治疗决策中是不可或缺的。尺骨鹰嘴骨折通常发生于间接创伤的老年人,但更常发生在直接创伤的年轻人中。根据定义,所有尺骨鹰嘴骨折都是关节内骨折,需要及时对其进行治疗。

分类

已经有许多学者尝试对尺骨鹰嘴骨折进行分类,但是查阅骨科相关文献,目前尚未达成共识。对于此类骨折的分类,最重要的考虑因素是骨折位移严重程度、与伸肘机制有关的肱三头肌的完整性。

诊断

病史和体格检查

老年患者的典型病史是肘关节屈曲着地,肱三头肌牵拉而造成骨折。由于尺骨鹰嘴的位置比较表浅,骨折也可能是直接外力引起。主要的表现是疼痛、肿胀、瘀斑和肘关节伸直受限。尺骨鹰嘴骨折的同时可能会伴随其他损伤,如桡骨头骨折。需要通过查体和影像学检查对其评估排除。此外,在高能量创伤中,存在尺神经损伤的可能,所以,有必要对神经血管进行检查。

治疗

尺骨鹰嘴骨折的治疗目标包括关节修复、伸肘有力而稳定,避免关节僵硬以及可能的相关并发症[26]。

保守治疗

对于未移位的骨折和骨折移位<2mm 的稳定骨折,可以使用长臂后托夹板或长臂石膏托固定。肘关节屈曲 60°～90°,固定 1～2 周,随后逐步增加活动角度。此外,对部分年老体弱患者,骨折有移位但仍保留伸肘功能,可以考虑非手术治疗,采用伸直夹板或石膏固定 6 周。

手术治疗(图 14. 10 和图 14. 11)

对于骨折移位>2mm 的骨折和不稳定的骨折,建议最好采用手术治疗。最佳的固定方法取决于骨折的特点。例如,横向骨折可以用克氏针,利用的是张力带技术。该方法对粉碎性或斜形骨折不适用。这些骨折类型最好采用钢板和螺钉固定治疗。有研究显示,与张力带固定相比,在"良好"临床表现和 X 线影响方面,钢板固定所占比例均更高。此外,张力带钢丝固定的并发症发生率为 74%,明显高于钢板固定的 5%[25]。

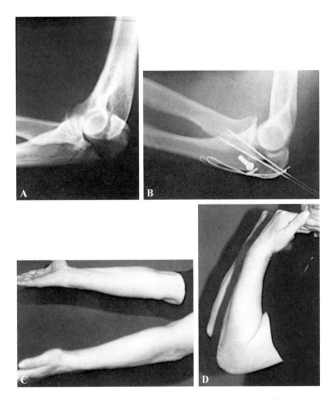

图 14. 10　左图:克氏针张力带技术固定尺骨鹰嘴骨折的示意图。右图:A. 简单的横形尺骨鹰嘴骨折;B. 张力带技术治疗尺骨鹰嘴骨折;C. 肘关节术后伸直角度;D. 肘关节术后屈曲角度（Reproduced with permission from Chan W, Donnelly KJ. Does K-wire position in tension band wiring of olecranon fractures affect its complications and removal of metal rate? *J Orthop*. 2014;12（2）:111-117.)

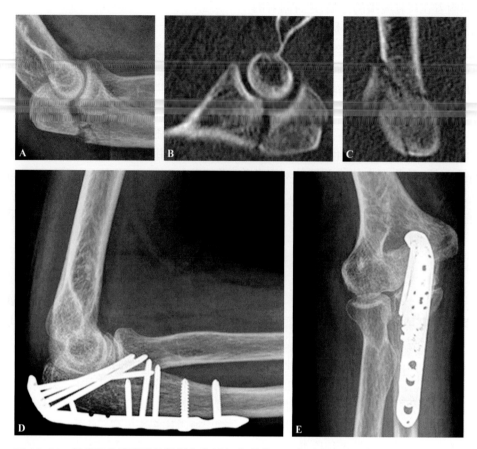

图 14.11　粉碎性尺骨鹰嘴骨折侧位片（A）、矢状位 CT 片（B）和冠状位 CT 片（C）。尺骨鹰嘴骨折切开复位钢板内固定术后的侧位片（D）和前后位片（E）（Reprinted from Midtgaard KS, Ruzbarsky JJ, Hackett TR, Viola RW. Elbow fractures. *Clin Sports Med*. 2020; 39（3）: 623-636.）

桡骨头骨折

　　桡骨头是桡骨的近端部分,形如圆柱形,与肱骨远端的小头构成关节。除外侧面,桡骨头大部分被软骨覆盖,被认为是对抗外翻应力的重要次级稳定结构。此外,它还具有防止桡骨向近端移动的作用,并分担肘关节 50% 的轴向负荷。在急性肘关节损伤中,桡骨头损伤的发生率为 20% ,多发生在肘关节伸直手撑地摔倒。桡骨头损伤的同时可能会伴随不同程度的其他损伤,这取决于损伤时内翻或外翻的负荷量,需要对患者进行全面的体格检查。

分类

　　多年以来,已经有许多不同的方案对这类损伤进行分类。其中,最常用的是 Johnston 改良的 Mason 分类（图 14.12）。

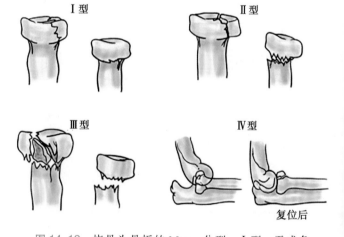

图 14.12　桡骨头骨折的 Mason 分型。Ⅰ 型—无成角的小移位骨折（<2mm）。Ⅱ 型—移位>2mm 的部分关节骨折。Ⅲ 型—严重粉碎的完全性关节骨折。Ⅳ 型—桡骨头骨折伴有肘关节脱位（Reproduced with permission from Morrey BF. The Elbow and its Disorders. Philadelphia: W.B. Saunders Company; 1993.）

诊断

病史和体格检查

桡骨头骨折患者的典型病史是摔倒时肘关节伸直手撑地。查体时,通常会有关节肿胀和活动受限。需要重点确认的是,关节活动度的减少是由患者不适引起,还是存在机械性阻挡。这可以通过以下方法进行鉴别诊断:对肘关节抽吸可能存在的积液以缓解不适,并向关节内注射局麻药,重新评估关节活动度。一项关于桡骨头骨折的随机对照研究发现,与未抽积液的患者相比,有92%接受抽积液患者的疼痛立即缓解,并且疗效持久[28]。

治疗

保守治疗

对于 Ⅰ 型骨折,治疗方法包括止痛药的对症处理、舒适手臂吊带固定和早期关节功能活动,通常在伤后 1 周内进行(图 14.13)。石膏固定制动与立即活动相比,两者在疼痛或活动角度丢失方面均没有差异[29]。伤后 6 周内,患肢避免负重。

对于 Ⅱ 型骨折,识别是否存在机械性阻挡尤为最重要。如果没有机械阻挡,治疗过程与 Ⅰ 型骨折相同。

在极少数情况下,对于无机械阻挡、无伴随其他骨折或稳定型 Ⅲ 型骨折,其治疗方法与 Ⅰ 型骨折类似,可考虑非手术治疗。

手术治疗

对于 Ⅱ 型骨折,手术治疗的指征包括存在机械性

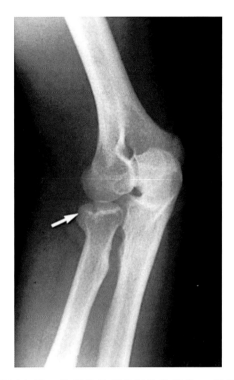

图 14.13　桡骨头骨折的肘关节斜位 X 线片(箭头所指为骨折部位)

阻挡和骨折移位>2mm 不稳定型骨折。治疗方法大多数采用切开复位内固定。如果桡骨头粉碎骨折,无法固定,可行桡骨头切除(图 14.14)。

对于有机械阻挡的 Ⅲ 型骨折,可行的治疗方案是采用开放手术,以切除骨折块,并重建桡骨头。如果无法对桡骨头进行重建,强烈建议行桡骨头置换。桡骨头切除术是一种可行的选择,但并非没有并发症,尤其是在伴有韧带损伤的情况下。

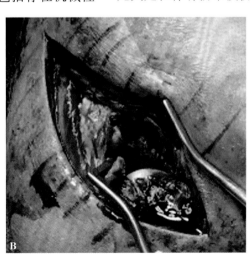

图 14.14　A. 粉碎性桡骨头骨折合并肘关节脱位的斜位片;B. 粉碎骨折和骨缺失的术中图片;C. 桡骨头骨折切开复位内固定术后的前后位片(Reprinted from Midtgaard KS,Ruzbarsky JJ,Hackett TR,Viola RW.Elbow fractures.Clin Sports Med.2020;39(3):623-636.)

术后处理

术后可使用夹板固定,但应在几天内解除夹板,以防止软组织挛缩。术后立即鼓励患者进行 AROM 和 AAROM 活动。并嘱患者在术后 6~8 周内避免肘关节负重训练(图 14.15A 和 B)。

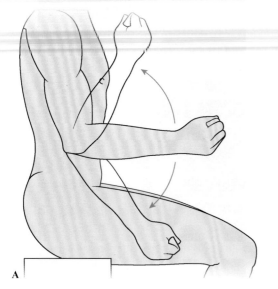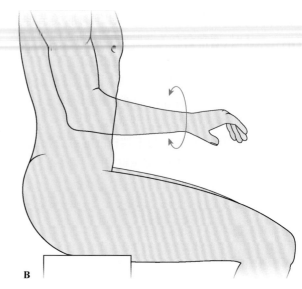

图 14.15　A.术后患者主动屈曲和伸直活动;B.术后患者主动旋前和旋后活动

术后治疗干预

稳定型骨折

对于稳定型骨折康复,有一些通用指南可以作为参考进行指导(表 14.2)。每个骨折愈合阶段经历的时间因人而异。为了安全推进对愈合组织施加应力刺激,外科医生和治疗师之间的沟通至关重要。

表 14.2　稳定型肘关节骨折手术固定康复进展的一般指南

	0~4 周	4~8 周	8~12 周
预防措施			
负重	NWB	按医生要求,逐步进展到 WBAT	按医生要求,逐步进展到 FWB
提举	避免提举、推/拉	按医生要求进行活动	按医生要求进行活动
物理因子	• 冰敷消肿 • IFC、调制中频电治疗疼痛/肿胀 • 第 3 周开始 NMES 进行神经肌肉再教育 • 手指和 UE 佩戴压力手套以消肿 • HGVS 消肿 • TENS	• 微粒疗法 • 热敷后牵伸 • 如果骨折愈合良好,超声治疗温热组织以拉伸 • NMES 进行神经肌肉再教育	• 热敷后牵伸 • 超声波治疗 • 微粒疗法
夹板疗法	• 如果发现肘关节伸直受限,则夜间使用静态肘关节伸直夹板 • 使用吊带固定,以便在锻炼之间保持舒适	• 按医生要求,第 6 周使用静态渐进性肘关节支具	• 如上一步,使用静态渐进性肘关节支具

表 14.2　稳定型肘关节骨折手术固定康复进展的一般指南（续）

	0~4 周	4~8 周	8~12 周
ROM 练习	• 避免肘部 PROM • 仰卧位，肘关节屈伸 AROM/AAROM • 使用拐杖行肘部 AAROM • 未受影响的腕部和手指 AROM/PROM • 肩部所有平面的 AROM • 第 2~3 周，肩部、腕部和肘部行温和的等长收缩锻炼 • 第 2~3 周，轻柔的抓握运动 • 第 2 周，拆线后，松解瘢痕，使用瘢痕贴	• 使用拐杖行肘部 A/AAROM • 第 6 周，骨折愈合良好，温和的肘部 PROM • UBE • PNF 收缩放松/保持放松 • 低强度抗阻等张锻炼 • 牵伸受限组织 • 肌筋膜释放技术 • 肌肉能量技术 • 第 6 周，允许范围内行关节松动术	• 肘部，FAPROM/AROM • 阻力增加的 UBE • 腕部/FA/肘部 PREs • RTC 和肩胛骨周围肌肉强化训练 • 第 8 周，关节松动术 • 模拟 ADL 任务 • 指定工作/运动的锻炼 • 闭链/开链练习 • 利用弹力带行向心/离心控制训练
患者教育	• 关于所有运动的 HEP • 患者教育讲义 • ADL 再培训/自适应设备需求	• 轻柔地使用上肢进行自我护理 • 更新 HEP	• 更新 HEP

注：AAROM：主动辅助活动；ADL：日常生活活动；AROM：主动活动；FWB：完全负重；HEP 家庭锻炼计划；HGVS：高压电流刺激器；IFC：干扰电流疗法；NMES：神经肌肉电刺激；NWB：非负重；PNF：本体感受神经肌肉促进术；PRE：被动抗阻运动；PROM：被动活动；ROM：运动范围；RTC：肩袖；TENS：经皮电神经刺激；UBE：上身测力计；WBAT：可承受范围内负重。

康复的特别注意事项

骨折合并软组织和/或神经损伤/修复

前面章节讨论了关于肘关节稳定型骨折的康复指南。如果骨折合并其他损伤，外科医生和治疗师之间需要进行良好的沟通，给患者提供合适的康复计划，更好地恢复功能。根据外科医生提供的信息，包括内固定强度、韧带稳定性以及神经和软组织情况，指导制订治疗计划。如前所述，若未及时恰当处理，可能会出现肘关节挛缩。Schippinger 等人证明，单纯的肘关节脱位患者，与固定 2 周相比，固定超过 3 周可能导致肘关节功能恢复更差[30]。

为了防止出现这些不良影响，治疗师必须很好地了解如何在康复的早期阶段进行规范的 ROM 训练，以优化运动，并同时保持关节的稳定。已经有许多生物力学研究通过不同前臂位置的肘关节 ROM，检查了肘关节稳定性和韧带应力[31-39]。当肘关节骨折合并神经损伤时，治疗师必须了解夹板固定和康复方面的注意事项，以避免过度应力修复，防止进一

步的伤害和关节挛缩。这些损伤的康复方案不在本章讨论范围内，将在下章节对其总结，并在表格中进行概述。

韧带修复

肘关节骨折患者由于关节不稳定可能同时需要韧带的修复。治疗师必须通过查阅文献或者与外科医生交流，了解并制定安全 ROM 训练，以防止愈合早期出现复发性的不稳定发生。这些信息对指导早期治疗至关重要。例如，在最初的 3 周内，肘关节被限制在稳定的运动弧度内，然后在接下来的每一周可增加 10°~15°。

外侧韧带损伤

尺侧副韧带是对抗后外侧旋转和内翻不稳的主要稳定结构[33,34]。在肘关节活动时，该韧带处于均匀拉紧状态[35,36]。尸体研究表明，在外侧韧带复合体被破坏的情况下，前臂旋前增加后外侧旋转稳定性[37]。此外，由于肩外展产生的内翻应力会影响肘关节，所以治疗师需要特别注意肩外展。

内侧韧带损伤

在肘关节屈曲 20°~120° 范围内,内侧副韧带的前束是对抗外翻应力的主要结构。从屈曲 0°~80° 时,前束起主要作用;从屈曲 80°~120° 时,后束起主要作用[38]。位于中深部纤维的前后束之间有重叠,并且在整个运动弧中保持等长收缩。肘关节离心作用力集中在韧带的这一部分。肘关节内侧的动态稳定器主要是尺侧腕屈肌和指浅屈肌。在屈肘 45° 和 90° 时,尺侧腕屈肌是对抗外翻应力的主要稳定结构[39]。为了增加肘关节的稳定性,针对这些肌肉的强化训练应该被纳入康复计划中。多项研究表明,前臂旋后的 AROM 比前臂旋前的 AROM 更能稳定肘内侧[38]。

如果肘关节内侧韧带和外侧韧带都被破坏,在 ROM 练习时,前臂应保持中立位。在前臂 ROM 练习时,肘关节应弯曲至 90°。

ESSEX-LOPRESTI 损伤

桡骨头骨折合并下桡尺关节 (the distal radial ulnar joint,DRUJ) 损伤和骨间膜损伤被称为 ESSEX-LO-PRESTI 损伤。主要的临床表现是手腕尺侧 (下尺桡关节) 疼痛。如果治疗师怀疑患者存在这种损伤,应转诊回医生,以稳定下尺桡关节。

肘关节周围的神经损伤

如果肘关节周围的神经受伤或修复,治疗师必须对患者进行感官预防教育,以避免进一步受伤。鼓励患者也很重要,因为当肘关节受伤时,神经再生需要较长时间。夹板固定可以预防或处理任何关节挛缩。同时,它也可以用来补偿肌肉失衡,增加患者对肢体的功能性使用。此外,每个月需要对患者进行神经感觉测试和徒手肌力测试,以确定临床治疗进展和神经功能恢复情况。

如果使用神经导管修复受损神经时,则需要采取康复预防措施。在术后 4 周内,建议不要进行瘢痕按摩和超声波治疗,避免对导管造成损伤[40]。

骨折合并软组织和/或神经损伤/修复(表 14.3)

表 14.3　各种肘关节手术修复术后的作业治疗方案

涉及的结构	康复影响
外侧副韧带修复	前臂中旋前位进行 ROM,避免内翻应力,持续 6 周 避免肩部外展,以避免对肘部造成内翻应力
内侧副韧带修复术	前臂在旋后位进行 ROM,避免外翻应力,持续 6 周 避免肩部外旋,以避免对肘部造成外翻应力
内侧和外侧副韧带修复	前臂中立位进行 ROM,持续 6 周
尺神经损伤/修复	对患者进行感官预防措施教育,避免进一步伤害 佩戴抗爪型手夹板,以避免环指和小指 MP 关节过伸,并防止 PIP 挛缩,同时增加手的功能使用
正中神经损伤/修复	对患者进行感官预防措施教育,避免进一步伤害 患者可能需要拇指蹼间隔夹板 短型对掌夹板,增加抓握物体的能力 患者可能需要夹板来维持 IF DIP 和拇指 IP 弯曲,以增加精细运动协调能力
桡神经损伤/修复	对患者进行感官预防措施教育,避免进一步伤害 患者将需要前臂或腕部的动态夹板,以牵伸手指 MPs 和腕部

注:DIP,远端指间;IF,示指;IP,指间;MP,掌指关节;PIP,近端指间;ROM,活动范围。

肘关节骨折的 MD 处方(伤后 0~4/6 周) (图 14.16)

肘关节骨折的 MD 处方(伤后 6~12 周) (图 14.17)

肘关节骨折合并其他损伤的 MD 处方 (伤后 0~4/6 周) (图 14.18)

患者姓名：_____　就诊日期_____

出生年月：_____

诊断：_____

损伤和手术时间_____

_____PT/OT评估和治疗

治疗频率和周期：2~3次/周，共10~12周

*避免患肢负重和上举超过2磅物体

处方：

–肘关节和前臂做主动/主动辅助活动直到下次拍X线片

–肩、肘、前臂和手做主动/主动辅助/被动活动

–根据需要行物理因子治疗

___ 热敷袋/冷敷袋

___ 电刺激治疗疼痛和肿胀

___ 微粒疗法

_____　填写时间_____

医生签名-这是医疗需要

图 14.16　肘关节骨折术后 0~4/6 周的治疗处方

患者姓名：_____　就诊日期_____

出生年月：_____

诊断：_____

损伤和手术时间_____

_____PT/OT评估和治疗

治疗频率和周期：2~3次/周，共6周

*在可耐受范围内负重活动

处方：

–肘关节和前臂做主动/主动辅助/被动活动

–根据需要采用静态进展性牵伸支具

–上肢逐步进行强化训练

–继续根据需要行物理因子治疗

___ 热敷袋/冷敷袋

___ 超声波治疗

___ 电刺激疗法

___ 微粒疗法

_____　填写时间_____

医生签名-这是医疗需要

图 14.17　肘关节骨折术后 6~12 周的治疗处方

患者姓名：_____　就诊日期_____

出生年月：_____

诊断：_____

损伤和手术时间_____

_____PT/OT评估和治疗

治疗频率和周期：2~3次/周，共10~12周

*避免上肢负重和上举活动直到下次复诊

*在治疗期间，肘关节稳定的度数：

1. 从伸直_____° 到屈曲_____° 肘关节处于稳定(在这个范围内活动3周，以后每周增加10°~15°)

2. ___维持肘关节全范围活动-在患者可忍受范围内行主动/主动辅助活动

*合并其他结构损伤

_____ 外侧副韧带修复(前臂在旋前位活动6周，避免内翻应力)

_____ 内侧副韧带修复(前臂在旋后位活动6周，避免外翻应力)

_____ 前臂在中立位活动6周，避免内外和外翻应力

_____ 神经损伤 _____ 正中神经 _____ 尺神经 _____ 桡神经

(感官预防措施教育，避免神经损伤)

_____ 神经修复 _____ 正中神经 _____ 尺神经 _____ 桡神经 _____ 神经导管

(4周内，避免瘢痕按摩和超声治疗)

_____ 其他损伤：_____

_____　填写时间_____

医生签名-这是医疗需要

图 14.18　肘关节骨折伴有其他损伤术后 0~4/6 周的治疗处方

有关骨折愈合及其局限性的患者教育

需要告知患者,您肘关节骨折了。重要的是,为了促进骨折愈合,让患者充分了解在愈合过程中该做什么和不该做什么。当发生骨折时,愈合分为 3 个阶段。所以,您也将经历 3 个康复阶段。需要按照以下时间定期复诊:伤后 2 周(术后拆线)、6 周和 12 周。您的医生会建议,在术后第 1 周就开始康复治疗,因为如果不进行早期活动,肘关节容易出现僵硬。对您来说,骨折愈合期间,参与康复治疗以调动手臂的使用很重要。如果肘关节骨折后没有进行治疗和适当的锻炼,可能会导致关节僵硬、力量丧失、持续疼痛和无法使用手臂。

康复的第一阶段是在伤后 6 周看医生之前开始。由于此时骨骼愈合不够坚强,不能进行抬举、推拉或负重活动。在此阶段,您需要避免的事情如下:

* 在拆线前将手术伤口弄湿。
* 用受伤的手臂做支撑。
* 用受伤的手臂搬运东西。
* 用受伤的手臂推门或拉门。
* 仅在可忍受的情况下,用受伤的手臂进行日常基本的自我护理活动,如洗澡、穿衣和梳洗。此时,您可能会依靠健侧手臂来完成大部分日常活动。随着您运动的增加和痛苦的减少,任务会变得更容易。

在这阶段期间,您的治疗师会指导您进行安全的练习。每天醒着的时候,您需要每 2~3 小时做一次这些练习。它对您的治疗结果至关重要,因为一旦肘关节变得僵硬,久而久之,就很难恢复正常活动。

康复的第二阶段是从伤后 6 周看医生开始。X 线片显示骨折愈合良好。此时,您能用受伤的手臂去完成更多的事情。可以举起 10 磅重物体。但是,您仍没有足够的力量去用手臂做撑起或推拉重物。在这个阶段,假设骨折如预期愈合中,治疗将更加积极地恢复运动,开始轻度强化练习。您会发现自己可以更容易地完成日常活动,疼痛也会进一步减轻,从而可以更多地使用您的手臂。

在康复的最后阶段,着重强调的是增加力量和保持运动。在骨折后 12 周左右,复查 X 线片以确保骨折完全愈合。此时,您可以进行不受限制的活动。请记住,肌肉力量会随着时间推移而增加,可以完成的活动也将越来越多。所以,要坚持按治疗师提供的运动处方进行练习。

在您康复过程中的任何时候,如果您担心做一个无法确定的动作,请联系您的医生或治疗师。尤其是在骨折愈合的早期阶段,您不希望出现任何挫折,这将会导致更多的肿胀和疼痛。这些事情会延长您的康复时间,不利于回归您喜欢做的事情上。

参考文献

1. Morrey BF. Radial head fracture. In: Morrey BF, ed. *The Elbow and Its Disorders*. 3rd ed. WB Saunders; 2000.
2. Boone DC, Azen SP. Normal range of motion of joints in male subjects. *J Bone Joint Surg Am*. 1979;61:756.
3. Beals RK. The normal carrying angle of the elbow. *Clin Orthop*. 1976;119:194.
4. Morrey BF, Askew LJ, An KN, Chao EY. A biomechanical study of functional elbow motion. *J Bone Joint Surg Am*. 1981;63:872-877.
5. Alcid JG. Elbow anatomy and structural biomechanics. *Clin Sports Med*. 2004;23:503-517.
6. Thomas TT. A contribution to the mechanism of fractures and dislocations and dislocations in the elbow region. 1929;89:108-121.
7. Morrey BF. Elbow and forearm. In: Delee J, ed. *Delee & Drez's Orthopaedic Sports Medicine*. 3rd ed. WB Saunders; 2009.
8. Morrey BF, Askew LJ, An K-N. A biomechanical study of normal functional elbow motion. *J Bone Joint Surg Am*. 1981;63A:872-877.
9. Davila SA. Therapists management of fractures and dislocations of the elbow. In: Mackin EJ, Callahan AD, eds. *Rehabilitation of the Hand and Upper Extremity*. Vol. 2. 5th ed. Mosby; 2002:1230-1244.
10. Davila S, Jones KJ. Managing the stiff elbow: operative ,nonoperative, and postoperative techniques. *J Hand Ther*. 2006;19(2):268-281.
11. Hotchkiss RN, Davila S. Rehabilitation of the elbow. In: Nickel E, Botte MJ, eds. *Orthopedic Rehabilitation*. 2nd ed. Churchill Livingstone; 1992.
12. Stroyan M, Wilk KE. The functional anatomy of the elbow complex. *J Ortho Sports Phys Ther*. 1993;17:279-288.
13. Werner FW, An K-N. Biomechanics of the elbow and forearm. *Hand Clin*. 1994;10:439.
14. Hotchkiss RN. Elbow contracture. In: Green DP, Hotchkiss RN, Peterson WC, Wolfe SW, eds. *Greens Operative Hand Surgery*. 5th ed. Churchill-Livingstone; 2005:667-682.
15. Modabber MR, Jupiter JB. Reconstruction for post-traumatic conditions of the elbow joint: current concepts review. *J Hand Surg*. 1995;77A:1431.
16. Morrey BF. Splints and bracing at the elbow. In: Morrey BF, ed. *The Elbow and Its Disorders*. 3rd ed. Saunders; 2000:150-154.
17. Nirschl RP, Morrey BF. Rehabilitation. In: Morrey BF, ed. *The Elbow and Its Disorders*. 3rd ed. Saunders; 2000:141-146.
18. Page C, Backus SI, Lenhoff MW. Electromyographic activity in stiff and normal elbows during flexion and extension. *J Hand Ther*. 2003;16:5-11.
19. Tucker K. Some aspects of post-traumatic elbow stiffness. *Injury*. 1978;9:216-220.
20. Weiss AP, Sachar K. Soft tissue contracture about the elbow. *Hand Clin*. 1994;10:439.
21. Kuntz D, Baratz M. Fractures of the elbow, *Orthop Clin North Am*. 1999;30:37.
22. Broberg MA, Morrey BF. Results of treatment of fracture-dislocations of the elbow. *Clin Orthop*. 1987;216:109.
23. Cohen M, Hastings H. Acute elbow dislocation:evaluation and management. *J Am Acad Orthop Surg*. 1998;6:15.
24. Hildebrand KA, Patterson SD, King GJW. Acute elbow dislocation: simple and complex. *Orthop Clin North Am*. 1999;30:63.
25. Hume MC, Wiss DA. Olecranon fractures. A clinical and radiographic comparison of tension band wiring and plate fixation. *Clin Orthop Relat Res*. 1992;285:229-235.
26. Cabanela M. Olecranon fractures. In: Morrey BF, ed. *The Elbow and Its Disorders*. W.B. Saunders; 1987.
27. Hoppenfeld S. *Treatment & Rehabilitation of Fractures*. Lippincott Williams & Wilkins; 2000.

28. Holdsworth BJ, Clement DA, Rothwell PN. Fractures of the radial head--the benefit of aspiration: a prospective controlled trial. *Injury.* 1987;18:44-47.

29. Unsworth-White J, Koka R, Churchill M, et al. The non operative management of radial head fractures: a randomized trial of three treatments. *Injury.* 1994;25:165-167.

30. Schippinger G, Seibert FJ, Kucharcrzk M. Management of simple elbow dislocations. Does the period of immobilization affect the eventual results? *Langerbecks Arch Surg.* 1999;384:294-297.

31. Morrey BF. Current concepts in the treatment of fractures of the radial head, the olecranon,and the coronoid. *J Bone Joint Surg.* 1995;77:316-327.

32. Szekerez M, Chinchalkar S, King G. Optimizing elbow rehabilitation after instability. *Hand Clin.* 2008;24:27-38.

33. O'Driscoll SW, Morrey BF, Korinek S, et al. Elbow subluxation and dislocation. A spectrum of instability. *Clin Orthop Relat Res.* 1992;(280):186-197.

34. An KN, Morrey BF. Biomechanics of the elbow. In: Morrey BF, ed. *The Eblow and Its Disorders.* 3rd ed. WB Saunders; 2000:43-60.

35. Olsen BS, Vaesel MT. Sojbjerg JO, et al. Lateral collateral ligament of the elbow joint: anatomy and kinematics. *J Shoulder Elbow Surg.* 1996;5:103-112.

36. Olsen BS, Sojberg JO, Dalstra M, et al. Kinematics of the lateral ligamentous constraints of the elbow joint. *J Shoulder Elbow Surg.* 1996;5(5):333-341.

37. Cohen MS, Hastings H II. Rotatary instability of the elbow. The anatomy and role of the lateral stabilizers. *J Bone Joint Surg Am.* 1997;79(2):225-233.

38. Armstrong AD, Dunning CE, Faber KJ, et al. Rehabilitation of the medial collateral ligament-deficient elbow: an in vitro biomechanical study. *J Hand Surg Am.* 2000;25(6):1051-1057.

39. Park MC, Ahmad CS. Dynamic contributions of the flexor-pronator mass to elbow valgus stability. *J Bone Joint Surg Am.* 2004;86-Λ(10):2268-2274.

40. Taras JS, Nanavat V, Steelman P. Nerve Conduits. *J Hand Ther.* 2005;18:191-197.

第 15 章　前臂骨折

Mauroon A. O' Shaughnccy

Amy L. Ladd

解剖与生物力学

前臂骨骼由桡骨和尺骨组成,其近端受到上桡尺关节(proximal radioulnar joint,PRUJ)约束,远端受到下桡尺关节(distal radioulnar joint,DRUJ)约束,纵向受到骨间膜(interosseous membrane,IOM)的约束。负荷通过前臂的骨骼、韧带和肌腱解剖结构的复杂平衡,从腕部传递到肘部。

DRUJ 由尺骨远端的环状关节面与桡骨的尺骨切迹组成。桡骨远端和尺骨之间几乎不存在固有的骨性稳定性;因此,关节周围的软组织起着至关重要的作用。DRUJ 的主要稳定结构是远端的桡尺韧带(桡尺掌侧和背侧韧带)和三角纤维软骨复合体(triangular fibrocartilage complex,TFCC)。TFCC 是由三角纤维软骨、尺侧腕伸肌腱鞘和尺侧副韧带多种结构组成的软组织复合体,可提供额外的稳定性。Hotchkiss 及其同事认为在前臂整体的力学稳定强度中,TFCC 占到 8%[1]。

PRUJ 由桡骨头和尺骨近端之间的骨关节组成。桡骨头与尺骨近端的小乙状切迹相连接。环状韧带连接近端桡骨和尺骨;它是一个坚固的环形带,起止点附着于小乙状切迹,包绕桡骨头、颈部,形成坚固但又灵活的束带。多项研究表明桡骨头不是圆形而是椭圆形;因此,小乙状切迹和肱桡关节面的接触面积随着前臂的位置变化而变化[2,3],桡骨头对前臂的纵向稳定性起着主要作用,肘关节的屈伸运动发生在肱桡关节和肱尺关节,前臂的旋转则通过肘部的 PRUJ 的旋前旋后产生。

IOM 由从桡骨到尺骨的粗壮斜形纤维组织构成。这些纤维不仅连接骨骼,同时也是将负荷从桡骨转移到尺骨的重要环节。上肢的负荷分配主要是从远端的桡腕关节传递到近端的肱尺关节,这种负荷转移通过完好的 IOM 实现。IOM 的主要组成部分是中央带,也称为前臂骨间韧带[4]。中央带由胶原组织组成,其厚度约为 IOM 其余部分组织厚度的 2 倍[4]。其位于距桡骨茎突约 60%(桡骨长度)处,强度占 IOM 总强度的 71%[4],从近端-桡骨至远端-尺骨方向大约呈 20°角[5]。当桡骨头骨折或切除后,它是维持纵向稳定的主要结构[4]。IOM 也是前臂肌肉组织的起源部位。

IOM 由 5 个独立结构组成:中央带、远端斜束、附属带、背侧附属斜索和近端附属斜索[5],已证实远端斜束参与 DRUJ 在前臂所有位置的稳定性相关[5],由于 IOM 在桡骨远端 1/3 处没有附着点,因此该处骨折产生短缩移位的可能性更高。

前臂旋转时,桡骨围绕固定的尺骨旋转,然而这种关系常被误认为是尺骨在远端旋转——这是一种常见的误解。正常的桡骨存在轻微的弧度或“弯曲”,当桡骨围绕固定的尺骨旋转时,桡骨干的这种弧度对于前臂的充分旋前、旋后至关重要。无论是先天性还是后天性的桡骨形状的异常可导致前臂旋前受限。

根据前臂的位置,尺骨头相对于桡骨远端长度的位置(影像学上称为尺骨变异)会发生变化。在中立位时,尺骨头与桡骨远端的长度大致相当。尺骨在完全旋前位时表现为最长(尺骨正向变异),完全旋后位时最短(尺骨负向变异)。

尺骨中立位时,腕关节 80% 的轴向负荷通过桡腕关节传递,20% 通过尺腕关节传递。肘部的负荷通过从桡骨到尺骨的 IOM 的传输达到平衡。因此肘部肱桡关节承担了 60% 的负荷,肱尺关节承担了 40%[6-8]。

尺骨正向变异增加了 DRUJ 的负荷传递。研究表明,2mm 的尺骨正向变异可使尺骨远端的负荷从正常的 20% 增加到 40%,最终可导致尺腕撞击和腕部疼痛[9]。近端桡骨移位>1cm 的患者通常会出现疼痛和运动能力丧失,而移位<1cm 的患者报道有疼痛,但活

动不受影响[10]。

前臂的 5 个结构之间精密地连接——PRUJ、DRUJ、IOM、桡骨干和尺骨干,其中任何一个损伤都可能导致其余环节的不稳定或病变。了解这一重要的基本解剖结构有助于读者了解前臂的复杂病理。

定义和分类

前臂骨折包括桡骨、尺骨干骨折或尺桡骨联合骨折,通常称为"双骨"骨折。

前臂骨折根据骨折位置(近端 1/3、中 1/3 或远端 1/3)、骨折类型(横向、斜形、螺旋形、粉碎性或节段性)、移位状况(移位或非移位)以及最终成角情况(掌侧或背侧、桡侧或尺侧)进行分类(图 15.1~图 15.6)。角度以远端部分相对于近端部分的移动方向为参照。

警棍骨折是一类单纯的尺骨干中段骨折,损伤机制通常是尺骨干受到直接暴击,通常是患者用前臂保护为了面部或身体免受损伤。该命名源自的"警棍"历史上警察或军队人员合法携带的工具或防御武器,由此造成的相关损伤。

骨折的位置不同,作用在近端和远端骨折处的肌肉力量决定了骨折端的移位情况。桡骨上 1/3 骨折,介于旋后肌和旋前圆肌之间,近端骨折块受旋后肌牵拉而产生旋后移位,远端骨折块则受到旋前圆肌和旋前方肌的牵拉导致旋前移位。桡骨下 1/3 骨折,近端由于旋后肌和旋前圆肌的反作用力相互抵消,骨折块维持在中立位,而远端骨折块则受旋前方肌牵拉产生旋前移位。

另外,相关损伤包括伴有脱位的骨干骨折。前臂的相关损伤包括孟氏(Monteggia)骨折(桡骨头脱位伴尺骨骨折)、盖氏(Galeazzi)骨折(DRUJ 脱位伴桡骨骨折)和 Essex-Lopresti 骨折(桡骨近端骨折伴骨间膜

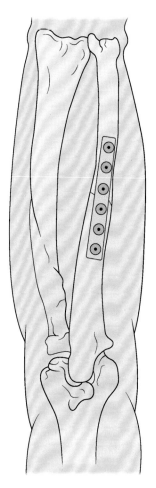

图 15.2　加压钢板固定治疗尺骨干中段骨折。这种固定可恢复尺骨干解剖学力线,及肘关节、前臂和腕关节早期的关节活动度(Reprinted with permission from Hoppenfeld S, Murthy VL. Treatment and Rehabilitation of Fractures. Philadelphia: Lippincott Williams & Wilkins; 2000.)

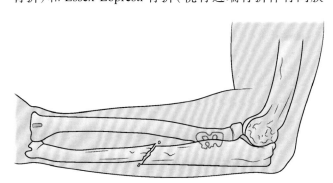

图 15.1　尺骨中 1/3 轻度移位斜形骨折(Reprinted with permission from Hoppenfeld S, Murthy VL. Treatment and Rehabilitation of Fractures. Philadelphia: Lippincott Williams & Wilkins; 2000.)

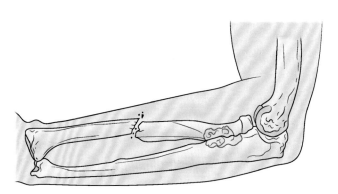

图 15.3　桡骨干中段斜形移位骨折。此类骨折通常需要内固定以恢复桡骨的解剖学力线并重建桡骨(Reprinted with permission from Hoppenfeld S, Murthy VL. Treatment and Rehabilitation of Fractures. Philadelphia: Lippincott Williams & Wilkins; 2000.)

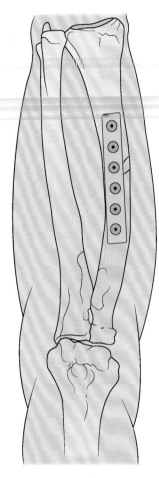

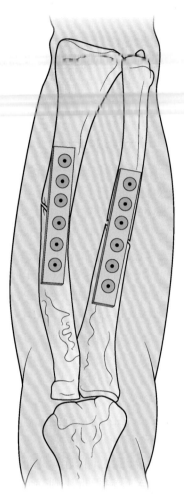

图 15.4　加压钢板固定治疗桡骨干中段骨折。这种固定重建了桡骨和桡骨弓的解剖力线,并保证了肘关节、前臂和腕关节早期的关节活动度（Reprinted with permission from Hoppenfeld S,Murthy VL.Treatment and Rehabilitation of Fractures.Philadelphia：Lippincott Williams & Wilkins；2000.）

图 15.6　前臂双骨骨折采用加压钢板同时固定桡骨和尺骨治疗。这种内固定可以重建尺骨干的解剖学力线,及肘关节、前臂和腕关节的早期关节活动度（Reprinted with per mission from Hoppenfeld S,Murthy VL.Treatment and Rehabilitation of Fractures.Philadelphia：Lippincott Williams & Wilkins；2000.）

完全撕裂和 DRUJ 脱位）。类 Essex-Lopresti 损伤是指不伴有骨折或脱位的骨间膜损伤导致的桡骨纵向不稳。有关这些损伤的更多详细信息,请参阅"相关损伤"章节。

尺骨和桡骨骨折需要分别评估肘关节和腕关节。所有前臂骨折应获取合适的双关节正侧位 X 线片,应仔细观察尺骨茎突和 DRUJ,尺骨茎突骨折和 DRUJ 增宽提示 DRUJ 损伤,有助于诊断盖氏骨折。桡骨远端缩短>5mm 也与盖氏骨折有关。桡骨头突出、触诊疼痛,尺骨短缩而不伴桡骨骨折均与桡骨头半脱位或脱位有关,提示孟氏骨折。盖氏和孟氏骨折必须鉴别,因为需要处理关节的损伤。包括运动功能丧失、畸形愈合、骨不连和与这些损伤相关的骨间后神经血管损伤在内的并发症风险增加。

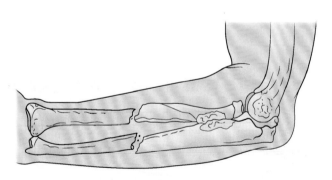

图 15.5　桡骨和尺骨双骨前臂斜形移位中段骨折。此类骨折需要切开复位加压钢板内固定,以恢复桡骨和尺骨的解剖力线,及早期的关节活动度（Reprinted with permission from Hoppenfeld S,Murthy VL.Treatment and Rehabilitation of Fractures. Philadelphia：Lippincott Williams & Wilkins；2000.）

处理

诊断、病史和体格检查

大多数前臂骨折是由于在机动车事故或争执过程中肘伸位跌倒或受到直接暴力击打所致。与典型的桡骨远端或肱骨远端骨折不同,地面水平处跌倒引起的骨折通常伴随着骨质疏松,而前臂骨折通常是由于高能量机制所致。

治疗

非手术

警棍骨折、非移位骨折或完全复位的移位骨折通常可以采用保守治疗,同时密切观察影像学和临床变化。保守治疗通常采用夹板、支具或石膏固定。鉴于骨骼发育未成熟患者的独特解剖结构,小儿前臂骨折有特有的治疗方案,这不在本章的讨论范围。

固定包括夹板、石膏或功能性支具(可穿脱的塑性支具)。不过采用肘上长臂支具与肘下短臂支具一直存在争议。前者的学者认为肘上长臂支具可限制前臂旋前旋后,这更好地控制了肘关节活动。但患者对跨肘石膏的耐受性较差,有学者认为肘下支具已可满足需求。桡骨远端骨折非手术治疗的前瞻性随机研究显示,短臂和长臂石膏的复位维持效果相当[11]。

最近一项对尺骨警棍骨折的系统回顾显示,肘下石膏或可穿脱支具固定下早期运动治疗可提高一定的愈合率[12]。尚无明确性研究证实前臂、DRUJ 或 PRUJ 损伤所需的制动时间,其仍是由主治外科医生决策。

根据临床及影像学进展,骨折一般需固定 6~12周。4~6 周复诊时拍摄石膏固定下的 X 线片。正常情况下 6~8 周时,当 X 线片显示大量骨痂形成,查体时骨折部位无活动,触诊无压痛,可停止石膏固定。但固定时间也可因患者个体差异和骨折类型而异。若愈合缓慢,可延长固定时间;若 3~4 个月后骨折愈合无任何进展,则为骨折不愈合,应考虑切开复位以及是否植骨。

采用短臂或长臂石膏固定主要基于外科医生的偏好习惯。掌指关节处(MCP)一般需要修剪石膏,以确保关节可全范围活动。愈合期间,鼓励手指和肩膀的主动运动;使用短臂石膏者鼓励其轻柔活动肘部。伴发水肿可通过抬高患肢和/或压迫治疗。制动停止后应加快康复计划恢复固定期间丧失的活动度和肌力。

手术

大多数前臂骨折需要手术固定,最常用的手术方式是切开复位内固定。成人前臂双骨骨折必须采用手术固定,被称为"必须(手术的)骨折"。这是由于前臂肌肉组织的分散张力而几乎不可能维持闭合复位。

多发伤前臂骨折患者可非手术治疗,若伴随下肢损伤,需前臂支撑负重来减轻受伤下肢负荷的,可改为手术治疗以便前臂可立即负重。桡骨和尺骨的关节内骨折有特定的治疗方案,会在相关章节中单独介绍。

手术的目标包括整体力线的恢复和桡骨弓的重建。虽然追求精准的解剖复位值得肯定,但骨干不同于关节面,并不需要像关节骨折那样的精确复位。骨干骨折可能是完全粉碎性伴随移位,在开放性骨折的情况下,骨块可能会缺失也可导致无法解剖复位。因此,骨干骨折的治疗重点是重建骨骼的整体力线。力线的最佳恢复是保持旋前、旋后和握力的关键,应保留桡骨弓和骨间隙应予保留。单纯的尺骨骨折则例外,若无明显的功能障碍其骨折移位可高达 50%。

手术干预旨在提供稳定、持久的内固定。前臂骨干骨折常发生于多发伤患者,需通过上肢负重以减轻下肢损伤的负担,在手术计划中应考虑这些因素。

尺桡骨间骨连接或称骨生长/融合,是一种前臂骨折相关的并发症。桡骨或尺骨骨膜的损伤可导致两骨之间出现骨生长并骨融合,进而导致前臂旋前旋后受限甚至无法旋转。其风险增加与相同水平的损伤相关。通过单个切口进行骨移植手术固定也可能增加此类风险,因此应尽可能避免。

术后早期治疗

术后可使用夹板保护切口,但应在几天内停止使用。Moss 和 Bynum 等人报道夹板固定 5~7 天,随后早期运动[13]。早期辅助下主动运动以防止软组织挛缩。在某些情况下,特别是在多发伤患者中,允许手术上肢立即完全负重。不过在此之前,应与手术医生沟通。

相关损伤

孟氏骨折

诊断、病史和体格检查

孟氏骨折/脱位是指尺骨近端或中 1/3 骨折合并桡

骨头脱位,桡骨头可向前、向后或外侧脱位。在某些情况下,尺桡骨可能同时骨折。通常是由于肘伸位时跌倒或在机动车事故或争执中受到直接暴力击打所致。检查者如果不熟悉这种相关的损伤,常会漏诊桡骨头损伤,尤其是不伴骨折的单纯性脱位。通常桡骨头可以自行复位,治疗者误以为就是单纯的尺骨骨折。当看到单纯尺骨骨折时,必须高度怀疑是否有孟氏骨折,因为这意味着损伤等级的增加,需要长期的恢复和康复训练。

根据 Bado 分类系统对孟氏骨折进行分类[14],该体系是根据桡骨头脱位方向进行分类的。Ⅰ型为桡骨头前脱位,Ⅱ型为桡骨头后脱位,Ⅲ型为桡骨头外侧脱位,Ⅰ~Ⅲ型伴有尺骨近端或中 1/3 骨折,Bado Ⅳ型为尺桡骨近端或中 1/3 双骨折伴任意方向的桡骨头脱位。

骨间后神经(posterior interosseous nerve,PIN)位于桡骨头附近,距承担前臂旋前旋后功能的肱桡关节面=平均约 3~5cm 间越过桡骨头[15]。由于桡骨头脱位,PIN 可能受到骨骼牵拉神经而受伤。这导致神经失用症(无断裂的神经挫伤),通常可在 6~8 周内恢复。若 4~6 个月内临床或电诊断检查未见好转,则可考虑神经探查。桡骨头骨折相关手术治疗同样可能存在骨间后神经损伤风险,应严密保护。

治疗和后期护理

成人孟氏骨折必须接受手术治疗,常称之为"必须(手术的)骨折"。对于孟氏骨折,关键步骤在于尺骨骨折钢板固定和桡骨头闭合复位,通常尺骨干解剖复位和固定的同时复位桡骨头(图 15.7、图 15.8)。

术后固定方式取决于复位后桡骨头和尺骨骨折

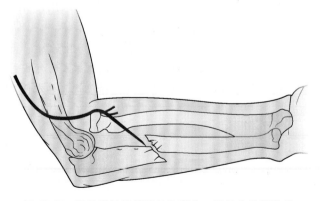

图 15.7　尺骨干骨折伴桡骨头脱位。桡骨头前脱位为Ⅰ型孟氏骨折,如图所示,需要桡骨头复位和尺骨骨折内固定(Reprinted with permission from Hoppenfeld S, Murthy VL.Treatment and Rehabilitation of Fractures.Philadelphia:Lippincott Williams & Wilkins;2000.)

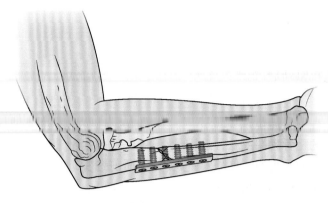

图 15.8　桡骨头复位和尺骨骨折加压钢板内固定(Reprinted with permission from Hoppenfeld S, Murthy VL. Treatment and Rehabilitation of Fractures.Philadelphia:Lippincott Williams & Wilkins;2000.)

固定的稳定性。孟氏骨折传统的治疗采用长臂石膏固定 6 周。改良的手术技巧及对功能康复的理解可能会让主治外科医生更早允许患者活动。初期用保护性夹板支撑前臂=以保护切口、利于修复,但鼓励在前 2 周内进行主动运动以防止肘关节和前臂僵硬。部分作者认为第 1 周就可以开始进行重力辅助下肘关节屈伸的主动运动[16]。经管治疗师应与转诊外科医生沟通确认限制要求。

盖氏骨折

诊断、病史和体格检查

盖氏骨折/脱位是指桡骨骨折合并 DRUJ 脱位。骨折通常位于桡骨中下 1/3 处,该处更容易导致 DRUJ 脱位。损伤通常是由带有扭转剪切力和纵向负荷所致。DRUJ 脱位会导致三角纤维软骨复合体严重损伤。如果漏诊或未恰当治疗 TFCC 损伤和 DRUJ 不稳,通常会导致预后不良。

盖氏骨折被称为"必须(手术的)骨折",由于桡骨弓曲度丧失和无法复位,有必要进行手术干预。误诊或误治均可导致致残并发症,包括 DRUJ 不稳、畸形愈合、前臂关节活动度受限、慢性腕关节疼痛和创伤后关节炎[17]。所有盖氏骨折的非手术治疗都无法获得满意疗效[18,19]。

盖氏骨折会因肌肉的作用导致骨折端变形。附着在桡骨远端的旋前方肌可引起旋转变形。有些肌肉从近端牵拉桡骨远端,实际上等于缩短了桡骨长度,包括插入桡骨茎突的肱桡肌、拇长展肌和拇短伸肌。

治疗

对于盖氏骨折,桡骨需解剖复位并钢板固定,这可恢复桡尺关节的位置。需要注意矢状面上的桡骨弓必须解剖复位（图15.9~图15.11）。

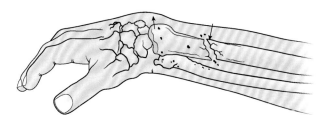

图15.9　桡骨远端骨折合并下尺桡关节脱位（盖氏骨折）。箭头表示受伤时力的作用方向（Reprinted with permission from Hoppenfeld S，Murthy VL.Treatment and Rehabilitation of Fractures. Philadelphia：Lippincott Williams & Wilkins；2000.）

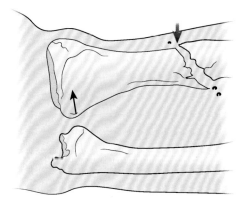

图15.10　盖氏骨折/脱位，图示下尺桡关节脱位。箭头表示受伤时力的作用方向（Reprinted with permission from Hoppenfeld S，Murthy VL.Treatment and Rehabilitation of Fractures. Philadelphia：Lippincott Williams & Wilkins；2000.）

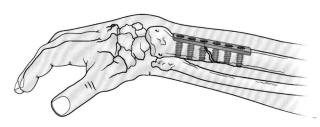

图15.11　下尺桡关节加压钢板固定复位盖氏骨折/脱位（Reprinted with permission from Hoppenfeld S，Murthy VL.Treatment and Rehabilitation of Fractures.Philadelphia：Lippincott Williams & Wilkins；2000.）

桡骨固定后，检查DRUJ。如果DRUJ稳定，术后可以在保护性夹板固定下进行早期活动[20-22]。

如果DRUJ未复位或复位不稳定，则可尝试闭合复位关节。如果闭合复位成功，可用两根克氏针（K-wires）固定关节以保持复位。或者，如果患者DRUJ在旋后位上可复位并保持稳定，则予旋后位石膏固定。

如果闭合复位不成功，则需要切开复位。若是尺

骨茎突骨折块较大，可予切开复位内固定治疗，探查并以骨隧道或缝合锚钉修复TFCC。如果关节仍然无法复位，则应切开DRUJ并切除嵌插其中的组织，最常见的嵌入组织是尺侧腕伸肌腱。这些措施后，关节的稳定性可能需要将克氏针从尺骨固定至桡骨上。

后期护理

通常术后前臂固定在旋后位。DRUJ在旋后位时最稳定，因此该位置制动有助于关节和损伤的软组织在最稳固的位置的愈合。术后方案可因DRUJ的稳定性而异。

如上所述，如果桡骨固定后DRUJ稳定，则在术后的前几天到几周内可在保护性夹板下早期活动。然而，如果DRUJ需要克氏针固定、TFCC修复、尺骨茎突固定或旋后位夹板固定，则需要更强的固定方式。通常是采用长臂夹板或石膏旋后位固定4~6周。一旦组织有机会愈合，通常4~6周即可拔除克氏针。

ESSEX-LOPRESTI 损伤/桡骨纵向不稳

病史、诊断和体格检查

Essex-Lopresti损伤（ELI）的特征是桡骨近端骨折，通常为桡骨头骨折，伴随前臂骨间膜损伤（IOM）和DRUJ脱位或损伤（图15.12）。其主要是由从手腕部到肘部的暴力所致。ELI是一种严重破坏性且罕见的损伤，由前臂轴向暴力和扭转剪切负荷所致。这种损伤常易被遗漏或诊断延误，损伤导致前臂轴纵向的不稳定。

后期护理

术后护理方案因损伤程度而异。传统上，在急性损

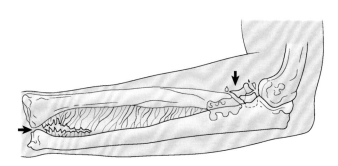

图15.12　桡骨近端骨折伴尺桡骨间骨间膜损伤（Essex-Lopresti骨折），这种损伤与桡骨向近端移位和DRUJ不稳相关。箭头表示受伤时作用力的方向（Reprinted with permission from Hoppenfeld S，Murthy VL. Treatment and Rehabilitation of Fractures.Philadelphia：Lippincott Williams & Wilkins；2000.）

伤情况下,前臂应予旋后位,肘上石膏托固定 4~6 周。Grassmann 等人报道鼓励早期屈伸肘关节,同时前 6 周应避免前臂旋转。这可以通过佩戴肘关节 Muenster 矫形器来实现,Muenster 矫形器可使肘关节屈伸 0°~90°,同时前臂保持在旋后位,此保护 DRUJ 和 IOM[23]。

Matson 和 Ruch 等人报道,对慢性损伤进行外科重建术后,患者需以糖钳夹板固定 2 周,直到拆线[24]。然后再过渡改用 Muenste 夹板以固定前臂旋转,但可开始轻柔的肘关节活动度练习。到 6 周时,停用 Muenster 夹板,开始腕关节主动活动度训练[24]。

Adams 等人采用长期的重建治疗方法,在中立位进行肘上制动 1~2 周,随后佩戴短臂石膏或可拆卸夹板固定 4~6 周。除了最初的 1~2 周外,他们不限制前臂旋转[25]。

前臂骨折的康复治疗

根据 Matthias 和 Wright 的说法,前臂结构独特,能够在旋转近 180° 时承受大量负荷[6]。肩关节回旋和前臂旋转的互补使手几乎可以在所有的空间方向上活动。为了实现这一非凡的功能,桡骨和尺骨必须在 DRUJ 和 PRUJ 处保持适当的长度、对齐和关节一致性。前臂骨间膜支持这种结构,其中央带是最关键的组成部分。这些组件中任何一个受到损伤都会导致前臂旋前旋后和/或屈伸功能丧失。

前臂骨折的康复目标是改善肿胀、疼痛、关节活动度(ROM)及肌力,并最终恢复受伤前的功能。研究表明,大多数功能性活动要求肘关节可伸展 30°、屈曲 130°、前臂旋后和旋前各 50° 的活动度[26]。

治疗师指导的目的是引导患者完成治疗的各个阶段,早期保护伤口愈合,后期保护愈合结构以维持稳定,并最终恢复运动和肌力。

以下康复指南适用于桡骨干和/或尺骨干骨折固定稳定。关于治疗相关损伤(盖氏、孟氏、Essex-Lopresti)患者的更多指南,请参阅以下"特殊注意事项"部分。

特殊注意事项

包括孟氏、盖氏和 Essex-Lopresti 在内的相关骨折需要特别注意。主要区别是在愈合期间限制前臂旋转。前臂相关损伤最稳定的体位是前臂旋后位。

孟氏骨折通常采用长臂石膏固定 6 周。较新的治疗方案是使用保护性夹板治疗 1~2 周,伤口愈合后,然后在 2 周时前臂开始早期主动屈伸。通常在 4~6 周之前不允许前臂旋转。

盖氏损伤和 ELI 相似。通常情况下,这些损伤需要前臂旋后位,肘上石膏固定 6 周。最近的研究表明,如果桡骨固定后 DRUJ 稳定,则可以进行更积极的运动训练。外科医生通常会在伤口愈合的前 1~2 周内使用保护性夹板,然后在术后 1~2 周开始早期运动,包括屈/伸和旋前旋后。

然而,如果 DRUJ 不稳定,特别是使用克氏针固定 DRUJ 时,则需前臂旋后位肘上石膏固定 4~6 周。最近的研究表明,在这种情况下,前 1~2 周内使用保护性夹板是安全的,然后在第 1~2 周开始前臂旋后位下主动屈伸训练。可以通过 Muenster 矫形器来实现,该矫形器允许肘部屈伸,但不允许前臂旋转。

慢性 ELI 的治疗也类似,1~2 周的保护治疗后,在限制前臂旋转的同时早期进行肘关节屈伸训练。

前臂骨折的治疗方案和康复目标

手术

第 0~2 周康复目标:保护手术伤口和修复组织,控制肿胀和减轻疼痛,手指和肩关节全范围运动[主动运动范围/主动辅助运动范围/被动运动范围(AROM/AAROM/PROM)]。前臂和肘关节非常轻柔地运动(仅限 AAROM)。

第 2~4 周康复目标:控制肿胀,拆线后 2 周瘢痕松动治疗。第 2~3 周进行轻度橡皮泥训练,手指和肩关节全范围运动(AROM/AAROM/PROM)。在第 2~3 周进行前臂和肘关节的轻柔活动以及等长运动。

第 4~8 周康复目标:控制肿胀;瘢痕脱敏。术后患肢进行轻度日常生活活动训练(ADLs),手指和肩关节全范围运动(AROM/AAROM/PROM)。前臂和肘关节缓慢运动,重点在旋前旋后、肘和腕的屈/伸,并缓慢进行等长收缩。

第 8~12 周康复目标:对四肢所有关节进行全范围的主动和被动 ROM 训练,同时关注前臂的旋前和旋后。使用橡皮泥和挤压球训练改善抓握力。采用分级重量法进行温和的渐进抗阻训练。

非手术固定/手术固定不理想

第 0~2 周康复目标:石膏/夹板固定;控制手指肿胀;所有平面上的手指和肩关节全范围运动(AROM/AAROM/PROM);如果是仅可屈/伸的短臂石膏固定,肘关节可非常轻柔地活动。

第 2~4 周康复目标:石膏/夹板固定;控制手指肿胀;所有平面上的手指和肩关节全范围运动(AROM/AAROM/PROM);如果仅/伸的短臂石膏固定下可屈

曲/伸展,则肘关节可非常轻柔地活动;仅限肘关节屈/伸的轻柔活动。

第 4~8 周康复目标:控制肿胀;一旦去除石膏即予脱敏治疗;术臂轻度日常生活活动训练(ADLs);手指和肩关节全范围运动(AROM/AAROM/PROM);前臂和肘关节的轻柔运动,重点是旋前旋后、肘和腕的屈/伸,推进温和的等长收缩;轻质橡皮泥和挤压球训练。

第 8~12 周康复目标:控制肿胀;四肢所有关节全范围主动和被动 ROM 训练;同时注重前臂的旋前和旋后;橡皮泥和挤压球训练提高抓握力;采用分级重量法进行轻柔缓慢地渐进抗阻训练。

参考文献

1. Hotchkiss RN, An KN, Sowa DT, Basta S, Weiland AJ. An Anatomic and mechanical study of the interosseous membrane of the forearm: pathomechanics of proximal migration of the radius. *J Hand Surg Am.* 1989;14(2 pt 1):256-261.
2. van Riet RP, Van Glabbeek F, Baumfeld JA, et al. The effect of the orientation of the radial head on the kinematics of the ulnohumeral joint and force transmission through the radiocapitellar joint. *Clin Biomech (Bristol, Avon).* 2006;21:554-559.
3. van Riet RP, Van Glabbeek F, Baumfeld JA, et al. The effect of the orientation of the noncircular radial head on elbow kinematics. *Clin Biomech (Bristol, Avon).* 2004;19:595-599.
4. Rozental TD, Beredjiklian PK, Bozentka DJ. Longitudinal radioulnar dissociation. *J Am Acad Orthop Surg.* 2003;11:68-73.
5. Adams JE. Forearm instability: anatomy, biomechanics, and treatment options. *J Hand Surg.* 2017;42(1):47-52.
6. Matthias R, Wright TW. Interosseous membrane of the forearm. *J Wrist Surg.* 2016;5:188-193.
7. Birkbeck DP, Failla JM, Hoshaw SJ, Fyhrie DP, Schaffler M. The interosseous membrane affects load distribution in the forearm. *J Hand Surg Am.* 1997;22(6):975-980.
8. Palmer AK, Werner FW. Biomechanics of the distal radioulnar joint. *Clin Orthop Relat Res.* 1984;(187):26-35.
9. Drobner WS, Hausman MR. The distal radioulnar joint. *Hand Clin.* 1992;8:631-644.
10. Hotchkiss RN. Fractures of the radial head and related instability and contracture of the forearm. *Instr Course Lect.* 1998;47:173-177.
11. Bong MR, Egol KA, Leibman M, Koval K. A comparison of immediate postreduction splinting constructs for controlling intial displacement of fractures of the distal radius: a prospective randomized study of long-arm versus short-arm splinting. *J Hand Surg.* 2006;31A:766-770.
12. Cai XZ, Yan SG, Giddins G. A systematic review of the nonoperative treatment of nightstick fractures of the ulna. *Bone Joint J.* 2013;95-B:952-959.
13. Moss JP, Bynum DK. Diaphyseal fractures of the radius and ulna in adults. *Hand Clin.* 2007;23:143-151.
14. Bado J. The Monteggia lesion. *Clin Orthop Relat Res.* 1967;50:71-86.
15. Calfee R, Wilson J, Wong A. Variations in the Anatomic Relations of the Posterior Interosseous Nerve Associated with Proximal Forearm Trauma. *J Bone Joint Surg Am.* 2011;93:81-90.
16. Eathiraju S, Dorth DN, Mudgal CS, Jupiter JB. Monteggia fracture-dislocations. *Hand Clin.* 2007;23:165-177.
17. Atesok K, Jupiter J, Weiss AP. Galezzi fractures. *J Am Acad Orthop Surg.* 2011;19:623-633.
18. Eberl R, Singer G, Schalamon J, Petnehazy T, Hoellwarth ME. Galeazzi lesions in children and adolescents: treatment and outcome. *Clin Orthop Relat Res.* 2008;466(7):1705-1709.
19. Mikic ZD. Galeazzi fracture dislocations. *J Bone Joint Surg Am.* 1975;57(8):1071-1080.
20. Jupiter JB, Kellam JF. Diaphyseal fractures of the forearm. In: Browner BD, Jupiter JB, Levine AM, Trafton PG, Krettek C, eds. *Skeletal Trauma.* Philadelphia, PA: Saunders Elsevier; 2009:1478-1481.
21. Komura S, Nonomura H, Satake T, Yokoi T. Bilateral Galeazzi fracture-dislocations: a case report of early rehabilitation. *Strateg Trauma Limb Reconstr.* 2012;7(2):99-104.
22. Gwinn DE, O'Toole RV, Eglseder WA. Early motion protocol for select Galeazzi fractures after radial shaft fixation. *J Surg Orthop Adv.* 2010;19:104-108.
23. Grassmann JP, Hakimi M, Gehrmann SV, et al. The treatment of the acute essex-lopresti injury. *Bone Joint J.* 2014;96-B:1385-1391.
24. Matson AP, Ruch DS. Management of the Essex-Lopresti injury. *J Wrist Surg.* 2016;5:172-178.
25. Adams JE, Osterman MN, Osterman AL. Interosseous membrane reconstruction for forearm longitudinal instability. *Tech Hand Up Extrem Surg.* 2010,14(4).222-225.
26. Morrey BF, Askew LJ, Chao EY. A biomechanical study of normal functional elbow motion. *J Bone Joint Surg Am.* 1981;63A:872-877.

建议阅读

Adams JE, Culp RW, Osterman AL. Interosseous membrane reconstruction for the Essex-Lopresti injury. *J Hand Surg Am.* 2010;35(1):129-136.

Adams JE, Steinmann SP, Osterman AL. Management of injuries to the interosseous membrane. *Hand Clin.* 2010;26(4):543-548.

Brin YS, Palmanovich E, Bivas A, et al. Treating acute Essex-Lopresti injury with the TightRope device: a case study. *Tech Hand Up Extrem Surg.* 2014;18(1):51-55.

Duckworth AD, Watson BS, Will EM, et al. Radial shortening following a fracture of the proximal radius. *Acta Orthop.* 2011;82:356-359.

Edwards GS Jr, Jupiter JB. Radial head fractures with acute distal radioulnar dislocation: Essex-Lopresti revisited. *Clin Orthop.* 1988;234:61-69.

Hausmann JT, Vekszler G, Breitenseher M, et al. Mason type-I radial head fractures and interosseous membrane lesions: a prospective study. *J Trauma.* 2009;66:457-461.

Jungbluth P, Frangen TM, Arens S, Muhr G, Kälicke T. The undiagnosed Essex-Lopresti injury. *J Bone Joint Surg Br.* 2006;88-B:1629-1633.

Marcotte AL, Osterman AL. Longitudinal radioulnar dissociation: identification and treatment of acute and chronic injuries. *Hand Clin.* 2007;23(2):195-208.

Matthias R, Wright TW. Interosseous membrane of the Forearm. *J Wrist Surg.* 2016;5:188-193.

Morrey BF, Chao EY, Hui FC. Biomechanical study of the elbow following excision of the radial head. *J Bone Joint Surg Am.* 1979;61-A:63-68.

Neuber M, Joist A, Joosten U, Rieger H. Consequences and possible treatment of distal radio-ulnar dislocation after Essex-Lopresti lesion. *Unfallchirug.* 2000;103:1093-1096.

Rettig ME, Raskin KB. Galeazzi fracture-dislocation: a new treatment-oriented classification. *J Hand Surg Am.* 2001;26(2):228-235.

Ring D, Jupiter J, Waters P. Monteggia fractures in children and adults. *J Am Acad Orthop Surg.* 1998;6:215-224.

Ring D, Rhim R, Carpenter C, Jupiter JB. Isolated radial shaft fractures are more common than Galeazzi fractures. *J Hand Surg Am.* 2006;31(1):17-21.

Sabo MT, Watts AC. Reconstructing the interosseous membrane: a technique using synthetic graft and endobuttons. *Tech Hand Up Extrem Surg.* 2012;16(4):187-193.

Schneiderman G, Meldrum RD, Bloebaum RD, Tarr R, Sarmiento A. The interosseous membrane of the forearm: structure and its role in Galeazzi fractures. *J Trauma.* 1993;35(6):879-885.

Skahen JR III, Palmer AK, Werner FW, Fortino MD. Reconstruction of the interosseous membrane of the forearm in cadavers. *J Hand Surg Am.* 1997;22(6):986-994.

Soubeyrand M, Oberlin C, Dumontier C, Belkheyar Z, Lafont C, Degeorges R. Ligamentoplasty of the forearm interosseous membrane using the semitendinosus tendon: anatomical study and surgical procedure. *Surg Radiol Anat.* 2006;28(3):300-307.

Stabile KJ, Pfaeffle J, Saris I, Li ZM, Tomaino MM. Structural properties of reconstruction constructs for the interosseous ligament of the forearm. *J Hand Surg Am.* 2005;30(2):312-318.

Tomaino MM, Pfaeffle J, Stabile K, Li ZM. Reconstruction of the interosseous ligament of the forearm reduces load on the radial head in cadavers. *J Hand Surg Br.* 2003;28(3):267-270.

Trousdale RT, Amadio PC, Cooney WP, Morrey BF. Radio-ulnar dissociation. A review of twenty cases. *J Bone Joint Surg Am.* 1992;74(10):1486-1497.

第 16 章 桡骨远端骨折:术前护理与康复

Ryan Martyn

Matthew S. Hoehn

流行病学

桡骨远端骨折(distal radius fractures,DRFs)是成人最常见的骨折之一。桡骨远端骨折更常发生在老年女性中,起因是低能量创伤,例如从站立高度跌倒[1]。来自国家医院门诊护理调查的数据显示,美国有 643 097 例 DRFs,占手部和前臂骨折的 44%[2]。2007 年,联邦医疗保险(Medicare)在 DRF 中支付了 1.7 亿美元,平均每名患者支付 1 983 美元[3]。DRFs 的发生率增加,主要影响绝经后女性[4]。这些骨折的发生率增加可能是由于平均寿命延长、工作年龄增加和针对此类报道增多。在瑞典,前臂远端骨折的发病率从 1999 年到 2010 年增加了 23%[5],从 1953—1957 年到 1980—1981 年间几乎翻倍[6]。日本的一项调查显示,女性 DRFs 的发病率在统计学上显著增加,而在男性中没有增加,从 1986 年的每 10 万人中有 164.9 例增加到 1995 年的 211.4 例[7]。绝经后妇女尤其容易发生此类骨折。Thompson 等人报告在绝经前妇女中,DRFs 的发病率从每年每万人中 10 例上升到每年每万人中 120 例[4]。DRFs 可导致发病率、畸形和疼痛的增加。DRFs 的并发症包括持续性神经衰弱、手指僵硬、失用性萎缩和复杂的局部疼痛综合征[8]。这些并发症通常很难治疗,但可以通过恰当的治疗原则来预防。了解这些骨折对医疗保健提供者来说是至关重要的,因为它们很常见,如果处理不当可能会产生不良后果。

功能解剖与运动学

手腕是一个独特且高度复杂的关节。了解腕关节的功能解剖对于腕关节损伤的治疗至关重要。虽然许多患者可以维持日常生活活动,但由于创伤或退行性变导致腕部解剖结构的改变;与功能和疼痛相关的功能障碍预后很大程度上仍取决于恢复原生解剖结构和维持腕部正常运动。在康复治疗阶段,知识丰富的医生可以通过促进患者原生解剖结构的重建来指导治疗。对手腕解剖学的学习中没有功能解剖学的内容对于执业医生来说是没有意义的。腕部的柱排理论提供了腕部的功能性知识以指导医生确定患者的固定姿势。同样,了解该理论也可提醒医生注意特殊的骨折特征,这些特征可能容易导致患者骨折畸形愈合或创伤后关节炎。最后,患者从制动阶段过渡到活动阶段时,了解手腕的功能运动是至关重要的。

腕部由桡骨远端、尺骨远端、八块腕骨、五块掌骨组成。桡骨远端呈三角形,舟状突与月状突之间由矢状嵴分隔。虽然腕关节通常被认为是一个关节,但它是由 20 个小关节组成的。腕骨之间的运动多变且复杂。在最基本的水平上,腕骨形成一系列的弓,由近端腕骨和远端掌骨形成两个横向弓;纵向弓由图中射线所标的骨头组成[9](图 16.1)。手腕的结构和功能可以进一步理解为由列、行或两者的组合排列[10]。

柱理论理论最早由 Navarro 在 1921 年提出,该理论将腕部分为 3 个列[11,12](图 16.2)。之后该理论还

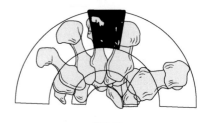

横向弓

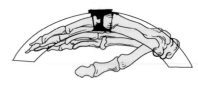

纵向弓

图 16.1 腕骨形成的一系列弓形结构(Modified from Tang JB. General concepts of wrist biomechanics and a view from other species. J Hand Surg Eur Vol. 2008;33(4):519-525.)

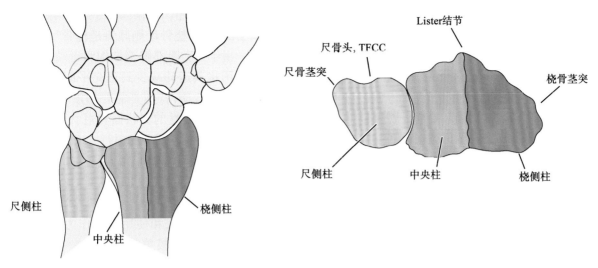

图 16.2 腕部为三柱（Modified from Rikli DA, Regazzoni P. Fractures of the distal end of the radius treated by internal fixation and early function. J Bone Joint Surg Br.1996；78：588-592.）

进行了几次修正，其目的是理解桡侧和尺侧偏移时近端的运动。针对 DRFs 已经有了很多分类，但这部分内容已超出了本章的范围，不详细赘述。基于对三柱理论的功能性理解，Medoff 提出了一种片段特异性分类，片段特异性分类包括桡侧柱、尺背柱、掌侧尺角、掌侧缘和游离关节内骨折块（图 16.3）[13,14]。骨折块的数量与预后有关，包括握力、活动度（ROM）、疼痛和

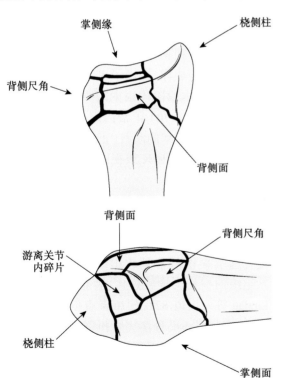

图 16.3 与结局共同相关的骨折特异性分类（Modified from Rhee PC, Medoff RJ, Shin AY. Complex distal radius fractures：an anatomic algorithm for surgical management. J Am Acad Orthop Surg. 2017；25（2）：77-88.）

患者的反馈[15]。

桡侧柱由桡骨茎突和舟骨窝关节面组成[16]。桡侧柱有许多重要的功能，它起到支撑的作用，防止腕骨桡侧平移并维持桡骨长度；腕关节在尺侧偏时起支撑作用，例如使用助行器时[14]。有几个重要的韧带附着于桡骨柱上。肱桡肌从茎突顶端插入 17mm 处可在桡骨远端产生使其变形的力，从而导致桡骨远端高度的丧失[17,18]。桡骨高度的丧失增加了尺骨和月骨小关节的负荷，可导致远端桡尺关节（DRUJ）疼痛及活动障碍、三角纤维软骨复合体（TFCC）受到撞击和尺骨头半脱位[16,18]。桡月长韧带和桡舟月韧带附着在桡侧柱上。桡月长韧带限制了月骨向尺侧或远端移位[19]。桡舟头韧带支撑舟状骨腰部防止腕关节向尺侧移动[14,20]。桡侧柱骨折术后需要特别注意，尤其是粉碎性骨折非手术治疗，因为这些骨折不稳定。桡骨下柱骨折，如果固定不牢固或采用保守治疗，需用人字形绷带将腕关节固定于稍尺偏位[14]。

中央柱包含桡骨远端月骨小面和乙状骨切迹[13]。而月骨小面旋转较早，更易发生骨折。中心柱的主要作用是将压力从小车传递到前臂，并将大约 80% 的压力转移到桡骨，而尺骨中点腕部为轴向压力[14,20-22]。治疗者应注意患者中央柱的损伤，因为它包含掌侧缘和桡骨远端尺背角。掌侧缘是桡月骨短韧带的附着部位，当掌侧缘发生骨折时，腕关节可发生掌侧移位。尺背角是桡尺骨背侧韧带的附着部位。当骨折时，可能会发生下桡关节断裂，这会对正常的前臂旋前旋后造成不良影响[14]。在涉及掌侧缘或尺背角的桡骨远端骨折中，如果采用非手术处理或固定，治疗者应以中立位旋转夹板固定患者。

尺骨柱由远端尺骨、三角纤维软骨复合体和远端桡尺关节组成[16]。尺骨柱的功能是为桡骨远端关节和前臂远端运动提供稳定。下尺桡关节是尺骨头和桡骨乙状切迹之间的关节，这个关节允许桡骨围绕尺骨旋转，并在尺骨和桡骨之间建立稳定关系。三角纤维软骨复合体、关节囊、骨间膜、旋前方肌和 ECU 是重要维持远端桡尺关节稳定的因素。尺骨柱损伤可导致尺侧疼痛、旋后和旋前运动丧失以及远端桡尺关节不稳定。桡骨高度的丧失和背侧倾斜增加了尺骨的负荷[13,14,16]。骨折累及尺骨头、桡骨尺背角和导致远端桡尺关节不稳的损伤应在旋后位进行固定，特别是通过闭合方法治疗的骨折。

腕关节的排理论于 1926 年由 Destot 提出[23,24]。该理论对医生十分重要，因为它为解剖学和运动学提供了功能框架，近排端经常在桡骨远端骨折中受伤。近排韧带的损伤可能会被忽略，但可能会在活动后变得更加明显。近端列包括舟状骨、月骨和三瓣骨。近排的骨头上没有肌腱插入物。舟状骨独立于近端行移动，作为近端行和远端行之间的连接[24,25]。近排在桡骨固定关节面和远排之间相对独立移动。因为近端没有韧带附着，所以运动依赖于周围关节的力量[19]。兰德斯米尔在 1961 年提出了"插入片段"一词[24,26]。近排的稳定性依赖于桡骨远端轮廓。远端列由四角骨、头状骨和钩骨组成。远排骨之间几乎没有运动，近排骨之间有明显的运动。豆状骨的独特之处在于它包含在尺腕屈肌腱内。豆状骨的功能类似于髌骨，通过增加腕关节屈曲力和稳定性[27,28]。然而，从进化的角度来看，豆状骨并不是籽骨，而更像是一个退化的跟骨，它在四足动物中的突出表现证明了这一点[9,28]。

两个重要的韧带稳定近端，连接舟状骨、月骨和三骨之间的运动。舟月骨和月骨之间的关节由舟月骨（SL）韧带稳定，月骨和三角骨之间的关节由月三骨（LT）韧带稳定。SL 韧带有掌侧部分、背侧部分和近端纤维软骨膜将两者连接起来[19,29]。韧带也由掌侧韧带、背侧韧带和连接的纤维软骨膜三部分组成。SL 背侧韧带强于掌侧韧带，而掌侧韧带强于 LT 背侧韧带 DRFs 后 SL 韧带损伤是常见的，可能导致 SL 分离，舟月骨晚期塌陷。后前 X 线片上 SL 间隔的间隙，侧位 X 线片上 SL 角>60°，手部持续疼痛或叩诊感，应提醒医生 SL 可能损伤，可能需要进一步干预[29]。

腕关节的运动很复杂，是很多争论的话题。了解腕关节的运动功能平面对腕部损伤的急性治疗和康复期间治疗具有重要意义。其运动通常用桡-尺倾角和屈曲-伸展来描述。根据国际手外科学会联合会命名委员会的意见，桡骨尺侧倾斜是桡骨尺侧偏的首选术语[30]。由于人类腕部解剖结构和运动学的复杂性，几乎不使用将其运动减少到正文平面这样的术语使用。日常生活活动，特别是需要精度和力量的活动，并不仅仅发生在线性的矢状面和冠状面上，而是以从桡偏-背伸=到尺偏-屈曲的斜行方式。这种运动通常被称为飞镖投掷者的运动，是人类区别于其他灵长类动物的一种独特特征。投掷飞镖者的运动平面可能代表了一种适应性特征赋予了早期人类进化优势，使他们在精确投掷石头和使用棍棒作为工具或武器方面拥有优势[24,31]。在投掷臂运动过程中，近排保持静止，而大部分运动发生在腕骨间关节[32-34]。然而，当 SL 韧带断裂时，投掷者的运动可导致舟状骨和月骨之间出现间隙[35]。促进投掷运动的最重要的肌腱是桡侧长伸肌和尺侧腕屈肌[36]。提倡在 DRFs 康复过程中使用投掷样运动；但是，如果有 SL 损伤，应谨慎。

X 射线参数

治疗者必须在 DRFs 的早期阶段获得 X 射线图像。在对 DRFs 进行非手术治疗的前 3 周内，每周应进行 X 线检查[13]。在诊断和评估 DRFs 时，大多数病例至少进行两种检查。肘部和前臂的影像学检查可以识别更多近端的损伤。先进的影像技术，如计算机断层扫描和磁共振成像，提供了更详细的细节有用的辅助手术计划，但术后阶段很少需要。需要使用双视图腕关节评估桡骨倾角（正常：19°~29°）、桡骨高度（正常：11~12mm）和掌侧倾斜（正常：11°~14.5°）[37]。在复杂的 DRFs 中，其他 X 线视图可帮助治疗者描述骨折类型。

合并伤

桡骨远端损伤后常见软组织破坏和软骨损伤。周围软组织的损伤会导致疼痛、肿胀、僵硬和功能障碍。Lindau 等人报道 82% 的患者有创伤性 TFCC 损伤，78% 伴有撕裂。尺骨茎突骨折增加了 TFCC 损伤的风险[38]。另一项研究观察了 89 例接受关节镜治疗的 DRFs 患者。59% 的病例存在 TFCC 损伤，54.5% 伴有舟月骨间韧带（SLIL）损伤，34.5% 存在月三骨间韧带（LTIL）损伤。作者发现 81% 的患者有一定程度的掌骨内软组织损伤[39]。DRFs 常并发腕骨骨折，其中舟状骨骨折最为常见。年轻男性发生高能量创伤时应怀疑伴有腕骨骨折并行 CT 检查[40]。在制动期后阶段,相关损伤出现不成比例的疼痛反应增加应怀疑。

治疗

DRFs 可采用手术或非手术治疗。手术固定有多种方法,包括切开复位内固定、外固定支架、闭合钉复位固定或这些方法的联合。掌侧锁定钢板切开复位内固定已日益普及。DRF 的非手术治疗方法通常需要闭合复位并随后固定。手术与非手术治疗的优缺点以及各种形式的外科治疗是持续研究和辩论的领域。尽管进行了多项研究,但关于如何最佳地治疗 DRFs 尚未达成共识,尤其是在老年人中。手术决策应由患者和外科医生共同决定。许多用于评估的主观和客观测量结果,结局测量之间存在固有差异。在评估功能结局时,应联合使用主观和客观指标[41]。

手术目标是恢复掌侧倾斜、桡骨高度、桡骨长度和关节面。内固定的受益包括早期 ROM 和解剖复位。外科医生应在手术时努力实现解剖复位,因为结局与改善关节台阶、减少骨折块间的间隙和恢复桡骨高度呈正相关[15,42]。掌侧锁定钢板可以更好地恢复关节面和掌侧倾斜。2010 年美国骨科医师学会指南推荐骨折手术固定,复位后桡骨短缩超过 3mm,关节内移位超过 2mm,背侧倾斜超过 10°。对于非手术治疗的骨折,也推荐使用刚性固定代替可拆卸夹板,固定后早期开始腕关节活动,并给予预防性维生素 C[43]。

尽管有内固定技术,但大多数老年 DRFs 患者仍采用非手术治疗,效果良好[44]。2007 年,74% DRFs 需要治疗的医疗保险人群中接受了非手术治疗[45]。Diaz-Garcia 等人对治疗 60 岁以上 DRFs 患者的结局和并发症进行了大规模系统回顾,发现接受手术和管型石膏固定治疗的功能结果没有差异,尽管管型石膏固定患者的放射学结局更差[46]。此外,手术治疗的并发症更多[46]。2003 年 Cochrane 的一项综述分析了 48 项涉及成人 DRFs 的随机临床试验,比较了治疗 DRFs 的不同外科干预措施,包括外固定、切开复位内固定和骨支架材料置入。将这些干预措施与非手术治疗进行比较。作者得出结论,没有足够的证据表明对大多数骨折的手术干预能持续提供更好的长期结果[47]。

鉴于许多骨折采用非手术治疗,医生应注意闭合复位后可能继发不稳定或移位的骨折特征。LaFontaine 确定了与非手术治疗的 DRFs 的继发性移位相关的几个因素:背侧成角超过 20°、背侧粉碎、关节内骨折、合并尺骨骨折和年龄超过 60 岁。存在的因素越多,即使手术效果满意,继发性移位的风险也越大[48]。Mackenney 分析了大约 4 000 例 DRFs,发现患者年龄、干骺端粉碎骨折和尺骨变异是影像学结局的一致预测因素[49]。老年患者如果先进行手术复位,则发生二次移位的风险特别大[50,51]。复位并不总是必需的。Neidenback 等人检查了 83 例老年 DRFs 患者,发现闭合复位和未闭合复位的患者的影像学参数和功能 ROM 无差异。未闭合复位的患者报告的预后更好[52]。即使影像学参数未恢复,医师也应考虑患者的功能需求和疼痛程度。在老年患者中,闭合治疗或手术治疗后骨折愈合时的影像学参数并不总是预测功能结局[43,53,54]。

并发症

DRFs 后的并发症相对常见,据报道发生率高达 80%[55]。术后期间治疗 DRFs 的医生应该了解与这些损伤相关的潜在并发症。损伤的机制和严重程度、手法操作次数、固定类型、外科医生的经验、既存的神经功能障碍以及患者的体征是可能导致不良结局的因素。掌侧锁定钢板固定术后,最常见的并发症是屈伸肌腱刺激[56,57],其次是拇长屈肌腱断裂、拇长伸肌断裂、腕管综合征、复杂区域疼痛综合征(complex regional pain syndrome,CRPS)和螺钉错位[56]。其他常见的并发症包括活动能力丧失,腕关节屈伸弧度减小,前臂旋转减少[46]。从高处坠落和同侧受伤是早期并发症(例如螺钉错位或固定丢失)的阳性预测因子。大手术量的外科医生和使用不熟悉钢板的外科医生可预测晚期并发症,如肌腱刺激、畸形愈合或 DRUJ 并发症[57]。CRPS 是一种有争议的术后并发症,因为其主观性和诊断标准不明确。CRPS 的诊断完全基于红斑、水肿、疼痛和交感神经功能障碍的临床体征和症状。CRPS 的诊断是矛盾的,因为 CRPS 的标准不包括对症状的其他解释。Bot 和 Ring 建议将 CRPS 称为不成比例的疼痛和残疾,最好通过认知行为疗法进行治疗[58]。尽管对于 CRPS 是什么或 CRPS 是否是一个实际实体缺乏共识,但一些研究表明,预防性使用维生素 C 可降低患 CRPS 的风险[59-61]。

康复

骨科文献中关于 DRFs 手术治疗的讨论非常多,但关于康复治疗的讨论相对较少。DRFs 的康复与这些常见损伤的外科治疗同样重要。应与患者讨论康复的目标和现实的期望。DRFs 后康复的一般目标包括对现实结果的预期，以及确定应采用何种干预措施、为何使用以及持续多久。恢复 ROM、握力、负重活动和减少疼痛是治疗师在术后或固定后阶段的目标。术后期间有许多类型的干预措施，包括监督物理治疗、家庭治疗、加强锻炼、冰袋、经皮神经电刺激（TENS）、热敷和各种夹板。

何时开始治疗一直存在争议。有证据表明腕部骨折固定后患者不需要开始早期活动[62-64]。Lozano-Calderon 检查了 60 例采用掌侧锁定钢板固定的 DRFs 患者。一半随机分配到第 2 周早期活动组，另一半随机分配到第 6 周运动组。在患者报告的结果或客观测量方面没有发现差异[63]。与传统的 4 周相比，在 2 周时强化腕部和前臂被动 ROM 和加速康复被证明能使患者更早地恢复功能[65]。何时开始早期运动应由患者、患者的活动水平和疼痛程度决定。

如果对患者进行早期运动和强化康复，了解内植物所能承受的力量是必不可少的。握力的大小与桡骨远端承受的力之间存在线性关系。Putnam 等人报道，对于每 10N 的握力，52N 会以 51% 的力穿过桡骨和尺骨，或者说 26N 穿过桡骨远端。如果在用力抓握过程中，所有的力都经过桡骨，每 10N 握力就有 52N 经过桡骨[66]。根据手腕的位置，2 410N 可以通过桡骨远端传递，男性的平均握力是 463N[66,67]。其他研究表明，大约 80% 的轴向载荷通过桡骨传递，这相当于每 10N 的握力就有 41.6N。根据 Putnam 等人的说法，康复期间的握力不应超过 159N，具体取决于所使用的固定类型[66]。Dahl 等人在一项生物力学研究中评估了八块掌侧锁定钢板，重现了早期骨折愈合时所见的力。他们发现，在高达 300N 的负荷下循环加载后，所有测试钢板的极限屈服强度为 1 000~2 000N，表明所有测试钢板均可为术后早期康复提供足够的强度[68]。

由经认证的手部治疗师或自我指导治疗决定是否进行正式治疗应基于患者特征和进行家庭治疗的能力。切开复位掌侧锁定钢板内固定术后，无需正式的康复治疗。指导家庭锻炼计划可能比正式治疗更有效[69,70]。在一项随机对照试验中，94 名接受掌侧锁定钢板治疗的 DRFs 患者，接受独立运动指导的患者比接受正规理疗的患者表现更好[71]。

水肿

水肿是机体对损伤的正常反应。持续的水肿会对 ROM 和功能产生负面影响[72]。早期控制水肿可以最大限度地减少后续瘢痕的形成，这些瘢痕会干扰肌腱和神经的正常滑动[73]。水肿的初始治疗应包括抬高、冰袋、逆行按摩、压缩敷料和服装以及可以在制动期间开始主动运动[74]。水肿治疗也可包括电刺激和手动消除水肿（MEM）。电刺激在急性损伤后的水肿减轻方面显示出积极的效果[75,76]。Sualka 等人进行了一项使用高压脉冲直流电与腕部矫形器联合治疗减轻慢性手部水肿的研究，结果表明治疗后手部水肿和疼痛明显减轻[77]。TENS 基于改良的门控理论，可用于治疗疼痛[76]。TENS 与冰袋结合使用可有利于对水肿和疼痛控制[78]。正常急性期之后的水肿患者，若通常的急性期治疗方法不能减轻，可以从 MEM 中受益，包括使用锻炼，沿着淋巴通道的轻微的皮肤牵引按摩技术，以及使用低压缩的衣服。这种方法适用于那些淋巴系统健康但暂时超负荷的患者[72,73]。Knygsand-Roenhoej 和 Maribo 比较了 MEM 和传统方法治疗桡骨远端骨折患者的水肿。他们发现，与传统的减轻水肿技术相比，MEM 减少亚急性手/臂水肿的疗程[79]。与不使用加压装置的患者相比，除了帮助水肿，在固定期间周期性气动软组织压迫也能快速改善肌力[80]。

活动

重要的是在术后立即开始运动，包括手指、肘关节和肩关节的运动。手指僵硬是 DRFs 常见的并发症。通过早期的 ROM 练习很大程度上可以避免。无论采用何种固定方法，均应尽快开始手指运动。患者通常会表现出极其糟糕的想法——可能会妨碍他们活动手指。医生应该帮助患者克服顽固的恐惧，比如移动手指会对其 DRF 造成进一步损伤[58]。

制动后僵硬

预防僵硬应该是 DRFs 管理的主要部分。DRFs 后需要用夹板或石膏固定一段时间。创伤后组织修复的情况下制动容易导致挛缩形成[81-83]。胶原蛋白可提供组织的大部分抗张强度。虽然这些纤维非弹性的，但胶原纤维之间的运动将弹性传递给组织[81]。当这些坚韧、致密的结缔组织结构彼此相对滑动时，就会发生正常的运动。僵硬是由组织层固定引起的，因此通常的弹性关系运动受限于将胶原纤维结合在一起[81]。胶原蛋白不断被吸收和分解，并形成新的结合模式[81]。当组织损伤时，它会产生相对较长的胶原合成、降解和沉积增强期[81,82]。组织在固定时可自适应缩短,这可导致僵硬[83]。组织修复和愈合阶段的现有知识支持患者尽早开始康复[82]。预防僵硬最好的方法是早期处理水肿,只在必要时进行制动,尽早进行早期 ROM。

肌腱粘连经常发生在手部创伤后。大多数关于肌腱滑动的文献都来自肌腱修复。指深屈肌(FDP)和指浅屈肌(FDS)通过腕管进入手部。它们有滑膜鞘和利用滑轮系统。良好的手指运动和手部功能依赖于这些肌腱的滑动以及它们的差异滑动[84]。骨折或手术固定后滑动面的损伤可能会干扰肌腱的移动并导致粘连[84,85]。Wehbe 和 Hunter 从他们的研究结果中研究了手部屈肌腱在体内的滑动,他们提出了最大差异滑动的 3 个手部位置。手的 3 个位置可以用于肌腱滑动运动,以防止粘连和/或恢复运动[84]。在肌腱滑行练习中,手的 3 个位置分别是钩拳、握拳和直拳(图16.4)。直拳时,MCP 关节和 PIP 关节弯曲,但 DIP 关节伸直,相对于周围结构产生最大的 FDS 滑动。握拳时,MCP、PIP 和 DIP 关节弯曲,引发相对于周围结构的最大 FDP 滑移[86,87]。钩拳时,MCP 关节伸展而 IP 关节弯曲,两股肌腱之间达到最大的差异滑动[84,86,88]。

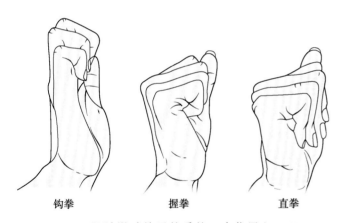

钩拳　　握拳　　直拳

图 16.4　肌腱滑动练习的手的 3 个位置(Modified from Wehbe MA. Tendon gliding exercises. Am J Occup Ther.1987;41:164-167.)

DRF 的治疗分期

DRF 康复的重点是控制疼痛,让患者恢复运动、力量和最重要的功能[74]。DRFs 的管理可分为 3 个阶段:保护、恢复运动和增强/恢复功能。

保护

患者可在 1 周内就诊治疗师,并接受家庭指导。指导应该包括 ROM、水肿控制和疼痛管理。要完成的 ROM 应包括未受累的关节,包括手指、肘部和肩关节。手指活动应包括肌腱滑动练习[86]。水肿和疼痛管理教育应包括抬高患肢至心脏水平上方和使用冷敷。必要时,逆行按摩和压迫包控制水肿[89]。

制动期后的运动恢复

这个阶段从制动期结束时开始。最初可以在练习之间佩戴允许手指完全运动的矫形器。矫形器,无论是定制的还是预制的,都应该根据水肿的变化进行调整。治疗者应从保护阶段开始继续给予 ROM 练习,并开始腕关节和前臂的主动活动。ROM 包括腕关节屈曲和伸展、桡偏和尺偏以及前臂旋后和旋前。注意的是,DRF 后最难恢复的是腕关节伸直和旋后及旋前运动[86]。这些运动的恢复与 DASH 评分显示的较高功能相关。主动的屈指腕伸被强调为不适用手指伸肌的腕伸,可能很难恢复。应强调主动伸腕伴手指屈曲,因为伸腕时不使用指伸肌很难恢复。运动可以重复 10 次,每天 3~4 次。当骨折愈合允许时,可完成腕关节和前臂的被动 ROM。该关节活动也可应用于关节僵硬,但应关注关节内骨折。热敷对疼痛和运动有益。一些加热方式包括湿热敷和石蜡。热能可以让患者更舒适地参与康复,也可以很容易地用于患者的家庭锻炼计划。当骨折愈合被认为合适时,可以进行被动伸展。伸展应该持续 30 秒,并一天完成几次,但是文献上关于最合适的剂量存在差异。当手指、手腕和前臂在功能运动前达到平台时,可以使用动态或静态渐进式矫形器来矫正手指、手腕和前臂的 ROM 缺陷[90]。使用矫形器必须确定是否有足够的骨折愈合。

强化与功能恢复

当确定骨折愈合合适时,可以开始加强。强化通常在 8 周左右开始。练习应该从轻握到手腕等长运动,再到渐进的抵抗练习,最后是包括负重在内的闭链练习[74]。

夹板治疗 ROM 障碍

大多数患者在 DRF 后能在相对较短的时间内恢复足够的 ROM 和功能[90]。在功能水平之前达到 ROM 平台的患者可以从动态或静态渐进矫形器帮助恢复运动中获益。夹板固定是基于长期应用适当水平的压力,将刺激结缔组织生长和重组,以实现永久延长的概念。动态夹板由一个稳定的静态底座和一个弹性的活动部件组成[83,93]。静态渐进式矫形器的设计与动态夹板相似,但它使用了类似皮带和旋扣的非弹性材料。当 ROM 出现"硬端感觉"时,静态渐进式矫形器通常更好[86]。静态渐进式矫形器采用低负荷长时间拉伸(low-load prolonged stretch, LLPS)原理。LLPS 比高负荷短暂应激更有效[87]。手腕和前臂动态或静态渐进式矫形器可以制造或市售。每天佩戴 3 次,每次 30~60 分钟,腕关节和前臂 ROM 均显示良好结果。动态和静态渐进夹板也可以有效治疗 DRF 后持续的僵硬手。

骨折固定类型的考虑

外固定

最常见的并发症是指固定针点感染、水肿、第一指间隙紧绷和指内紧绷[86]。应该教育患者保持针处的干燥和清洁,因为针是感染的导管[95]。

掌侧钢板

如果外科医生选择,早期 ROM 可以从手腕开始。一些加速康复方案在 2 周前就开始了腕部 ROM[63,65]。如果外科医生建议早期活动,则应在治疗期间佩戴腕部矫形器,直到第 6 周。期间可能需要进行瘢痕治疗,包括脱敏、瘢痕按摩,以及根据需要使用弹性体油灰或凝胶片。

背侧钢板

背侧钢板固定后腕关节的活动范围可能早于非手术或外固定。与掌侧钢板一样,可能需要解决瘢痕的问题[96]。

方案

切开复位内固定

固定

● 用夹板或石膏固定 0~2 周。例外情况是极度骨量减少,此时可能需要长达 6 周的延长石膏固定。
● 患者即刻进行手指 ROM 和心脏上方抬高以及冰袋控制水肿治疗。
● 2 周时检查伤口。
　　2 周时患者到治疗师处就诊,进一步了解手指和腕部主动活动范围(AROM)和手指被动活动范围(PROM),包括肌腱滑动练习。ROM 教育还包括预防僵硬的肘关节和肩关节运动。

恢复运动

● 术后 2 周摘除石膏并进行治疗随访。
● 治疗访视包括全面的宣教,包括继续进行手指 ROM 和开始腕关节和前臂的 AROM。ROM 教育还包括预防僵硬的肘关节和肩关节运动。
● 预制的或定制的手腕提升器,在运动之间佩戴 2~4 周后结束。
● 使用加压手套以帮助控制水肿。
● 在运动前进行瘢痕按摩和热敷宣教。
● 6 周时腕关节和前臂主动辅助活动范围(AAROM)。
● 4~6 周时开始用油灰进行轻度握力加强。
● 7~8 周时开始进行腕部和前臂 PROM。

加强/恢复功能(8~12 周)

● 开始加强手腕和前臂。
● 根据耐受情况逐步负重。
　　如果达到 ROM 平台,则使用静态渐进式矫形器。

非手术

制动

● 制动 4~6 周(如需固定前臂旋转,可先作长臂石膏固定)。
● 立即进行手指 A/PROM 指导,包括肌腱滑动练习。
　　肘关节和肩关节活动范围(ROM)用于预防僵硬。水肿控制,包括心脏上方抬高和握拳。

恢复运动

● 复诊,去除石膏。治疗包括进行全面宣教,包括继续进行手指 ROM 和开始手腕和前臂 A/AAROM。
● 如果需要,可在活动时额外穿戴 1~2 周预组装或定制的腕部支具。
● 使用压力手套以帮助控制水肿。
● 腕部和前臂 PROM 从第 8 周至第 10 周开始。

加强/恢复功能

● 在 6~8 周时开始轻度握力加强。
● 8~10 周时开始进行性抗阻训练。
● 在 8~10 周内可以耐受及逐步负重。
● 如果运动平稳,则使用静态渐进式矫形器。

参考文献

1. Alffram PA, Bauer GC. Epidemiology of fractures of the forearm. A biomechanical investigation of bone strength. *J Bone Joint Surg Am*. 1962;44-A:105-114.

2. Chung KC, Spilson SV. The frequency and epidemiology of hand and forearm fractues in the United States. *J Hand Surg*. 2001;26(5):908-915.

3. Shauver MJ, Yin H. Current and future national costs to medicare for the treatment of distal radius fracture in the elderly. *J Hand Surg*. 2011;36(8):1282-1287.

4. Thompson PW, Taylor J, Dawson A. The annual incidence and seasonal variation of fractures of the distal radius in men and women over 25 years in Dorset, UK. *Injury*. 2004;35(5):462-466.

5. Jerrhaq D, Englund M, Karlsson MK, Rosengren BE. Epidemiology and time trends of distal forearm fractures in adults – a study of 11.2 million person-years in Sweden. *BMC Musculoskelet Disord*. 2017;18(1):240.

6. Bengner U, Johnell O. Increasing incidence of forearm fractures. A comparison of epidemiologic patterns 25 years apart. *Acta Orthop Scand*. 1985;56(2):158.

7. Hagino H, Yamamoto K, Ohshiro H, Nakamura T, Kishimoto H, Nose T. Changing incidence of hip, distal radius, and proximal humerus fractures in Tottori Prefecture, Japan. *Bone*. 1999;24(3):265-270.

8. Edwards BJ, Song J, Dunlop DD, Fink HA, Cauley JA. Functional decline after incident wrist fractures - study of osteoporotic fractures: prospective cohort study. *BMJ*. 2010;341:c3324.

9. Tang JB. General concepts of wrist biomechanics and a view from other species. *J Hand Surg Eur Vol*. 2008;33(4):519-525.

10. Craigen MA, Stanley JK. Wrist kinematics row, column or both? *J Hand Surg Eur Vol*. 1995;20(2):165-170. https://sciencedirect.com/science/article/pii/s0266768105800440. Accessed April 3, 2018.

11. Taleisnik J. The ligaments of the wrist. *The J Hand Surg Am*. 1976;1:110-118.

12. Navarro A. *Luxaciones del carpo*. Lima, Peru: An Fac Med; 1921:113-141.

13. Medoff RJ. Distal radius fractures: Classification and management. In: Skirven TM, ed. *Rehabilitation of the hand and upper extremity*. 6th ed. Philidelphia: Mosby Inc; 2011:941-948.

14. Rhee PC, Medoff RJ, Shin AY. Complex distal radius fractures: an anatomic algorithm for surgical management. *J Am Acad Orthop Surg*. 2017;25(2):77-88.

15. Trumble TE, Schmitt SR, Vedder NB. Factors affecting functional outcome of displaced intra-articular distal radius fractures. *J Hand Surg Eur Vol*. 1994;19(2):325-340. https://ncbi.nlm.nih.gov/pubmed/8201203. Accessed February 13, 2018.

16. Rikli DA, Regazzoni P. Fractures of the distal end of the radius treated by internal fixation and early function. *J Bone Joint Surg Br*. 1996;78:588-592.

17. Koh S, Andersen CR. Anatomy of the distal brachioradialis and its potential relationship to distal radius fracture. *The J Hand Surg Am*. 2006;31(1):2-8.

18. Fernandez DL. Radial osteotomy and Bowers arthroplasty for malunited fractures of the distal end of the radius. *J Bone Joint Surg Am*. 1988;70:1538-1551.

19. Kijima Y, Viegas SF. Wrist anatomy and biomechanics. *J Hand Surg Am*. 2009;34(8):1555-1563.

20. Rikli DA, Honigmann P, Babst R, Cristalli A, Morlock M, Mittlmeier T. Intraarticular pressure measurement in the radioulnocarpal joint using a novel sensosr: In vitro and in vivo results. *J Hand Surg Am*. 2007;32(1):67-75.

21. Palmer AK, Werner F. Biomechanics of the distal radioulnar joint. *Clin Orhop Relat Res*. 1984;187:26-35.

22. Trumble T, Glisson RR, Seaber AV, Urbaniak JR. Forearm force transmission after surgical treatment of distal radioulnar joint disorders. *J Hand Surg*. 1987;12(2):196-202.

23. Destot E. Injuries of the Wrist: A Radiological Study. *Clin Orthop Relat Res*. 2006;445:8-14.

24. Rohde RS, Crisco JJ, Wolfe SW. The advantage of thowing the first stone: how understanding the evolutionary demands of Homo sapiens is helping us understand carpal motion. *J Am Acad Orthop Surg*. 2010;18(1):51-58.

25. Moojen TM, Snel JG, Ritt MJPF, Kauer JMG, Venema HW, Bos KE. Three-dimensional carpal kinematics in vivo. *Clin Biomech*. 2002;17:506-514.

26. Landsmeer JM. Studies in the anatomy of articulation: I. The equilibrium of the "intercalated" bone. *Acta Morphol Neerl Scand*. 1961(3):287-303.

27. Moojen TH, Snel JG, Ritt MJ, Venema HW, den Heeten GJ, Bos KE. Pisiform kinemtatics in vivo. *J Hand Surg*. 2001;26(5):901-907.

28. Shulman BS, Rettig M, Sapienza A. Management of Pisotriquetral Instability. *J Hand Surg (American ed)*. 2018;43(1):54-60.

29. Garcia-Elias M, Lluch AL. Wrist instabilities, misalignments, and dislocations. In: Wolfe SW, Pederson WC, Kozin SH, Cohen MS. *Green's Operative Hand Surgery*. 7th ed. Philadelphia, PA: Elsevier; 2017:418-478.

30. Lluch AH. *Terminology for hand surgery*. In: *Nomenclature Committe of the International Federation of Societies for Surgery of the Hand*. London: Harcourt Health Sciences; 2011.

31. Wolfe SW, Crisco JJ, Orr CM, Marzke MW. The dart-throwing motion of the wrist: is it unique to humans? *J Hand Surg*. 2006;31:1429-1437.

32. Crisco JJ, Coburn JC, Moore DC, Akelman E, Weiss AP, Wolfe SW. In vivo radiocarpal kinematics and the dart thrower's motion. *J Bone Joint Surg*. 2005;87(12):2729-2740.

33. Ishikawa J, Cooney WP, Niebur G, An K-N, Minami A, Kaneda K. The effects of wrist distraction on carpal kinematics. *J Hand Surg*. 1999;24A:113-120.

34. Moritomo H, Apergis EP, Garcia-Elias M, Werner FW, Wolfe SW. International federation of societies for surgery of the hand 2013 committee's report on wrist dart-throwing motion. *J Hand Surg Am*. 2014;39(7):1433-1439.

35. Garcia-Elias M, Serrallach XA, Serra JM. Darth-throwing motion in patients with scapholunate instability: a dynamic four-dimensional computed tomography study. *J Hand Surg Eur Vol*. 2013;39(7):1433-1439.

36. Werner FW, Short WH, Palmer AK, Sutton LG. Wrist tendon forces during various dynamic wrist motions. *J Hand Surg Eur Vol*. 2010;35(4):628-632.

37. Levin LS, Rozell JC, Pulos N. Distal radius fractures in the elderly. *J Am Acad Orthop Surg*. 2017;25(3):179-187.

38. Lindau T, Arner M, Hagberg L. Intraarticular lesion in distal fractures of the radius in young adults. A descripitve arthroscopic study in 50 patients. *J Hand Surg*. 1997:638-643.

39. Ogawa T, Tanaka T, Yanai T, Kumagai H, Ochiai N. Analysis of soft tissue injuries associated with distal radius fractures. *Sports Med Arthrose Rehabil Ther Technol*. 2013;5(1):19. https://link.springer.com/content/pdf/10.1186/2052-1847-5-19.pdf. Accessed February 14, 2018.

40. Komura S, Yokoi T. Incidence and characteristics of carpal fractures occurring concurrently with distal radius fractures. *J Hand Surg*. 2012;37(3):469-476.

41. Goldhahn J, Angst F, Simmen BR. What counts: outcome assessment after distal radius fractures in aged patients. *J Orthop Trauma*. 2008;22(8):S126-S130. https://ncbi.nlm.nih.gov/pubmed/18753889. Accessed April 14, 2018.

42. Altisimi M, Antenucci R, Fiacca C, Mancini GB. Long-term results of conservative treatment of fractues of the distal radius. *Clin Orthop*. 1986;206:202-210.

43. Lichtman DM, Bindra RR, Boyer MI, et al. Treatment of distal radius fractures. *J Am Acad Orthopaedic Surgeons*, 2010;18(3):180-189. https://ncbi.nlm.nih.gov/pubmed/20190108. Accessed February 18, 2018.

44. Burt T, Young GM. Outcome following nonoperative treatment of displaced distal radius fractures in low-demand patients older than 60 years. *J Hand Surg*. 2000;25:19-28.

45. Chung KC, Shauver MJ, Yin H, Birkmeyer JD. The epidemiology of distal radius fracture in the united states medicare population: level 2 evidence. *J Hand Surg*. 2010;35(10):24-25.

46. Diaz-Garcia RO. A systematic review of outcomes and complications of treating unstable distal radius fractures in the elderly. *J Hand Surg Am*. 2011;36(5):824-835.e2.

47. Handoll HHG, Madhok R. Surgical interventions for treating distal radial fractures in adults. *Cochrane Database Syst Rev*. 2003;3:CD003209.

48. LaFontaine M, Delince P, Hardy D, Simons M. Instability of fractures of the lower end of the radius: apropos of a series of 167 cases. *Acta Orthop Bel*. 1989;55(2):203-216.

49. Mackenney PJ, McQueen MM, Elton R. Prediction of instability in distal radial fractures. *J Bone Joint Surg*. 2006;88(9):1944-1951.

50. Makhni EC, Ewald TJ, Kelly S, Day CS. Effect of patient age on the radiographic outcomes of distal radius fractures subject to nonoperative treatment. *J Hand Surg*. 2008;33:1301-1308.

51. Nesbitt KS, Failla JM, Les CM. Assessment of instability factors in adult distal radius fractures. *J Hand Surg Eur Vol*, 2010;29(6):1128-1138. http://jhandsurg.org/article/s0363-5023(04)00531-3/fulltext. Accessed February 20, 2018.

52. Neidenbach P, Audige L, Wilhelmi-Mock M, Hanson B, De Boer P. The

efficacy of closed reduction in displaced distal radius fractures. *Injury*. 2010;41(6):592-598. https://ncbi.nlm.nih.gov/pubmed/19959165. Accessed February 11, 2018.

53. Jaremko JL, Lambert RG, Rowe BH, Johnson JA, Majumdar SR. Do radiographic indicies of distal radius fracture reduction predict outcomes in older adults receiving conservative treatment? *Clin Radiol*. 2007;62:65-72.

54. Synn AJ, Makhni EC, Makhni MC, Rozental TD, Day CS. Distal radius fractures in older patients: is anatomic reduction necessary? *Clin Orthop Relat Res*. 2009;467(6):1612-1620. https://link.springer.com/article/10.1007/s11999-008-0660-2. Accessed February 14, 2018.

55. Chapman DR, Bennette JB, Bryan WJ, Tullos HS. Complications of distal radius fractures: pins and plaster treatment. *J Hand Surg*. 1982;7:509-512.

56. Arora R, Lutz M, Hennerbichler A, Krappinger D, Espen D, Gabl M. Complications following internal fixation of unstable distal radius fracture with a palmar locking-plate. *J Orthop Trauma*. 2007;21(5):316-322. https://ncbi.nlm.nih.gov/pubmed/17485996. Accessed February 14, 2018.

57. Soong M, van Leerdam R, Guitton TG, Got C, Katarincic J, Ring D. Fracture of the distal radius: risk factors for complications after locked volar plate fixation. *J Hand Surg*. 2011;36(1):3-9.

58. Bot AG. Recovery after fracture of the distal radius. *Hand Clinics*. 2012;28(2):235-243.

59. Aim F, Klouche S, Frison A, Bauer T, Hardy P. Efficacy of vitamin C in preventing complex regional pain syndrome after wrist fracture: A systematic review and meta-analysis. *Orthop Traumatol Surg Res*. 2017;103(3):465-470. https://sciencedirect.com/science/article/pii/s1877056817300555. Accessed May 8, 2018.

60. Zollinger PE, Tuinebreijer WE, Breederveld RS, Kreis R. Can vitamin C prevent complex regional pain syndrome in patients with wrist fractures? A randomized, controlled, multicenter dose-response study. *J Bone Joint Surg Am*. 2007;89(7):1424-1431. http://tdh.org.nz/assets/ed/misc/guidelines--protocols/canvitamincpreventcrps-zollingeretal8971424-jbjs.pdf. Accessed March 8, 2018.

61. Zollinger PE, Tuinebreijer WE, Kreis R, Breederveld RS. Effect of vitamin C on frequency of reflex sympathetic dystrophy in wrist fractures: a randomised trial. *Lancet*. 1999;354(9195):2025-2028. https://sciencedirect.com/science/article/pii/s0140673699030597. Accessed March 8, 2018.

62. Allain JL. Trans-styloid fixation of fractues of the distal radius: A prospective randomized comparison between 6- and 1-week postoperative immobilization in 60 fractures. *Acta Orthop Scand*. 1999;70(2):119-123.

63. Lozano-Calderon SS. Wrist mobilization following volar plate fixation of fractures of the distal part of the radius. *J Bone Joint Surg*. 2008;90(6):1297-1304.

64. McQueen MM, Hajducka C, Court-Brown CM. Redisplaced unstable fractures of the distal radius: a prospective randomised comparison of four methods of treatment. *J Bone Joint Surg Br Vol*. 1996;78:404-409.

65. Brehmer JL, Husband J. Accelerated rehabilitation compared with a standard protocol after distal radial fractures treated with volar open reduction and internal fixation: A prospective, randomized, controlled study. *J Bone Joint Surg Am*. 2014;96(19):1621-1630.

66. Putnam MD, Meyer NJ, Nelson EW, Gesensway D, Lewis JL. Distal radial metaphyseal forces in an extrinsic grip model: Implications for postfracture rehabilitation. *J Hand Surg*. 2000;25(3):469-475.

67. Mathiowetz V, Kashman N, Volland G, Weber K, Dowe M, Rogers S. Grip and pinch strength: normative data for adults. *Arch Phys Med Rehabil*. 1985;66(2):69-74.

68. Dahl WJ, Nassab PF, Burgess KM, et al. Biomechanical properties of fixed-angle volar distal radius plates under dynamic loading. *J Hand Surg*. 2012;37(7):1381-1387.

69. Krischak GD, Krasteva A, Schneider F, Gulkin D, Gebhard F, Kramer M. Physiotherapy after volar plating of wrist fractures is effective using a home exercise program. *Arch Phys Med Rehabil*. 2009;90(4):537-544.

70. Maciel JS, Taylor NF, McIlveen C. A randomised clinical trial of activity-focussed physiotherapy on patients with distal radius fractures. *Arch Orthop Trauma Surg*. 2005;125(8):515-520.

71. Souer JS, Buijze G, Ring D. A prospective randomized controlled trial comparing occupational therapy with independent exercises after volar plate fixation of a fracture of the distal part of the radius. *J Bone Joint Surg Am*. 2011;93(19):1761-1766.

72. Miller LK, Jerosch-Herold C, Shepstone L. Effectiveness of edema managment techniques for subacute hand edema: a systematic review. *J Hand Ther*. 2017;30(4):432-446.

73. Artzberger SM. Manual edema mobilization: An edema reduction technique for the orthopedic patient. In: Skirven TM, ed. *Rehabilitation of the hand and upper extremity*. 6th ed. Philadelphia, PA: Mosby Inc; 2011:868-881.

74. Michlovitz SL, LaStayo PC, Alzner S, Watson E. Distal radius fractures: therapy practice patterns. *J Hand Ther*. 2001;14(1):249-257. Retrieved 2 11, 2018, from http://sciencedirect.com/science/article/pii/s0894113001800028.

75. Bleakley C, McDonough S, MacAuley D. The use of ice in the treatment of acute soft-tissue injury: A systematic review of randomized controlled trials. *Am J Sports Med*. 2004;32(1):251-261.

76. Reed B. Effect of high voltage pulsed electrical stiumlation on microvascular permeability to plasma proteins: a possible mechanism in minimizing edema. *Phys Ther*. 1988;68:491-495.

77. Stralka SW, Jackson JA, Lewis AR. A randomized clinical trial of high voltage pulsed, direct current built into a wrist splint. *AAOHN J*. 1998;46:233-236.

78. Cheing GL, Wan JWH, Lo SK. Ice and pulsed electromagnetic field to reduce pain and swelling after distal radius fractures. *J Rehabil Med*. 2005;37(6):372-377.

79. Knygsand-Roenhoej K, Maribo T. A randomized clinical controlled study comparing the effect of modified manual edema mobilization treatment with traditional edema technique in patients with a fracture of the distal radius. *J Hand Ther*. 2011;24:184-194.

80. Challis MJ, Jull GJ, Stanton WR, Welsh MK. Cyclic pneumatic soft-tissue compression enhances recovery following fracture of the distal radius: a radomised controlled trial. *Aust J Physiother*. 2007;53(4):247-252.

81. Colditz J. Therapist's management of the stiff hand. In: Skirven TM, ed. *Rehabilitation of the hand and upper extremity*. 6th ed. Philidelphia, PA: Mosby Inc; 2011:868-881.

82. Glasgow C, Tooth LR, Fleming J. Mobilizing the stiff hand: Combining theory and evidence to improve clinical outcomes. *J Hand Ther*. 2010;23(4):392-401.

83. Yang G, McGlinn EP, Chung KC. Management of the stiff finger: evidence and outcomes. *Clin Plast Surg*. 2014;41(3):501-512.

84. Wehbe MA, Hunter JM. Flexor tendon gliding in the hand. Part I. In vivo excursions. *J Hand Surg*. 1985a;10(A):570-578.

85. Neal P. Anatomy and Kinesiology. In: Skirven TM, ed. *Rehabilitation of the Hand and Upper Extremity*. 6th ed. Philadelphia, PA: Mosby Inc; 2011:3-17.

86. Micholovitz SL, Festa L. Therapist's management of distal radius fractures. In: Skirven TM, ed. *Rehabilitation of the Hand and Upper Extremity*. 6th ed. Philadelphia, PA: Mosby Inc; 2011:949-962.

87. Wehbe MA, Hunter JM. Flexor tendon gliding in the hand. Part II. Diferential gliding. *J Hand Surg*. 1985b;10(A):575-578.

88. Wehbe MA. Tendon gliding exercises. *Am J Occup Ther*. 1987;41:164-167.

89. Sorensen MK. The edematous hand. *Phys Ther*. 1989;69:1059-1064.

90. Lucado AM, Li Z, Russell GB, Papadonikolakis A, Ruch DS. Changes in impairment and function after static progressive splinting for stiffness after distal radius fracture. *J Hand Ther*. 2008;21:319-325.

91. Youdas JW, Krause DA, Egan KS, Therneau TM, Laskowski ER. The effect of static stretching on the calf muscle-tendon unit on active ankle dorsiflexion range of motion. *J Orthop Sports Phys Ther*. 2003;33:408-417.

92. McGrath MS, Ulrich SD, Bonutti PM, Marker DR, Johanssen HR, Mont MA. Static progressive splinting for restoration of rotational motion of the forearm. *J Hand Ther*. 2009;22:3-8.

93. Glasgow C, Tooth LR, Fleming J, Peters S. Dynamic splinting for the stiff hand after trauma: predictors of contracture resolution. *J Hand Ther*. 2011;24:195-205.

94. Cyr LM, Ross RG. How controlled stress affects healing tissues. *J Hand Ther*. 1998;11(2):125-130.

95. Egol KA, Paksima N, Puopolo S, Klugman J, Hiebert R, Koval KJ. Treatment of external fixation pins about the wrist: a prospective, randomized trial. *J Bone Joint Surg*. 2006;88A:349-354.

96. Kamath AF, Zurakowski D. Low-profile dorsal plating for dorsally angulated distal radius fractures: an outcomes study. *J Hand Surg*. 2016;31A(7):1061-1067.

第17章 手部骨折

Michael Suk

Daniel S. Horwitz

Daniela Furtado Barreto Rocha

Mark S. Rekant

介绍

手部骨折包括掌骨骨折（手掌的长骨）和指骨骨折（手指的短骨）（图17.1），可分为关节内骨折或关节外骨折，稳定性骨折或不稳定性骨折。手部骨折是最常见的上肢骨骨折，而最常见的手部骨折是第五掌骨颈部的骨折，也被称为"拳击手骨折"，通常由用握紧的拳头击打坚硬物所致。

大多数手部骨折无需手术干预即可愈合良好。非手术治疗可能包括一些物理治疗（例如热疗、冰敷或超声波疗法），提供一定活动范围内保护性制动的矫形器或装置。理想的治疗方案取决于骨折的类型和部位。

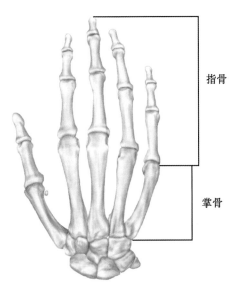

图17.1 指骨和掌骨示意图（Reproduced from Sarwark JF, ed. *Essentials of Musculoskeletal Care*. 4th ed. Rosemont, IL：American Academy of Orthopaedic Surgeons；2010.）

一般原则

手部骨折后，治疗分为4个阶段：保护性、恢复性、力量性和功能性（表17.1）。

无论是否进行手术干预，大多数手部骨折的进展一般都遵循类似的模式。早期正在愈合的骨折周围组织进行保护性制动，可以促进骨折愈合，改善手的活动度和功能[1]。

与手所能控制的惊人且复杂的动作相似，其康复过程中也有非常广泛的治疗策略——从热疗和活动度的训练，再到更复杂的夹板和肌腱滑动练习（图17.2~图17.6）[2]。

表17.1 手部骨折治疗的各个阶段

手部骨折治疗的各个阶段	特点	目标	时间范围
保护性	限制运动；制动	控制肿胀和炎症	0~2周 骨折初期至有早期愈合的影像学征象；或早期手术固定后
恢复性	轻微的主动和被动活动	逐渐恢复活动度	2~6周 临床疼痛耐受性或进一步的影像学愈合和稳定征象
力量性	重复、抗阻、持续地锻炼	注重提升力量和耐力	8~12周
功能性	针对生活、工作或休闲技能的锻炼	回归日常生活、工作或休闲活动中	长期持续

（经转载许可引自：Michlovitz SL. Principles of hand therapy. In：Berger RA, Weiss AC, eds. Hand Surgery. 1st ed. Philadelphia, PA：Lippincott Williams and Wilkins；2003：105-122.）

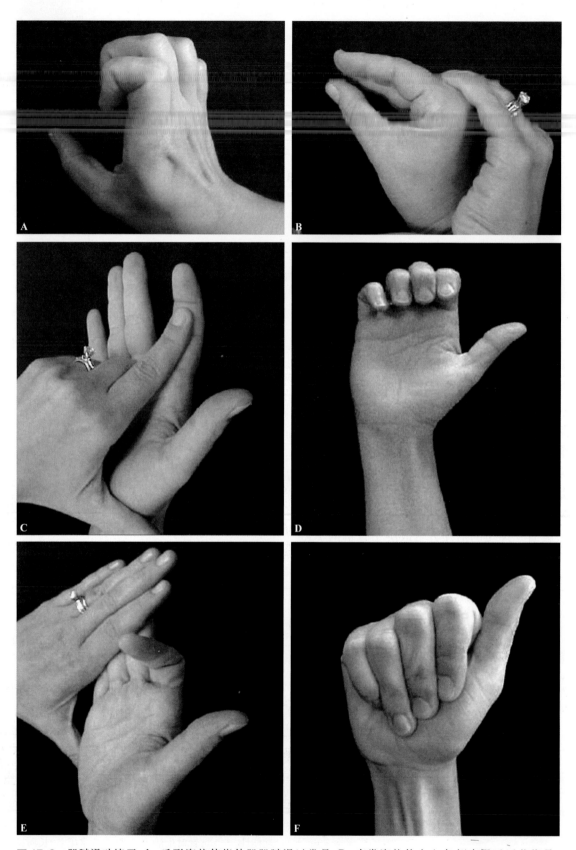

图 17.2　肌腱滑动练习：A. 爪形姿势使指伸肌肌腱滑过掌骨；B. 直拳姿势使中央束/侧束滑过近节指骨；C. 限制指深屈肌（flexor digitorum profundus，FDP）在近节指骨上滑动；D. 钩握拳姿势促使 FDP 肌腱滑动；E. 限制指浅屈肌（flexor digitorum sublimis，FDS）使其滑过中节指骨；F. 握拳姿势促使 FDS 肌腱滑动（经转载许可引自：Hardy MA. Principles of metacarpal and phalangeal fracture management: a review of rehabilitation concepts. *J Orthop Sports Phys Ther*. 2004;34:781-799. doi:10.2519/jospt. 2004. 34. 12. 781.© JOSPT®, Inc.）

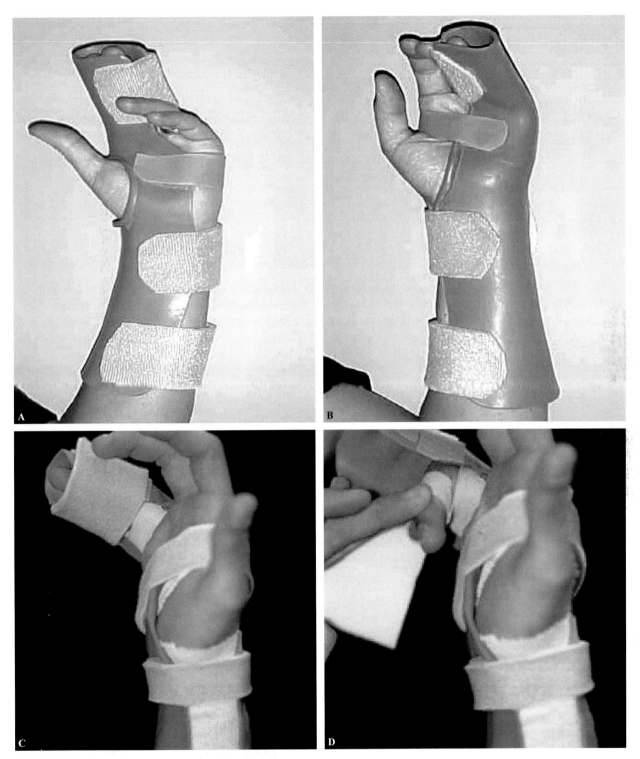

图 17.3　A. 用于第二或第三掌骨骨折的桡侧 U 形夹板；B. 用于第四或第五掌骨骨折的尺侧 U 形夹板；C. 骨折愈合时逐渐拆除夹板以允许活动；D. 夹板固定下被动活动范围（经转载许可引自：Hardy MA.Principles of metacarpal and phalangeal fracture management：a review of rehabilitation concepts.*J Orthop Sports Phys Ther*.2004；34：781-799.doi：10.2519/jospt.2004.34.12.781.© JOSPT®,Inc.）

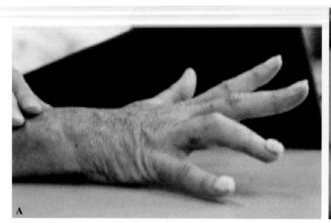
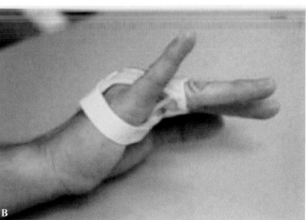

图 17.4　**A.** 环指近节指骨骨折后的 Pseudo-Boutonniere 畸形；**B.** 阻挡夹板促进屈肌和伸肌肌腱在近端指间关节滑动（经转载许可引自：Hardy MA.Principles of metacarpal and phalangeal fracture management：a review of rehabilitation concepts.*J Orthop Sports Phys Ther*. 2004；34：781-799.doi：10.2519/jospt.2004.34.12.781.© JOSPT®,Inc.）

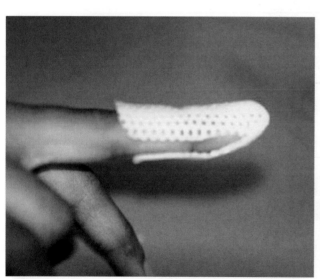

图 17.5　指尖保护夹板保持远端指间关节的伸展，并缓解槌状骨折的肿胀（经转载许可引自：Hardy MA.Principles of metacarpal and phalangeal fracture management：a review of rehabilitation concepts.*J Orthop Sports Phys Ther*.2004；34：781-799. doi：10. 2519/jospt.2004.34.12.781.© JOSPT®, Inc.）

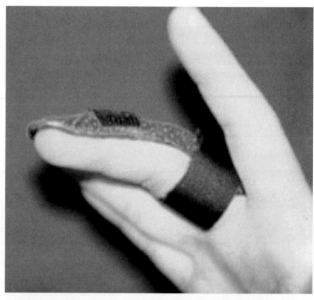

图 17.6　掌板撕脱骨折佩戴限制背伸支具，限制了近端指间关节（proximal interphalangeal joint，PIP）的完全伸展；限制程度取决于伸展时骨折移位程度。去掉远端束带（未显示），以允许近端指间关节和远端指间关节的屈伸（经转载许可引自：Hardy MA.Principles of metacarpal and phalangeal fracture management：a review of rehabilitation concepts.*J Orthop Sports Phys Ther*.2004；34：781-799.doi：10. 2519/jospt.2004.34.12.781.© JOSPT®,Inc.）

表 17.2~表 17.6 提供了一些最常见的手部骨折治疗方法。

表 17.2

掌骨轴	固定/矫形器	主动活动度（AROM）	被动活动度（PROM）	力量训练	注意事项
无移位/稳定	可拆卸的静态梣/尺侧 U 形夹板，MCP 屈曲 50°~70°，用于损伤关节及其相邻关节	如耐受可立即进行 MCP 主动屈伸活动，避免侧向应力	约 4~6 周，有影像学愈合的证据	约 6~8 周，有影像学愈合的证据	
闭合复位/稳定	可拆卸的静态梣/尺侧 U 形夹板，MCP 屈曲 50°~70°，用于损伤关节及其相邻关节	约 2~3 周 MCP 主动屈伸，避免侧向应力	约 5~6 周，有影像学愈合的证据	约 6~8 周，有影像学愈合的证据	
CRPP	可拆卸的静态梣/尺侧 U 形夹板，MCP 屈曲 50°~70°，用于损伤关节及其相邻关节	约 2~3 周 MCP 主动屈伸，避免侧向应力	约 5~6 周，有影像学愈合的证据	约 6~8 周，有影像学愈合的证据	最初的夹板可能是笨重的掌侧休息位夹板 约 4~6 周拆除夹板
ORIF	可拆卸的静态梣/尺侧 U 形夹板，MCP 屈曲 50°~70°，用于损伤关节及其相邻关节	约 2~3 周（开始于首次随访）MCP 主动屈伸，避免侧向应力	约 3~4 周，有影像学愈合的证据	约 6~8 周，有影像学愈合的证据	瘢痕按摩 软组织滑动

注：AROM，主动活动度；CRPP，闭合复位经皮克氏针固定；MCP，掌指关节；ORIF，切开复位内固定；PROM，被动活动度。

（数据自：Hays PL, Rozental TD. Rehabilitative strategies following hand fractures. Hand Clin. 2013;29(4):585-600. doi:10.1016/j.hcl.2013.08.011. PMID:24209956.）

表 17.3

近节指骨轴	固定/矫形器	主动活动度（AROM）	被动活动度（PROM）	力量训练	注意事项
无移位/稳定	基于手的梣/尺骨 U 形夹板，PIP 屈曲 20°~40° 和 MCP 屈曲 50°~70°	如耐受可立即进行 Buddy 贴束缚相邻手指	约 4~6 周，有影像学愈合的证据	约 6~8 周，有影像学愈合的证据	消除水肿 关节制动 软组织滑动
闭合复位/稳定	基于手的梣/尺侧 U 形夹板，PIP 屈曲 20°~40° 和 MCP 屈曲 50°~70°	如耐受可立即进行 Buddy 贴束缚相邻手指	约 4~6 周，有影像学愈合的证据	约 6~8 周，有影像学愈合的证据	消除水肿 限制关节 软组织滑动
CRPP	基于手的梣/尺侧 U 形夹板，PIP 屈曲 20°~40° 和 MCP 屈曲 50°~70°	约 3~4 周	约 5~6 周，有影像学愈合的证据	约 6~8 周，有影像学愈合的证据	初始夹板可能是体积较大的掌侧休息位夹板 约 4~6 周拆除夹板
ORIF	基于手的梣/尺侧 U 形夹板，PIP 屈曲 20°~40° 和 MCP 屈曲 50°~70°	约 2~3 周（开始于首次随访）MCP 主动屈伸，避免侧向应力	约 3~4 周，有影像学愈合的证据	约 6~8 周，有影像学愈合的证据	瘢痕按摩 软组织滑动

注：AROM，主动活动度；CRPP，闭合复位经皮克氏针固定；MCP，掌指关节；ORIF，切开复位内固定；PIP，近端指间关节；PROM，被动活动度。

（经转载许可引自：Gallagher KG, Blackmore SM. Intra-articular hand fractures and joint injuries:part Ⅱ-therapist's management. In:Skirven TM, Osterman AL, Fedorczyk J, et al, eds. Rehabilitation of the Hand and Upper Extremity. 7th ed. Philadelphia, PA:Elsevier Mosby;2021:322-344.）

表 17.4

中节指骨轴	固定/矫形器	主动活动度（AROM）	被动活动度（PROM）	力量训练	注意事项
无移位/稳定	基于手的桡/尺侧 U 形夹板，PIP 屈曲 20°~40° 和 MCP 屈曲 50°~70°	如耐受可立即进行 Buddy 贴束缚相邻手指	约 4~6 周，有影像学愈合的证据	约 6~8 周，有影像学愈合的证据	消除水肿 关节制动 软组织滑动
闭合复位/稳定	基于手的桡/尺侧 U 形夹板，PIP 屈曲 20°~40° 和 MCP 屈曲 50°~70°	如耐受可立即进行 Buddy 贴束缚相邻手指	约 4~6 周，有影像学愈合的证据	约 6~8 周，有影像学愈合的证据	消除水肿 关节制动 软组织滑动
CRPP	基于手的桡/尺侧 U 形夹板，PIP 屈曲 20°~40° 和 MCP 屈曲 50°~70°	约 3~4 周	约 5~6 周，有影像学愈合的证据	约 6~8 周，有影像学愈合的证据	初始夹板可能是体积较大的掌侧休息位夹板 约 4~6 周拆除夹板
ORIF	基于手的桡/尺侧 U 形夹板，PIP 屈曲 20°~40° 和 MCP 屈曲 50°~70°	约 2~3 周（开始于首次随访）MCP 主动屈伸，避免侧向应力	约 3~4 周，有影像学愈合的证据	约 6~8 周，有影像学愈合的证据	瘢痕按摩 肌腱滑动

注：AROM，主动活动度；CRPP，闭合复位经皮克氏针固定；MCP，掌指关节；ORIF，切开复位内固定；PIP，近端指间关节；PROM，被动活动度。

表 17.5

远节指骨丛	固定/矫形器	主动活动度（AROM）	被动活动度（PROM）	力量训练	注意事项
无移位/稳定	静态手指夹板，DIP 完全伸展	如耐受可立即进行	约 3~4 周，有影像学愈合的证据	约 4~6 周，有影像学愈合的证据	消除水肿 关节制动
闭合复位/稳定	静态手指夹板，DIP 完全伸展	如耐受可立即进行	约 3~4 周，有影像学愈合的证据	约 4~6 周，有影像学愈合的证据	消除水肿 关节制动
CRPP	静态手指夹板，DIP 完全伸展	拆除克氏针后	拆除克氏针、主动活动度有改善后	拆除克氏针、主动活动度恢复后	

注：AROM，主动活动度；CRPP，闭合复位经皮克氏针固定；DIP，远端指间关节；PROM，被动活动度。

表 17.6

近端指间关节撕脱伤	固定/矫形器	主动活动度（AROM）	被动活动度（PROM）	力量训练	注意事项
掌板撕脱 无移位/稳定	Buddy 束缚相邻手指	如耐受可立即进行	根据耐受性提前开始	约 4~6 周，运动有改善	
中节指骨背部撕脱 无移位/稳定	基于手的手掌夹板，PIP 伸展	约 3~4 周，有影像学愈合的证据	约 5~6 周，主动活动度有改善	约 6~12 周，主动活动度恢复	避免晚期发展为钮扣状畸形
CRPP 中节指骨背部撕脱 有移位/不稳定	基于手的手掌夹板，PIP 伸展	拆除克氏针后	约 4~6 周，有影像学愈合的证据	约 6~12 周拆除，主动活动度恢复后	
ORIF 中节指骨背部撕脱 有移位/不稳定	基于手的手掌夹板，PIP 伸展	约 2~3 周（开始于首次随访）	约 4~6 周，有影像学愈合的证据	约 6~12 周拆除，主动活动度恢复后	

注：AROM，主动活动度；CRPP，闭合复位经皮克氏针固定；ORIF，切开复位内固定；PIP，近端指间关节；PROM，被动活动度。

掌骨骨折的潜在问题及治疗干预策略

潜在问题	预防和治疗
手背水肿	Coban 绷带加压包扎;冰敷;抬高患肢;高压刺激
防止手背皮肤瘢痕挛缩握拳	瘢痕硅凝胶;握拳姿势下热疗和牵伸;按摩
掌指关节伸展时挛缩	初期:在佩戴保护性夹板的条件下,掌指关节固定为 70°屈曲位 后期:佩戴渐进式动态或静态掌指关节屈曲夹板
指总伸肌肌腱在骨折处粘连,限制掌指关节屈曲	初期:指导指总伸肌滑动练习以防止粘连;在练习时用夹板将指间关节固定为伸展位,将屈曲的力量集中于掌指关节 后期:佩戴动态掌指关节屈曲夹板:对指总伸肌进行开>关循环神经肌肉电刺激
继发于肿胀和固定的内在肌挛缩	初期:指导内在肌牵伸(内在肌收缩位) 后期:内在肌收缩位渐进式静态夹板
手背桡侧/尺侧感觉神经兴奋	脱敏治疗;利多卡因离子导入
背部凸起伸肌肌腱的磨损和潜在的断裂	放松受影响的肌腱;如果持续疼痛和主动活动度受限,请及时就医
剪刀状/叠瓦状手指伴屈曲	轻度:Buddy 束缚相邻手指 重度:旋转不良畸形需要切开复位内固定
掌指骨头的缺失	缩短掌骨:可能不是功能性问题
掌指骨头缺失和掌指关节伸展滞后	缩短掌骨和多余的伸肌长度;夜间佩戴夹板固定于伸展位;强化内在肌的外展/内收肌力;对内在肌进行关>开循环神经肌肉电刺激
掌指骨头的缺失伴掌骨突出和抓握时疼痛	掌颈部骨折使掌侧成角倾斜;主要:必要时进行角度复位,减少成角;其次:佩戴工作手套
掌指关节屈曲不能	佩戴近端指间关节和远端指间关节伸展的夹板,将屈肌力量集中于掌指关节;对骨间肌进行神经肌肉电刺激
近端指间关节伸展不能	中央腱束滑动阻挡练习;白天佩戴掌指关节伸展限制夹板,将伸肌力量集中于近端指间关节;夜间佩戴近端指间关节伸展夹板;使用双通道设置对指总伸肌和骨间肌进行神经肌肉电刺激
近端指间关节屈曲不能	单独进行指深屈肌肌腱滑动练习;白天佩戴掌指关节屈曲限制夹板,将屈肌力量集中于近端指间关节;夜间佩戴屈曲手套;对指浅屈肌进行神经肌肉电刺激
远端指间关节伸展不能	夜间佩戴伸展夹板固定;对骨间肌进行神经肌肉电刺激
远端指间关节屈曲不能	单独进行指深屈肌肌腱滑动练习;佩戴近端指间关节屈曲限制夹板,将屈肌力量集中于远端指间关节;牵伸斜行支持韧带的紧张度;对指深屈肌进行神经肌肉电刺激
关节的侧方不稳定	使用能够防止侧方应力的 Buddy 贴或手指铰链夹板
可能出现的钮扣状畸形	早期进行远端指间关节主动屈曲以维持外侧束的长度
可能出现的鹅颈畸形	指浅屈肌肌腱在近端指间关节滑行,终末伸肌肌腱在远端指间关节滑动
Pseudoclaw 畸形	佩戴夹板以保持掌指关节的屈曲位,近端指间关节伸肌的完全滑动
疼痛	佩戴保护性夹板直到骨折愈合;治疗水肿,进行脱敏

(经转载许可引自:Hardy MA. Principles of metacarpal and phalangeal fracture management:a review of rehabilitation concepts. J Orthop Sports Phys Ther. 2004;34;781-799. doi:10. 2519/jospt. 2004. 34. 12. 781. © JOSPT®, Inc.)

总结

　　手部骨折康复的目标是建立允许早期活动度的稳定性。手部关节在受伤后容易出现僵硬和残疾。外科医生和治疗师可以使用各种措施，以改善患者的功能。强调频繁的沟通和不断的信息交流的团队合作至关重要[2]。管理患者的期望值，无论是激励进步或是调整不现实的目标，都是治疗成功的另一个关键因素[3]。发展使用数字化工具、可视化指导的家庭训练可以提高患者的依从性[4]。

参考文献

1. Feehan L. Early controlled mobilization of potentially unstable extra-articular hand fracture. *J Hand Ther*. 2003;16(2):161-170.
2. Gallagher KG, Blackmore SM. Intra-articular hand fractures and joint injuries: part II – therapist's management. In: Skirven TM, Osterman AL, Fedorczyk J, et al, eds. *Rehabilitation of the hand and upper extremity*. 7th ed. Philadelphia, PA: Elsevier Mosby; 2021:322-344.
3. Marks M, Herren DB, Vlieland TP, et al. Determinants of patient satisfaction after orthopedic interventions to the hand: a review of the literature. *J Hand Ther*. 2011;24:303-312.
4. Wakefield A, McQueen M. The role of physiotherapy and clinical predictors of outcome after fracture of the distal radius. *J Bone Joint Surg Br*. 2000;82B:972-976.

第18章 骨盆损伤

Mirza Shahid Baig
Daniela Furtado Barreto Rocha
Daniel S. Horwitz

引言

骨盆损伤是一类涉及骨盆环(骶骨和髋骨)和与之相连接韧带的相关损伤。这些损伤的发生率为0.82/100 000,涉及所有年龄段的患者,主要发生于18~44岁[1],且男性多于女性。

骨盆包含盆腔脏器,并充当从腹部进入下肢的主要血管和神经的管道。大血管损伤可导致危及生命的出血,神经和内脏损伤可导致终生疾病。

损伤机制

在较年轻的患者中,这些损伤多是由于高能量创伤引起的,而在老年人群中,则多是由于骨质疏松症导致骨骼强度变弱而导致的低能量创伤引起。低能量损伤常导致稳定型骨折,而高能量损伤常破坏骨盆环,导致不稳定损伤。最常见的原因是机动车行人事故和摩托车事故。

研究骨盆骨折的损伤机制十分重要。骨折的形式是由损伤时作用在骨盆上的力的大小和方向决定的。这些受力来源是:

1. 前后挤压 这种力导致骨盆像铰接在骶髂后韧带外的书一样张开(图18.1A)。

2. 横向挤压 这种力导致骨盆向中线塌陷(图18.1B)。

3. 垂直剪切力 这种力导致骶髂关节平面的位移(图18.1C)。

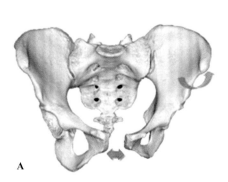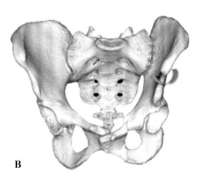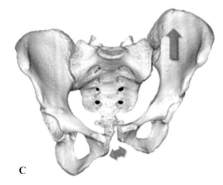

图18.1 骨盆环损伤的机制。A. 前后压迫导致耻骨联合分离和骶髂前部增宽;B. 横向压缩导致髂骨和坐骨耻骨支骨折,耻骨联合重叠移位和前骶骨骨折嵌塞;C. 垂直剪切导致耻骨联合和骶髂分离(经 Moliere S、Dosch JC、Bierry G.Pelvic,acetabular and hip fractures:What the surgeon should expect from the radiologist. *Diagn Interv Imaging*. 2016;97:711 及 Elsevier 处获得转载许可。)

解剖学

骨盆是由一块骶骨和两块髋骨形成的环状结构，前部在耻骨联合处，后部通过韧带连接在骶髂关节处。骨性部件提供结构，而其稳定性主要由连接它们的韧带提供（图 18.2）。这些韧带可分为两组。

前组

耻骨联合韧带。

后组

1. 骶髂韧带　这些韧带稳定骶髂关节，由骶髂前韧带、骶髂骨间韧带和骶髂后韧带（短和长）组成。

2. 骶结节韧带　起自髂后棘、骶骨后外侧至坐骨结节，与骶髂骨间韧带和骶髂后韧带相关联。该韧带对于维持骨盆的垂直稳定性至关重要。

3. 骶棘韧带　从骶骨和尾骨的外侧缘到坐骨棘。

4. 髂腰韧带　双侧韧带，从第五腰椎横突的尖端延伸到髂嵴。

5. 腰骶外侧韧带　起于第五腰椎横突至骶骨翼。

后组韧带在保持骨盆环稳定性方面起着至关重要的作用，它们共同形成骨盆的后张力带抵抗变形力。横向韧带，包括短后骶髂韧带、前骶髂、髂腰和骶棘韧带，可承受旋转力；而垂直韧带，包括长后骶髂韧带、骶结节和外侧腰骶韧带，可抵抗垂直剪切力。这些韧带共同作用确保骨盆后部的稳定[2]。

盆腔按骨盆边缘分为假（上）骨盆和真（下）骨盆。骨盆边缘由骶岬、髂耻线、耻骨嵴和耻骨联合上部组成。盆腔包含并支撑膀胱、直肠、肛管、生殖道以及众多的血管和神经。由于这些结构均邻近骨盆环，因此所有骨盆损伤都必须考虑和排除内脏损伤。

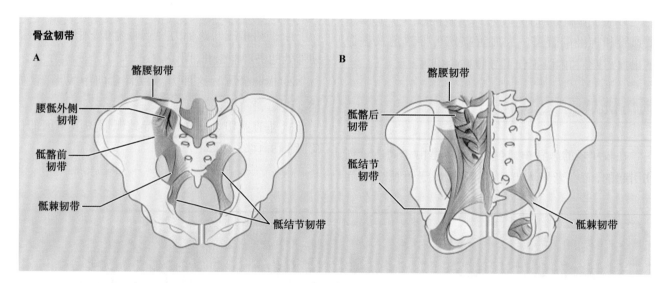

图 18.2　骨盆韧带。附有韧带骨盆的前（A）和后（B）视图（经 Popescu M, Kassam A-AM. *Pelvic injuries. Surgery (Oxford)* . 2018;36:348 及 Elsevier 处获得转载许可。）

骨盆骨折的分类

学者们对骨盆损伤的分类进行了许多尝试。我们在这里简要讨论两个重要的骨盆骨折分类系统：

1. Tile 分型。
2. Young and Burgess 分型。

Tile 分型（图 18.3）[3]

A 型：骨盆环稳定型

A1：不涉及骨盆环（撕脱、髂骨翼或髂骨嵴骨折）。

A2：轻微移位骨折。

B 型：垂直稳定旋转不稳定型

B1：开书样骨折。

B2：侧方压缩性骨折，同侧。

B3：侧方压缩性骨折、对侧或桶柄型损伤。

C 型：旋转和垂直不稳定型

C1：单侧。

C2：双侧。

C3：伴有髋臼骨折。

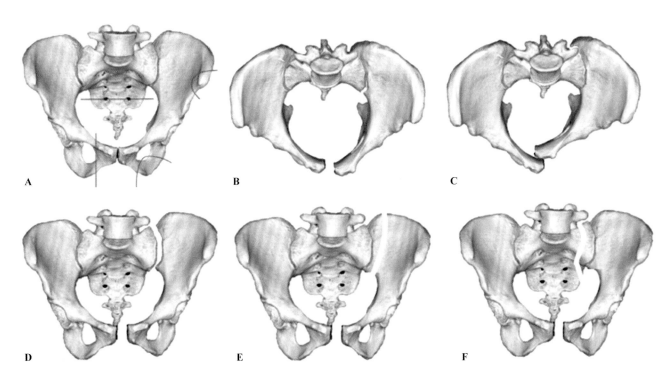

图 18.3　基于 Tile/AO 分型的骨盆环骨折的主要类型。A. 稳定骨折(A 型);B. 旋转不稳定骨折伴单侧开书骨折(B1 型);C. 旋转不稳定的 B 型骨折,单侧受压(B2 型);D. 完全不稳定骨折(C 型)伴后组韧带损伤;E. C 型伴髂骨骨折;F. C 型伴骶骨骨折(经 Moliere S,Dosch JC,Bierry G.Pelvic,acetabular and hip fractures:What the surgeon should expect from the radiologist.*Diagn Interv Imaging*.2016;97:712 及 Elsevier 处获得转载许可。)

Young and Burgess 分型(图 18.4)[4]

这是使用最广泛的骨盆骨折分类系统。它基于损伤机制分类。下面描述了四种主要类型:

1. 侧方挤压(LC Ⅰ~Ⅲ)。
2. 前后挤压(APC Ⅰ~Ⅲ)。
3. 垂直剪切力损伤。
4. 混合损伤。

侧方挤压是最常见的类型。它是由承受冲击力的半骨盆的内旋力引起的。由于这种力,前部可能发生耻骨支骨折,后部可能发生骶骨嵌塞和髂骨翼骨折。根据后部病变,这些损伤进一步分为三组:

a. LC Ⅰ:挤压侧的骶骨骨折。

b. LC Ⅱ:挤压侧新月形骨折(髂骨翼骨折或骶髂关节分离)。

c. LC Ⅲ:挤压侧 LC Ⅰ 或 LC Ⅱ 损伤,对侧开书样损伤。

前后挤压(APC)损伤是由作用在骨盆上的剧烈外旋力引起的。首先是耻骨联合损伤(APC Ⅰ),然后,骶结节和骶棘韧带和骶髂前韧带损伤(APC Ⅱ)。以及由于持续的外旋力,关节内和骶髂后韧带的损伤(APC Ⅲ型)。

垂直剪切力损伤是由轴向暴力引起的,最常见于高处坠落伤。混合损伤多表现出上述两种或多种类型的损伤特征。

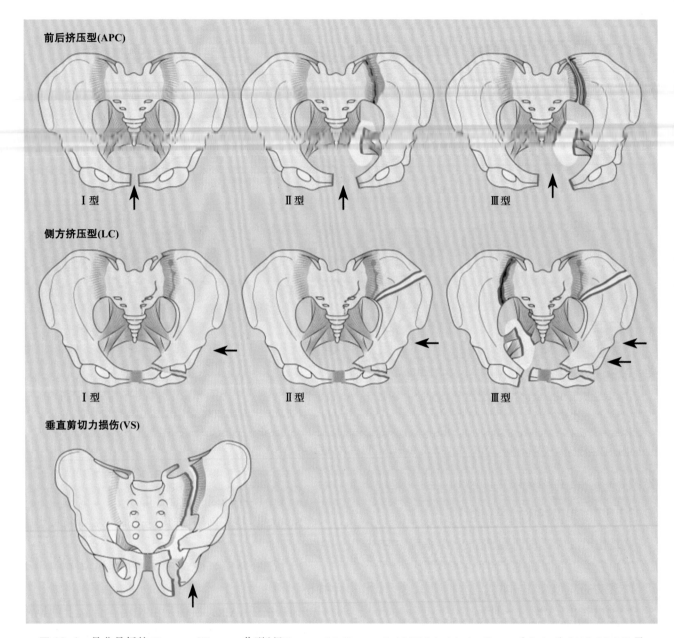

前后挤压型(APC)

Ⅰ 型   Ⅱ 型   Ⅲ 型

侧方挤压型(LC)

Ⅰ 型   Ⅱ 型   Ⅲ 型

垂直剪切力损伤(VS)

图 18.4　骨盆骨折的 Young and Burgess 分型(经 Popescu M,Kassam A-AM.Pelvic injuries.*Surgery(Oxford)*.2018;36:349 及 Elsevier 处获得转载许可。)

治疗

非手术治疗

在过去,骨盆损伤多采用非手术治疗方式进行牵引和固定。近年来,随着骨盆生物力学知识的增加、优质植入物的产生以及手术技术的改进,许多外科医生正在尝试手术治疗。然而,在许多骨盆损伤中,非手术治疗仍有作用。适应证如下:

1. 稳定的骨盆环损伤(大多数 LC Ⅰ 和 APC Ⅰ 型)。
2. 有手术治疗的禁忌证。
3. 骨量不足,影响螺钉植入。

手术治疗

前环骨折的手术适应证[5]:

1. 耻骨联合分离>2.5cm。
2. 垂直移位型骨盆损伤后路固定的加强。
3. 耻骨联合绞锁。
4. 双侧上下肢骨折。

后环骨折的手术适应证:

1. 骶髂关节及其前后韧带断裂。
2. 任何垂直移位的后环损伤。
3. 骶骨完全骨折。
4. 腰骨盆分离。

5. 开放性骨折伴内脏损伤（绝对指征）。

手术技巧

外固定

外固定主要用作骨盆出血复苏时的固定，有时也可用于骨盆前部损伤的最终固定，尤其是膀胱破裂的患者。

外固定的框架是在 2~3 个 5mm 螺纹 Schanz 钉的作用下构建的，这些螺钉沿髂骨嵴向髋臼上区域相距 1cm 植入（图 18.5）。

Hanover 框架：在这个结构中，单个 Schanz 钉在 AP 方向插入髋臼上区域[6]，这些螺钉具有优越的生物力学性能[7]。

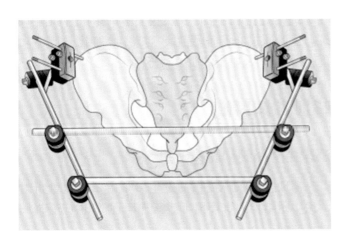

图 18.5 骨盆外固定（经 Popescu M，Kassam A-AM. Pelvic injuries.*Surgery（Oxford）*.2018；36：351 及 Elsevier 处获得转载许可。）

内固定

内固定在对抗半骨盆垂直位移方面优于外固定。手术方法和技术的选择基于患者状况、软组织、合并损伤、可供选择的植入物和外科医生的技能等因素。

前环内固定方法：

1. 耻骨联合分离　予钢板行切开复位内固定（ORIF）（图 18.6C）。

2. Rami 骨折　予骨盆重建钢板行 ORIF 或经皮顺行或逆行螺钉内固定技术。

后环内固定方法：

1. 骶髂关节脱位　通常予髂骨螺钉行 ORIF（图 18.6C）。也可选择钢板固定[8]。

2. 骶骨骨折　通过后入路，固定方式取决于损伤

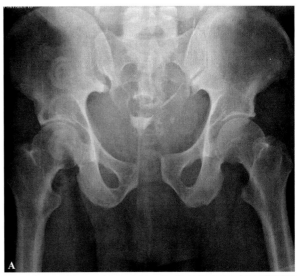

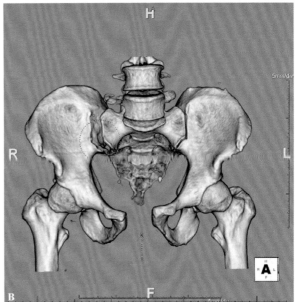

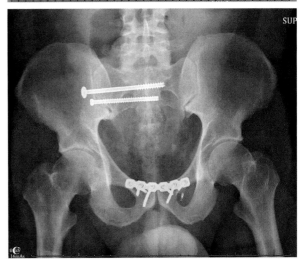

图 18.6　A. 前后位（AP）射线照片显示耻骨增宽（前环损伤）和右侧骶髂关节分离（骨盆环的后部损伤）；B. 三维 CT 图像显示耻骨联合增宽和右侧骶髂关节分离，分别用虚线箭头和圆圈表示；C. 患者前路耻骨联合钢板内固定和后路髂骶骨螺钉的术后正位片

是单侧或双侧,使用髂骨螺钉、钢板或骶骨棒进行。

3. 髂骨翼骨折　可以通过使用前入路或后入路,使用拉力螺钉和中和钢板实现固定。

康复方案

康复过程的主要目标是通过改善患者疼痛、肌力、灵活性以及髋关节活动,达到最好的功能恢复,并缩短恢复时间。其中,骨盆稳定性是影响康复方案制订的主导因素。

骨盆骨折常见于多发伤患者,通常会合并非骨性损伤,例如头部、胸部及腹部的创伤,这些创伤通常仅需进行活动度训练,而相关的下肢创伤则还需进行负重训练。剔除上述这些需要限制活动及负重的因素外,可参考以下康复指南。

稳定型损伤

0~8 周

冰敷减轻水肿。在稳定型骨盆环损伤中,可使用辅助装置进行适当的负重训练。在患者制动后的最初几周内必须通过放射学评估来确保骨折块没有发生移位。髋、膝、踝关节进行适当的被动活动、辅助活动、主动活动。

8~12 周

逐渐增加负重强度,直至 12 周达到全负重。继续进行适当的髋、膝、踝关节的被动、辅助和主动活动。步态训练方面,患者应由平行杠内步行训练,逐渐过渡至助行器或拐杖辅助下的步行训练。

12 周之后

全负重训练。髋、膝关节渐进性抗阻力训练。通过自行车和游泳运动,改善髋关节活动度,增加髋周及躯干的肌力和协调性。

不稳定型损伤

0~2 周

冰敷减轻水肿。术后第二天,在不引起继发性损伤的情况下,鼓励患者进行床椅转移训练。损伤侧进行辅具辅助下的足趾接触负重训练。训练后,通过放射学评估骨折块的移位情况。鼓励进行膝关节(屈曲和伸展)和踝关节(背屈和跖屈)的主动活动度训练。

2~8 周

2 周后评估伤口及拆线情况。进行足趾接触负重训练和辅具辅助下的步行训练。臀部、腰部、腹部及下肢肌肉进行等长收缩训练。

8~12 周

X 线评估愈合情况。辅具辅助下进行足趾接触负重训练。髋、膝、踝关节的活动度训练。髋部、腰腹部的肌力训练。开始进行平衡和步态相关的本体感觉训练。

12 周之后

通过放射学评估骨痂形成情况。经放射学评估达到骨愈合后,进行可耐受负重,逐渐过渡至全负重。在物理治疗进程中加入髋、膝关节的渐进性抗阻训练。建议通过自行车及游泳运动,增加髋关节活动度,改善髋周及躯干的肌力和协调性。

特别注意事项

泌尿生殖系统功能障碍

泌尿生殖系统损伤的发生多是由于骨盆骨折对泌尿生殖结构的直接损害或其神经、血管供应受损间接造成的。

男性的性功能障碍表现为逆行射精和阳痿,而女性则表现为因阴道干燥而出现性交困难(性交疼痛)。对于男性,最初可尝试使用磷酸二酯酶 5 抑制剂(如西地那非)进行药物治疗,如治疗失败,可行阴茎假体植入手术。

尿道损伤在男性中更为常见,其可导致尿道狭窄。尿道狭窄可通过重复扩张进行治疗。

神经损伤

神经损伤的存在会严重影响骨盆骨折的康复。神经损伤的高发生率多与不稳定型骨盆骨折和骶骨内部骨折有关。此外,相对少见的,髂骶螺钉置入、复位操作和植入物置入过程中的医源性损伤也可能导致神经损伤。其中,腰骶丛和神经根(尤其是 L5 和 S1)损伤更常见。

多发性创伤

高能量性骨盆骨折多伴随多发伤,其对康复有极大的影响。大脑、脊髓的损伤以及下肢骨折会影响患者的活动能力和负重能力，从而严重阻碍康复进程。

参考文献

1. Yoshihara H, Yoneoka D. Demographic epidemiology of unstable pelvic fracture. 2014;76(2):8-13.

2. Vukicevic S, Marusic A, Stavljenic A, Vujicic G, Skavic J, Vukicevic D. Holographic analysis of the human pelvis. *Spine (Phila Pa 1976)*. 1991;16(2):209-214.

3. Tile M. Pelvic ring fractures: Should they be fixed? *J Bone Joint Surg Br.* 1988;70(1):1-12.

4. Young JW. Pelvic fractures: Value of plain radiography in early assessment and management. *Radiology.* 1986;160(2):445-451.

5. Matta JM. Indications for anterior fixation of pelvic fractures. *Clin Orthop Relat Res.* 1996;(329):88-96.

6. Gänsslen A, Pohlemann T, Krettek C. A simple supraacetabular external fixation for pelvic ring fractures. *Oper Orthop Traumatol.* 2005;17:296-312.

7. Fangio P, Asehnoune K, Edouard A, Smail N, Benhamou D. Early embolization and vasopressor administration for management of life-threatening hemorrhage from pelvic. 2005;58:978-984.

8. Krappinger D, Larndorfer R, Struve P, et al. Minimally invasive transiliac plate osteosynthesis for type C injuries of the pelvic ring : A clinical and radiological follow-up. *J Orthop Trauma.* 2007;21(9):595-602.

第 19 章　髋臼骨折

Geoffrey P. Wilkin

Lindsay E. Hickerson

Diederik O. Verbeek

David L. Helfet

解剖

髋臼为一个位于半骨盆中部外侧,由髂骨、坐骨和耻骨交汇组成的凹面结构。在骨骼成熟之前,这三块骨被三角软骨以"T"形结构相连。在胚胎期和儿童发育时期,髋臼逐渐加深并沿三角软骨生长从而适应正常发育的股骨头[1]。在 14~16 岁的时候,Y 形软骨闭合,髂骨、坐骨和耻骨相互融合形成成人最终的髋臼形态。关节内软骨呈"马蹄形"覆盖大部分的髋臼表面。髋臼的最内/下方(髋臼窝)缺乏关节软骨的覆盖,该区域是圆韧带的附着点。髋臼的软骨覆盖区域与股骨头相连形成髋关节。髋关节的球窝结构让其成为一个灵活但非常稳定的关节。骨性解剖结构与髋臼中的股骨头高度相适配,并提供了髋关节大部分的内在稳定性。这种骨性稳定性被附着在髋臼缘周围的髋臼盂唇进一步增强。盂唇加深了髋臼[2]并形成了一个内含滑膜液的吸力密封结构,产生关节内负压以抵抗关节的牵拉[3]。髋臼-盂唇复合体的高度适配和稳定的特性使力在整个关节软骨中均匀分布。由于近乎完美的球形关节面,髋关节在较大的活动度(ROM)中仍能围绕单个旋转中心运动,从而使软骨承受最小的剪切应力。对于髋臼骨折而言,关节面良好地复位至关重要。若关节面仍残留不规整区域,则在负重时该区域所受压力会增加,从而导致软骨退化。此外,若不能重建髋臼的一致性,股骨头可能会在髋臼内发生平移,不再围绕单个中心进行旋转运动。这种平移运动会导致作用于软骨的剪切力增强,造成过早的软骨退化。

生物力学

髂骨两个较厚的骨臂,定义为髋臼的前柱和后柱,前柱和后柱形成了一个倒"Y"形结构支撑髋臼。坐骨支撑柱为第三个骨臂,从髋臼上方区域延伸至骶髂关节(图 19.1)。负重时,应力通过坐骨支撑柱从髋臼传至中轴骨。

髋臼边缘的两个唇状突起向前和向后延伸,分别形成前壁和后壁。后壁较前壁更大,对于髋关节,尤其是其处于屈曲位时的稳定性起重要作用。髋臼骨折的发生多是因股骨头撞击髋臼。撞击时髋关节的位置和角度决定了髋臼骨折的多样性。例如,力沿着股骨干轴线向髋臼传导(如当汽车乘客的膝盖撞击仪表盘)时,造成一个向后的力,通常会导致后壁骨折(或者另一种累及后柱或后壁的骨折类型)。相反地,髋关节外展外旋时,暴力经大转子传至髋臼,则常造成前柱骨折(或者另一种累及前柱或前壁的骨折类型)。尽管外科医生倾向于根据主要骨折线的位置来将骨折分组,实际上,在损伤发生时,髋关节的位置和暴力传导的方向有无数的可能性,尽管外科医生倾向于根据主要骨折线的位置将骨折模式分类为定义组,每种骨折都会略有不同。

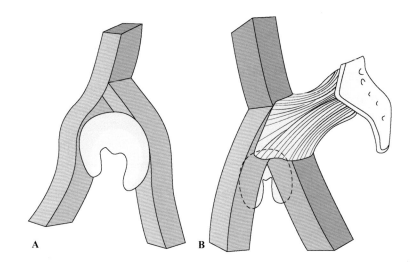

图 19.1 A. 双柱通过倒 "Y" 型结构支撑髋臼前后柱。B. 双柱通过坐骨支撑柱与骶骨相连。两个较厚的骨臂,定义为前柱和后柱,前柱和后柱形成了一个倒 "Y" 形结构支撑髋臼。坐骨支撑柱为第三个骨臂,从髋臼上方区域延伸至骶髂关节(来自 Tile M, et al. *Fractures of the Pelvis and Acetabulum—Principles and Methods of Management-Acetabulum*. New York: Thieme; 2015.)

骨折分型

Letournel-Judet 分型是最被广泛应用的髋臼骨折分型系统。该分型系统首次将髋臼骨折分为五种 "单一" 或简单分型模式,以及五种 "联合" 或复杂分型模式。

"简单" 骨折类型由单一骨折线造成,而 "复杂" 骨折类型则为包含两种或以上骨折线的骨折。完整的骨折分型如表 19.1 和图 19.2 所示。另一种分型方式是通过最大骨折块移位的方向进行分型。这种分型方式可以帮助外科医生确定最合适的手术入路(前方、后方或者联合入路),手术入路的选择往往决定了一定的术后康复方案。

表 19.1 髋臼骨折 Letournel-Judet 分型

单一(简单)骨折	联合(复杂)骨折
后壁	后壁伴后柱
后柱	横形伴后壁
前壁	T 型
前柱	前柱或前壁加后半横形
横形	双柱

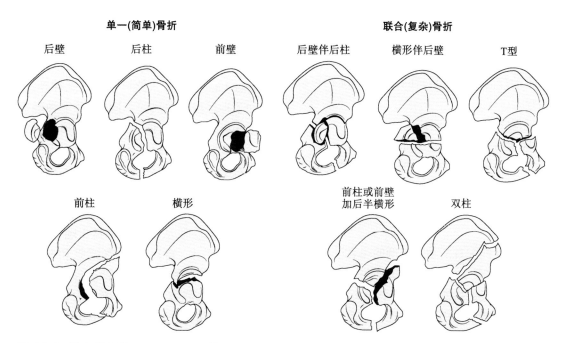

图 19.2 髋臼骨折的 Letournel-Judet 分型(Redrawn with permission from Pagenkopf E, Grose A, Partal G, Helfet DL. Acetabular fractures in the elderly: treatment recommendations. *HSS J*. 2006; 2(2): 161-171. doi: 10. 1007/s11420-006-9010-7.)

流行病学

髋臼骨折通常由高能量损伤造成,好发于年轻患者,交通事故是最常见的致伤原因。然而,随着基础人口统计数据的变化,髋臼骨折患者的平均年龄呈现稳步上升的趋势。60 岁以上的患者在这些损伤的患者中占据较大的比例。

Ferguson 等[4]回顾分析了一个涵盖1980—2007 年间移位性髋臼骨折治疗的大型单一外科医生数据库。在该时间段的前半段(1980—1994),患者的平均年龄为 38 岁,其中有 10% 的患者超过 60 岁。而在后半段内(1994—2007),患者平均年龄为 45 岁,且超过 60 岁的患者超过了 24%。60 岁以下的患者中,交通事故占了致伤原因的 66%,而在超过 60 岁的患者中,跌倒成了最频发的致伤原因(50%)。由于年轻患者通常为高能量损伤,联合骨折的发生率(20% vs.10%)相较于老年患者更高。

保守治疗

在现代外科手术技巧普及之前,大部分髋臼骨折都是采用保守治疗。治疗方法包括简单的卧床休息、牵引以及外固定。然而,对于大多数患者来说,由于闭合复位对恢复髋关节完整性的能力有限,保守治疗的功能预后较差。

随着髋臼骨折开放复位手术技术的提高,手术治疗可以充分地复位髋关节,较保守治疗而言,具有更好的长期功能预后结果。因此,目前针对移位性的髋臼骨折以手术治疗为主。但是,在特定的情况仍可以选择保守治疗。

髋臼骨折保守治疗的适应证:

- 髋臼负重区骨折移位较小(<2mm)。
- 不涉及髋臼顶主要负重区的骨折,具有完整的髋臼顶负重区骨块,且与股骨头匹配良好[5]。
- 在静息或动态 X 线片上无髋关节不稳定征象的较小后壁骨折[6]。
- 双柱骨折继发性匹配且活动需求低的患者[7]。
- 在这种损伤中,累及关节的骨折块均与骨盆分离,骨折块仍与股骨头保持匹配,但整个髋关节处于非解剖位置。尽管髋关节仍保持匹配的状态,但髋关节中心的改变可能导致外展肌功能障碍和/或腿长差异。

此外,某些患者相关的因素可能会导致医生选择保守治疗或推迟髋关节置换。部分情况如下:

- 具有严重并发症而无法进行较大骨盆手术的患者。
- 术前功能需求非常低(如轮椅助行器)的患者。
- 患有认知障碍、精神疾病或有物质依赖状况等会严重影响术后依从性的患者。

手术治疗

大多数移位性髋臼骨折需要手术治疗干预。大部分情况需要进行切开复位和内固定(图 19.3 和图 19.4)。如前所述,手术治疗的目标是解剖复位髋臼关节面和重建髋关节的稳定性。然而,在某些特定情形下,急性全髋关节置换术可作为备选方案[8]。无论选择何种手术方案,公认的手术治疗适应证如下[9]:

- 髋臼顶负重区骨折移位>2mm。
- 静息或动态位 X 线片上显示髋关节不稳定/半脱位。
- 较大的后壁骨折。
- 关节内嵌插有骨折碎片。

可以使用不同的手术入路暴露和复位主要骨折块,手术入路的选择取决于骨折类型和骨折块的移位方向。

对于后方移位的骨折类型,可以选择后方入路(Kocher-Langenbeck 入路)。此入路分离臀大肌,通过分离和翻转梨状肌、闭孔内肌和股骨近端的上下孖肌可以直接暴露髋臼前柱和前壁。在部分骨折类型中,可以联合大转子截骨术来扩展手术视野的暴露。Kocher-Langenbeck 入路可以直视骶神经,但相应地也增加了神经损伤的风险。同时,臀上神经血管束也存在损伤风险。此外,该入路还可能损伤股骨近端血供从而造成股骨头无菌性坏死。

对于前方骨折类型,髂腹股沟入路和骨盆前方改良 Stoppa 入路是最常用的两种入路。髂腹股沟入路通过剥离附着于髂骨翼的腹壁肌肉以及分离腹股沟韧带近端的腹肌从而暴露骨盆。随后真骨盆的暴露通过 3 个手术"窗口":①髂腰肌和股神经的外侧;②髂腰肌、股神经内侧,至股动静脉、生殖股神经的外侧;③股动静脉、生殖股神经内侧,腹股沟管内容物(男性为精索,女性为输卵管)外侧。此入路在暴露过程中具有损伤股神经、股外侧皮神经、闭孔神经和生殖股神经的风险。而股血管也存在损伤或栓塞风险。

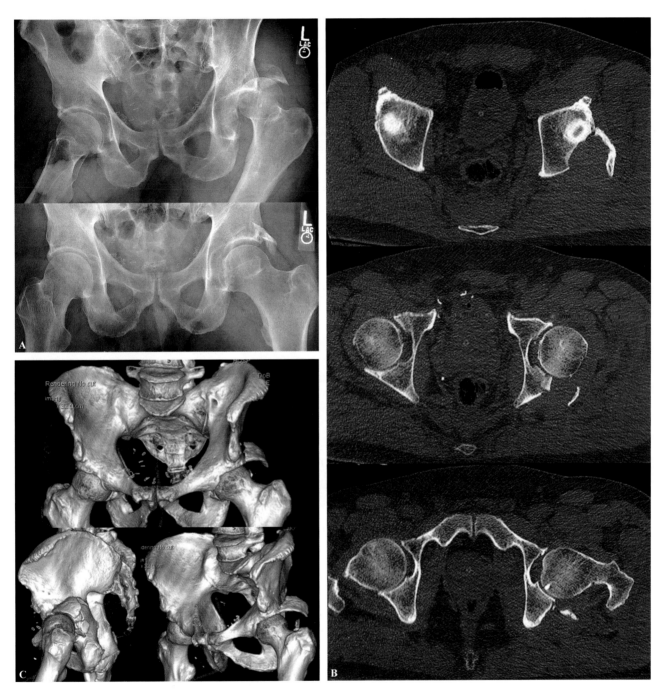

图 19.3　A. 髋臼后壁骨折病例:上图为骨折伴髋关节脱位复位前的骨盆正位片;下图为髋关节复位后的骨盆正位片。B. CT 轴位图进一步显示了后壁骨折类型和移位情况。C. 三维 CT 重建进一步显示了骨折情况

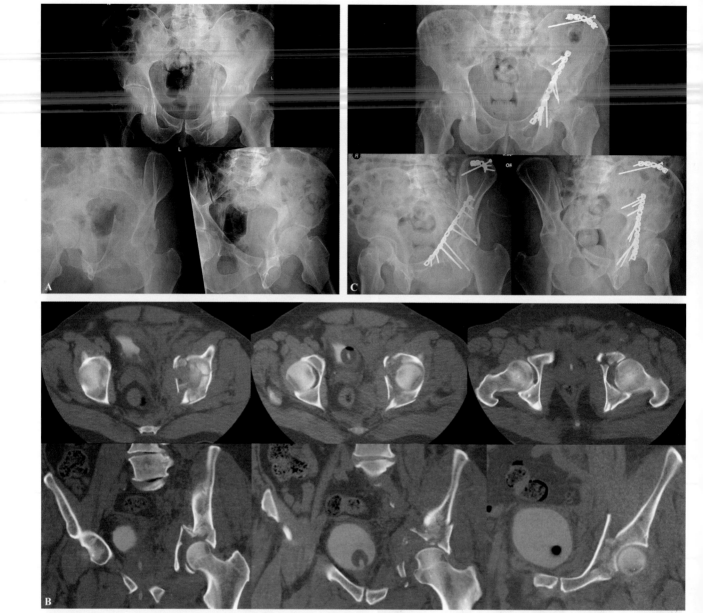

图 19.4 A. 一例髋臼双柱骨折病例：从最上图开始以逆时针方向分别为正位、闭孔斜位和髂骨斜位 X 线片。B. CT 扫描进一步显示了双柱骨折的边缘、移位和臼顶的粉碎情况。C. 经髂腹股沟入路外侧两个窗口进行切开复位内固定术后的 X 线片，自最上图以逆时针方向分别为正位、闭孔斜位和髂骨斜位。X 线片显示了可接受的复位和内固定植入结果

　　骨盆前方改良 Stoppa 入路通过正中切口获取骨盆术野[10]。简单来说，于耻骨联合上方做一个水平皮肤切口，然后沿腹白线垂直劈开腹直肌。接着到达腹膜后间隙，将膀胱向后牵拉。然后可沿着骨盆缘横向进行解剖，向下可至骨盆内侧面，暴露骨折块。该入路的优点是不需要直视手术区域，同时无需解剖股神经血管结构。此外，通过该入路可以直接对髋臼内侧面进行更多的操作。然而，该入路对于髂骨翼的暴露有限，常常需要联合髂腹股沟入路的外侧窗以获取所有骨折线的视野暴露。

　　其余手术入路例如扩大髂骨入路或者三辐射入路，也可能在一些特殊病例中被使用。此外，一种骨折类型可能需要两种手术入路的配合，在同一手术中同时进行，在同一天中依次进行，或在不同麻醉下，分阶段进行。

常规康复方案

治疗策略：髋臼骨折术后

　　以下为一般准则，具体康复目标的细节需同手术医生共同商议。

0~8 周

足趾接触负重（TTWB）（约 20 磅）*，冰敷减轻水肿。2 周后医院复查，伤口愈合并拆线后，可以进行瘢痕按摩。8 周内需全程使用辅具（助行器或拐杖）步行。训练安全有效的睡眠和如厕习惯。

特别注意

对于存在髋臼后壁的骨折，6 周内需重视髋关节保护。除非医生有进一步活动的建议，否则患者髋关节屈曲不可 >90°，髋关节或大腿内旋不能越过中立位，禁止双腿交叉内收。根据患者或骨折特征的特殊需要，使用膝关节支具或髋关节外展枕具进行保护。前壁骨折（图 19.5A~C）并不常见，且骨折更加不稳定，易继发粉碎性骨折。对于前壁骨折，采取与后壁骨折相反的预防措施，即不可伸髋，不可外旋超过中立位，不可内收超过中立位。可使用髋关节屈曲矫形器予以保护。

通过 Kocher-Langenbeck 入路（后方入路）到达髋臼上部可能需要进行大转子滑移截骨术（图 19.6）。由于大转子截骨需要时间愈合，所以 6 周内禁止患者做主动外展活动（图 19.7）。

8~12 周

8 周开始术侧下肢的渐进式负重训练，直至 12 周达到全负重。训练时，患者可以用脚踩在生物反馈体重秤上，体会 20~40 磅的"感觉"。可以进行柔和的髋关节活动，通过主动、主动辅助、被动的运动方式进行髋关节外展、内收、屈曲、伸展、内旋和外旋活动。另外，水位不低于乳头连线的泳池步态训练也非常有效。

全负重时，如果患者能够维持减痛步态模式，可以进阶至对侧手杖步行训练。

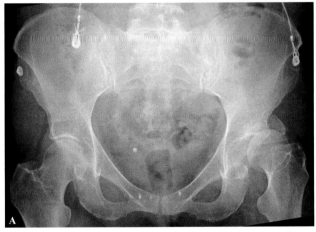

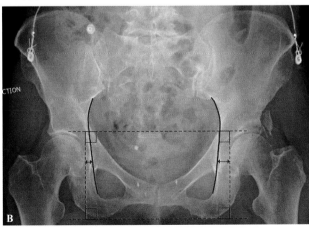

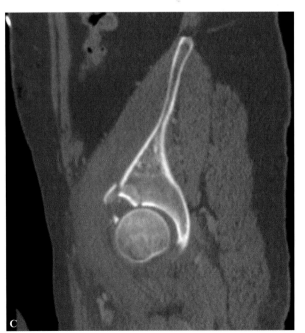

图 19.5 A. 骨盆正位片显示左侧髋臼前壁骨折伴髋关节前脱位。前脱位很少见，出现时伴有股骨外旋（注：小转子过大导致外旋）和髋关节外展。B. 左侧髋关节前脱位复位后的骨盆正位片。持续的股骨外旋以及股骨头与髂坐线间距增大提示髋关节半脱位。C. 髋臼前壁骨折闭合复位后的矢状位 CT 扫描图，提示嵌插性髋臼骨折和如 B 图所示的髋关节半脱位

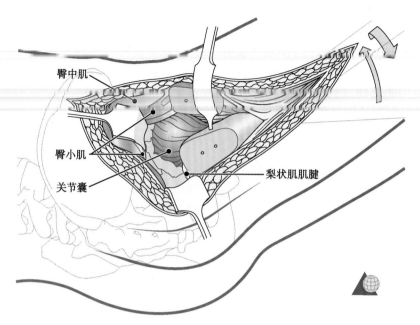

臀中肌

臀小肌

关节囊

梨状肌肌腱

图 19.6　大转子滑移截骨术图解。患者侧卧位,经后方入路行大转子截骨并向前方翻转。这种截骨术增加了髋臼的上方和前方视野显露。该术式是一种二腹肌截骨术,保留附着于近端的臀中肌和远端的股外侧肌,这些拮抗性的肌肉有助于维持其稳定性。截骨在结束时可以通过不同的方法(螺钉/钛缆)进行修复,但是大多数医生会通过限制髋关节的活动直至愈合的方式来修复截骨(经 Mayo K, Oransky M, Rommens P, Sancineto C, *AO Surgery Reference: Acetabulum-Trochanter Flip Extension*, edited by Trafton P. Copyright by AO Foundation, Switzerland, AO Surgery Reference, www.aosurgery.org. 处获得授权转载许可。)

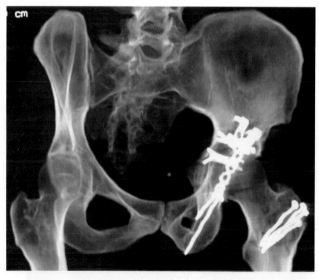

图 19.7　髋臼后壁-顶壁骨折内固定术后的体积渲染 CT 扫描图像,图示大转子截骨术固定和内植物相对关节情况良好

12 周后

在开始全负重后,增加髋关节外展肌的渐进式抗阻训练。医嘱建议前,避免剧烈运动。提倡通过低强度的自行车训练、椭圆机训练、游泳来改善髋关节活动度,提高髋部周围力量。

影响康复的不利因素

异位骨化

肌肉因创伤和手术受到的损伤越大,损伤部位肌肉骨化的概率就越大,尤其是 Kocher-Langenbeck 和扩展入路。合并头部创伤的多发伤患者更易出现异位骨化(HO)。异位骨化通常出现较晚(2~6 个月),数月后形成的成熟骨组织才能在 X 线片上表现。如果异位骨化导致了关节活动度丧失,则必须进行切除手术。将骨碱性磷酸酶和红细胞沉降率作为骨活性标志物,可以更快更安全地切除异位骨化。行异位骨化切除术时,应仔细护理周围的神经血管结构,因为它们可能会嵌顿在骨骼中。

股骨头坏死

因创伤、脱位、手术入路和患者个人情况而导致的局部供血不足均可能会造成股骨头坏死。股骨头坏死可导致康复期间疼痛加剧、关节活动度丧失。股骨头坏死在伤后 2 年内都有可能出现。

感染

感染的特点是伤口出现泛红、渗液和发热。患者在伤后和术后相比,疼痛程度通常不会有明显变化。感染后需要迅速鉴别致病微生物,通常还需进行手术清创。

脱位/半脱位

髋臼手术治疗的目标是恢复髋关节的一致性匹配关系,若对侧髋关节正常,则可与对侧进行对比。骨盆双侧 Judet 位 X 线片显示的 45°斜位片可进行比较。如果髋关节没有达到同心复位,患者则会有髋关节"脱位感"甚至会发生脱位,最终进展为创伤性关节炎。

嵌插骨折

术前 CT 片观察到的股骨头(图 19.8)或髋臼(图 19.5C)嵌插骨折通常继发于损伤当时的髋关节脱位。这在合并脱位和前柱骨折的老年人后壁骨折中很常见。后壁骨折是年轻人和老年人最常见的髋臼骨折。此外,再加上其他原因(如骨坏死、粉碎性骨折),导致尽管术中骨折复位良好,后壁骨折依旧不如其他髋臼骨折的长期预后效果好。

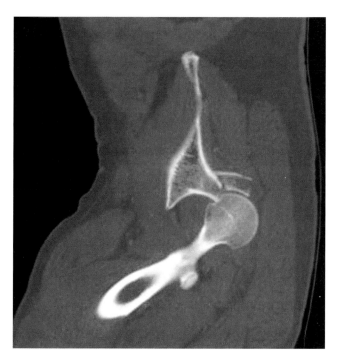

图 19.8 巨大髋臼后壁骨折复位前的矢状位 CT 扫描图像,图示髋关节脱位伴股骨头嵌插

创伤后软骨溶解(早期)/关节炎(晚期)

疼痛和僵硬为主要特点。X 线片中关节间隙变窄可诊断软骨溶解,且通常会进展为创伤性关节炎。

游离体/盂唇撕裂

表现为摩擦、交锁和卡顿等症状。在 CT 扫描影像中,通常可观察到关节内游离体(图 19.9)。如果这些游离体在手术中没有被清理,患者可能会出现与髋臼承重区游离体相关的术后疼痛。盂唇撕裂应在手术中进行修复,若难以固定也可进行切除。这种软组织愈合时间与骨愈合一样长,需避免极限关节活动来进行保护。

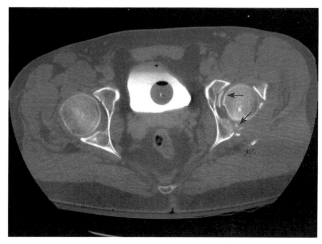

图 19.9 髋臼后壁粉碎性骨折伴部分关节内碎骨块的轴位 CT 图像

* TTWB:将脚轻放在地面上,但不要将重量转移到腿上。足趾接触负重的意思并不是"脚趾"放在地上,否则会增加髋关节屈曲挛缩和踝关节马蹄足的风险。足趾接触负重也称为触地负重(TDWB)。

** 髋关节屈曲不超过 90°,不可内旋,不可双腿交叉内收。

特别注意

神经损伤

神经损伤显著增加了髋臼骨折患者康复治疗的难度。损伤的严重程度呈现较大的差异性,患者可能会有感觉障碍,运动障碍或者合并神经功能缺陷[11]。大约 7% 的髋臼骨折患者(保守或手术治疗)出院后存在神经损伤[12]。大部分的损伤(57%)是由于初次损伤时髋臼骨折碎片的移位或者股骨头脱位所造成的[11]。其次，约19%的神经损伤为髋臼骨折手术治疗的并发症（医源性损伤）。神经损伤的风险取决于髋臼骨折的类型和手术入路的选择。

坐骨神经损伤是最为常见的髋臼骨折神经损伤并发症[11]。坐骨神经穿过坐骨大孔离开骨盆，向下沿大腿背侧走行，随后分为胫神经和腓总（腓）神经分支。对于涉及髋臼后柱骨折和髋关节后脱位的患者，坐骨神经损伤的风险尤其高。髋臼后壁（伴或不伴横行）骨折和双柱骨折是最常见的坐骨神经损伤相关的骨折类型。

就坐骨神经的医源性损伤来讲，Kocher-Langenbeck 入路的损伤风险尤其高。造成损伤最常见的原因是在复位时或为获取更好的术野时，过度牵拉或者压迫神经所致。而由直接的外科损伤或切割导致的坐骨神经医源性损伤则很少见。

对于坐骨神经损伤的患者，典型症状表现为 L5 神经根功能缺陷。患者主诉足下垂，足和蹲趾背屈障碍。康复管理包括用夹板或支具维持踝关节处于自然位，辅助关节活动度的训练。

最初的坐骨神经麻痹程度（从微弱受限至完全瘫痪），是决定恢复概率的重要因素。大部分（超过71%）具有 L5 神经根麻痹症状的坐骨神经损伤患者，可以获得显著甚至完全的足背屈功能恢复[11]。值得一提的是，坐骨神经损伤的康复往往需要较长的时间，有研究报道了损伤后长达 3 年的功能改善[13]。

其次较为常见的神经损伤是股神经损伤。最常见于髂腹股沟入路中。股神经走行于腰大肌的上方，当牵拉腰大肌时容易导致其损伤。股神经损伤的症状为股四头肌肌无力或麻痹从而出现伸膝功能障碍。

可能在髋臼骨折中损伤的神经还包括闭孔神经，该神经损伤最常见于改良 Stoppa 入路和髂腹股沟入路。闭孔神经损伤可能会导致髋内收肌群无力。此外，还有臀上神经损伤，主要在 Kocher-Langenbeck 入路中发生，导致臀肌无力。髂腹股沟入路中还常见股外侧皮神经的损伤。该神经是一个重要的感觉神经，其支配大腿近端前内侧区域的感觉。损伤后表现为该区域的感觉减退，但有些患者主诉为过度疼痛，称为麻痹性股痛。

多发伤

髋臼骨折合并其他损伤也会对康复产生显著的影响。很重要的一点是，医生要清楚地认识到髋臼骨折在老年患者和年轻患者中是完全不同的。老年髋臼骨折通常为低能量损伤造成的独立的髋臼骨折。然而，年轻患者则多为高能量损伤导致的髋臼骨折，常常合并有多发伤。

尤其需要注意的是创伤性脑损伤和脊髓损伤，这两者都会对髋臼骨折患者的康复产生深远且长期的影响。相对于肌肉骨骼的损伤而言，关注上下肢的损伤情况至关重要。对于确定髋臼骨折患者康复时的负重锻炼，下肢损伤与否影响很大。上肢的损伤对于患者的活动能力也有较大的影响。一些伴有上肢损伤的患者，助行器如平台助步器可以用来辅助减轻下肢负担从而促进早期活动锻炼。

参考文献

1. Ponseti IV. Growth and development of the acetabulum in the normal child. Anatomical, histological, and roentgenographic studies. *J Bone Joint Surg.* 1978;60:575-585.
2. Tan V, Seldes RM, Katz MA, Freedhand AM, Klimkiewicz JJ, Fitzgerald RHJ. Contribution of acetabular labrum to articulating surface area and femoral head coverage in adult hip joints: an anatomic study in cadavera. *Am J Orthop.* 2001;30(11):809-812.
3. Crawford MJ, Dy CJ, Alexander JW, et al. The 2007 Frank Stinchfield Award. The biomechanics of the hip labrum and the stability of the hip. *Clin Orthop Relat Res.* 2007;465:16-22.
4. Ferguson TA, Patel R, Bhandari M, Matta JM. Fractures of the acetabulum in patients aged 60 years and older: an epidemiological and radiological study. *J Bone Joint Surg Br.* 2010;92(2):250-257.
5. Olson SA, Matta JM. The computerized tomography subchondral arc: a new method of assessing acetabular articular continuity after fracture (a preliminary report). *J Orthop Trauma.* 1993;7(5):402-413.
6. Grimshaw CS, Moed BR. Outcomes of posterior wall fractures of the acetabulum treated nonoperatively after diagnostic screening with dynamic stress examination under anesthesia. *J Bone Joint Surg Am.* 2010;92(17):2792-2800.
7. Gänsslen A, Hildebrand F, Krettek C. Conservative treatment of acetabular both column fractures: does the concept of secondary congruence work? *Acta Chir Orthop Traumatol Cech.* 2012;79(5):411-415.
8. Mears DC, Velyvis JH. Acute total hip arthroplasty for selected displaced acetabular fractures: two to twelve-year results. *J Bone Joint Surg Am.* 2002;84-A(1):1-9.
9. Tornetta P. Displaced acetabular fractures: indications for operative and nonoperative management. *J Am Acad Orthop Surg.* 2001;9(1):18-28.
10. Archdeacon MT, Kazemi N, Guy P, Sagi HC. The modified Stoppa approach for acetabular fracture. *J Am Acad Orthop Surg.* 2011;19(3):170-175.
11. Bogdan Y, Tornetta P III, Jones C, et al. Neurologic injury in operatively treated acetabular fractures. *J Orthop Trauma.* 2015;29(10):475-478.
12. Lehmann W, Hoffmann M, Fensky F, et al. What is the frequency of nerve injuries associated with acetabular fractures? *Clin Orthop Relat Res.* 2014;472(11):3395-3403.
13. Letournel E, Judet R. *Fractures of the Acetabulum.* 2nd ed. New York, NY: Springer; 1993.

第20章　老年髋部骨折后康复

Michael P. Campbell

Stephen L. Kates

引言

数据显示,脆性骨折,特别是髋部骨折,是当今社会面临的日益严重的问题。我们需要继续关注改善这些骨折患者的医疗质量,并完善康复治疗方法,最大限度地促进患者恢复。康复治疗的目标是帮助患者达到其受伤前的功能水平,并减轻导致损伤的情况。这包括骨质疏松症治疗、充足的营养和制订训练计划以最大限度地提高运动能力。

术前功能评估

老年髋部骨折绝大多数采用手术治疗,除非存在潜在的合并症无法进行手术干预。最常见的治疗方法是髓内钉、侧方螺钉和侧钢板(图20.1)。恢复高度、对位、回纳和复位是快速和成功愈合的关键。必须采集详细的病史以明确损伤发生的机制,既往史以评估可能影响治疗或术前优化方案的疾病,以及详细的社会史。术前功能将决定最终结局,这包括居住地、行走能力、认知状态和衰弱程度。

详细的社会史,可以明确患者受伤前的活动能力和独立性水平。如果患者因在急诊科接受麻醉药物后出现记忆力丧失、谵妄或疼痛,可能很难获得这些信息。用ADL和IADL来了解功能的有关重要信息:包括受伤前是否使用任何辅助设备、受伤前的活动状态(社区性步行、家庭性步行及床上活动),以及患者是否独立生活或在日常生活中需要大量帮助。

如果患者有潜在的记忆力丧失或有髋部骨折和止痛药相关的急性谵妄,可能很难获得详细的社会史。如果患者家属不在现场,关键的是要找到他们以便证实从患者那里获得的信息,如果患者无法提供有

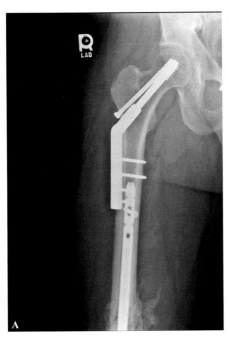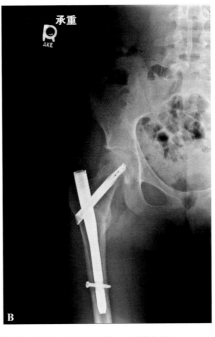

图20.1　左侧图像显示动态髋螺钉结构,右侧X线片显示一短髓内钉

关事件的信息,从家庭成员那里获得信息是至关重要的。此外,必须确定是否有预兆体征,这些都应该记录在病历中[1]。

衰弱(指数)是指患者的脆弱性导致预后不良。可以根据"Fried 衰弱指数"来评权,衰弱指数可以说明可以预测住院、残疾和死亡[2]。考虑到患者骨折后制动状态的限制,已对该指数进行了修正。该指数可评估萎缩、疲惫、迟缓、虚弱和体力活动。对于每个指标,如果患者不存在(该指标所示的情况),被评为 0分;如果存在,则被评为 1 分,表明一个人在该指标下是衰弱的。总分为 3 分或 3 分以上可确定患者身体衰弱。此外,还应考虑到认知障碍会导致衰弱。研究发现,衰弱患者的并发症发生率和住院时间都有所增加,认知缺陷会增加并发症的发生率[3]。

有了详细的社会史,就可以确定伤前的功能水平和衰弱程度。这可能会影响手术治疗[4]。通过这些信息,可以设定康复目标以使患者恢复到损伤前的功能和独立性水平。

术后早期康复

髋部骨折手术固定后即开始康复介入。手术的目的是让患者能够立即负重。在大多数情况下,老年人不能限制负重,也不能遵守限制。因此,有必要选择一种手术结构,使患者在术后立即完全负重。

部分早期康复包括充分控制疼痛和预防谵妄。随着术前和术后疼痛的增加,发生谵妄的风险也会增加[5]。谵妄的存在可能会妨碍患者进行物理治疗。随着物理治疗的推迟,患者可能很快就会成为失用性衰退。失用性衰退(Deconditioning)使患者更难达到损伤前的功能水平。患者每卧床一天至少需要一周时间来恢复[6]。

强化的康复路径可以改善患者的预后。这些已被证明可以减少并发症,缩短住院时间,提高患者满意度,并降低择期全髋置换术的成本[7,8]。强化的康复路径包括预防手术部位感染、减少静脉血栓栓塞、提高活动能力。这些方法可以被应用到老年髋部骨折人群中,以促进恢复[10,11]。

术后应尽快鼓励患者使用助行器站立和行走。理想情况下,这将在 24 小时内完成,目标是让患者在手术当天行走[4]。有许多辅助设备可以用来帮助行走,包括标准助行器、前轮助行器、滚轮助行器、腋拐、前臂助行器、平台助行器、高轮式助行器和手杖。

如前所述,患者的损伤前功能水平是康复目标。

根据 2011 年对 19 项试验的 Cochrane 数据库回顾,没有足够的证据来确定髋部骨折手术后动员患者的最佳策略[9]。

恢复期康复

康复的重点是提高肌肉力量、改善平衡和预防跌倒。这些都可以通过精心设计的运动和体育训练干预来改善[10-12]。

在手术后急性期,当患者病情稳定时,治疗重点放在出院计划上。患者是否需要在住院环境中进行进一步的康复治疗?患者是否可以通过集中的门诊物理治疗方案恢复到他或她以前的生活状态[13]?

2009 年 Cochrane 的一项综述研究了 13 项试验,涉及 2 498 名接受髋部骨折手术的患者。与住院康复环境或门诊环境中的常规治疗或两者兼而相比,审查的干预措施是多学科康复。在不良事件(定义为死亡或居住状况恶化的后果,通常是对机构护理的要求)、死亡率或再次住院方面,干预和对照之间没有统计学上的显著差异。在接受多学科住院康复治疗的患者总体效果更好的趋势,但这些结果差异无统计学意义[14]。

在正式的髋部骨折康复结束后,以家庭为基础的训练计划已被证明可以改善康复状态。在一项研究中,232 名患者被随机分配到居家接受由物理治疗师指导的为期 6 个月的功能性训练,而对照组则没有。干预组在患者报告和体能测试中均显示出身体功能的改善[15]。

因此,住院后康复治疗需要根据患者损伤前的功能水平、急性术后康复进展以及患者可获得的社会支持,采用个体化的康复方案。

最大限度恢复

据报道,髋部骨折后的恢复因功能范围的不同而异。抑郁、认知功能和上肢日常生活活动在骨折后 4个月内达到最大程度恢复。髋部骨折后,平衡和步态可能需要长达 9 个月的时间来恢复[16]。

许多髋部骨折的老年患者都有潜在的骨质疏松。治疗方案包括补充维生素 D 和钙、负重运动、戒烟和减少酒精摄入。此外,还进行了药物治疗。如果患者目前正在接受骨质疏松症治疗,治疗方案需要重新评估。如果患者未接受治疗,应该制订治疗方案[17]。

恰当的营养对于最大限度地恢复至关重要。它可以让伤口愈合和恢复得更好。营养不良会导致衰弱[18]。饮食中应包括小比例的高热量食物。患者应经口进食,可能需要帮助进食。由于老年人群中常见牙齿不好,食物必须易于咀嚼。可以使用营养补充剂,营养师的帮助可能会很有用。

为了改善患者的预后,重要的是确定可能有助于康复的其他干预措施。识别并治疗白内障可以提高老年患者的视力,有助于预防可能导致老年髋部骨折的跌倒[19]。识别并治疗膝关节和足踝疼痛可以改善患者的行走能力,也可以防止未来的跌倒。识别并治疗可能由长期谵妄或抑郁引起的认知功能障碍是很重要的。抑郁会加重认知障碍的症状,降低患者参与康复治疗的能力[20]。最后,最大限度地利用患者的药物治疗方案可以避免妨碍康复的其他潜在的不良因素,包括体位性低血压、心律失常、帕金森病等。全面的老年评估可以降低髋部骨折后谵妄的发生率,这已被证明可以改善预后[20]。

最后,持续运动以提高力量、平衡和预防跌倒是最大限度地促进康复和防止未来可能导致脆性骨折的跌倒的关键。

结果

老年髋部骨折是一个严重的公共卫生问题,随着人口老龄化,患病率持续增加。尽管对这些骨折进行了适当的手术治疗,但许多患者仍无法恢复到损伤前的功能水平,往往导致丧失生活独立性,以及由于需要增加帮助而对患者及其家人造成经济影响[21]。

髋部骨折的住院死亡率为 2.3% ~ 13.9% ,6 个月的死亡率为 12% ~ 23%[22],与接受择期全髋关节置换术的患者相比,死亡风险增加了 6 ~ 15 倍[23]。髋部骨折患者的死亡风险在骨折后数年持续增加。最大的死亡风险发生在骨折后的前 6 个月内。这种死亡率随着年龄的增长而增加。目前尚不清楚潜在的合并症对髋部骨折相关死亡的影响程度[24]。已有研究表明,对髋部骨折者进行专门的老年病医疗队共同管理可以降低总体死亡率,并减少在急诊医疗机构的住院时间。

髋部骨折后,老年患者往往会经历独立性和功能的丧失。一项研究显示,在髋部骨折后,住在疗养院的患者比例从 15% 增加到 30% 。骨折前住在家里的患者中,<75 岁的患者中有 6% 的人在骨折后住在疗养院,而>85 岁的患者中有 33% 住在疗养院。在这些患者中,28% 的人丧失了自己做饭的能力[3]。这可能会对患者及其家人产生重大影响。

总结

髋部骨折的患者需要适当的术后康复。这可以在机构中或在家中有效进行。允许患者在康复过程中使用适当的辅具进行可耐受的负重,这一点至关重要。应适当注意解决可能妨碍康复的认知问题,如谵妄和药物副作用。在康复阶段,应同时预防骨质疏松和预防跌倒,以减少额外骨折的可能性。尽管进行了适当的康复治疗,许多患者仍未恢复到损伤前的功能水平。

参考文献

1. Mears S, Kates S, Ahmed O, Bass J, Tyler W. A guide to improving the care of patients with fragility fractures, edition 2. *Geriatr Orthop Surg Rehabil*. 2015;6(2):58-120.
2. Fried LP, Tangen CM, Walston J, et al. Frailty in older adults: evidence for a phenotype. *J Gerontol A Biol Sci Med Sci*. 2001;56(3):M146-M156.
3. Kistler EA, Nicholas JA, Kates SL, Friedman SM. Frailty and short-term outcomes in patients with hip fracture. *Geriatr Orthop Surg Rehabil*. 2015;6(3):209-214.
4. Koval KJ, Sala DA, Kummer FJ, Zuckerman JD. Postoperative weight-bearing after a fracture of the femoral neck or an intertrochanteric fracture. *J Bone Joint Surg Am*. 1998;80(3):352-356.
5. Juliebo V, Bjoro K, Krogseth M, et al. Risk factors for preoperative and postoperative delirium in elderly patients with hip fracture. *J Am Geriatr Soc*. 2009;57(8):1354-1361.
6. Kortebein P, Symons TB, Ferrando A, et al. Functional impact of 10 days of bed rest in healthy older adults. *J Gerontol A Biol Sci Med Sci*. 2008;63:1076-1081.
7. Liu VX, Rosas E, Hwang J, et al. Enhanced recovery after surgery program implementation in 2 surgical populations in an integrated health care delivery system. *JAMA Surg*. 2017;152(7):e171032.
8. Childers CP, Siletz AE, Singer ES, et al. Surgical technical evidence review for elective total joint replacement conducted for the AHRQ safety program for improving surgical care and recovery. *Geriatr Orthop Surg Rehabil*. 2018;9:2151458518754451.
9. Handoll HHG, Sherrington C, Mak JCS. Interventions for improving mobility after hip fracture surgery in adults. *Cochrane Database Syst Rev*. 2011;3:CD001704. doi:10.1002/14651858.CD001704.pub4.
10. Liu CJ, Latham NK. Progressive resistance strength training for improving physical function in older adults. *Cochrane Database Syst Rev*. 2009;3:002759.
11. Howe TE, Rochester L, Jackson A, Banks PM, Blair VA. Exercise for improving balance in older people. *Cochrane Database Syst Rev*. 2007;4:004963.
12. Cameron ID, Murray GR, Gillespie LD, et al. Interventions for preventing falls in older people in nursing care facilities and hospitals. *Cochrane Database Syst Rev*. 2010;1:CD005465.
13. Beaupre LA, Jones CA, Saunders LD, Johnston DW, Buckingham J, Majumdar SR. Best practices for elderly hip fracture patients. *J Gen Intern Med*. 2005;20:1019-1025.
14. Handoll HHG, Cameron ID, Mak JCS, Finnegan TP. Multidisciplinary rehabilitation for older people with hip fractures. *Cochrane Database Syst Rev*. 2009;4:CD007125.
15. Latham NK, Harris BA, Bean JF, et al. Effect of a home-based exercise program on functional recovery following rehabilitation after hip fracture: A randomized clinical trial. *J Am Med Assoc*. 2014;311:700-708.
16. Magaziner J, Hawkes W, Hebel R, et al. Recovery from hip fracture in eight areas of function. *J Gerontol A Biol Sci Med Sci*. 2000;55A(9):498-507.
17. Beaupre LA, Binder EF, Cameron ID, et al. Maximizing functional recovery following hip fracture in frail seniors. *Best Pract Res Clin Rheumatol*. 2013;27:771-788.

18. Kaiser MJ, Bandinelli S, Lunenfeld B. Frailty and the role of nutrition in older people: a review of the current literature. *Acta Biomed.* 2010;81(suppl 1):37-45.

19. Clemson L, Mackenzie L, Roberts C, et al. Integrated solutions for sustainable fall prevention in primary care, the iSOLVE project. a type 2 hybrid effectiveness-implementation design. *Implement Sci*. 2017;12.12.

20. Lukola L, Hokasson O, Laenus R. Comprehensive geriatric treatment for prevention of delirium after hip fracture: a systematic review of randomized controlled trials. *J Am Geriatr Soc.* 2017;65:1559.

21. Hektoen LF, Saltvetd I, Sletvold O, et al. One-year health and care costs after hip fracture for home-dwelling elderly patients in Norway: results from the trondheim hip fracture trial. *Scand J Public Health.* 2016;44(8):791-798.

22. Boddaert J, Cohen-Bittan J, Khiami F, et al. Postoperative admission to a dedicated geriatric unit decreases mortality in elderly patients with hip fracture. *PLoS One.* 2014;9(1):e83795.

23. Cram P, Lu X, Kaboli PJ, et al. Clinical characteristics and outcomes of medicare patients undergoing total hip arthroplasty, 1991-2008. *J Am Med Assoc.* 2011;305(15):1560-1567.

24. Abrahamsen B, van Staa T, Ariely R, et al. Excess mortality following hip fracture: a systematic epidemiological review. *Osteoporos Int.* 2009;20:1633.

第 21 章　股骨干骨折

Adam P. Schumaier

Michael T. Archdeacon

简介

股骨干骨折是指小转子和干骺端之间的骨折。西方国家股骨干骨折的发生率为每年 10～19/100 000 人[1-5]。常发于高能量创伤后的年轻男性或跌倒后的老年女性[3-4]。髓内钉（intramedullary nails，IMNs）固定为标准治疗方案。目前髓内钉的设计以及微创的手术方式，允许患者早期负重及康复，且较少出现严重并发症[6]。骨折愈合率超过 97%[7-10]。

尽管股骨干骨折愈合率很高，但仍有相当多的患者会遗留不同程度的功能障碍[11-12]。疼痛和功能障碍主要来自初始创伤和手术造成的软组织损伤[13]。股骨髓内钉固定的常见后遗症包括髋外展无力、伸膝无力和步态异常[14]。髋外展无力（10%～20%）会导致摇摆步态（14%），伸膝肌无力会导致股四头肌步态[15-18]。术后疼痛常见于：髋部疼痛（4%～40%）、大腿疼痛（8%～10%）和膝部疼痛（10%～55%）[17-19]。既往研究表明康复治疗能够有效改善诸多骨科手术预后，包括全关节置换术[20-21]、脊柱手术[22-23]、运动医学手术[24-25]等。然而关于股骨干骨折术后康复相关文献很少[26-27]；本文作者对所描述的股骨干骨折术后康复方案有超过 15 年的临床应用经验，且是股骨干骨折术后康复的倡导者。

一般原则

康复目标是促进骨折愈合，并使患者恢复到受伤前功能状态，将重返工作和恢复驾驶功能作为康复目标还存在一定争议。然而，根据作者的经验，在患者能够独立行走之前，不应恢复驾驶。随访时间应持续一年，每次随访应进行疼痛、肿胀、肢体远端神经功能的评估（表 21.1）。根据疼痛缓解情况，应重点评估膝关节和髋关节的主动和被动活动范围（range of motion，ROM）（表 21.2）。在整个随访过程中，应定期评估股骨全长正位、侧位 X 线片，重点评估骨折部位的成角情况，有无短缩、旋转畸形以及骨痂形成/愈合情况（图 21.1）[28-29]。

一般来说，骨折在 4 周时已形成骨痂，建立早期稳定性，16 周时即可完全愈合，但具体时间有较大个体差异性[28]。由于骨折愈合、功能恢复的个体差异性，康复治疗的方案和进程也存在较大不同。康复治疗方案应根据患者功能评估结果进行制订，侧重于患者功能缺陷的改善。常规的三阶段康复治疗方案包括：①早期部分负重练习；②逐步加强负重训练；③恢复受伤前功能。无论是住院或门诊治疗，都应制定康复治疗的阶段性目标。目标的制定和修改，均应在外科医生、康复治疗师、患者三方有效沟通后进行。在常规三阶段康复治疗结束后，部分患者可能需要额外的针对性治疗。

表 21.1　肢体远端神经功能检查

神经	运动	感觉区域
腓深神经	背屈，踇长伸肌	第一、二趾之间的趾蹼
腓浅神经	足外翻	足背
胫神经	足屈曲、内翻	足内侧/足底
腓肠神经		足外侧

表 21.2　髋关节和膝关的活动范围（单位为度）

	正常角度	功能性角度
膝关节		
屈曲	135	110
伸膝	0～5	0
髋关节		
屈曲	130	90～110
过伸	20	0～5
外展	40	0～20
内收	30	0～20
内旋	30	0～20
外旋	50	0～15

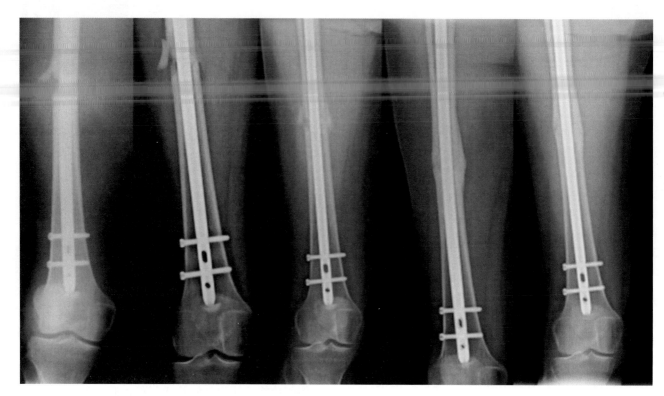

图 21.1 骨折正位片显示了股骨干骨折髓内钉术后骨折逐渐愈合的过程(从左到右分别是术后、术后 5 周、15 周、32 周、52 周),5 周可以看见骨痂形成,15 周骨折线消失,52 周时仍然可见外骨痂

第 I 阶段(0~4 周)

第 I 阶段通常持续 4 周,术后立即开始。理想情况下,患者住院进行每日两次的物理治疗,以促进术后功能恢复。也可根据患者的需求和当地医疗资源,每周进行 2~3 天的门诊治疗。能够快速掌握康复训练技巧的患者,可以早期过渡至居家康复训练。第一阶段的主要目标是伸膝肌力、髋外展肌力和早期步态训练,具体可以通过小范围活动度训练、等长训练和减重下(weight bearing-as-tolerated,WBAT)步态训练,也可通过助行器或拐杖来进行。鼓励术后即刻进行减重下的步态训练,但应结合患者的疼痛情况。多项研究表明,早期负重是安全的,并且能够促进骨折愈合[30,31]。具体可通过三点步态进行训练:拐杖先走,然后是患侧肢体(第二),最后是健侧肢体(第三)。

除早期负重外,术后应积极进行膝关节伸直训练,以防止屈曲挛缩,在出院前达到主动伸膝无受限的目标。具体可通过牵伸、抬高下肢等主被动活动度训练、肌力训练来实现。牵伸主要是针对腘绳肌、腓肠肌来进行。肿胀也可能会导致伸膝受限,可通过每天足部抬高 3~4 次,每次 10 分钟,来缓解下肢水肿。

足跟支撑可提供长时间、膝关节后方低负荷的牵伸。伸膝训练可以在坐位下进行(详见下文)。股四头肌训练可与臀部训练同时进行(详见下文)。

术后第 I 阶段早期,髋关节运动可以在无负重条件下进行,主要包括简单的前屈、后伸和外展运动。在整个髋关节训练过程中,患者应充分伸展膝关节以保持股四头肌的强收缩(图 21.2)。除了近端髋关节

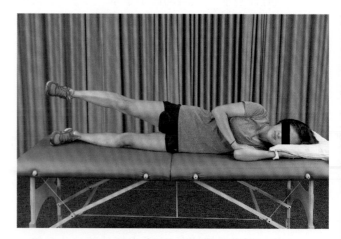

图 21.2 卧位,髋关节外展,同时进行股四头肌等长收缩。患者应该能够在进入第 II 阶段之前完成此练习(From Brody L, Hall C. *Therapeutic Exercise*. 4th ed. Philadelphia, PA: Wolters Kluwer; 2017.)

和膝关节的力量训练外,通过在踝关节使用弹力带进行腓肠肌和比目鱼肌的力量训练,这些训练有助于预防静脉血栓和静脉炎。踝关节活动度的训练应在矢状面、冠状面和水平面进行。

负重和步态训练贯穿第 I 阶段,负重训练可以通过站立训练、重心转移、踝关节弹力带阻力训练等逐步加强。第一次门诊随访时,可以使用拐杖等辅助设备进行站立、髋关节前屈、外展以及膝关节屈曲等训练。把手扶在桌上,同时进行踝关节背屈和膝关节屈曲的浅蹲训练(图 21.3)。通过辅助装置进行重心转移来实现步态训练。例如,患者可以在斜板上行走,以促进步态模式正常化,并在摆动阶段鼓励患者膝关节屈曲。应注意将步态的时间

和空间参数标准化,例如与长期训练结果有关的布幅[32]。

在由第 I 阶段进入第 II 阶段前,患者的股四头肌和髋关节外展肌应能承受 50% 的负重和良好的股四头肌和髋外展肌肌力。负重能力可以用体重秤测量。良好的股四头肌和髋外展肌肌力具体表现为股四头肌收缩可以促进髌骨上移,患者侧卧位时髋关节外展肌收缩可完成下肢外展动作。第 I 阶段训练过程中,可以使用神经肌肉电刺激技术(neuromuscular reeducation with electrical stimulation, NMES)和冷冻疗法。神经肌肉电刺激可以加强患者对股四头肌的控制,冷冻疗法可以控制渗出和水肿。这两种治疗方法也可以在第 II 阶段使用。

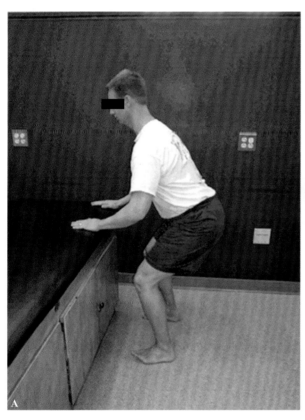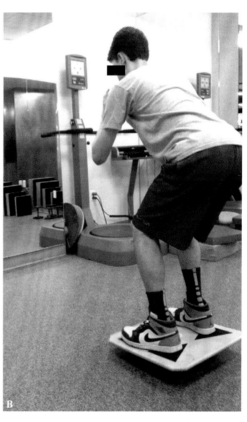

图 21.3 把手扶在桌上进行屈膝训练,可以帮助训练股四头肌(A)。可以通过增加屈膝深度、去除扶手或增加不稳定站板来进行增加训练强度(B)(Left image from Lotke P, Abboud J, Ende J, *Lippincott's Primary Care Orthopaedics*. 1st ed.Philadelphia, PA: Wolters Kluwer; 2008; right image from Cordasco F, Green d, *Pediatric and Adolescent Knee Surgery*. 1st ed.Philadelphia, PA: Wolters Kluwer; 2015.)

第 II 阶段

第 II 阶段应进行更积极的康复训练,根据需要进行每周 2~3 次的门诊物理治疗。在第 I 阶段训练的基础上逐渐增加训练强度,同时额外关注体能和平衡

能力。膝关节和髋关节的力量训练通过增加 ROM 和阻力实现。在此阶段,膝关节从 90° 前伸到 30°,踝关节从 2 磅开始负重,一旦可以完成进行三组重复 10 次的负重训练,可增加 1 磅阻力(图 21.4)。同样,在膝关节 0~90° 的屈曲训练中,可在踝关节施加阻力(图 21.4)。在髋关节力量训练中应用弹力带进行站立位

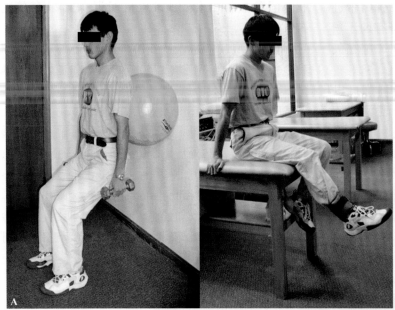
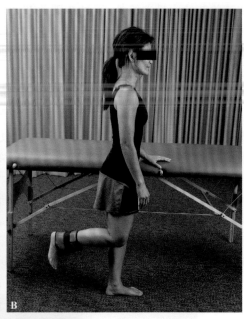
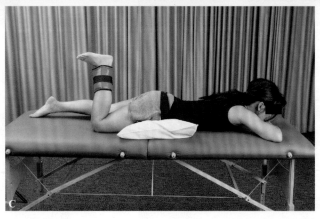

图 21.4　可通过增加踝部负重来提高伸膝肌力训练强度（A），屈膝训练可以在站立（B）或俯卧（C）位进行（Top left image from Copyright© 2018 from Conditioning for Strength and Human Performance，3rd edition by Chandler TJ，Brown LE.Reproduced by permission of Taylor and Francis Group，LLC，a division of Informa plc；top right and bottom images from Brody L，Hall C. Therapeutic ExercisE.4th ed.Philadelphia，PA：Wolters Kluwer；2017.）

前屈和外展训练（图 21.5）。

　　在可耐受程度下加强负重训练，如有需要可以在患侧使用拐杖。如没有辅助设备，可以进行踝背屈、屈膝训练和贴墙行走训练。如果怀疑髌股关节有损伤，在这些练习中应避免膝关节的过度伸展和屈曲。膝关节训练时，只要膝关节没有疼痛和弹响，都应坚持加强训练。当膝关节获得一定的屈曲角度后，就可以使用功率自行车，自行选择合适的强度，逐渐增加骑行时间。

　　第 II 阶段后期，可以增加本体感觉和步态训练。本体感觉训练包括平衡板、小型有轨步行转移架辅助行走和在不稳定平面上进行渐进式抗阻负重训练。平衡板持续练习时间在 10～30 秒。也可以在不稳定平面上进行深蹲，每组 10 次，重复三组（图 21.3）。步态训练应包含侧向走和辅助下倒退走。关节活动度

应该达到能够进行所有的日常生活活动的程度。进入第三阶段训练则需具备以下几个条件，完全负重，良好的股四头肌（肌力 4+/5 级）和髋外展肌（肌力 4/5 级）力量和极少量的积液。

第 III 阶段

　　第 III 阶段通常侧重于提高力量和平衡控制能力，目的是恢复到损伤前活动水平，目标是恢复伤前活动能力。此时，第 II 阶段的强化练习应在完全负重时完成，且逐渐增加阻力。患者应开始进行单腿训练，包括台阶训练、半弓步和浅蹲。这些动作可以从每次 3 组，每组 10 次开始练习，通过逐渐增加手部负重和重复次数提高训练强度。在本阶段，平衡练习也应转换为单腿练习，从稳定平面转换到不稳定平面。持续时间可从 10～20 秒的 10 次重复动作开始，逐渐提高到

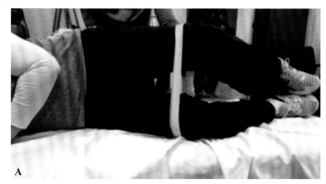

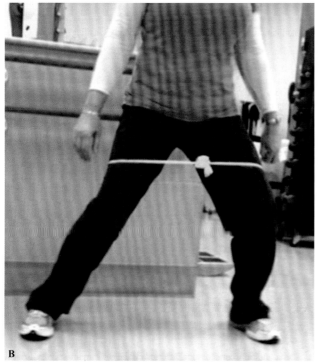

图 21.5 髋关节外展训练可通过弹力带进行,通过不同下蹲角度来加强股四头肌力量(参考 Callaghan J. Rosenburg AG,Rubash HE,et al. The Adult Hip(Two Volume Set).3rd eD.Philadelphia,PA:Wolters Kluwer;2015.)

30 秒。也可以在可设定速度和时间的跑步机上训练,从正常步速开始,大约每小时 3 英里(1 英里=1 609. 344 米),然后每 3~5 天增加 1/3~1/2 英里/h 的速度,具体情况取决于患者的状态、耐力和耐受性。当达到目标速度时,可以逐渐增加坡度以增加步行耐力。同样地,也可以提高骑自行车的速度和持续时间。

第Ⅲ阶段一般在患者恢复到受伤前活动水平时结束;也取决于患者自身的意愿和医疗保险的限制。这是一项以患者的目标为基础,来制定运动康复目标的综合性工作。规范化康复治疗后,患者应该能够做到以下几点:①正常步态,没有摇摆步态。②患侧股四头肌、膝屈曲肌和髋外展肌力量能够达到 5 级肌力或者健侧力量的 85%~90%。出院后,应关注下肢整体力量,并且继续用同样的方式进行居家训练。逐渐提高步速,直到接近正常速度[33]。大多数患者预计可在 6 个月左右恢复正常工作,并在术后 2 年内陆续恢复其他功能[14,34]。

其他

一些特别的情况我们也需要关注:对于有严重软组织损伤或者双侧损伤的患者,治疗方案可能需要调整,但是应该始终以提高负重能力为重点来制定目标。使用交锁髓内钉技术的肥胖患者和节段性骨损伤的患者也应该完全负重。置入钢板或外固定治疗的患者应该进行脚尖负重,直至骨痂形成。多发伤患者治疗方案具有一定限制性,但部分方案仍然可以使用。大部分患者都可以进行牵伸训练、关节活动度训练和健康教育(表 21.3)。

表 21.3 康复方案

	第Ⅰ阶段	第Ⅱ阶段	第Ⅲ阶段
标准	术后即刻	50% 负重,少量积液,髋外展肌力量一般,股四头肌力一般	100% 负重,少量积液,髋外展肌力量中等至良好,股四头肌力量良好
负重	减重下步行(助行器或拄拐)	单拐辅助或无辅助设备	无辅助设备
关节活动度	所有平面的髋、膝、踝被动/主动关节活动度	同前	同前
伸展	腘绳肌、腓肠肌、比目鱼肌(坐位)	同前	同前
肌力训练			
• 髋	(不负重)屈曲、后伸、外展	站立位外展和屈曲,踝部负重或弹力带	全负重下继续第Ⅱ阶段训练并且逐渐增加强度
• 膝	髋部训练时股四头肌等长收缩	30°~90° 膝关屈曲,踝部加沙袋或弹力带加阻	全负重下继续第Ⅱ阶段训练并且逐渐增加强度

表 21.3 康复方案（续）

• 踝	跖屈、背屈、外翻、抗阻内翻	同前	同前
• 多关节	无	抬脚趾，提踵，浅蹲，靠墙静蹲	单腿抬高（前向和横向）、浅蹲、弓步
平衡和步态	阶式行走、重心转移、以时间和空间参数规范化为重点的步态训练	侧向走，倒退走	稳定平面单腿站立，不稳定平面单腿站立
健身训练	无	功率自行车、泳池疗法	跑步机步行、慢跑、功率自行车、特殊健身活动
物理治疗	抬高、冷冻疗法、神经肌肉电刺激	同前	同前

Adapted with permission from Paterno MV, Archdeacon MT. Is there a standard rehabilitation protocol after femoral intramedullary nailing? J Orthop Trauma. 2009;23(5):S39- S46.

参考文献

1. Fakhry SM, Rutledge R, Dahners LE & Kessler D Incidence, management, and outcome of femoral shaft fracture: a statewide population-based analysis of 2805 adult patients in a rural state. *J Trauma.* 1994;37:255-260.
2. Salminen ST, Pihlajamäki HK, Avikainen VJ, Böstman OM. Population based epidemiologic and morphologic study of femoral shaft fractures. *Clin Orthop.* 2000:241-249.
3. Court-Brown CM, Caesar B. Epidemiology of adult fractures: a review. *Injury.* 2006;37:691-697.
4. Weiss RJ, Montgomery SM, Al Dabbagh Z, Jansson K-A. National data of 6409 Swedish inpatients with femoral shaft fractures: stable incidence between 1998 and 2004. *Injury.* 2009;40:304-308.
5. Arneson TJ, Melton LJ, Lewallen DG, O'Fallon WM. Epidemiology of diaphyseal and distal femoral fractures in Rochester, Minnesota, 1965-1984. *Clin Orthop.* 1988:188-194.
6. Rockwood CA, Bucholz RW, Court-Brown CM, Heckman JD, Tornetta P. *Rockwood and Green's fractures in adults.* Wolters Kluwer Health/Lippincott Williams & Wilkins; 2010.
7. Canadian Orthopaedic Trauma Society. Nonunion following intramedullary nailing of the femur with and without reaming. Results of a multicenter randomized clinical trial. *J Bone Joint Surg. Am.* 2003;85-A:2093-2096.
8. Winquist RA, Hansen ST. Comminuted fractures of the femoral shaft treated by intramedullary nailing. *Orthop Clin North Am.* 1980;11:633-648.
9. Wiss DA, Brien WW, Stetson WB. Interlocked nailing for treatment of segmental fractures of the femur. *J Bone Joint Surg Am.* 1990;72:724-728.
10. Wolinsky PR, McCarty E, Shyr Y, Johnson K. Reamed intramedullary nailing of the femur: 551 cases. *J Trauma.* 1999;46:392-399.
11. Bednar DA, Ali P. Intramedullary nailing of femoral shaft fractures: reoperation and return to work. *Can J Surg.* 1993;36:464-466.
12. Jurkovich G, Mock C, MacKenzie E, et al. The Sickness impact profile as a tool to evaluate functional outcome in trauma patients. *J Trauma.* 1995;39:625-631.
13. Hennrikus WL, Kasser JR, Rand F, Millis MB, Richards KM. The function of the quadriceps muscle after a fracture of the femur in patients who are less than seventeen years old. *J Bone Joint Surg Am.* 1993;75:508-513.
14. Paterno MV, Archdeacon MT, Ford KR, Galvin D, Hewett TE. Early rehabilitation following surgical fixation of a femoral shaft fracture. *Phys Ther.* 2006;86:558-572.
15. Kapp W, Lindsey RW, Noble PC, Rudersdorf T, Henry P. Long-term residual musculoskeletal deficits after femoral shaft fractures treated with intramedullary nailing. *J Trauma.* 2000;49:446-449.
16. Karumo I. Intensive physical therapy after fractures of the femoral shaft. *Ann Chir Gynaecol.* 1977;66:278-283.
17. Bain GI, Zacest AC, Paterson DC, Middleton J, Pohl AP. Abduction strength following intramedullary nailing of the femur. *J Orthop Trauma.* 1997;11:93-97.
18. Ostrum RF, Agarwal A, Lakatos R, Poka A. Prospective comparison of retrograde and antegrade femoral intramedullary nailing. *J Orthop Trauma.* 2000;14:496-501.
19. Leggon RE, Feldmann DD. Retrograde femoral nailing: a focus on the knee. *Am J Knee Surg.* 2001;14:109-118.
20. Quack V. Ippendorf AV, Betsch M, et al. Multidisciplinary rehabilitation and fast-track rehabilitation after knee replacement: faster, better, cheaper? A survey and systematic review of literature. *Rehabil.* 2015;54:245-251.
21. Labraca NS, Castro-Sánchez AM, Matarán-Peñarrocha GA, et al. Benefits of starting rehabilitation within 24 hours of primary total knee arthroplasty: randomized clinical trial. *Clin Rehabil.* 2011;25:557-566.
22. Oosterhuis T, Costa LO, Maher CG, et al. Rehabilitation after lumbar disc surgery. *Cochrane Database Syst Rev.* 2014;2014:CD003007. doi:10.1002/14651858.CD003007.pub3.
23. Ozkara GO, Ozgen M, Ozkara E, Armagan O, Arslantas A, Atasoy MA. Effectiveness of physical therapy and rehabilitation programs starting immediately after lumbar disc surgery. *Turk Neurosurg.* 2015;25:372-379.
24. Kruse LM, Gray B, Wright RW. Rehabilitation after anterior cruciate ligament reconstruction: a systematic review. *J Bone Joint Surg Am.* 2012;94:1737-1748.
25. Malempati C, Jurjans J, Noehren B, Ireland ML, Johnson DL. Current rehabilitation concepts for anterior cruciate ligament surgery in athletes. *Orthopedics.* 2015;38:689-696.
26. Edgren J. Salpakoski A, Sihvonen SE, et al. Effects of a home-based physical rehabilitation program on physical disability after hip fracture: a randomized controlled trial. *J Am Med Dir Assoc.* 2015;16:350. e1-357.e1.
27. Zhang B, Dai M, Tang Y, Zou F, Liu H, Nie T Influence of integration of fracture treatment and exercise rehabilitation on effectiveness in patients with intertrochanteric fracture of femur. *Zhongguo Xiu Fu Chong Jian Wai Ke Za Zhi.* 2012;26:1453-1456.
28. Hoppenfeld S, Murthy VL. *Treatment and Rehabilitation of Fractures.* Philadelphia, PA: Lippincott Williams & Wilkins; 2000.
29. Child Z. *Basic Orthopedic Exams.* Philadelphia, PA: Wolters Kluwer/Lippincott Williams & Wilkins; 2007.
30. Arazi M, Oğün TC, Oktar MN, Memik R, Kutlu A. Early weight-bearing after statically locked reamed intramedullary nailing of comminuted femoral fractures: is it a safe procedure? *J Trauma.* 2001;50:711-716.
31. Brumback RJ, Toal TR, Murphy-Zane MS, Novak VP, Belkoff SM. Immediate weight-bearing after treatment of a comminuted fracture of the femoral shaft with a statically locked intramedullary nail. *J Bone Joint Surg Am.* 1999;81:1538-1544.
32. Archdeacon M, Ford KR, Wyrick J, et al. A prospective functional outcome and motion analysis evaluation of the hip abductors after femur fracture and antegrade nailing. *J Orthop Trauma.* 2008;22:3-9.
33. Perry J, Burnfield JM. *Gait Analysis: Normal and Pathological Function.* Thorofare, NJ: SLACK; 2010.
34. Kempf I, Grosse A, Beck G. Closed locked intramedullary nailing. Its application to comminuted fractures of the femur. *J Bone Joint Surg. Am.* 1985;67:709-720.

第 22 章　膝关节

PaulHenkel

James P. Stannard

Brett D. Crist

膝关节解剖 (图 22.1)

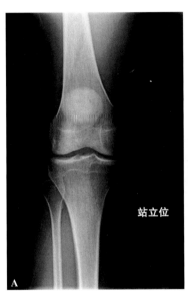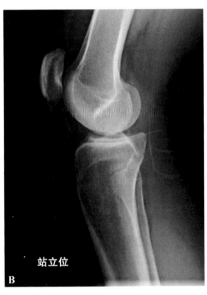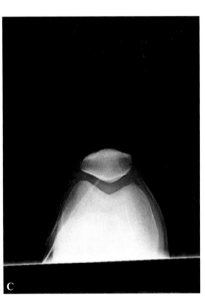

图 22.1　右膝关节前后位片 (A)、侧位片 (B) 和髌股关节切线位片 (C)

股骨远端 (见图 22.1A~C)

股骨远端呈现为从圆柱形骨干过渡到包含滑车和股骨内外侧髁的梯形形态。股骨内外髁的后侧面比股骨远端前部宽，形成一个大约从外上髁向内下侧倾斜 25°、从内上髁向外下侧倾斜 15° 的坡度转折[1]。

大腿前部群为股四头肌，它由四个部分组成：浅层的股直肌、股外侧肌、股内侧肌和深层的股中间肌。膝关节周围肌是一个独立的肌肉群，它与股四头肌协同完成伸膝动作。股外侧和内侧肌间隔分隔大腿前后部。大腿后部肌群由股二头肌、半膜肌和半腱肌组成。股二头肌止点附着于腓骨头和胫骨外侧平台上。

半膜肌止点附着于胫骨内侧平台。半腱肌止点通过鹅足腱附着于入胫骨内侧表面。

股骨髁上骨折为发生在股骨内外髁以上的骨折。肌肉附着导致股骨缩短和向后移位，并伴有远端碎片移位 (图 22.2)。如果发生髁间骨折，由于侧副韧带的附着，单髁在矢状面上会存在旋转对位不良[1]。

髌骨

髌骨是人体最大的籽骨，分为上、下两极。股四头肌腱远端附着于髌骨上极，髌腱附着于髌骨下极。髌骨的关节面由一个较大的外侧关节面和一个较小的内侧关节面组成，这两个关节面由一条垂直脊分开 (图 22.3)。

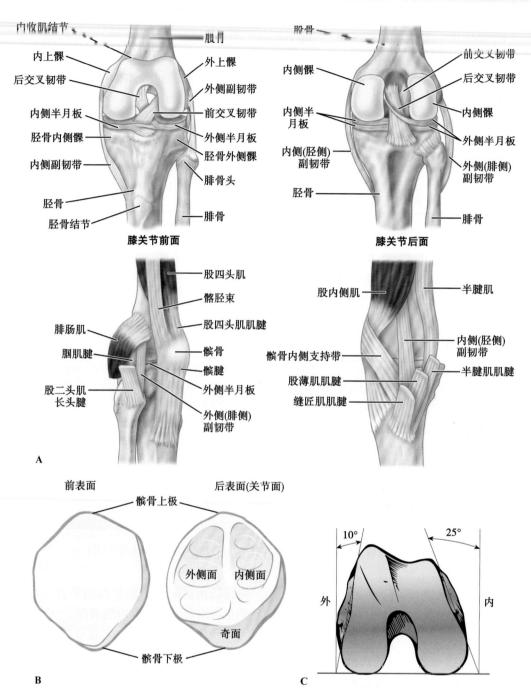

图 22.2　A. 膝关节软组织结构；B. 髌骨解剖学；C. 股骨远端解剖（A，Reproduced with permission from Anderson MK. Foundations of Athletic Training：Prevention，Assessment and Management. 6th ed. Wolters Kluwer Health；2016. B，Redrawn with permission fromWiesel SW. Operative Techniques in Orthopaedic Surgery. 2nd ed. Philadelphia：Wolters Kluwer；2016. C，Redrawn with permission from Collinge CA，Wiss DA.Distal femur fractures. In：Tornetta P Ⅲ，Ricci WM，Ostrum RF，et al，eds.*Rockwood and Green's Fractures in Adults*. Vol 2. 9th ed.Philadelphia：Wolters Kluwer；2020：2430-2471.）

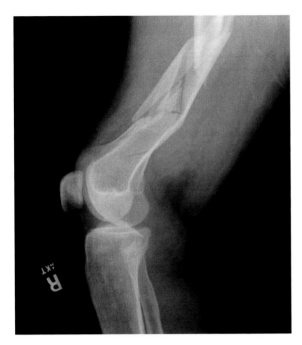

图 22.3 股骨远端骨折。产生移位的原因包括腘绳肌和股四头肌发生短缩,腓肠肌使股骨远端向后移位

髌骨内侧和外侧支持带由股四头肌的腱膜纤维形成,并将髌骨稳定在股骨滑车沟中。在髌骨骨折的情况下,支持带仍可进行主动伸膝动作[2]。髌骨骨折移位是因股四头肌腱向头侧拉动而发生上极碎块移位同时髌腱静止下极碎块不变而导致。

在骨骼发育过程中,骨化中心可能无法完全融合,导致二分或者三分髌骨,常被误认为是骨折。这种现象通常是双侧同时发生,最常见在髌骨外上侧象限有分开的两部分髌骨。通常无症状,偶在膝关节线X片检查中发现。然而,合并外伤时可能会出现症状,当没有明显髌骨骨折时,应将其视为疼痛的来源。急性损伤通常通过磁共振成像(magnetic resonance imaging,MRI)确诊。

胫骨近端

胫骨近端被髁间隆起分为外侧平台和内侧平台。胫骨外侧平台呈凸状,向内侧凹状平台近端延伸(图22.1)[3]。髂胫束止点附着于胫骨前外侧,鹅足附着于胫骨前内侧,半膜肌附着于胫骨后内侧近端。胫骨斜坡,定义为垂直于胫骨中段骨干的一条线与胫骨平台后倾角之间的角度,通常为 $10° \pm 3°$,在交叉韧带完好和交叉韧带缺失的膝关节中,保持胫骨前向稳定性发挥着关键作用(图 22.1B)[4-6]。

膝关节韧带和软组织(见图 22.1)

由于膝关节内部缺乏骨性组织,关节内和周围的

韧带在维持整个膝关节承重和维持活动范围内稳定是不可或缺的。膝关节的主要韧带有前交叉韧带(anterior cruciate ligament,ACL)、后交叉韧带(posterior cruciate ligament,PCL)、外侧(或腓骨)副韧带(lateral collateral ligament,LCL)和内侧副韧带(medial collateral ligament,MCL)。

内侧副韧带(MCL)为宽而平的膜状韧带,起源于股骨内侧髁的后部近端和股骨内上髁的后部。它远端附着于鹅足的深处、距离膝关节线远端4~5cm处的胫骨干骺端。MCL主要对抗膝关节外翻应力,对抗力量随着屈伸运动角度不同而变化。

外侧副韧带(LCL)起点位于股骨外上髁后和腘肌近端。止点附着于腓骨头前外侧,是腓骨近端最前面的软组织结构。它的主要功能是抵抗内翻应力,随着前交叉韧带阻力的降低,它在关节屈曲时变得越来越重要。

前交叉韧带(ACL)起点位于股骨外侧髁的内侧面,附着于胫骨前部正前方和胫骨髁间隆起之间。它提供85%的前向稳定性,防止胫骨相对于股骨向前移动,并抑制胫骨内旋。ACL由两个部分组成:前内侧束和后外侧束。膝关节伸直时,后外侧束收紧,前内侧束适度松弛。当膝关节屈曲时,前内侧束收紧,后外侧束适度松弛,ACL的股骨附着面变得更水平[7]。

后交叉韧带(PCL)起源于膝关节胫骨平台关节面后下方凹陷,附着于股骨内侧髁前外侧。其主要功能是抵抗胫骨相对于股骨的后移,次要功能是抵抗胫骨内翻/外翻和外旋。

半月板

内外侧半月板(希腊语"小月亮")在水平面呈新月形。它们的外周较厚,在冠状面上呈现楔形。外侧半月板比内侧半月板活动度大。它与内侧半月板相比更圆,覆盖了关节面更多的部分。半月板前部由横(或半月板间)韧带连接,后部由冠状韧带连接。半月板通过 Humphrey 韧带连接到后交叉韧带的前部,或通过 Wrisberg 韧带连接到后交叉韧带的后部。半月板可以发挥减震器的作用,消散股骨-胫骨轴向应力,并以楔形方式稳定膝关节。半月板的血液供应和愈合能力从外周向中心递减。

股骨远端骨折

发生率和发生机制

美国 2006 年股骨远端骨折的发生率为每 100 万

公民中有 31 人[8]。股骨远端骨折常发生在年轻人和老年人中。年轻人中，由高能量引起的骨折更多见于男性，由低能量引起的骨折史多见于老年女性[9]。这些骨折是由于膝关节屈曲时受到直接外力而发生的。

膝关节软组织损伤常并发于股骨远端骨折，每一例骨折都需要进行软组织完整性的检查。膝关节韧带损伤的发生率高达 20%[10]。对于每一例损伤，都需要对患者进行彻底的神经血管检查。血管缺失或神经损伤可能导致筋膜间室综合征甚至截肢。

分类

最常用的股骨远端骨折分类[11]是 AO/OTA 分类（图 22.4）。该分类既可用于标明骨折信息，又可用于统一研究。

非手术治疗

由于 20 世纪 60 年代股骨远端骨折的手术治疗效果不佳，功能性石膏、支具或牵引的非手术治疗成为主要治疗手段[12]。然而，随着骨科植入物相比此书的改进，长期固定和限制负重的不良后果也已经被证实，非手术治疗仅适用于麻醉风险极高、需求极低或预期寿命有限的患者[13]。

康复（表 22.1）

如果选择非手术治疗，骨折部位用跨膝关节固定器、铰链式膝关节支架或铰链式石膏支架固定[14]。患者保持有限负重或不负重 6～12 周，或直到在干骺端骨痂形成。如果过早开始负重或膝关节活动，骨折可

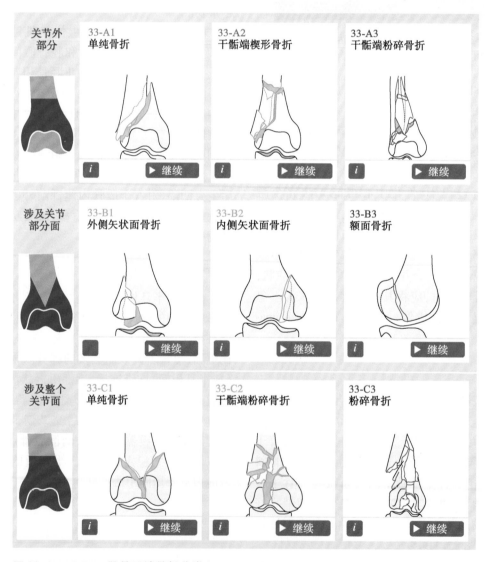

图 22.4　AO/OTA 股骨远端骨折分类（Copyright by AO Foundation, Switzerland; AO Surgery Reference, Available at https://classification.aoeducation.org/? _ ga = 2.148128247.1926149264. 1592835836-993055567.1592835836.)

表 22.1

	第 1 天~1 周	2~3 周
注意事项	避免被动关节活动	避免被动关节活动
关节活动度	完全伸直	保持完全伸直
肌力	没有规定的膝关节力量训练	仰卧位股四头肌伸直位等长训练
制动	使用夹板、膝关节固定器、铰链式膝关节支具锁定伸直位	膝关节固定器、铰链式膝关节支架、铰链式支架伸直锁定
功能活动	非负重支架站立/旋转转移和非承重步行	非负重行走和站立/旋转转移
负重	无	无
影像学检查	股骨前后位、股骨侧位，以及膝关节 X 线片（根据临床变化）	股骨前后位、股骨侧位，以及膝关节 X 线片
	4~8 周	8~12 周
注意事项	避免被动运动	避免过度被动活动
关节活动度	逐渐推进活动范围，假如疼痛允许，0~30°开始，逐渐向 90°靠拢	主动、主动-辅助活动；可忍受的轻柔被动运动
肌力	对股四头肌和腘绳肌进行等长运动	股四头肌和腘绳肌进行等长和等张运动
制动	铰链式膝关节支具或支架固定	可耐受情况下去掉支具
功能活动	有限的承重/旋转转移和非承重步行	有限的负重步行和站立/旋转转移
负重	如果干骺端骨痂明显，进展到部分负重	如果骨骺端骨痂明显，部分负重运动在可耐受范围内逐渐递进
影像学检查	股骨前后位、股骨侧位，以及膝关节 X 线片	股骨前后位、股骨侧位，以及膝关节 X 线片
	12~16 周	
注意事项	避免被动活动中过度追求活动角度	
关节活动度	主动和被动运动；强调终端伸直，减少伸膝滞后	
肌力	股四头肌和腘绳肌的等长、等张、等速运动；加入柔和的渐进抗阻练习	
制动	可耐受情况下去掉支具	
功能活动	步行和变向过程中可耐受情况下逐渐完全负重	
负重	可忍受情况下完全负重	
影像学检查	股骨前后位、股骨侧位，以及膝关节 X 线片	

Modified from Hoppenfeld S, Murthy VL. Treatment and Rehabilitation of Fractures. Philadelphia, PA: Lippincott Williams & Wilkins; 2000.

能会移位。重要的是在完全伸展时固定膝关节，以避免后期膝关节后方伸肌挛缩。运动范围通常在疼痛允许时开始，通常在受伤 3 周后左右。

髌骨骨折

发病率和发病机制

髌骨骨折约占骨折的 1%[2]。髌骨骨折是由于伸膝装置的离心收缩或直接打击所致。如解剖学部分所述，股四头肌腱内外侧肌腱与内、外侧髌骨支持带融合，需要同时破坏髌骨和支持带才能完全破坏膝关节伸膝装置。通常，如果髌骨通过直接打击而骨折，则支持带和伸肌装置保持完整。相反，如果髌骨因张力损伤，支持带通常会撕裂，伸膝装置也会被破坏。在高能量创伤的情况下，如从高处坠落或机动车辆碰撞中的仪表板损伤，应高度怀疑伴随有其他损伤，如股骨远端或胫骨平台骨折、膝关节脱位和/或韧带损伤。

分类

AO/OTA 骨折分类系统,包括骨折线和涉及关节[11](图 22.5)。虽然该系统在髌骨骨折中可能不如其他骨折常用,但它有助于交流和研究。

非手术治疗

髌骨骨折的非手术治疗需要完整的伸膝装置。正确的评估要求患者从弯曲(屈曲)位置主动伸膝。由于上述支持带的作用,仅仅保持直腿抬高是不够的。与髌骨骨折相关的关节内血可导致严重疼痛,限制体检完成。如果伸膝装置的完整性尚不清楚,则关节穿刺术抽出积血可减少疼痛,有利于临床评估。

如髌骨骨折无明显移位,关节不连续性<2mm,伸膝装置完整,可非手术治疗[2,15]。膝盖应在完全伸直位固定,但允许在伸屈时承受重量,当疼痛允许时,应开始主动屈曲训练,但前 3 周限制为 60°,后 3 周限制为 90°[7]。在这些限制范围内,应根据疼痛情况每周加大屈曲的角度。在完全康复之前,应避免被动活动全范围练习。铰链式膝关节支撑通常用于限制屈曲。

一般情况下可以手术的骨折患者通常需要手术治疗,但不适合手术治疗或手术效果不佳,也可以非手术治疗。保持短暂的膝关节固定以控制疼痛,然后在允许的情况下进行运动。非手术治疗时膝关节功能预后不理想,但铰链式膝关节支架可在行走时支撑膝关节伸展,并在坐姿时允许弯曲[13]。

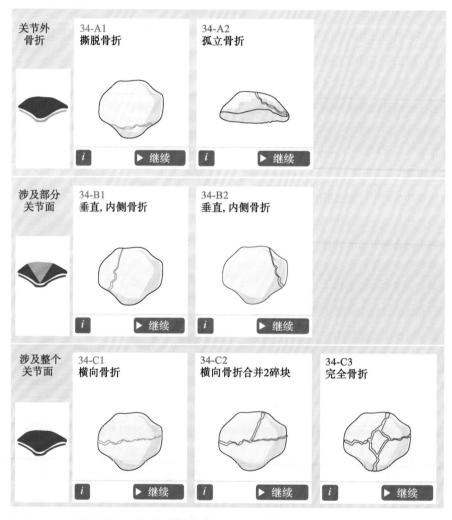

图 22.5 髌骨骨折的 AO/OTA 骨折分类(Copyright by AO Foundation,Switzerland;AO Surgery Reference,Available at https://classification.aoeducation.org/? _ga = 2.148128247. 1926149264.1592835836-993055567.1592835836.)

康复（表 22.2）

表 22.2

	第 1 天~1 周	2~3 周
注意事项	避免被动运动	避免被动运动
关节活动度	无	在疼痛允许的情况下,主动和/或主动辅助的活动范围可达到 30° 屈曲
肌力	疼痛允许时,可以使用支架或夹板辅助开始股四头肌等长练习	疼痛允许时,可以使用支具或夹板开始等长股四头肌练习
制动	膝关节固定支具、铰链式膝关节支架或长腿夹板	转换为铰链式膝部支具或铰链式石膏支撑
功能活动	如果使用支架,则膝关节完全伸直时可负重,如果使用夹板则不可负重	膝关节完全伸直时,如果使用支具支撑,则可以负重;如果使用夹板,不可负重
负重	同上	同上
影像学检查	如果担心移位,可予以膝前后位和侧位 X 线片	膝前后位和侧位 X 线片监测移位情况
	4~6 周	7~12 周
注意事项	避免被动活动	无
关节活动度	疼痛允许时,主动和/或主动辅助屈曲最高可到达 60°	患者耐受范围内进行主动和被动运动;患者可能因四肢无力和制动而出现伸直受限
肌力	6 周时进行股四头肌等长和腘绳肌训练,对主动伸膝的股四头肌进行等张训练:45°~0°,然后从 60°~0°	对股四头肌和腘绳肌进行渐进式抗阻力训练,并允许负重;使用 Cybex 机器进行等速运动(如有);增强闭合链练习
稳定性	铰链式膝部支具或铰链式石膏支具	可耐受情况下去掉支具
功能活动	患者可承受的体重;不做运动时保持完全伸直	患者可负重;开放式膝关节支撑,可在允许的范围内活动,并可去掉支具
负重	同上述内容	
影像学检查	膝前后位和侧位 X 线片	膝前后位和侧位 X 线片,merchant 位片

Modified from Hoppenfeld S, Murthy VL. Treatment and Rehabilitation of Fractures. Philadelphia, PA: Lippincott Williams & Wilkins; 2000.

胫骨平台骨折

发生率和发生机制

与其他膝关节骨折一样,胫骨平台骨折的发生呈现双峰分布[13]。在年轻人群中,高能量机制更常见,但在不断增长的老年人群中,伴有骨质疏松和肥胖常发生低能量骨折也很常见。

胫骨平台骨折在膝关节屈曲不同角度时的特定的受力模式下产生。外翻畸形、内翻畸形或轴压合并内翻/外翻影响是常见的原因。

分类

Schatzker 胫骨平台骨折分类系统是目前最常用的胫骨平台骨折分类系统[16]（图 22.6）。Ⅰ~Ⅲ 型为

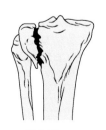
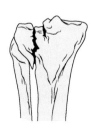
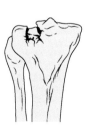
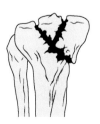
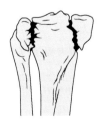
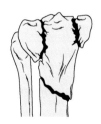

第Ⅰ型 劈裂型　　第Ⅱ型 劈裂塌陷型　　第Ⅲ型 中央塌陷型　　第Ⅳ型 内侧平台劈裂　　第Ⅴ型 双髁骨折　　第Ⅵ型 干骺端和骨干分离

图 22.6　胫骨平台骨折的 Schatzker 分类（With permission from Zeltser DW, Leopold, SS. Classifications in brief: Schatzker classification of tibial plateau fractures. *Clin Orthop Relat Res* .2013(471):371-374.）

侧方劈裂,通常认为能量较低,而Ⅳ~Ⅵ型为高能受力机制所产生。

并发损伤

　　尽管胫骨平台骨折治疗的重点是解剖复位,但相关软组织损伤也对治疗有指导意义。由于骨折发生时产生的剪切力和压缩力,内外侧副韧带、交叉韧带、半月板、软骨也有相当大的受伤风险,高达99%的此类骨折在MRI上发现软组织损伤[13]。

　　胫骨近端高能量骨折也可导致骨筋膜室综合征,约10%的并发率[17]。随着能量的增加和Schatzker不同型骨折发生严重程度的增加,骨筋膜室综合征发病率随之增加。由于可能产生严重的长期后遗症,所以我们在识别和治疗骨筋膜室综合征时应保持警惕。提示骨筋膜室综合征的影像学表现包括:股骨和胫骨轴线的相对位移以及胫骨平台相对于股骨髁宽度的增宽[18]。这些表现被认为具有相关性,但即便没有这些表现也不能排除骨筋膜室综合征。

非手术治疗

　　对于符合特定标准的胫骨平台骨折,可考虑非手术治疗,包括关节面<3mm的轻微移位骨折、周围型半月板下骨折、内翻和外翻稳定型骨折、低能量粉碎性骨折,以及低功能需求或手术条件差的骨折患者[19-21](图22.7)。

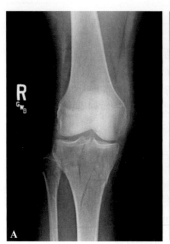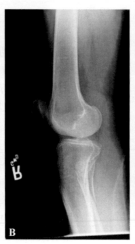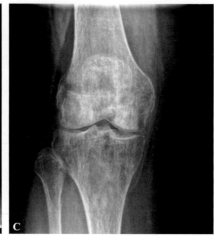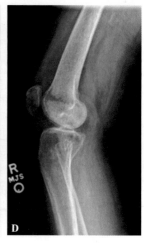

图22.7　一位61岁老年女性地面摔倒。选择保守治疗。Schatzker Ⅵ型胫骨平台骨折,前后位(A)和侧位(B)片。受伤后3年站立位前后位(C)和侧位(D)片复查。她仍然用助行器行走,已从慢性区域疼痛综合征中康复。注意慢性骨质疏松

康复治疗(表22.3)

表22.3

	第1天~第1周	2~3周
注意事项	避免膝关节内翻或外翻应力;避免被动活动	避免膝关节内翻或外翻应力;避免被动活动
关节活动度	无	主动、主动辅助屈曲/伸直不超过30°
肌力	无	股四头肌等长训练
制动	长腿夹板、膝关节固定器或铰链式膝关节支架	转换为铰链式膝关节固定器或石膏支架;完全伸直位固定
负重和功能活动	25磅负重,站立/旋转平移和拐杖/步行器辅助下步行	25磅负重,站立/旋转平移和扶拐杖行走
影像学检查	膝关节前后位及侧位,以及胫骨/腓骨X线片(若临床怀疑移位)	膝关节前后位及侧位,以及胫骨/腓骨X线片
	4~6周	8~12周
注意事项	避免膝关节内翻或外翻应力;避免被动活动	避免膝关节内翻或外翻应力

	第 1 天~第 1 周	2~3 周
关节活动度	主动、主动辅助屈曲/伸直不超过 90°	可耐受范围内的膝关节主动、主动-辅助和被动运动
肌力	股四头肌等长训练	可耐受范围内进行股四头肌和腘绳肌等长和渐进抗阻运动
稳定性	铰链式膝关节固定器或石膏支架；完全伸直位固定	铰链式膝关节固定器，允许在可耐受范围内活动；耐受情况下可去掉支具
负重和功能活动	25 磅承重，站立/旋转平移和扶拐杖行走	当 X 线片显示干骺端有骨痂时，可以完全负重
影像学检查	膝关节前后位及侧位，以及胫骨/腓骨 X 线片	膝关节前后位及侧位，以及胫骨/腓骨 X 线片

Modified from Hoppenfeld S, Murthy VL. Treatment and Rehabilitation of Fractures. Philadelphia, PA: Lippincott Williams & Wilkins; 2000.

参考文献

1. Browner BD, Jupiter JB, Krettek C, Anderson P. *Skeletal Trauma: Basic Science, Management, and Reconstruction.* 5th ed. Philadelphia, PA: Elsevier/Saunders; 2015.
2. Galla M, Lobenhoffer P. Patella fractures. *Chirurg.* 2005;76(10):987-997. quiz 998-989.
3. Hashemi J, Chandrashekar N, Gill B, et al. The geometry of the tibial plateau and its influence on the biomechanics of the tibiofemoral joint. *J Bone Joint Surg Am.* 2008;90(12):2724-2734.
4. Dejour H, Bonnin M. Tibial translation after anterior cruciate ligament rupture. Two radiological tests compared. *J Bone Joint Surg Br.* 1994;76(5):745-749.
5. Genin P, Weill G, Julliard R. The tibial slope. Proposal for a measurement method. *J Radiol.* 1993;74(1):27-33.
6. Giffin JR, Vogrin TM, Zantop T, Woo SL, Harner CD. Effects of increasing tibial slope on the biomechanics of the knee. *Am J Sports Med.* 2004;32(2):376-382.
7. Petersen W, Zantop T. Anatomy of the anterior cruciate ligament with regard to its two bundles. *Clin Orthop Relat Res.* 2007;454:35-47.
8. Zlowodzki M, Bhandari M, Marek DJ, Cole PA, Kregor PJ. Operative treatment of acute distal femur fractures: systematic review of 2 comparative studies and 45 case series (1989 to 2005). *J Orthop Trauma.* 2006;20(5):366-371.
9. Arneson TJ, Melton LJ III, Lewallen DG, O'Fallon WM. Epidemiology of diaphyseal and distal femoral fractures in Rochester, Minnesota, 1965-1984. *Clin Orthop Relat Res.* 1988;234:188-194.
10. Wenzel HCP, Casey PA, Herbert P, Belin J. Die operative Behandlung der distalen Femurfraktur. *AO Bull.* 1970.
11. Fracture and dislocation compendium. Orthopaedic Trauma Association Committee for Coding and Classification. *J Orthop Trauma.* 1996;10 (suppl 1):v-ix, 1-154.
12. Neer CS II, Grantham SA, Shelton ML. Supracondylar fracture of the adult femur. A study of one hundred and ten cases. *J Bone Joint Surg Am.* 1967;49(4):591-613.
13. Stannard JP, Schmidt AH. *Surgical Treatment of Orthopaedic Trauma.* 2nd ed. New York, NY: Thieme; 2016.
14. Hoppenfeld S, Murthy VL. *Treatment and Rehabilitation of Fractures.* Philadelphia, PA: Lippincott Williams & Wilkins; 2000.
15. Bostrom A. Fracture of the patella. A study of 422 patellar fractures. *Acta Orthop Scand Suppl.* 1972;143:1-80.
16. Schatzker J, McBroom R, Bruce D. The tibial plateau fracture. The Toronto experience 1968–1975. *Clin Orthop Relat Res.* 1979;138:94-104.
17. Crist BD, Della Rocca GJ, Stannard JP. Compartment syndrome surgical management techniques associated with tibial plateau fractures. *J Knee Surg.* 2010;23(1):3-7.
18. Ziran BH, Becher SJ. Radiographic predictors of compartment syndrome in tibial plateau fractures. *J Orthop Trauma.* 2013;27(11):612-615.
19. Mills WJ, Nork SE. Open reduction and internal fixation of high-energy tibial plateau fractures. *Orthop Clin North Am.* 2002;33(1):177-198, ix.
20. Stokel EA, Sadasivan KK. Tibial plateau fractures: standardized evaluation of operative results. *Orthopedics.* 1991;14(3):263-270.
21. Brown TD, Anderson DD, Nepola JV, Singerman RJ, Pedersen DR, Brand RA. Contact stress aberrations following imprecise reduction of simple tibial plateau fractures. *J Orthop Res.* 1988;6(6):851-862.

第 23 章 　踝关节

Andrew Dodd

Kelly A. Lefaivre

踝关节骨折

解剖学

踝关节的稳定性依赖于许多重要的韧带。三角韧带(浅层和深层)将距骨固定在内踝上,对踝关节的稳定性和功能极为重要。在外侧,距腓前韧带、跟腓韧带和距腓后韧带是关键的稳定装置。下胫腓联合由四条韧带:下胫腓前韧带、骨间韧带、下胫腓后韧带和下胫腓横韧带构成并提供了稳定性。踝关节骨骼或韧带稳定装置的损伤会继发引起生物力学改变以及关节功能障碍。

流行病学

广义的"踝关节骨折"是指未波及胫骨远端软骨面的内踝、外踝和后踝的骨折。这些损伤很常见,占所有骨折的9%[1],是骨科医生治疗的最常见的骨折类型之一[2]。踝关节骨折的发生率正在增加,尤其是在老年人群中[3,4]。单踝骨折最常见(~2/3),其次是双踝骨折(~1/4),三踝骨折最少[3]。

分类(图23.1)

- Weber[5]
  - Weber分类是通过腓骨骨折与下胫腓联合的关系来进行划分:
  - Weber A:下胫腓联合之下(AO,A型)
  - Weber B:下胫腓联合内(AO,B型)
  - Weber C:下胫腓联合之上(AO,C型)
- AO/OTA[6]
  - AO/OTA分类也通过腓骨骨折与下胫腓联合的关系来进行划分;但是它包含了内踝、后踝及韧

带的相关损伤。
- AO 44 A:下胫腓联合之下
  - 44-A1:单纯性腓骨骨折
  - 44-A2:双踝骨折
  - 44-A3:三踝骨折
- AO 44-B:下胫腓联合内
  - 44-B1:单纯性腓骨骨折
  - 44-B2:双踝骨折(外踝和内踝)
  - 44-B3:三踝骨折(外踝、内踝和后踝)
- AO 44-C:下胫腓联合之上
  - 44-C1:单纯性腓骨骨折(伴有任何相关损伤)
  - 44-C2:腓骨粉碎性骨折(伴有任何相关损伤)
  - 44-C3:腓骨近端骨折(Maisonneuve骨折)

诊断

患者通常有踝关节扭伤的病史,随后无法负重。

Ottawa踝关节共识规定如果患者受伤后出现踝部疼痛,含下列情况任意一项,应进行踝关节X线检查[7]:

1. 外踝尖或后缘的骨压痛。
2. 内踝尖或后缘的骨压痛。
3. 在急诊科当下无法承重。

腓骨骨折线水平和任何波及内踝、后踝的重要影像学征象都值得注意。距骨外侧移位是三角韧带损伤的证据,并且可以通过测量内踝和距骨之间的间隙(正常<4mm)[3]来确认。胫骨和腓骨在骨骺处的稳定情况对于下胫腓联合损伤的诊断是很重要的。在所有影像学的图像上胫腓骨之间的间隙应<6mm[3]。

治疗

非手术

踝关节骨折的非手术治疗适用于:非移位或轻微

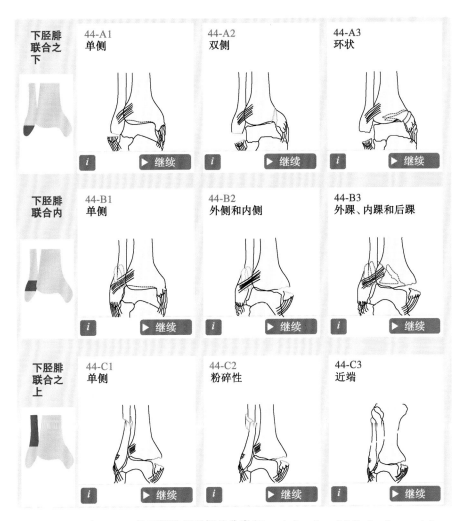

图 23.1　AO 和 Weber 关于踝关节骨折的分类（Permission from Malleolar Segment, Journal of Orthopaedic Trauma, 2018; 32（suppl 1）, p s65-70. Copyright© 2017 by AO Foundation, Davos, Switzerland; Orthopaedic Trauma Association, IL, US.）

移位、没有证据显示三角韧带损伤（距骨外侧移位）或是下胫腓联合韧带断裂的腓骨骨折（Weber A、B）。通常膝以下石膏固定治疗，直到出现临床愈合和影像学愈合的证据（大约 6 周）。

手术

腓骨骨折移位（>2mm）、Weber C 型骨折、合并双踝骨、三踝骨折、合并下胫腓联合损伤的骨折推荐手术治疗。手术治疗包括恢复胫腓骨远端的正常骨性解剖结构以及解剖复位所有的关节内损伤的结构。复位通常合用钢板和螺钉来维持。

术后治疗

术后立即将患肢放置在一个贴合良好的夹板中。应要求患者避免负重，并保持患肢抬高至心脏水平。

大约术后 2 周，拆除夹板并检查手术部位。如果伤口愈合良好，就可以开始进行活动范围的训练。将患肢放置在可拆解的支具靴中。通常，患者术后 6 周之内不能负重；但是，手术医生可以根据自己的判断决定缩短或延长非负重的时间。

术后 6 周，拆除支具靴，开始负重。在治疗师的监督下开始康复训练（表 23.1）。

表23.1　康复方案

	第一阶段-控制炎症和肿胀(0~2周)	第二阶段-早期 ROM(2~6周)	第三阶段-力量训练+本体感觉恢复(6~12周)	第四阶段-重返活动/运动(>12周)
负重	NWB	稳定的踝关节骨折-保护下开始 WB 非稳定的踝关节骨折-NWB Pilon 骨折-NWB 距骨骨折-NWB	稳定的踝关节骨折-FWB 非稳定的踝关节骨折-FWB Pilon 骨折-保护下 WB(>8 周) 距骨骨折-保护下 WB(>8 周)	稳定的踝关节骨折 FWB 非稳定的踝关节骨折-FWB Pilon 骨折—FWB 距骨骨折-FWB
制动	膝以下石膏夹板固定	稳定的踝关节骨折-膝以下石膏靴(必要时) 非稳定的踝关节骨折-膝以下石膏靴 Pilon 骨折-膝以下石膏靴 距骨骨折-膝以下石膏靴	稳定的踝关节骨折-不需要 不稳定的踝关节骨折-早期辅助石膏靴 Pilon 骨折-膝以下石膏靴 距骨骨折-膝以下石膏靴	不需要
关节活动度	脚趾活动 膝关节 ROM 髋关节 ROM	稳定的踝关节骨折-开始 WB ROM 训练 不稳定的踝关节骨折-NWB ROM 训练 Pilon 骨折-NWB ROM 训练 距骨骨折-NWB ROM 训练	FWB ROM 训练	FWB ROM 训练
力量训练	直腿抬高	直腿抬高	等张训练	等张训练 超等长训练 专项运动训练
本体感觉			步态训练 单腿站立 平衡板 迷你蹦床	步态训练 单腿站立 平衡板 迷你蹦床 专项运动训练
仪器治疗	抬高 低温疗法	抬高 低温疗法 弹力袜 水疗 TENS 超声波	抬高 低温疗法 弹力袜 水疗 TENS 超声波 徒手治疗 拉伸/按摩	抬高 低温疗法 弹力袜 水疗 TENS 超声波 手法治疗 拉伸/按摩

注:FWB,full weight bearing,完全负重;NWB,non-weight bearing,不负重;ROM,range of motion,关节活动度;TENS,transcutaneous electric nerve stimulation,经皮电刺激;WB,weight bearing,负重。

案例

一名 21 岁的女性在踢足球时踝内翻导致三踝骨折(AO 44-B3)(图 23.2、图 23.3)。对三踝骨折进行切开复位和内固定治疗(图 23.4、图 23.5)。

术后,患肢维持夹板固定 2 周,接着使用可拆卸的石膏靴固定。2 周时开始进行关节活动范围训练;但是,她维持非负重的时间直到第 6 周。6 周时逐渐开始负重,康复治疗参照表 23.1 中概述的方案。

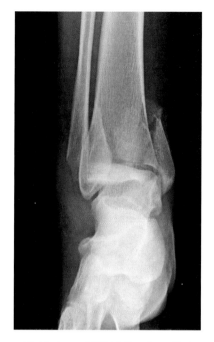

图 23.2 三踝骨折的正位 X 线片

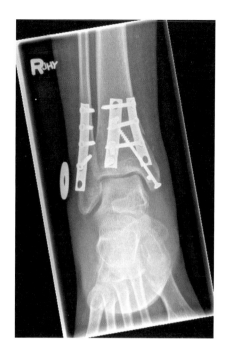

图 23.4 三踝骨折切开复位内固定术后的正位 X 线片

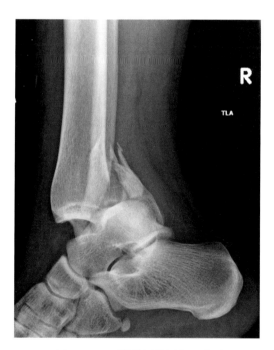

图 23.3 三踝骨折的侧位 X 线片

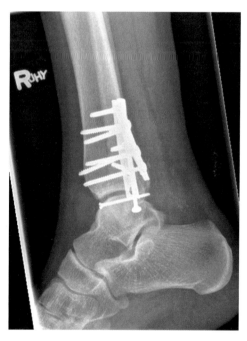

图 23.5 三踝骨折切开复位内固定术后的侧位 X 线片

PILON 骨折

解剖

胫骨远端软骨面是胫骨的远端负重面。胫骨远端在前后平面呈凹形,在内侧-外侧平面呈微凸形。胫骨远外侧与腓骨所在的位置存在一个凹槽,称为腓骨切迹。切迹的前后投影,被称为 Chaput 结节和 Volk-mann 结节,分别是下胫腓联合韧带的附着部位。

流行病学

Pilon 骨折是指波及胫骨平台的骨折。Pilon 骨折相对较少,在所有下肢骨折的发生率中不足 1%[8]。

通常,这些都是发生在高空坠落或机动车碰撞的高能损伤之中[3]。低能量骨折确实存在,特别是在骨质疏松或骨病之中[9]。Pilon 骨折的患者通常会受到多重损伤,这可能会对愈合和康复产生影响[8]。

分类(图23.6)

AO 分类[10]

- AO 43-B:部分关节损伤(部分关节表面仍附着在干骺端上)
- 43-B1:单纯劈裂骨折
- 43-B2:劈裂伴有压缩
- 43-B3:有塌陷和多发的骨折碎片
- AO 43-C:涉及整个关节面(关节表面不再附着于干骺端)
- 43-C1:单纯性关节面损伤和单纯性干骺端裂隙
- 43-C2:单纯性关节面损伤伴有干骺端粉碎性骨折
- 43-C3:关节面和干骺端粉碎性骨折

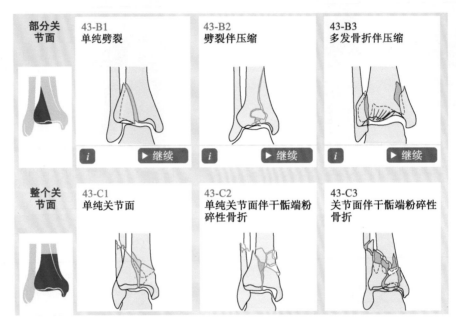

图23.6　Pilon 骨折的 AO 分类(Permission from Malleolar Segment, Journal of Orthopaedic Trauma, 2018; 32(suppl 1), p s65-70. Copyright © 2017 by AO Foundation, Davos, Switzerland; Orthopaedic Trauma Association, IL, US)

诊断

区别于更常见的踝关节骨折,胫骨 Pilon 骨折发生在高能量创伤后。例如,高处坠落和机动车碰撞。患者表现为明显的足部及踝关节的疼痛和肿胀,通常伴随明显的畸形。X 线片显示胫骨远端软骨面产生了属于关节内的骨折。建议使用计算机断层扫描(CT)来帮助制订手术方案。

治疗

非手术

由于 Pilon 骨折属于关节内骨折,很少采用非手术治疗。对于非移位骨折,或含有其他内科疾病排除了手术治疗的患者可考虑非手术治疗。治疗通常采取膝以下石膏固定,直到出现临床愈合和影像学愈合的证据(大约8~12周)后考虑拆除。

手术

大多数胫骨 Pilon 骨折建议选择手术治疗。与单纯的踝关节骨折不同,如果因为重要的软组织肿胀影响了手术的安全性,那么手术可能会推迟1~2周。手术治疗的目的包括恢复胫骨和腓骨远端的长度、旋转和对位,以及关节面的解剖复位。在解剖复位后使用钢板和螺钉维持稳定。

术后治疗

术后立即将患肢放置在一个贴合良好的夹板中。应要求患者避免负重,并保持患肢抬高至心脏水平。

大约术后2周,拆除夹板并检查手术部位。如果伤口愈合良好,就可以开始进行活动范围的训练。将患肢放置在可拆解的石膏靴中。通常,患者术后8周之内不能负重。手术医生必须根据骨折的临床愈合和影像学愈合情况决定停止使用支具靴以及开始负重的时间。康复治疗参照 23.1 中描述的方案。

案例

　　一名 50 岁男性从 8 英尺（1 英尺 =0.304 8 米）高的梯子坠落，右脚着地，导致右胫骨粉碎性 Pilon 骨折（AO 43-C3）（图 23.7~图 23.9）。行切开复位内固定术（图 23.10）。

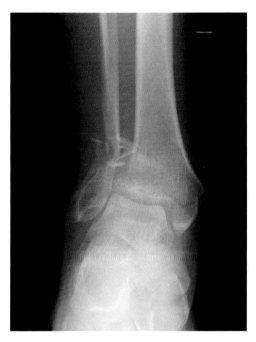

图 23.7　Pilon 骨折的正位 X 线片

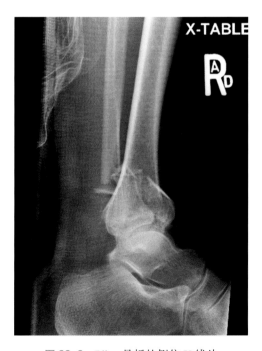

图 23.8　Pilon 骨折的侧位 X 线片

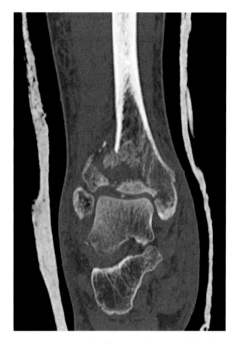

图 23.9　CT 扫描显示的 Pilon 骨折的冠状切面

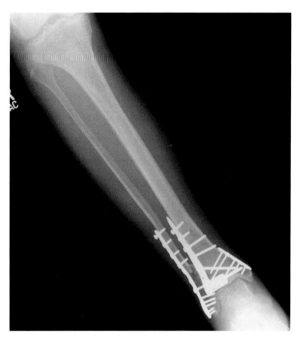

图 23.10　切开复位内固定术后 Pilon 骨折的正位 X 线片

　　术后将患肢放置在一个贴合良好的夹板中，以控制肿胀。术后 2 周，取下夹板，换上石膏靴。开始活动范围的练习。由于是粉碎性骨折，患者需要避免负重 12 周。一旦开始负重，康复治疗参照表 23.1 中描述的方案。

距骨骨折

解剖

距骨是小腿和足的连接区域,对于后足和踝关节的功能活动显得尤为重要。它由距骨头、距骨颈、距骨体、外侧突和后侧突组成(图23.11)。距骨大部分覆盖着关节软骨,没有直接的肌腱附着。距骨与多块骨头相连,包括胫骨、腓骨、跟骨和足舟骨。

流行病学

距骨骨折并不常见,占所有骨折总数不到1%[10]。距骨颈骨折约占所有距骨骨折的1/2[10],伴随距骨体骨折会产生最严重的后果。由于距骨体牢牢固定在跟骨和胫骨之间[3,11],当对足底施加轴向负荷时,距骨颈就会发生骨折。距骨颈和距骨体的骨折通常是高能量损伤所致,而距骨突的骨折可能来自低能量损伤[3]。

分类(图23.12)

- 解剖学
  - 解剖分类将距骨骨折分为距骨颈、距骨体和距骨突骨折(见图23.11)。
- Hawkins[12](见图23.12)
  - Hawkins根据相关的关节脱位对距骨颈骨折进行了分类:
  - Hawkins Ⅰ:非移位的距骨颈骨折。
  - Hawkins Ⅱ:有移位的距骨颈骨折,距下关节半脱位/脱位。
  - Hawkins Ⅲ:有移位的距骨颈骨折,距下关节和踝关节半脱位/脱位。
  - Hawkins Ⅳ:距颈移位骨折,全脱位。

诊断

距骨骨折是由高能量创伤引起的,如从高处坠落

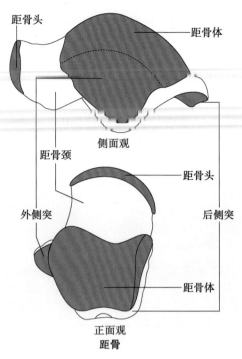

图23.11 距骨的表面解剖

和机动车碰撞。患者通常表现为足部和踝关节的疼痛和肿胀,并伴有不同程度的畸形。特别是在轻微移位的骨折中,影像学诊断是具有一定困难的。因此,为了辅助制订治疗计划,建议大多数距骨骨折进行CT扫描。

治疗

非手术

距骨骨折的非手术治疗并不常见。对于非移位骨折,或含有其他内科疾病排除了手术治疗的患者可考虑非手术治疗。治疗通常在膝以下石膏固定,直到出现临床愈合和影像学愈合的证据(大约8~12周)考虑拆除。

手术

大多数距骨骨折均采用手术治疗。距骨与胫

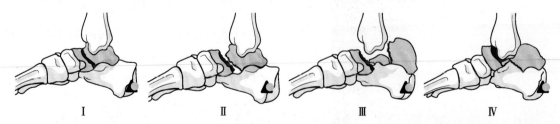

图23.12 距骨颈骨折的Hawkins分类(Permission from Malleolar Segment, Journal of Orthopaedic Trauma, 2018;32(suppl 1),p s65-70. Copyright © 2017 by AO Foundation, Davos, Switzerland; Orthopaedic Trauma Association, IL, US.)

骨、腓骨、跟骨和舟骨相连,对存在残存畸形的接受度很低。手术的目的是解剖复位和稳定的内固定。这通常是通过切开复位、钢板和螺钉内固定来完成的。

术后治疗

术后立即将患肢放置在一个贴合良好的夹板中。应要求患者避免负重,并保持患肢抬高至心脏水平。

大约术后 2 周,拆除夹板并检查手术部位。如果伤口愈合良好,就可以开始进行关节活动度训练。将患肢放置在可拆解的石膏靴中。通常,患者术后 8 周内不能负重。手术医生必须根据骨折的临床愈合和影像学愈合情况决定停止使用支具靴以及开始负重的时间。康复治疗参照表 23.1 中描述的方案。

案例

一名 25 岁的女性在攀岩时从 10 英尺(1 英尺 = 0.304 8 米)高坠落。评估显示右距骨颈骨折移位(Hawkins Ⅱ)(图 23.13、图 23.14)。进行了手术治疗(图 23.15)。

术后,将患肢放置在一个贴合良好的夹板中。术后约 2 周,取下夹板,开始关节活动度训练。使用石膏靴,患者避免 8 周内负重,然后渐进式负重。一旦开始负重,康复治疗参照表 23.1 中描述的方案。

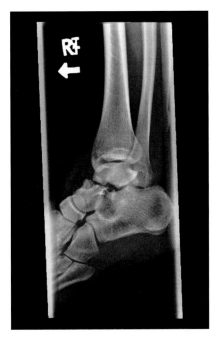

图 23.13 Hawkins Ⅱ型距骨颈骨折的侧位 X 线片

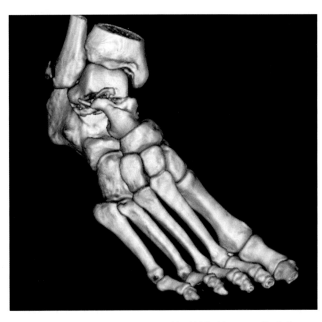

图 23.14 Hawkins Ⅱ型距骨颈骨折的 CT 三维重建

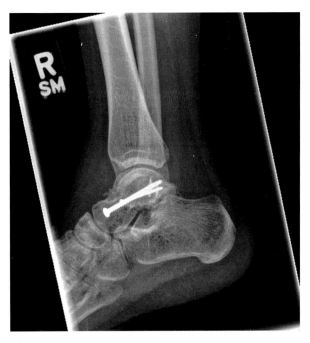

图 23.15 距骨颈骨折切开复位内固定术后侧位片

常见康复方案(见表格 23.1)

足部和踝关节损伤后的康复和手术治疗分 4 个阶段进行[13]:

1. 控制炎症和肿胀。
2. 恢复关节活动度。
3. 改善力量和本体感觉。
4. 重返活动/运动。

许多足部和脚踝损伤的治疗方案是类似的。术后固定 2 周使得切口愈合以及肿胀消退。然后开始早期的活动范围锻炼。早期活动可促进韧带和肌腱的愈合,改善血供促进组织愈合,减少肌肉萎缩,改善软骨营养[14]。早期活动也可以预防深静脉血栓形成,然而这方面的证据并不充分[15]。关于早期活动和延迟活动的临床研究表明,早期活动能改善功能情况,并使得术后能更早恢复工作。早期活动的风险可能包括较高的表面感染率[15]。手术医生必须在患者的个体基础上平衡早期运动的风险和收益。

目前还缺乏临床证据来指导术后康复期间的负重方案。文献表明,踝关节骨折手术治疗后的早期负重是安全的;然而,对长期结果却没有什么影响[16]。文献资料中关于指导早期负重对 Pilon 骨折或距骨骨折预后的影响的文献较少,而且大多数方案都提倡长时间避免负重(2~3 个月)。由手术医生作出患者何时能够负重的最终决定,这是基于许多因素共同决定的,包括固定的稳定性、骨质量、损伤类型、患者依从性以及有无并发症。

当全关节活动度恢复(或关节活动度趋于稳定)时就可以进行力量训练。在此之前的力量训练可能会加重关节僵硬[14]。患者通常希望在活动范围恢复最大之前就能开始力量训练,故应给予患者相应指导。

重新训练本体感觉是损伤和手术后康复的重要组成部分。足部和脚踝的创伤会降低正常的本体感觉,容易使患者再次受伤[17]。本体感觉训练可以改善功能,有助于规避以后的损伤[14]。

康复的最后阶段是具有特异性的,取决于患者在损伤前的功能状态及其运动目标。在低需求的老年患者中,他们的目标可能与恢复日常生活活动一样基础。年轻、活跃的患者通常更希望能恢复到更高要求的运动中,推荐进行专项运动康复。

特别注意事项

糖尿病患者

糖尿病患者发生足踝损伤时需要特别注意。无论是手术治疗还是非手术治疗,感觉减退、血供受损和免疫力低下都会导致损伤后高并发症发生率[4]。感染、伤口裂开、畸形愈合和骨不连的发生率均高于没有糖尿病的患者[18]。管理糖尿病患者的团队成员都必须意识到这些风险,并且需要密切关注。康复往往因为软组织和骨愈合滞后而被推迟。建议严格固定,直到手术切口愈合。负重应推迟到临床愈合和影像学愈合的证据出现之后,即使是简单的踝关节骨折其

负重时间也可能超过 12 周。

延迟愈合/骨不连

虽然在踝关节和距骨骨折中不常见,但延迟愈合和骨不连在 Pilon 骨折中较为常见[19]。如果内固定足够稳定,延迟愈合或骨不连不应阻碍早期的活动范围练习。负重的时间可能会被推迟直到出现骨愈合的证据,这由手术医生酌情决定。

软组织并发症

软组织并发症可能包括开放性骨折、浅表或深部感染,或伤口裂开/破损。在这些情况下,软组织的愈合成为主要关注的问题。为了让软组织愈合,必须推迟康复时间。在确定伤口愈合和感染根除之前建议维持制动。同样,负重应该推迟到软组织愈合手术医生满意为止。

脆性骨折

脆性骨折是指发生在骨质量较差的区域的低能量骨折。骨质疏松症是脆性骨折的常见原因,而且这些骨折的发生率正在增加[20,21]。这些骨折通常发生在患有多种内科疾病的老年人中。这些骨折的手术治疗因软组织质量差,血管受损以及经常伴随严重的粉碎性骨折而变得复杂。传统的内固定物和内固定技术通常不适用于严重的骨质疏松患者。虽然治疗的目标应该是促进早期活动和负重,但这可能无法实现。可能需要长期固定和避免负重。对于许多老年患者来说,这意味着只能坐在轮椅上,由于身体虚弱和跌倒风险,可能无法使用助步器进行移动。

参考文献

1. Petrisor BA, Poolman R, Koval K, et al. Management of displaced ankle fractures. *J Orthop Trauma*. 2006;20(7):515-518.
2. vander Griend R, Michelson JD, Bone LB. Instructional Course Lectures, The American Academy of Orthopaedic Surgeons – Fractures of the ankle and the distal part of the tibia. *J Bone Joint Surg Am*. 1996;78(11):1772-1783.
3. Rockwood CA, Bucholz RW, Court-Brown CM, et al. *Rockwood and Green's Fractures in Adults*. 7 ed. Philadelphia, PA: Lippincott Williams & Wilkins; 2010.
4. Michelson JD. Ankle fractures resulting from rotational injuries. *J Am Acad Orthop Surg*. 2003;11(6):403-412.
5. Müller MF, Allgöwer M, Perren SM. *Manual of Internal Fixation: Techniques Recommended by the AO-ASIF Group*. Berlin: Springer; 1991.
6. Marsh JL, Slongo TF, Agel J, et al. Fracture and dislocation classification compendium – 2007: Orthopaedic Trauma Association classification, database and outcomes committee. *J Orthop Trauma*. 2007;21(10 suppl):S1-S133.
7. Stiell IG, McKnight RD, Greenberg GH, et al. Implementation of the Ottawa ankle rules. *J Am Med Assoc*. 1994;271(11):827-832.
8. Browner B, Levine A, Jupiter JB, et al. *Skeletal Trauma*. 4 ed.

Philadelphia, PA: Saunders; 2009.

9. Helfet DL, Koval K, Pappas J, et al. Intraarticular "pilon" fracture of the tibia. *Clin Orthop Relat Res*. 1994;298.221-228.

10. Fortin PT, Balazsy JE. Talus fractures: evaluation and treatment. *J Am Acad Orthop Surg*. 2001;9(2):114-127.

11. Peterson L, Goldie IF, Irstam L. Fracture of the neck of the talus: a clinical study. *Acta Orthop Scand*. 1977;48:696-706.

12. Hawkins LG. Fractures of the neck of the talus. *J bone Joint Surg Am*. 1970;52(5):991-1002.

13. English B. Phases of rehabilitation. *Foot Ankle Clin*. 2013;18(2):357-367.

14. Barill ER, Porter DA. *Baxter's The Foot and Ankle in Sport*. 2nd ed. Philadelphia, PA: Elsevier Inc; 2008.

15. Egol KA, Dolan R, Koval KJ, et al. Ankle Fractures. *Orthop Trauma Dir*. 2006;4(4):1-7.

16. Kubiak EN, Beebe MJ, North K, et al. Early weight bearing after lower extremity fractures in adults. *J Am Acad Orthop Surg*. 2013;21(12):727-738.

17. Lephart SM, Pincivero DM, Giraldo JL, et al. The role of proprioception in the management and rehabilitation of athletic injuries. *Am J Sports Med*. 1997;25(1):130-137.

18. Chaudhary SB, Liporace FA, Gandhi A, et al. Complications of ankle fracture in patients with diabetes. *J Am Acad Orthop Surg*. 2008;16(3):159-170.

19. Thordarson DB. Complications after treatment of tibial pilon fractures: prevention and management strategies. *J Am Acad Orthop Surg*. 2000;8(4):253-265.

20. Cornell CN. Internal fracture fixation in patients with osteoporosis. *J Am Acad Orthop Surg*. 2003;11(2):109-119.

21. Ekman EF. The role of the orthopaedic surgeon in minimizing mortality and morbidity associated with fragility fractures. *J Am Acad Orthop Surg*. 2010;18(5):278-285.

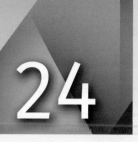

第 24 章 胫骨干骨折

Trevor J. Shelton

Laurence Cook

Philip R. Wolinsky

胫骨干骨折是长骨损伤中最为常见的损伤类型，年发生率约 17/100000[1]。胫骨干骨折和其他长骨骨折一样，通常更易发生在年轻的成年男性之中[2]。年轻成年患者的胫骨骨折通常是因为高能量损伤所致，如汽车事故。在老年人群中，胫骨骨折的发生更多与平地跌倒相关[1]。骨质疏松症为这些患者的易感因素，尤其是老年女性人群。

胫骨干骨折的治疗随着时间的推移发生了显著的变化。自 20 世纪 60 年代早期以来，手术治疗和非手术治疗之间一直存在较大的争议，并一直延续至今[3,4]。胫骨干骨折手术治疗的常规标准包括：冠状面成角>5°，矢状面成角>10°，短缩超过 1cm，移位超过 50%，严重粉碎性骨折[4]。

解剖学

胫骨是连接膝关节和踝关节的小腿区域主要承重骨。它的横截面呈三角形，在近端和远端分别扩张形成膝关节和踝关节。胫骨远端和腓骨远端共同构成了踝穴。内外踝与距骨构成了踝关节。胫骨外侧和内侧平台在近端形成了膝关节的下关节面。腓骨近端没有参与膝关节的构成。被称为骨间膜的纤维结缔组织覆盖了胫骨和腓骨干之间的间隙[5]。胫骨和腓骨被小腿的前侧、外侧和后侧肌肉所包裹。

损伤机制

胫骨干骨折是由多种损伤机制引起的。第一个区别是能量的高低。行人因车祸产生的高能量胫骨干骨折与平地跌倒引起的低能量胫骨干骨折的治疗方式是不同的。同样在预后和术后病程方面也会有所不同。这在制定患者的康复方案和评估患者能否恢复至受伤前功能状态方面是很重要的。

软组织和骨骼会吸收创伤所产生的能量，高能量机制下的胫骨干骨折中对软组织的损伤会高于低能量机制下的胫骨干骨折。由于软组织损伤较重，故高能量机制下的并发症发生率会更高（疼痛、僵硬、肿胀、血管损伤、神经损伤）、骨破坏（粉碎、移位）和骨膜剥离（血供损伤）。这给制订治疗方案的临床医生带来了挑战。

高能量损伤

汽车车祸引起的胫骨干骨折每年数量最多[1]。

暴力创伤，如枪伤和直接暴力在高能量胫骨骨折中所占比例较小。

低能量损伤

发生在年轻人之中的损伤常与运动相关，而在这些运动之中足球是最容易引起损伤的项目。

老年创伤通常是跌倒与扭转力量共同引起的结果[1]。

分类

骨折分类已经发展到根据标准化后的损伤亚型从而为患者和外科医生提供相关信息及预后判断。胫骨干骨折最详细的分型是骨科创伤协会（Orthopaedic Trauma Association，OTA）分类（图 24.1）。这是一种基于正位和侧位 X 线片的影像学分类。随着 OTA 对胫骨干骨折分类系统的深入，骨折分型变得更加复杂，通常软组织创伤也包含在内。该系统还有助于为患者制定相应治疗流程。

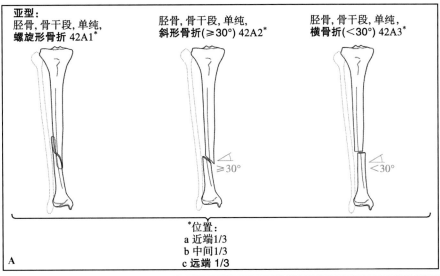

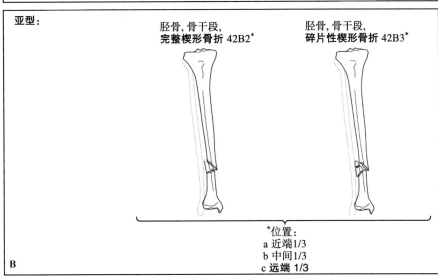

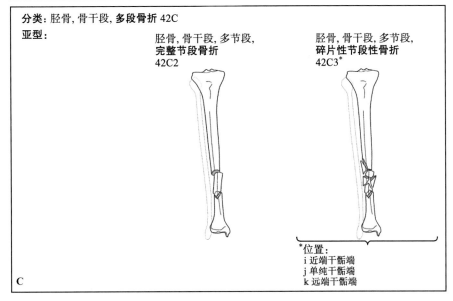

图 24.1　骨科创伤学会(OTA)对胫骨(4)干(2)骨折的分类。以字母命名简单骨折(A)、楔形骨折(B)或复杂骨折(C)(Reproduced with permission from Tibia.J Orthop Trauma.2018;32:49-60.)

胫骨干开放性骨折采用 Gustilo 和 Anderon（GA）分型进行分类[6-8]。这种分类是基于软组织和骨损伤的情况，对受伤时腿部所吸收的能量进行测定的一种方法。根据损伤的严重程度，将损伤分为 GA Ⅰ 型、Ⅱ 型或Ⅲ型。随着骨折变得越来越复杂，他们总结出了一个更高的分类等级，混杂的外来异物和损伤机制在分类类型的制定中也起着重要的影响作用。

1987 年，Gustilo 对Ⅲ型损伤进行了细分，当时他们意识到Ⅲ型开放性骨折亚型的预后会比其他同一分类的亚型预后更差。ⅢA 型骨折是指软组织创口较大（>5cm）但有足够软组织覆盖骨质的骨折。那些需要通过修复软组织或植皮的方式来覆盖外露的胫骨的骨折被归类为ⅢB 型开放性骨折。损伤严重到需要修复血管来重建肢端血液循环的骨折被归类为ⅢC 型开放性骨折。

治疗

非手术治疗

功能支具已经被确认为治疗移位较小或没有移位的"稳定型"胫骨干骨折的方法。这一概念由 Sarmiento 推广，他报道了 1 000 例胫骨干骨折的闭合治疗法[1]。功能支具或石膏固定需要频繁的复诊，以确保能够及时发现骨折移位或对位不良。

非手术治疗适用于低能量、长度稳定、移位小的胫骨干骨折。在非手术治疗方案中人们发现了一些能够预示预后良好的影像学标准。这些标准包括骨折移位<50%、任何平面的骨折成角<10°、短缩<1cm、影像图像上旋转错位<10°的骨折[4]。在选用非手术治疗方案时若不满足上述这些影像学标准，其治疗失败率会更高。非手术治疗的患者在使用支具治疗时通常需要避免负重 6~8 周[9]。根据骨折类型，患者可在 6~8 周时在支具辅助下逐渐恢复负重。如果骨折轴心方向稳定性不足，那么非负重时间需要超过 6~8 周。

在与患者讨论和制订康复治疗方案时，非手术治疗中存在的风险是需要被重视的。短缩和畸形愈合这两种骨折并发症都会对患者产生长期的影响。在一些病例中，长腿石膏或者功能支具会导致 1/3 的患者下肢至少短缩半英寸[10]。据报道，在接受石膏固定的患者中，多达 50% 的患者会出现畸形愈合或不在前面影像学提及的参考范围内的愈合[2-4,10]。除了骨折并发症，对于任何一名长时间固定和非负重的患者可能会出现因为软组织创伤引起的关节僵硬。这可能是一个需要长时间额外康复并长期致病的问题。

手术治疗

胫骨干骨折的手术治疗适用于治疗不稳定的骨折类型。手术治疗的绝对适应证包括开放性骨折、骨筋膜室综合征和需要修复血管的损伤。相对适应证包括多发伤患者、同侧胫骨和股骨骨折（漂浮膝）的患者，以及含有预示损伤类型"不稳定"的患者，包含无腓骨骨折类型、与胫骨骨折处于同一水平面的腓骨骨折类型以及严重粉碎性骨折类型[4]。

胫骨骨折的手术固定方式有髓内钉、钢板和外固定支架。每个选择都有自己的适应证、相关风险和优势。

髓内钉

扩髓绞锁髓内钉治疗"非稳定"型胫骨干骨折与非手术治疗或传统的切开复位长切口钢板内固定治疗相比具有多种优势。扩髓绞锁髓内钉在治疗闭合骨折时愈合率高、畸形愈合率低以及感染率低[11]。由于手术切口距离创伤区域较远，它具备不会再次加重创伤区域软组织损伤的优势。髓内钉可用于治疗各种损伤，包括胫骨近端和远端骨折。

Court-Brown 等人发现，60% 的髌腱切口或髌旁切口放置髓内钉的患者会发生膝前疼痛[2]。这种疼痛通常与活动有关，并且跪姿会加重疼痛，80% 的患者在取出髓内钉后膝关节疼痛会有所改善。疼痛通常不能完全消失。造成疼痛的原因尚不明确。随着时间的推移，疼痛会逐渐缓解，在 3~8 年达到最大程度缓解。增加股四头肌强度可缓解使用了髓内钉的患者的膝前痛。

钢板

从历史上看使用长切口剥离骨碎片后放置钢板进行胫骨干骨折的治疗并不成功。这项技术加重了大量创伤区域软组织的损伤，从而增加了感染、伤口并发症和骨折不愈合的风险。最近引入的微创钢板技术，特别是用于治疗粉碎性骨折，进行钢板内固定对稳定胫骨是一个可行选择。桥接钢板可通过数个小切口"桥接"粉碎区域。这模拟了髓内钉的概念，因为它使用远离创伤区域的小切口来植入内固定物。胫骨的复位及固定应该在透视的帮助下完成,而不是直接可视化。钢板内固定仍适用于开放伤和波及膝关节或踝关节的骨折患者。

外固定

传统的半环槽式外固定架曾经是治疗开放性胫骨干骨折的首选方法。在发展中国家的某些地区,它仍然作为标准治疗。在美国,半环槽式外固定架常作为有效的临时固定方法,直到患者和/或肢体能够耐受手术。外固定不是大多数骨折的首选治疗方法,因为长期使用外固定架会导致钉道部位高感染率。此外,使用外固定治疗的患者的骨折畸形愈合率要高于使用髓内钉治疗的。

护理和康复

胫骨骨折后的术后康复取决于治疗方式以及软组织和骨损伤的程度。使用负重支具的稳定型骨折患者必须尽早负重以刺激骨折愈合。功能支具和石膏固定需要注重细节和密切随访,以获得最佳的疗效。支具或者石膏可能会随着肿胀消退变得松动,不再限制骨折断端移位。如果治疗团队早期没有及时发现,可能导致骨折畸形愈合。使用支具或石膏治疗轴向不稳定的骨折患者需要非负重情况下固定4~6周,然后逐步恢复至完全负重。

使用髓内钉手术治疗的非稳定型胫骨骨折的患者通常需要使用短腿夹板固定5~10天,以防止腓肠肌比目鱼肌复合体引起的马蹄足挛缩。如果骨折部位的骨皮质接触超过50%,患者可以早期开始负重。粉碎性骨折程度较大的患者可以保持脚趾触地,直到X线片可见早期骨痂同时疼痛减轻。这一般在6~8周时发生。

对于选用钢板治疗的胫骨骨折,关于早期负重达成的共识较少。与股骨等其他长骨相比,胫骨干骨折需要更长的时间才能愈合。与拥有更加强健肌肉群和更加充足血供的股骨相比,胫骨血供相对不足。在骨折开始愈合之前,我们必须对因为身体承受大量负荷而产生的相应风险与早期负重获得的收益进行权衡。正因这个观点,所以接受钢板治疗的胫骨骨折患者需要非负重状态下维持6~8周,然后在治疗师的帮助下逐步进行负重训练。

参考文献

1. Larsen P, Elsoe R, Hansen SH, et al. Incidence and epidemiology of tibial shaft fractures. *Injury*. 2015;46:746-750. doi:10.1016/j.injury.2014.12.027.
2. Court-Brown CM, Rimmer S, Prakash U, et al. The epidemiology of open long bone fractures. *Injury*. 1998;29:529-534. doi:10.1016/s0020-1383(98)00125-9.
3. Essilfie A, Sabour A, Hatch GFR, et al. An increasing rate of surgical management of closed tibia fractures in an adolescent population: a national database study. *J Am Acad Orthop Surg*. 2019;27:816-822. doi:10.5435/JAAOS-D-17-00926.
4. Lindsey RW, Blair SR. Closed tibial-shaft fractures: which ones benefit from surgical treatment? *J Am Acad Orthop Surg*. 1996;4:35-43. doi:10.5435/00124635-199601000-00005.
5. Minns RJ, Hunter JA. The mechanical and structural characteristics of the tibio-fibular interosseous membrane. *Acta Orthop Scand*. 1976;47:236-240. doi:10.3109/17453677608989725.
6. Gustilo RB, Anderson JT. Prevention of infection in the treatment of one thousand and twenty-five open fractures of long bones: retrospective and prospective analyses. *J Bone Joint Surg Am*. 1976;58:453-458.
7. Gustilo RB, Mendoza RM, Williams DN. Problems in the management of type III (severe) open fractures: a new classification of type III open fractures. *J Trauma*. 1984;24:742-746. doi:10.1097/00005373-198408000-00009.
8. Kim PH, Leopold SS. In brief: Gustilo-Anderson classification. [corrected]. *Clin Orthop Relat Res*. 2012;470:3270-3274. doi:10.1007/s11999-012-2376-6.
9. Sarmiento A, Gersten LM, Sobol PA, et al. Tibial shaft fractures treated with functional braces. Experience with 780 fractures. *J Bone Joint Surg Br*. 1989;71:602-609.
10. Hooper GJ, Keddell RG, Penny ID. Conservative management or closed nailing for tibial shaft fractures. A randomised prospective trial. *J Bone Joint Surg Br*. 1991;73:83-85.
11. Schemitsch EH, Kowalski MJ, Swiontkowski MF, et al. Comparison of the effect of reamed and unreamed locked intramedullary nailing on blood flow in the callus and strength of union following fracture of the sheep tibia. *J Orthop Res*. 1995;13:382-389. doi:10.1002/jor.1100130312.

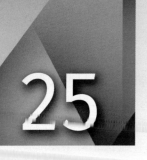

第25章 足部康复

Dolfi Herscovici Jr
Julia M. Scaduto

现代人足部的进化是一个奇妙的过程。当我们进化为直立行走生物时，每只脚上26块单独的骨骼，连同相关肌肉、韧带和肌腱，在生物力学上相互协同以提供稳定性并产生前进步态。通过中枢神经系统的信号转导，足部可以完成在不同平面上行走、奔跑及跳跃等动作。当足部发生骨折时，其损伤范围极为广泛，从简单的足趾骨折到涉及中足和后足的复杂骨折均有可能发生。当足部骨折发生时，若没有恰当的处理，最终会影响足部稳定性及患者维持无痛步态的能力。这种"改变"的步态可能导致鞋磨损难题，并产生膝关节、髋关节和脊柱不适。对于骨折治疗方案的选择应主要取决于骨折分型，而不仅仅是患者的年龄。鉴于手术技术的提高和内植入物的进步，本章希望为医生和医疗工作者在成年足部骨折患者的治疗和康复过程中提供一些合理的方法。

胚胎学、步态和生物力学

在胚胎第5周时即可识别足板表面，但未见足趾。第6周，出现趾线和趾间凹痕。足骨的软骨化从此时开始，一直持续到第9周。第7周，足趾分化发育良好，并且双足在矢状面上近乎相互对称。从第8周到第14周，足部长度缓慢增加，随后以3mm/周的增长速度加速发育，到第26周略有减慢，直到出生。在此期间，胎儿足部也逐渐变窄。从妊娠第3个月开始，胚胎的前足（趾骨和跖骨）开始软骨内成骨。后足骨化开始于妊娠第3~5个月，首先为跟骨，然后依次为距骨、舟骨、骰骨、内侧楔骨，最后为外侧楔骨和中间楔骨[1]。当女孩1岁、男孩1.5岁时，足部长度达到成人的1/2。女孩至12岁，男孩至14岁，足部每年生长0.9cm。女孩14岁时足部发育接近成人水平，男孩足部发育持续到16岁，最终男性足部平均比女性长2.2cm左右。并且已证明女性妊娠后足部的大小和宽度会有所增加[1]。

直立行走为儿童与婴儿区分标志，通常见于12个月左右。随着柔韧性和力量逐渐改善，行走（步态）可使身体有节律地、周期性向前行进。每个步态周期分为支撑相和摆动相两个阶段。支撑相约占整个周期的60%，发生在足部任何部位接触地面时。支撑相影响肢体的负重力线，因为它与地面持续接触，需要所有关节（和骨骼）正常工作[2]，支撑相可分为早期、中期和晚期。在支撑相早期，足跟接触地面产生的应力约占全身重量的70%~100%。在足跟着地时，距下关节发生外翻，并缓慢内翻直至摆动前期开始时达到最大内翻。在支撑相中期（单足支撑期），跗中关节承受的平均压力为总体重的10%。足跟着地及足趾离地期需要跟骰关节和距舟关节"锁定"和"解锁"跗骨中段区域[3]。在此支撑阶段，跗中关节产生背屈，足弓变平。在支撑相终末期（足趾抬起）时，足跟离地导致跖趾关节背屈。约1/3的全身重量通过第一跖骨传递[4]。伴随后足逐渐抬高，足趾达到最大背屈，足部在跖骨头而非趾尖上滚动。

摆动相占步态周期剩下的40%，定义为步态周期中足部不接触地面的那部分。此阶段足抬离地面后，距下关节回到中立位，足弓恢复，足趾降回跖骨干连线。这两个阶段一起组成了步幅，其定义为同一只脚连续两次足跟着地之间的线性距离。步长定义为连续两侧足跟与地板接触点之间的距离。在定义了这两个步态标志后，重要的是要认识到每个步幅有两个步长，以及产生步幅和步长的三个主要关节，包括距下、跗中（主要是Chopart关节）和跖趾关节[2]。

流行病学

从流行病学的角度来看，足部骨折为常见骨折。Shibuya等人最近的一项研究分析了从美国国家创伤数据库中获得的2007—2011年的数据[5]。他们共统计出 119 278 例足部骨折,平均每年 23 856 例。他们的研究发现跖骨(n = 35 111)是足部骨折最常见的部位,其次是跟骨骨折(26 158)、距骨骨折(22 119)、趾骨骨折(15 423)、骰骨骨折(7 659)、舟骨骨折(5 627)、楔骨骨折(4 632),以及列为未指明确切位置的足部骨折分组(2 549)。此外,他们还讨论了这些特定骨折损伤中开放性骨折的数量和百分比。然而,他们没有在研究中划分患者的具体年龄,而是给出所有患者的总体平均年龄及范围为(43.87+19.25)岁。此外,没有提供关于骨折发生率的信息、任何关于开放性骨折患者分级或分型的统计数据及关于此类骨折男女比例的任何数据(表 25.1)。

目前,关于足部骨折损伤最佳的流行病学研究由

Court-Brown 和 Caesar 发表[6]。他们回顾了近 6 000 例成人患者的就诊记录。这些患者为一年间到爱丁堡皇家医院就诊,并诊断为足部骨折的住院或门诊患者。将发生在足部的骨折进行划分,他们发现跖骨骨折是成人中最常见的足部骨折。在 6.8% 的成年人群中发生,年发生率为 75.4/100 000,患者的平均年龄为 42.8 岁。按发生率递减顺序,其他骨折分别为趾骨骨折,见于 3.6% 的成人,发生率为 39.6/100 000;跟骨骨折见于 1.2% 的成人,发生率为 13.7/100 000;中足骨折见于 0.4% 的成人,发生率为 5/100 000;距骨骨折,见于 0.3% 的成人,发生率为 3.2/100 000;1 例患者为籽骨骨折(表 25.1)。然而,没有提供关于这些骨折中属于开放性骨折的信息。

表 25.1　足部骨折的流行病学

	平均年龄(岁)	发病率(每100 000人)	骨折人数	占足部骨折%	男女比率	开放性骨折人数(Ⅲ型%)	开放性骨折%
Shibuya[5] et al	43.87 (+19.25)						
跖骨		a	35 111	29.5	a	5 598	15.9
跟骨		a	26 158	21.9	a	5 215	19.9
距骨		a	22 119	18.5	a	4 141	18.7
趾骨		a	15 423	12.9	a	5 100	33.1
骰骨		a	7 659	6.5	a	970	12.76
舟骨		a	5 627	4.7	a	880	15.6
楔骨		a	4 632	3.9	a	808	17.4
未特别指明的足骨		a	2 549	2.1	a	505	19.8
Court-Brown and Caesar[6]				占所有成年人骨折(%)			
跖骨	42.8	75.4	403	6.8	43/57	a	a
趾骨	35.3	39.6	212	3.6	66/34	a	a
跟骨	40.4	13.7	73	1.2	78/22	a	a
中足	36	5	27	0.4	48/52	a	a
距骨	30.5	3.2	17	0.3	82/18	a	a
籽骨	58	0.2	1	0.01	100/0	a	a
Court-Brown et al[7]				占足部骨折(%)			
趾骨	41.6	1.82		64.2	71/29	223(20.6)	
跖骨	40.8	0.52		18.4	76/24	64(53.1)	
跟骨	38.2	0.29		10.3	77/23	36(72.7)	
中足	32.1	0.11		3.7	70/30	13(84.6)	
距骨	29.7	0.07		3.4	82/18	12(75)	

注:ª 未提供信息

在一项单独的研究中,Court-Brown 等人对皇家医院 1988—2010 年开放性足部骨折患者进行流行病学评估[7]。在 23 年的研究中,他们共统计了 348 例到其所在机构就诊的开放性骨折患者,开放性足部骨折患者的发生率为每年 2.84/100 000。在他们的研究中,最常见的开放性骨折发生在趾骨(n＝223),其次是跖骨(64)、跟骨(34)、中足(13)和距骨(12)。他们还指出,这些骨折很少为单一损伤,大多数表现为 Gustilo Ⅲ型损伤[8](表 25.1)。

还应注意的是,尽管足部骨折常见,其同样是最常漏诊的骨折,尤其在多发伤患者中[9]。这种情况的发生往往是因为在就诊时,创伤团队往往更关注危及生命的创伤或肢体的损伤,很少关注到足部,除非患者出现开放性骨折或足部有明显脱位。考虑到足部骨折的发生频率,如果在创伤患者的初步查体未发现骨折,则应尽可能在第二次查体时发现。

足部骨折的治疗和康复

一般概述

足部骨折的治疗目标包括对位对线良好和解剖稳定的骨折愈合。使患者日后能够正常穿鞋,避免足部特定区域压力增加,让患者能够长期站立和负重,以避免功能丧失。需要注意的是,即使医生希望所有患者可以恢复到受伤前的柔韧性和活动水平,但现实中并非所有患者都能够达到受伤前的功能水平。因此,任何足部骨折均应在必要时提供足部稳定性固定,然后进行一段时间的制动(通常是为了骨折及伤口愈合),然后指导患者开始相应的康复治疗(表 25.2)。

表 25.2　足部骨折的术后治疗

	第 1 周	第 2~3 周	第 3~12 周	第 4~5 个月	第 6 个月
跟骨					
舌型、关节内、无移位	夹板固定或石膏固定 NWB	短腿石膏固定 NWB	拆除缝线,穿戴步行靴,ROM[b] 治疗,NWB	逐渐过渡至 CWBAT[d]	活动不受限
距骨					
头,颈,体,外侧突,非移位	夹板固定或石膏固定 NWB	短腿石膏固定 NWB	拆除缝线;若存在钢针,则石膏固定至钢针取出;穿戴步行靴;ROM 治疗;NWB	逐渐过渡至 CWBAT	活动不受限
舟骨	夹板固定或石膏固定 NWB	短腿石膏固定 NWB	拆除缝线;若存在钢针,则石膏固定至钢针取出;穿戴步行靴;ROM 治疗;NWB;7~8 周取出钢针	逐渐过渡至 CWBAT	活动不受限
骰骨	夹板固定或石膏固定 NWB	短腿石膏固定 NWB	拆除缝线;若存在钢针,则石膏固定至钢针取出;穿戴步行靴;ROM 治疗;NWB;7~8 周取出钢针	逐渐过渡至 CWBAT	活动不受限
楔骨	夹板固定或石膏固定 NWB	短腿石膏固定 NWB	拆除缝线;若存在钢针,则石膏固定至钢针取出;穿戴步行靴;ROM 治疗;NWB;7~8 周取出钢针	逐渐过渡至 CWBAT	活动不受限
跖骨	NWB 石膏固定(如果疼痛或手术治疗)或穿鞋 WBAT[c]	NWB 石膏固定(如果疼痛或手术治疗)或穿鞋 WBAT	拆除缝线;若存在钢针,则石膏固定至钢针取出;穿戴步行靴;ROM 治疗;NWB;7~8 周取出钢针	逐渐过渡至 CWBAT	活动不受限
趾骨	NWB 石膏固定(如果疼痛或手术治疗)或穿鞋 WBAT	NWB 石膏固定(如果疼痛或手术治疗)或穿鞋 WBAT	拆除缝线;若存在钢针,则石膏固定至钢针取出;穿戴步行靴;ROM 治疗;6 周取出钢针,随即 WBAT	活动不受限	

注:[a]NWB:不负重。
[b]ROM:活动度及力量。
[c]WBAT:可耐受的负重。
[d]CWBAT:控制下可耐受的负重。穿步行靴时,通过让患者将足压到重量仪获得的。第 1~2 周,足部负重 25% 体重;第 3~4 周,50%;第 5~6 周,75%;6 周后为可耐受的负重。

值得注意的是,所有骨折损伤都会伴随明显的肢体肿胀,这需要在手术前进行处理。可用夹板固定(图 25.1),每周进行评估,直至观察到皮肤出现褶皱(图 25.2)。皮肤出现褶皱通常表明水肿已经消退,患者已准备好可行手术治疗。此外,部分骨折会引起足部过于肿胀,导致患肢出现血性或浆液性水泡(图 25.3)。作者倾向于不要刺破或揭开这些水泡,而是简单地用油纱敷料覆盖(例如,Xeroform® or Adaptic®),再用夹板固定,每隔一周评估。一旦水泡表面重新上皮化,则可行确切的固定。对于发生局部水肿和水泡的患者,应告知其需要 2~3 周的时间来改善皮肤及软组织的病变以更好地耐受手术。此外,如果发生任何术后软组织问题(例如伤口裂开、蜂窝织炎或渗液),可能会延迟康复治疗。

足部骨折的治疗也要注意预防并发症。由于术前和术后均需要制动一段时间,要注意确保足踝始终维持在中立位。避免产生马蹄内翻畸形,这不仅会影响患者骨折的康复治疗,后期还可能需要手术矫正。此外,由于长期制动,需考虑深静脉血栓(deep vein thrombosis,DVT)发生风险及预防措施。总的来说,与足踝创伤相关的血栓栓塞(DVT 和肺栓塞)发生率较低[10]。由于发生率较低,美国胸科医师学会循证临床实践指南建议,对于需要下肢制动的单纯小腿骨折患者,不需预防性抗凝[11]。鉴于以上资料,作者倾向于在治疗足部骨折患者时不进行 DVT 的预防性用药。

最后,患者常遇到的另外两个问题包括是否取出内植入物以及在骨折愈合阶段是否使用非甾体类药物。对于前者,作者倾向于不取出任何内植入物,除非它成为刺激物。告知患者他们可以选择取出内植入物,但作者倾向于在术后至少 12 个月后取出。如果没有与内植入物本身相关的并发症(例如,松动或固定失效),延迟取出的原因是内植入物与骨表面接触可能会损伤局部的血液供应,从而导致一定程度的骨坏死。这会引起骨质重塑(清除和置换,即爬行替代),死骨清除,并导致暂时的骨质疏松(通常发生在骨坏死后的 2~3 个月)[12]。12 个月后,骨折愈合,整块骨骼完成血流重建,即可以取出内置物而无需担心因局部骨质疏松发生继发性骨折。

第二个问题涉及非甾体抗炎药(nonsteroidal antiinflammatory drug,NSAID)的使用,尤其是在骨折愈合阶段。NSAID 有助于控制肿胀并减少患者对阿片类药物的需求,因此在骨折治疗中使用较多。然而,强有力的证据表明,传统 NSAID 会妨碍骨愈合,延长愈合时间,降低骨的力学性能,如骨骼强度,并导致新生

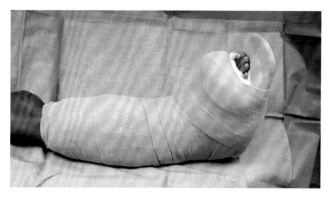

图 25.1 典型的术后夹板固定;使用棉垫加压,腿部周围放置石膏夹板固定足踝

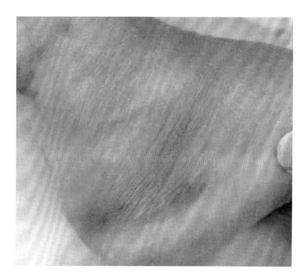

图 25.2 跟骨骨折患者后足外侧缘的临床表现。伤后 3 周出现皮纹

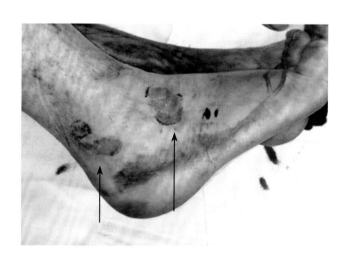

图 25.3 足部侧面观显示骨折引起的水泡(箭头)几乎完全愈合,表明患者手术时机已成熟(robert_ostrum@med.unc.edu.)

骨的质量退化[13]。它通过干扰某些类型前列腺素（prostaglandins，PGs）的产生发挥作用，继而抑制环氧合酶（cyclooxygenase，COX）同工酶的功能。一些同工酶（COX-1）产生正常细胞活性所必需的 PGs，另一些酶（COX-2）则参与炎症反应。这导致骨折部位所必需的 PG 生成缺失，影响整个骨愈合过程血运[13]。最近的一项研究表明，与接受相似治疗的对照组骨折患者相比，使用 NSAID 药物的患者、糖尿病患者（1 型或 2 型）以及交通事故患者，是骨折愈合并发症发生率最高的三组患者[14]。无论患者长期还是短期（少于 90 天）使用 NSAID 药物，情况均是如此[15]。考虑到对骨折愈合的影响，作者倾向于在骨折后最初 90 天避免使用任何 NSAID 药物。

跟骨骨折

跟骨骨折占全部骨折的 2%。在解剖学上，跟骨有 4 个关节面、2 个突起以及根骨后部有一较大区域，称为跟骨结节。跟骨结节是跟腱、足底筋膜和前足短内收肌和外展肌的附着部位。在其 4 个关节面中，3 个位于上方（前、中和后关节面）与距骨组成关节，第 4 个关节面位于远端，与骰骨组成关节。两个突起分别位于前部，靠近骰骨，和内侧（载距突），支持距骨颈和部分距骨体。跟骨的动脉供血通过跟骨内外侧动脉分支（胫后动脉和腓动脉的分支）、足底外侧动脉和内侧动脉、跗骨窦和跗骨管内的动脉，以及腓动脉的穿支动脉。

生物力学上，跟骨距下关节可以实现屈曲、伸展、外展和内收。在跟骰关节，其参与旋后和旋前，作为跗横关节或 Chopart 关节的一部分。当发生内翻畸形愈合时，会产生屈曲、旋后、内收僵硬的前足而外翻受限。跟骰关节活动受限较少导致残疾的发生，但其可影响距下关节或距舟关节的活动[16]。

影像学上，可通过足部侧位 X 线片中 Böhler 角和 Gissane 角评估关节内移位程度（图 25.4）。Böhler 角通常为 20°~40°，若该角度测量值为平角（零）或负值，则表示后关节面塌陷（压缩）。Gissane 角用于判定距骨外侧突情况，此角度增加表示（跟骨）后关节面骨折。

既往，基于侧位平片上骨折与后关节面的位置关系确定骨折类型。计算机断层扫描（computed tomography，CT）显著提高了我们对跟骨骨折关节内移位的诊断能力。CT 扫描推动了骨折分型的发展，基于冠状面 CT 扫描，骨折可分为四型（Ⅰ~Ⅳ型）。Ⅰ型为非移位性骨折。Ⅱ型为后关节面二部分骨折，其中包含有三种亚型（A、B、C）。Ⅲ型为后关节面三部分骨折伴有中央塌陷，与 Ⅱ 型相同，也包括三种亚型。

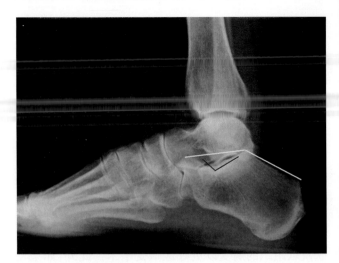

图 25.4 足部侧位 X 线片显示 Böhler 角（黄线）和 Gissane 角（红线）

Ⅳ型为后关节面四部分或以上的粉碎性骨折。然而，该分型的亚型诊断缺乏观察者组内组间一致性。最近，骨科创伤协会（OTA）指南提出了一个更简单的分型，将所有跟骨骨折分为 A、B、C 型，A 型表示前突骨折，载距突骨折或跟骨结节骨折，并进一步分为非粉碎性（1 型）或粉碎性（2 型）骨折。B 型为未累及关节面的跟骨体骨折，并细分为粉碎性骨折或非粉碎性骨折。C 型为累及后关节面的骨折，并分为无移位骨折、两部分骨折、三部分骨折、四部分或以上的骨折[17]。

骨折类型

非移位性骨折

非移位性骨折一般采取非手术治疗。采取非手术治疗的其他因素可包括阻碍手术治疗的严重合并症，长期类固醇依赖、卧床或轮椅依赖、存在严重外周血管疾病、神经疾病、有可能影响愈合的大量吸烟史患者，或者作为一种暂时治疗方法，通过改善周围软组织情况以保证手术安全进行。通常此类骨折的非手术治疗是佩戴非负重支具 3 周，前 12 周完全不负重，在随后的 6 周时间内逐渐增加负重直至完全负重。通常 5 个月时可允许自由活动。治疗见表 25.2。

跟骨结节（舌型）骨折

绝大部分此类骨折是关节外骨折，但有些可能少量累及后关节面。由于跟腱区皮肤有坏死的可能，此类骨折通常需要急诊手术或至少给予紧急护理（图 25.5）。可以使用常规开放入路、微创入路或经皮肌腱旁技术进行固定。由于受到跟腱牵拉，若跟骨结节骨折不能复位，常需要延长跟腱或使用腓肠肌松解（Strayer）技术以达到骨折复位（图 25.6）。术后处理见表 25.2。

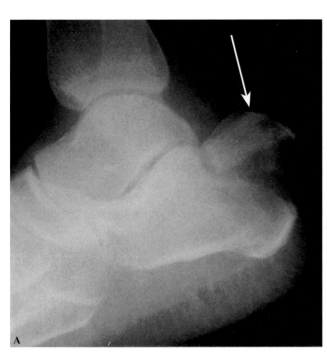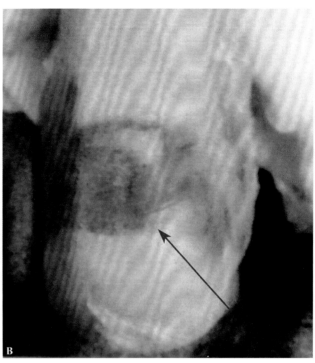

图 25.5　A. 跟骨侧位片显示移位的跟骨舌型骨折(箭头)。B. 伤后 36 小时足跟大体观。可见瘀斑和潜在皮肤坏死(箭头)

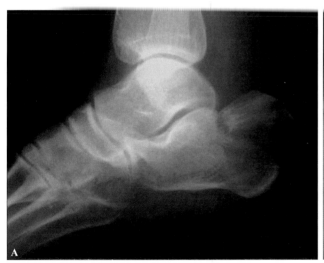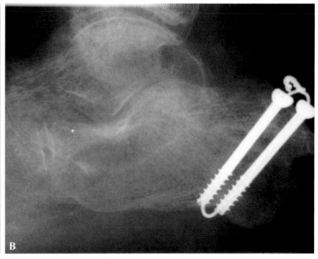

图 25.6　A. 跟骨侧位片显示移位的跟骨舌型骨折;B. X 线片显示经皮螺钉固定骨折块

关节内骨折

　　此类骨折的治疗目标是恢复高度、缩小宽度、重建长度、矫正跟骨结节畸形以及复位关节(图 25.7)。尽管最近有一些讨论提出使用经皮入路或有限切开治疗此类骨折,但最常使用的仍是外侧延长入路(图 25.8)。在骨折的高度、长度、宽度、内翻畸形和关节面临时复位后,使用 3.5mm、2.7mm 或 2.0mm 螺钉结合低切迹、预成型、跟骨锁定钢板完成最终固定。关节内骨折的一种变异是单纯载距突骨折。骨折移位

时,为避免距下关节对位对线不良,作者倾向于使用内侧开放技术,使用拉力螺钉加压骨折,并使用微型钢板作为支撑或中和固定(图 25.9)。术后处理见表 25.2。

跟骨骨折的康复方案

　　无论采用手术治疗还是非手术治疗,所有患者在伤后前 3 周均应行石膏或夹板外固定。这段时间的固定可促进周围软组织修复(采用非手术治疗),或促进

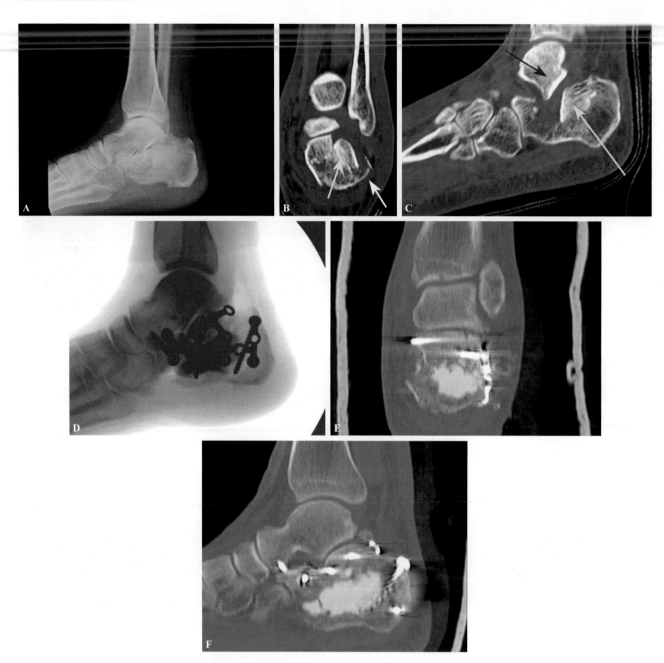

图 25.7　A. 跟骨侧位片显示移位的跟骨关节内骨折,注意跟骨变扁平。B. 冠状面计算机断层(CT)扫描显示外侧壁受到挤压膨出(白色箭头),外侧 1/3 的关节被推向距侧(黄色箭头)。C. 矢状面 CT 扫描显示外侧 1/3 关节旋转 90°(黄色箭头)。关节面原本应该朝向距骨(红色箭头)。D. 侧面观显示采用钢板螺钉固定骨折后。E. 术后冠状面 CT 扫描显示关节复位。F. 矢状面 CT 扫描显示复位成功

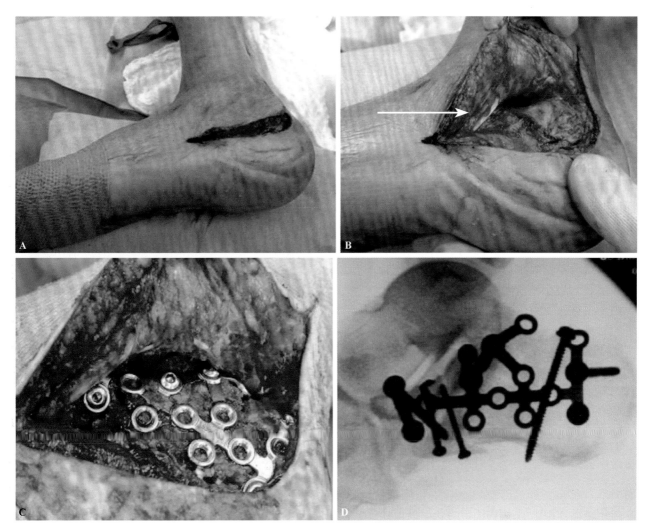

图 25.8　A.临床照片显示足跟外侧的手术切口；B.沿骨膜下分离并且翻开全层深层筋膜皮瓣暴露腓骨肌腱(箭头)；C.钢板置入跟骨外侧固定；D.固定后侧位片

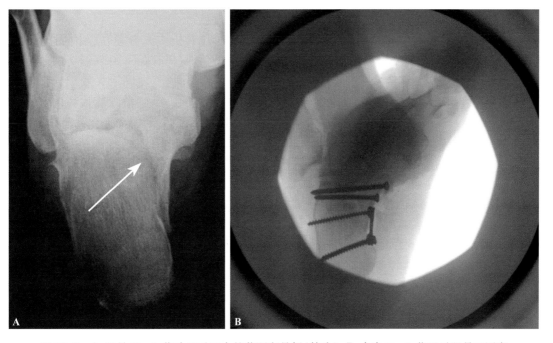

图 25.9　A.跟骨 Harris 位片显示巨大的载距突骨折(箭头)；B.术中 Harris 位显示跟骨已固定

手术切口愈合。如果跟骨粗隆骨折,术中处理了跟腱或腓肠肌,笔者倾向于采用夹板将足固定到轻微踝跖屈位,每2周对夹板的固定角度进行一次调整,使足缓慢背伸,直至踝中立位。这大约需要4~6周。

除外关节外非移位跟骨骨折,笔者倾向于所有跟骨骨折均在伤后前12周不负重。关节外非移位骨折,可在第8周开始负重。

通常在固定3周后可拆除石膏或夹板,患者可穿戴弹力袜及可穿脱的铰链步行靴,开始针对关节活动度和灵活性训练的康复治疗。在8周(非移位骨折)或12周后,患者在随后6周内缓慢渐进负重直至全负重,此时治疗应包括力量训练。术后第4个月非移位骨折患者活动不受限制,其他患者在术后第5个月活动不受限制。治疗和术后康复,参见表格25.2。

由于跟骨作为距下关节的一部分参与运动,因此康复的目标是恢复到与健侧下肢相同的活动范围。这个关节的最大活动度为50°(30°内翻和20°外翻)[18]。临床上,满足日常活动的实际平均活动度为25°~30°的内翻以及5°~10°的外翻。然而,作为距跟舟关节的一部分,它也参与全足的外翻、内翻动作,这个活动度测量应达到90°(30°外翻及60°内翻)[19]。

特殊考虑因素

年龄

与年轻患者相比,采用内固定的老年跟骨骨折患者显示出相同的愈合率、并发症及结局[20,21]。唯一的不同在于老年患者距下关节创伤性关节炎的发生增加,这应该归因于之前已存在关节炎[21]。时至今日,和上一代相比,这代老年个体更健康,活动量更多,主动性更强。并且,很大一部分老年个体每天运动量超过国家指南制定的中等强度运动至少30分钟[22]。尽管部分文献在老年患者采用内固定有偏倚[23],但治疗方式的决定应主要基于骨折类型,而不是单纯依赖患者年龄。

非手术治疗

移位关节内骨折占所有跟骨骨折的75%。内固定难度大,周围软组织薄弱,跟骨解剖复杂,因此移位关节内跟骨骨折手术及非手术治疗均有较高的并发症发生率。即使医疗水平在不断地进步,但移位关节内骨折的治疗方案仍然存在争议,非手术治疗仍被采用[23]。

如果移位关节内骨折采用非手术治疗,往往结果较差且伴随明显的并发症,导致无法补救的结局。跟骨粗隆骨折外侧或上方移位,会导致后足内翻或外翻畸形。跟骨变宽导致痛性外生骨疣的生长、跟腓间撞击和鞋磨损问题。持续压缩降低跟骨高度,导致距骨倾斜及前方胫距关节撞击的潜在可能。此外,还可能

出现距下关节、外踝及跟骰关节创伤性关节炎的发生(图25.10)。这些骨性结构的异常可以导致腓骨肌腱、胫后和腓肠神经的撞击、卡压及脱位,也可导致皮肤压力性坏死,需要游离组织转移甚至导致不可挽救的截肢。

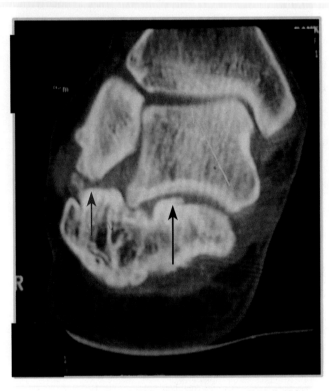

图 25.10　冠状面计算机断层扫描显示跟骨移位骨折保守治疗。注意距下关节对线不良(黑色箭头),关节有1/2被推向外侧导致腓骨对线不良(红色箭头),最终导致踝关节对线不良(黄色箭头)

手术并发症

非移位骨折或充分复位及内固定的骨折往往预后良好。然而,仍有距下关节创伤性关节炎的发生可能。跟骨粗隆骨折,内固定失效或骨折块复位不充分可导致畸形愈合,产生平跟或抬高的骨折块。在骨折治疗期间,也可能发生跟腱撕裂、腓肠神经卡压等其他并发症。

内固定治疗关节内骨折,治愈率近97%。最常见的软组织并发症包括伤口裂开及边缘坏死。在所有闭合性骨折中的发生率为2%,更常见于切口顶点。虽然有深部感染的风险,但大部分的伤口开裂及坏死可采用非手术治疗。其他软组织并发症包括腓肠神经损伤、跗管瘢痕化及非特异性跟痛症。骨性并发症与非手术治疗移位骨折的并发症相同,包括复位不良和关节炎的发生。采用非手术治疗载距突骨折,会导致对线不良或距下关节塌陷。手术切开复位能导致胫后肌、踇长屈肌或趾长屈肌腱损伤或撞击。

距骨骨折

距骨是一块有趣的骨骼,因为其表面没有肌腱附着,表面 60% 以上被关节软骨覆盖。距骨整体分为头部、颈部和体部,分别在上方与胫骨、外侧与腓骨、下方与跟骨、远端与舟骨形成关节。骨外部血供来自足背动脉、腓动脉和胫后动脉,后两者形成跗骨窦和跗骨管内的动脉。此外还有向头部、颈部、距骨后结节和距骨体内侧供血的骨内部动脉。距骨体大部分由跗骨管内的动脉供应,头颈部血则来自足背动脉。

生物力学上,距骨连接腿部到足部的运动,协调从脚跟着地到脚趾抬起的步态。在距小腿(踝关节)关节处,允许背屈和跖屈。在下胫腓联合处,产生腓骨外旋(背屈时)和内旋(跖屈时)。在距下关节,它有助于后足的屈曲-外展和伸展-内收。最后,作为跗横(Chopart)关节的一部分,它有助于中足的前伸和旋后。因此,对线不良会影响踝关节、距下关节和跗横关节的活动。

影像学检查可通过踝关节正位、踝穴位和踝关节侧位 X 线片评估。有时,特定角度的(Canale)X 线片可用于评价距骨颈,但更常使用 CT 扫描确定关节面的损伤以及骨折类型。这对于决定骨折是否可以非手术治疗极其重要。

按骨折部位分为发生于距骨颈部、体部、头部、外侧突和后结节或产生骨软骨损伤的骨折。历史上,根据 Canale-Kelly 改良的 Hawkins 分型,将距骨颈骨折分为四型[24,25]。对于颈部骨折,Ⅰ 型表示无骨折移位,Ⅱ 型表示骨折移位导致距下关节半脱位,Ⅲ 型表示颈部骨折导致距下关节和胫距关节半脱位或脱位[24]。Ⅳ 型在 Ⅲ 型基础上伴随距舟关节脱位[25]。

由于骨折分类通常将颈部和体部骨折共同描述,对于单独体部骨折没有一种得到公认的分类。但是,为了区分是处理颈部骨折还是体部骨折,Inokuchi 等人将骨折线位于外侧突前方的骨折定义为颈部骨折,骨折线位于外侧突后方的骨折归类为距骨体骨折[26]。也可将体部骨折描述为骨软骨损伤,表现为冠状面或矢状面剪切骨折,后结节或外侧突骨折,或表现为压缩性骨折。

OTA 指南[17]将所有距骨骨折分为三组:A、B 和 C。A 组包括涉及外侧突或后结节、距骨头、撕脱性骨折的骨折。B 组将距骨颈骨折分为三种类型:无移位型、移位型伴距下关节半脱位或移位型伴距下关节和胫距关节半脱位。后两者又细分为非粉碎性、粉碎性或涉及距骨头的骨折。C 组将体部骨折分为圆顶骨折、涉及距下关节骨折、同时累及距下关节和胫距关节骨折。C 组三种类型的骨折也细分为非粉碎性和粉碎性骨折。

骨折类型

无移位骨折

无移位骨折并不常见。位移超过 1mm 的骨折均归类为移位型。通常使用 CT 扫描和/或磁共振成像(MRI)扫描进行检查,可确认患者是否可接受非手术治疗。

作者对于此类骨折非手术治疗的首选方法是对患肢行膝关节下非承重石膏固定 6 周。每 2~3 周对患者进行一次 X 线复查,以确保无移位。6 周后,患肢佩戴可拆卸的定制保护支具开始康复。患者在前 12 周保持不负重。治疗见表 25.2。

距骨颈骨折

大多数移位骨折通过双切口入路处理。前外侧切口远端从第三和第四跖骨基底部之间开始,并向胫骨的 Chaput 结节延伸。注意保护术区皮下腓浅神经(图 25.11),游离伸肌支持带,暴露伸肌腱。内侧切口

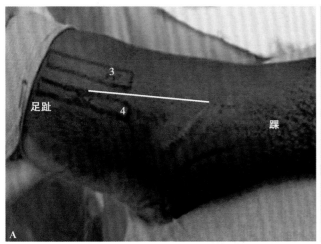
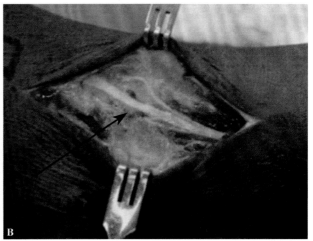

图 25.11　A. 显示距骨颈骨折固定手术的切口图像。切口从第三和第四跖骨之间开始,并向胫骨平台上的 Chaput 结节延伸。B. 紧邻皮下的腓浅神经(箭头)

从内踝向舟骨结节延伸,位于胫后肌腱的背侧。通过两个切口操作可以实现骨折端的充分暴露,以确保解剖复位。由于不能对骨折端暴露良好,很少采用后入路和经皮入路。就骨折-脱位而言,作者建议尽快复位,以避免造成下方软组织坏死。

若没有粉碎性骨折,则常采用加压技术处理骨折。目标是在骨折处放置至少两枚螺钉。克氏针仅用于临时固定,以及在距下关节或距舟关节出现不稳定时提供固定。如果存在粉碎性骨折,应避免使用加压技术,因为其不仅会缩短距骨颈,还会缩短足内侧柱。对于此骨折类型,为了保持距骨颈的长度,可使用贯穿(非拉力技术)螺钉或小骨折块固定钢板(图 25.12)。术中 X 线透视判断距骨长度及其复位是否得当。若相邻关节出现不稳定,则需克氏针固定关节以保持关节稳定。术后护理见表 25.2。

距骨体骨折

距骨体骨折可发生在矢状面、冠状面或水平面。若骨折区域显露不完整,可对内踝或外踝进行截骨。大多数骨折可以使用 2.7mm 或 3.5mm 螺钉垂直骨折线固定,螺钉尾端进行埋头处理。如果骨折周围存在骨软骨碎片,可以使用可吸收螺钉(PLLA)或小的无头螺钉固定(图 25.13)。由于距骨体与胫骨的关节连接,要注意所有的内固定物不能进入关节内。如果发现相邻关节不稳定,则需用克氏针穿过关节以提供临时稳定性。术后护理见表 25.2。

外侧突骨折

外侧突骨折占全身骨折的 24%,但经常被忽视。损伤通常由急性踝关节背屈合并足内翻引起,也称为滑雪板或滑板骨折。骨折块较大、有移位的骨折可导

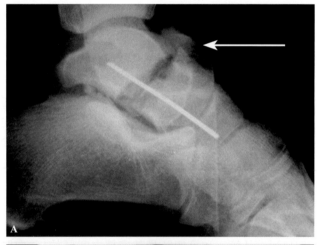

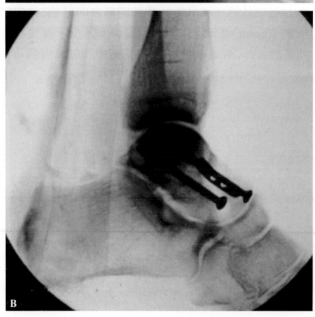

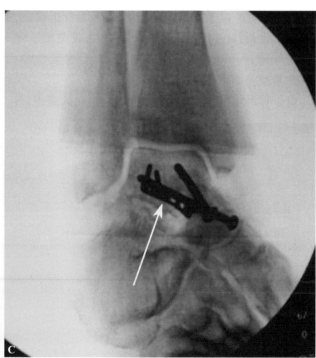

图 25.12 A. 后足侧位 X 线片显示距骨颈粉碎性骨折(箭头);B. 术中后足侧位片显示距骨固定;C. Canale 位 X 线片显示了用于帮助维持距骨颈长度的接骨钢板(箭头)

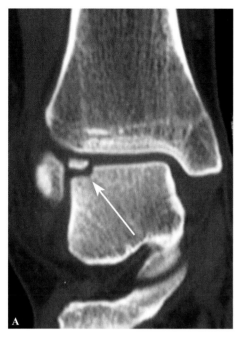
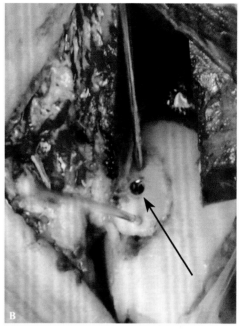

图 25.13 A.冠状位 CT 扫描显示距骨外侧顶部骨软骨骨折(箭头);B.术中影像显示使用埋头螺钉在关节软骨水平以下进行固定(箭头)

致慢性踝关节不稳或伴随距下关节问题。通常经跗骨窦入路显露骨折(Ollier 入路)。通过关节牵引,可以取得更好的手术视野。如果骨折块是单个大骨块,可使用一枚或两枚 2.0mm 螺钉进行固定。如果是粉碎性骨折,通常使用小骨折块固定钢板支撑骨折(图 25.14)。术后护理见表 25.2。

距骨头骨折

移位性骨折可经背侧、内侧、前外侧或必要时经两个切口入路暴露骨折处。使用 2.4mm 或 2.0mm 常规埋头或尤头螺钉固定,对于较小的骨软骨病变,可以使用 PLLA 螺钉进行加固。若固定不充分,可经距舟关节放置临时的固定针以增加稳定性。如果发现撞击,则需要解除骨嵌顿并进行植骨以恢复内侧柱稳定性。如果选择切除,则至少保留 70% 的头部。如果发现关节不稳定,使用克氏针固定距舟关节。术后护理见表 25.2。

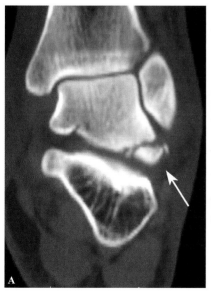
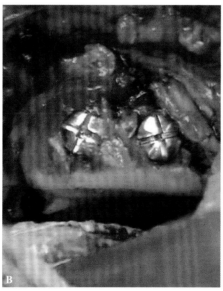
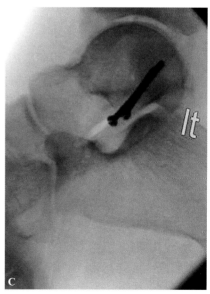

图 25.14 A.冠状位 CT 扫描显示距骨外侧突骨折移位(箭头);B.术中图片显示使用两枚小螺钉实现骨折固定;C.侧位 X 线片显示外侧突固定

距骨骨折的康复方案

　　所有患者在术后 3 周内使用石膏或夹板进行制动治疗,使软组织修复,手术切口愈合。夹板或石膏拆除后,将患肢置于加压长袜和保护支具中,进行活动范围训练和力量加强训练。除外非移位性骨折,作者倾向于所有距骨骨折在术后 12 周保持非承重状态。术后 6 周后,患肢佩戴可拆卸的保护支具,给予压力袜,进行柔韧性和活动范围练习。7~8 周后拔出克氏针。术后 12 周后,患者需强化康复锻炼,在 6 周内逐步实现完全负重。对于非移位骨折,可在 4 个月时进行不受限活动,其余患者可在 5 个月时进行不受限活动。术后护理见表 25.2。

　　作为距下关节的一部分,预期最大活动范围为50°(内翻 30°,外翻 20°)[18]。同样,作为距跟舟关节的一部分,它也有助于足的外翻和内翻,目标是获得 90°的活动范围(30°外翻或旋后和 60°内翻或旋前)[19]。

特殊注意事项

年龄

　　在老年患者中,更多采用非手术方法治疗。其原因主要是距骨骨块较小,患者的躯体需求较低,此类骨折处于手术治疗与保守治疗的交界区,并且患者经常有一种用石膏固定也可以取得"良好结果"的主观感觉。然而,无论患者的年龄多大,这些损伤都有相同的手术适应证,并且治疗结局在老年患者与非老年患者中无明显差异[27]。因此,患者的年龄不会影响治疗结果,但对于粉碎性骨折、关节脱位或半脱位采用非手术治疗,则会影响预后。

手术时机

　　对于骨折是在受伤 6 小时之内还是之后治疗,预后不存在任何差异。然而,骨折-脱位需要尽早复位,以避免邻近软组织坏死。但随访显示,尽管达到解剖复位,平均 3 年后一些患者仍可能出现明显的功能损害,尤其是距骨颈骨折[28]。

畸形愈合

　　延迟愈合或骨不连相对不常见,报告的发生率在4%~13% 之间。然而,距骨骨折畸形愈合的发生率较高。对于距骨颈骨折的患者,畸形愈合通常见于固定不充分,从而产生距骨颈缩短,导致前足内收畸形。畸形愈合也可能是由于骨折漏诊或手术未达到解剖复位所致。在距骨体骨折中,畸形愈合通常是由于术区暴露不充分或复位技术不佳所致,常见于使用闭合复位或经皮入路(图 25.15)复位不良或固定失败可直

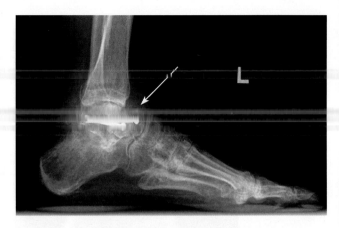

图 25.15　足侧位片显示距骨头和颈部背屈复位不良(箭头)

接影响患者的预后,导致踝关节和距下关节创伤后关节炎的发生。对于外侧突骨折,预后不良则归因于治疗不当或漏诊。与外侧突骨折相关的并发症包括慢性外侧踝关节不稳定、骨不连和踝关节在距腓关节处的潜在撞击。最后,距骨头骨折不愈合罕见,但骨折复位不充分或移位骨折的非手术治疗可导致畸形愈合,从而引发距舟关节病。

缺血性坏死

　　大量文献报道了距骨缺血性坏死(avascular necrosis,AVN)的相关研究,因为 AVN 是距骨骨折最严重的并发症。骨折或骨折-脱位通常导致骨内和骨外血供破坏,这会引起愈合不良并最终导致距骨出现无血管供应区域。曾经,距骨颈骨折后 AVN 发生率接近所有患者的 60%~100%。然而,利用现代复位技术治疗后,AVN 发生率为 36%~40%[27,29]。对于距骨体骨折,35%~40% 的患者出现了 AVN,通常见于开放性骨折、严重粉碎性骨折或距骨颈相关骨折的患者[30]。距骨头 AVN 并不常见,但在所有病例中约 10% 会发生,通常由骨折对线不良导致。

创伤后关节炎

　　对于任何类型的距骨骨折,创伤后关节炎是最常见的并发症。非手术治疗的移位型骨折发生创伤后关节炎的风险最高。曾经,创伤后关节炎在踝关节的发生率报告接近 90%,在距下关节接近 50%。但最近的文献显示在踝关节的发生率为 65%,距下关节的发生率为 35%。此外,其他研究报告 60%~100% 的距骨骨折患者最终会在踝关节、距下关节或距舟关节发生关节炎。然而,关节炎的程度并不相同。对于外侧突和距骨头的骨折,关节炎的发展通常见于距下或距舟关节。

中足骨折

中足从距舟-跟骰关节（跗中或 Chopart 关节）延伸到跗跖关节（Lisfranc 关节），由舟骨、骰骨和 3 个楔骨组成。评估中足单个关节的运动可以发现，Chopart 关节旋前旋后的平均活动度为 26°（范围 2.3°~33.8°），舟楔关节旋前旋后的平均活动度为 4.3°（范围 0.2~9.9°），Chopart 关节背伸跖屈的平均活动度为 9.3°（范围 0.2°~14.9°），而舟楔关节的背伸跖屈的平均活动度为 4.3°（范围 0.7°~7.2°）[31]。

舟骨骨折

舟骨呈马蹄状，近端凹陷与距骨头形成关节，远端呈肾形与楔骨形成关节。分歧韧带跟舟束附着于舟骨，胫后肌腱在到达楔骨和骰骨之前也附着于舟骨结节。它背侧由足背动脉提供血供，跖侧由胫后动脉的足底内侧分支提供血供，舟骨结节由血管网提供血供。生物力学上，舟骨是足纵弓的基石。如果距下关节的运动受到影响，同样会限制距舟关节的运动[16]。

既往研究报道了 4 种类型舟骨骨折：皮质撕脱骨折或背侧边缘骨折、应力性骨折、舟骨结节骨折以及舟骨体骨折。舟骨体骨折是其中最严重的，并常常伴有其他足部骨折。OTA 提出了一种简单的舟骨骨折分型法。该分型把舟骨骨折分为两型：A 型，非粉碎性骨折；B 型，粉碎性骨折[17]。

非手术治疗

只有无移位舟骨体骨折、皮质撕脱骨折或几乎无移位的舟骨结节骨折可考虑采用非手术治疗。骨折累及面积大于或等于关节面 20%，或关节内存在超过 1mm 的台阶，或骨折导致距舟关节或舟楔关节不稳定及半脱位均应手术治疗。笔者倾向于这些骨折保守治疗方案为采用石膏固定 4 周，并在骨折后最初 12 周均避免负重。治疗参见表格 25.2。

舟骨结节和舟骨体骨折

手术治疗分为切除及固定。不影响中足稳定性的皮质撕脱骨折及小片舟骨结节骨折块可以直接切除，舟骨体骨折需要固定。移位超过 5mm、较大的舟骨结节骨折块，应早期固定而非切除以避免发生进展性足外翻畸形（图 25.16）。如果固定不牢固，需采用螺钉或克氏针过楔骨跨关节固定。一般需要避免舟骨全切除，因为这样会导致中柱的短缩，造成前足旋转不良。术后治疗参见表格 25.2。

骰骨骨折

骰骨是金字塔形的骨骼，其基底部位于足内侧，顶部位于足外侧。其远端与第四及第五跖骨形成关

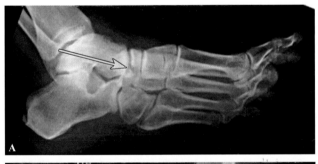

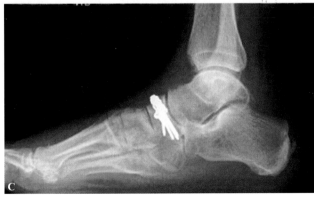

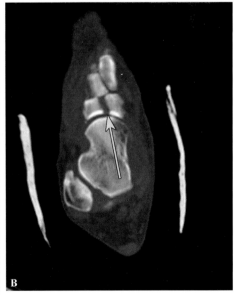

图 25.16 A. 足斜位片展示移位的舟骨骨折（箭头）；B. CT 轴位显示移位的骨折块（箭头）；C. 术后侧位片显示舟骨骨折内固定

节,近侧与跟骨形成关节,内侧与外侧楔骨形成关节,后内侧与舟骨形成关节。其血供主要来源于足底动脉网、足底外侧及内侧动脉以及足背动脉网。生物力学上,骰骨是足外侧柱的重要支撑,其长度的短缩会导致平足畸形。骰骨和舟距关节一起,"锁定"或"解锁"中跗区域,对于足跟着地及足趾离地起着必要作用[3]。制动(融合)跟骰关节并不会像距下关节或距舟关节那样产生过多功能障碍[16]。

跟骨与跖骨之间的骰骨压缩性骨折也被称为"胡桃夹骨折"。但是目前并没有公认的分型。最近,骰骨骨折被分类为关节外或撕脱骨折,以及关节内或压缩性骨折。关节外骰骨骨折最常见,常发生于足的外侧面,不影响足的外侧柱。关节内骰骨骨折累及整个骰骨体,或只累及跗跖关节面,导致外侧柱的短缩或背侧半脱位。OTA 提出了一种简单骰骨骨折分型法。所有的骰骨骨折分为两种类型:A 型,非粉碎性骨折;B 型,粉碎性骨折[17]。

非手术治疗

大多数骰骨骨折都是闭合性损伤,通常为非移位骨折或骨折移位不明显。较少累及或不累及关节面,或骰骨形态学没有改变的骨折可以采用保守治疗。包括采用石膏固定不负重 3~4 周,之后采用步行靴。患者一旦使用步行靴则被允许负重,并在可耐受下渐进性负重直至全负重。治疗参见表格 25.2。

手术治疗

孤立的骰骨骨折很少见,往往与跗跖关节损伤同时发生。如发生关节面塌陷,粉碎性骨折引起外侧柱短缩,合并关节脱位/半脱位,或造成皮下隆起,往往应手术治疗。与其他中足骨折一样,如果固定不牢,则需采用外固定器或跨过跟骨或跖骨的经关节固定针,以提供额外的稳定性(图 25.17)。术后治疗参见表 25.2。

楔骨骨折

内侧楔骨、中间楔骨和外侧楔骨都是楔形骨参与形成足横弓。他们由足背动脉网提供血供。生物力学上,它们维持了足内侧柱的稳定性,并参与横弓的活动。其凸侧(背侧)承担压应力而凹侧(跖侧)承担张应力,并且参与跗跖关节少量的旋前-旋后及背伸-跖屈活动。

楔骨骨折均为直接暴力所致,分为内侧、中间及外侧楔骨骨折。以撕脱骨折或非移位骨折最常见。大部分骨折都累及跗跖关节(Lisfranc 关节)。OTA 提出了

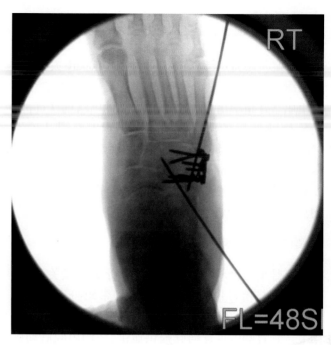

图 25.17　足前后位片(AP)显示骰骨骨折内固定。由于关节周围不稳定,克氏针(K-wires)穿过跟骰关节和第五跗跖关节维持后足对线

一个简单的分型方法,将所有内侧、中间及外侧楔骨骨折分为:A 型,非粉碎骨折;B 型,粉碎性骨折[17]。

非手术治疗

笔者倾向于非移位或撕脱骨折采用石膏固定不负重 4 周,此后再使用步行靴 4~6 周。治疗参见表格 25.2。

手术治疗

移位骨折需要评估中跗关节稳定性,可以通过 CT 扫描、负重位片(若患者耐受),或术中应力片来评估。如果发现骨折不稳定,需要单独或联合使用钢板、螺钉或针经关节固定至其他楔骨、距骨或舟骨,以维持中足稳定性和长度。术后治疗参见表格 25.2。

中足骨折的康复方案

所有的中足骨折患者均需要采用石膏或夹板固定制动 3 周,以使软组织修复及手术切口愈合。取下石膏或夹板后,患者穿戴弹力袜以及步行靴,并开始关节活动度及肌力训练。和其他足部骨折(除外非移位骨折)一样,笔者倾向于所有中足骨折患者在最初 12 周不负重。在最初的 3 周之后,患者穿上可穿脱步行靴及弹力袜,开始灵活性及关节活动度训练。12 周后,患者在接下来 6 周内缓慢渐进性负重直至全负重,并增加力量训练。非移位骨折第 4 个月开始不受限制

活动,移位骨折第 5 个月开始不受限制活动。治疗及术后康复,参见表格 25.2。

作为 Chopart 和 Lisfranc 关节的一部分,中足的目标是达到 50° 活动度(30° 旋后,20° 旋前)[18]。然而,Chopart 关节可能有更大的活动度,因为其同样是距跟舟复合体的一部分。Chopart 关节和 Lisfranc 关节一起,允许(中足)最大 90° 活动度(60° 旋后或内翻,30° 旋前或外翻)[19]。为获得活动度测量,检查者需要一手握住患者踝部,然后旋转足使其旋前或旋后。尽管 Chopart 关节也有背伸和跖屈运动,然而测量这些运动非常困难,评估常需要采用透视法或在被动手法时拍摄标准侧位片(图 25.18)。

特殊考虑

年龄

和其他足部骨折一样,患者年龄并不会影响结果。影响最终结果的是骨折是否为粉碎性、是否伴随

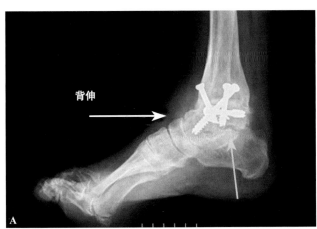

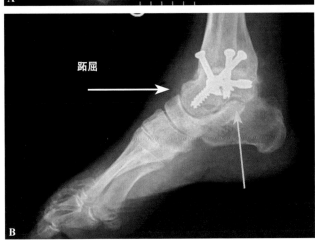

图 25.18　A. 踝关节融合术后显示 Chopart 关节背伸伴随距舟关节抬高(白箭头),以及距下关节狭窄(黄箭头);B. 在跖屈时,Chopart 关节显示距舟关节跖屈(黄箭头)及距下关节变宽(黄箭头)

关节脱位或半脱位。不为老年患者实施手术的确凿原因包括卧床或轮椅患者,具有手术禁忌的严重血管疾病患者,具有手术禁忌的其他严重医疗问题,或患者及家属拒绝手术治疗。如果患者不属于上述这些类别,那么手术适应证应该由骨折本身而非年龄来决定。采用同样的方式处理老年及非老年患者会得到相同的结局[27]。

骨折畸形愈合和不愈合

保守治疗移位骨折会增加并发症发生概率。治疗结果取决于是否充分复位以及残余关节是否稳定。采用非手术治疗移位骨折往往预后不佳。解剖复位会得到更好的结果评分,更少的主观症状及无明显异常的步态[32]。畸形愈合常由于固定时复位不良、固定不牢、过早去除内固定或骨折未充分愈合前负重。这些因素结合使得内植入物松动、螺钉断裂,从而导致固定失败。骰骨骨折最主要的并发症和长期后遗症常由于非手术治疗导致关节内不平整,残余外侧柱短缩,前足外展,伴随平足外翻畸形。舟骨或楔骨移位骨折采用非手术治疗会导致内侧柱短缩、前足内收,以及渐进性平足内翻畸形。

骨折不愈合在骰骨和楔骨骨折中相当罕见,而在舟骨骨折中却偶有报道。常见于严重粉碎性舟骨体骨折,通常为舟骨中心区域骨折[33]。如果发现中足骨折畸形愈合或不愈合,则需要骨重建(同时采用或不采用关节融合)。若采用关节融合技术,不仅会降低融合关节的活动度,也会导致中足和后足其他区域活动度减少[16]。

创伤性关节炎

骨折后最常见的并发症为创伤性关节炎。舟骨骨折后,如果 60% 距舟关节面被重建,那么距舟关节创伤性关节炎的发生概率会大幅度减小[33]。楔骨骨折后创伤性关节炎最常发生于楔骨骨折漏诊后;然而,Lisfranc 骨折手术治疗后创伤性关节炎的发生比例为 25%[34]。非手术治疗孤立的骰骨压缩性骨折会导致创伤性关节炎的发生。更常见的是,骰骨压缩性骨折导致外侧柱短缩,伴随跟骰关节和/或第四、五跖跗关节创伤性关节炎。这会降低外侧柱背伸或跖屈时距跗关节作为应力吸收装置的作用,从而产生更大的问题[35]。挽救方法常包括对会影响足部其他关节的受累关节行关节融合术[16]。

缺血性坏死

研究报道,舟骨骨折特别是舟骨体骨折后,部分

或完全的缺血性坏死发生比例为 29%[34,36]。然而，创伤后缺血性骨坏死需要与 Muller Weiss 综合征相鉴别。创伤后缺血性坏死，往往会累及舟骨外侧 1/3、前足内侧偏斜及渐进性后足内翻。影像学常发现距骨头与外侧楔形骨形成关节。Muller Weiss 综合征指的是自发性缺血性骨坏死。女性多见，并可在影像学上发现舟骨呈逗号形状畸形，距骨头内侧突出，舟骨周围骨关节炎。儿童的舟骨缺血性骨坏死常指 Köhler病，鉴别点为 Köhler 病多见于 4~6 岁儿童。极少文献报道骰骨或楔骨缺血性坏死。

内植入物排斥

由于这些骨均在皮下表浅的位置，故内植入物造成的隆起，或骨刺，都可能引起不适感，尤其在穿鞋时。这需要通过移除内植物及骨刺来改善症状。

前足骨折

总之，前足共有 21 块骨，包括跖骨、趾骨以及两块籽骨，近端至跖跗骨关节（Lisfranc 关节），远端到脚趾尖。

跖骨骨折

跖骨基底部与骰骨和楔骨形成关节参与形成足的横弓。横弓顶点位于第二跖骨基底部。第一跖骨比其他跖骨宽，但比第二和第三跖骨短。所有跖骨均为跖侧内凹向远端延伸，因此所有跖骨头均处于地面同一水平面。第一背侧和足底跖动脉，以及内侧足底动脉的浅表分支，为第一跖骨提供血供。第二~四跖骨的血供来源于背侧及外侧足底动脉形成的滋养动脉。第五跖骨是由背侧及足底跖动脉供应血供，第五跖骨结节由两条额外的动脉以辐射的方式供应血供。

生物力学上，第一~三跖骨参与足内侧纵弓形成，第四及第五跖骨参与外侧纵弓形成。约有 1/3 的体重传递经过第一跖骨。第二和第三跗跖关节承受的应力约为经过第一或第四/五跖跗关节应力的 2~3 倍。即使足在不同的位置，第三跖跗关节始终承受最大的应力。第一、第四及第五跖跗关节与维持中立位相比，在足改变位置时起到更积极的作用[4]。

跖骨骨折可根据骨折部位在跖骨头、跖骨干或基底部分型，也可根据近端 1/3、中部 1/3 或远端 1/3 分型。此外，第五跖骨骨折可被分型为茎突骨折或撕脱骨折（Ⅰ区）、跖骨粗隆或干骺端骨折（Ⅱ型）或骨干骨折（Ⅲ型）[37]。OTA 将跖骨骨折分为 3 种类型。Ⅰ 型

为简单（横行、斜形或螺旋形）非粉碎性骨干骨折，或跖骨近端或远端未累及关节面骨折（粉碎或非粉碎性）。Ⅱ型为粉碎性骨干骨折伴有楔形骨折块（螺旋形、弯折或粉碎性），或跖骨近端或远端累及部分关节面的骨折。关节内骨折常分型为撕脱骨折，部分劈裂骨折、压缩骨折，或劈裂/压缩骨折。Ⅲ型骨折是粉碎性骨干骨折（多节段或复杂粉碎性），或累及近端或远端全部关节面的粉碎性骨折。关节内骨折被进一步分型为简单关节内骨折，简单关节内骨折伴粉碎性骨骺骨折、粉碎性关节内以及骨骺骨折[17]。

非手术治疗

跖骨骨折处理不当往往会导致功能障碍。直接暴力或扭转暴力均可导致跖骨骨折，也可能为应力性骨折。未移位或无畸形的孤立性或多发骨折，可采用保守治疗。疼痛若表现为轻-中等程度，患者可迅速穿上术后鞋或步行靴，并允许在可耐受下负重。分离的第五跖骨基地部茎突撕脱骨折，或者是骨折断端离茎突 1.5cm 远的分离骨折，同样可以采用术后鞋或步行靴保守治疗。如果患者疼痛剧烈，则应避免即刻负重，笔者倾向于这类患者石膏固定不负重 3~4 周，随后再穿戴术后鞋或步行靴。治疗参见表格 25.2。

手术治疗

表现为短缩、成角畸形或跖骨头重力分布改变的跖骨骨折需要内固定。跖骨颈或跖骨干骨折往往采用切开复位克氏针固定术（图 25.19）。若第一跖骨骨折移位，需用到钢板和螺钉来维持长度及避免旋转。粉碎性跖骨骨折，特别是基底部粉碎性跖骨骨折，钢板和螺钉需横跨跗跖关节固定以维持长度直到骨折充分愈合。术后治疗，参见表格 25.2。

趾骨骨折

除蹈趾只有两节趾骨外，其他四趾均有三节趾骨。近节趾骨由于长度最长而更容易骨折。近节趾骨是由背侧趾动脉提供血供，中节趾骨由足底和背侧趾动脉提供血供，远节趾骨由足底趾动脉供应血供。生物力学上，足趾在 75% 的站立期接触地面。在足跟离地期，产生的应力通过由第二~五跖趾关节斜形轴。第一、第二跖趾关节横行轴来源的应力会增加总应力。足趾离地期，由于横行轴移到了蹈趾与第二趾尖导致应力增加，第三~五趾参与足部的翻转运动[1]。

既往将趾骨骨折分型为近端 1/3、中部 1/3 和远端 1/3 趾骨骨折，或分型为近端和远端关节内骨折。OTA

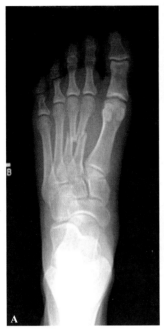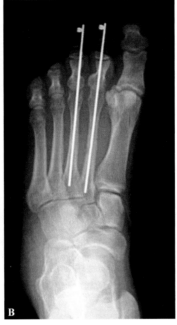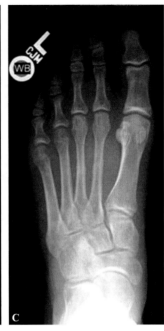

图 25.19 A.第二、第三跖骨骨干骨折移位;B.骨折采用髓内克氏针(K-wire)固定;C.固定后 3 个月足的表现

将趾骨骨折分为三型,A 型为简单(横行、斜形或螺旋形)非粉碎性骨干骨折,或趾骨近端或远端未累及关节骨折(粉碎或非粉碎性)。B 型骨折是粉碎性骨干骨折伴有楔形骨折块(螺旋形、弯折或粉碎性),或趾骨近端或远端累及部分关节面的骨折。关内节骨折常被亚分型为撕脱骨折、部分劈裂骨折、压缩骨折和劈裂/压缩骨折。C 型骨折是粉碎性骨干骨折(多节段或复杂粉碎性),或累及近端或远端全部关节面的粉碎性骨折。关节内骨折被进一步分型为简单关节内骨折,简单关节内骨折伴粉碎性干骺端骨折,以及粉碎性关节内以及干骺端骨折。此外,改良分型用于描述特定足趾骨折。"T"表示踇趾,而进一步被描述为 1-近节或 2-远节趾骨(举例,T2 表示远节第一趾骨折)。"N"表示第二趾,"M"表示第三趾,"R"表示第四趾,"L"表示小趾。其余4 趾进一步亚分型为 1-近节、2-中节、或 3-远节趾骨[17]。

非手术治疗

除踇趾外的其余四趾骨折常采用黏性贴布将其与邻近未骨折趾缠绕在一起,然后让患者穿戴硬底鞋。有一些畸形的骨折同样可以采用保守治疗,但成角畸形往往需要纠正以避免足底部压力性疼痛的发生。允许患者穿戴保护性鞋后即刻负重,只要总体对线满意,往往会有较好的结果。治疗参见表格 25.2。

手术治疗

手术的主要适应证是踇趾近节趾骨移位骨折,包括:骨折脱位,远端髁移位,产生刺刀畸形的骨干骨折,成角畸形导致穿鞋磨损疼痛问题或痛性步态的骨干骨折(图 25.20)。常采用针来处理上述骨折,而粉碎性骨折则需使用钢板及螺钉。术后治疗参见表格 25.2。

前足骨折的康复方案

根据骨折分型、部位、患者疼痛程度,这些骨折都可以采用石膏或支具制动 3 周,以使周围软组织及手术切口愈合。患者也可以穿上硬底鞋,允许即刻在可耐受下负重。非手术治疗的患者,笔者倾向于前足骨折的患者均采用弹力绷带包裹(Ace wrap),穿上硬底鞋,并允许可耐受的负重。趾骨骨折处理需额外将骨折趾与邻近非骨折趾缠在一起 4 周。如果严重疼痛阻碍患者即刻负重,笔者倾向于这类患者采用石膏固定不负重 3~4 周,然后采用弹力绷带包裹,穿上硬底鞋,并允许可耐受的负重。

对于手术治疗的患者,笔者倾向于跖骨骨折术后12 周不负重,趾骨骨折术后 8 周不负重。这样可以避免内植入物松动,或使固定所用的针弯折及断裂。在这段时间里,患者常采用石膏制动直到术后第 6~8 周时固定针被移除。当针被移除后,患者穿上可穿脱的步行靴及弹力袜,接受针对灵活性及关节活动度训练的物理治疗。非手术治疗患者常常不需要正规的康复治疗。非手术治疗患者骨折 3 个月后即可不受限制

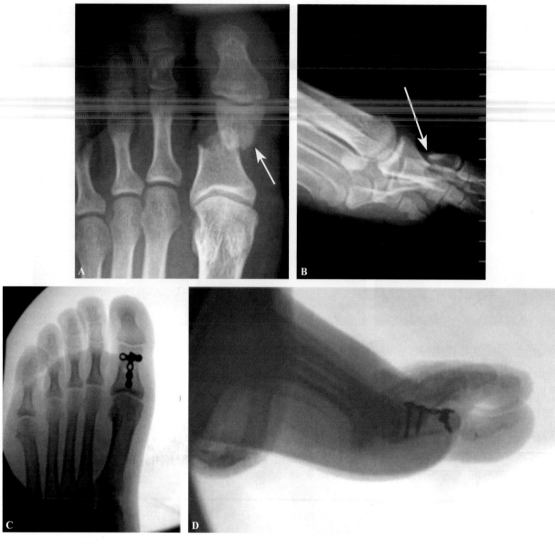

图 25.20 A. 正位 X 线片显示蹬趾近节趾骨移位骨折(箭头);B. 侧位片显示由于伸肌腱牵拉导致骨折重叠或刺刀征(箭头);C. 足正位显示趾骨内固定;D. 侧位片显示内固定改变了趾骨对线

地活动。采用手术治疗的跖骨骨折患者,在术后 6 周内缓慢达到完全负重,而不受限制的活动则在术后第 5 个月才被允许。采用手术治疗的趾骨骨折患者,不受限制的活动在术后第 4 个月才被允许。术后治疗参见表格 25.2。

需要康复的前足关节有 3 个,包括跗跖关节、跖趾关节(MTP)及趾间关节(IP)。跖跗关节,最大的预期活动度为 50°(20°旋后及 30°旋前)[18]。评估跖跗关节活动度,需将踝关节放置于中立位,一只手抓住足后跟,然后用另一只手将前足放置在旋前及旋后位置。

蹬趾的跖趾关节最大预期活动度为 80°(50°背伸及 30°跖屈)[18],也有记录其最大活动度为 115°(70°背伸和 45°跖屈)[19]。第二～五跖趾关节最大预期活动度如下:第二跖趾关节,70°(40°背伸,30°跖屈);第三跖趾关节,50°(30°背伸,20°跖屈);第四跖趾关节,30°(20°背伸,

10°跖屈);第五跖趾关节,20°(10°背伸,10°跖屈)[16]。精确测量跖趾关节和趾间关节活动度,要求检查者将测量关节的近端足部放置于硬钢板或硬纸板上。

蹬趾的趾间关节预测的最大预期关节活动度为 30°(0°背伸,因为没有伸直,30°跖屈)[18]。然而,也有其他报道最大预测活动度为 80°(0°背伸,80°跖屈)[19]。其余四趾近端趾间关节的最大预测活动度为 35°(0°背伸,35°跖屈)。远端趾间关节的最大预测活动度为 90°(30°背伸,60°跖屈)[19]。测量趾间关节活动度更困难,方法与测量跖趾关节方法相同,需采用硬钢板或硬纸板固定足部。

特殊考虑

年龄

与上一代相比,现在的老年个体更健康,活动量

更多,主动性更强。与其他足部骨折的处理一样,老年患者与非老年患者采用相同的方式处理往往得到一致的结果[27]。由于预判老年患者没有非老年患者效果好而延迟治疗,会产生本可避免的并发症,导致足部显著残疾,产生慢性疼痛并加重患者、家庭以及支付体系的社会经济负担。处理方式应主要取决于骨折类型,而不单基于患者年龄。因此,年龄也不应该作为治疗前足骨折的禁忌证。

畸形愈合及不愈合

不愈合很少见,常由复位不牢固、内植入物的断裂、内植入物过早移除以及未充分愈合前开始负重引起。跖骨骨折畸形愈合比不愈合更常见。跖骨畸形愈合常在矢状面发现,体格检查时会发现背侧突起,足底跖骨头处空虚,或跖侧畸形愈合可能会导致跖侧突起。以上畸形愈合常发生于背侧或跖侧移位骨折非手术治疗。上述畸形愈合会产生疼痛,引起跖侧痛性胼胝,使足的生物力学发生改变,最终导致转移病损的发生,导致功能障碍及鞋磨损问题。

当趾骨骨折畸形愈合,症状是由于解剖结构扭转、对邻近趾的应力或者鞋磨损所致不适感导致。患者常常表现为疼痛和胼胝产生。最严重的趾骨畸形愈合常发生在拇趾近节趾骨,常呈刺刀或成角畸形(图25.21)。值得注意的是,跖骨和趾骨的残存畸形通常不会造成过多的功能障碍。然而,如果正常的负重排列能够被恢复,则预后更好。

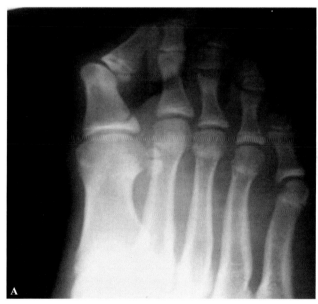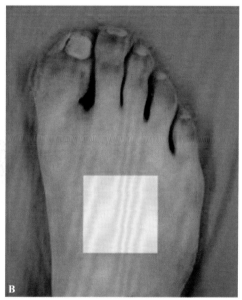

图 25.21　A.正位 X 线片显示由于非手术治疗拇趾近节趾骨移位骨折导致畸形愈合;B.拇趾畸形愈合的临床征象

关节炎

任何趾骨或跖骨关节内骨折都会增加创伤性关节炎发生的概率。跖骨骨折后关节炎的发生并不常见。更常见的是,跖骨骨折伴有跖跗关节骨折的患者继发关节炎。然而,即使跖跗关节骨折获得解剖复位,仍然有关节炎发生的可能[34]。跖跗关节骨折后没得到解剖复位,可能患者疼痛程度更高,步态异常,更严重的鞋磨损问题,创伤后关节炎发生比例更高,结局评分显著降低。也有报道趾骨基底部或跖骨头骨折导致跖趾关节僵硬。

趾骨骨折后继发的关节僵硬或创伤性关节炎均由关节骨折移位导致。然而与手指运动不同,趾间关节运动在功能上并没有那么重要。趾间关节炎造成的功能问题主要是足趾成角畸形造成鞋磨损。趾间关节创伤性关节炎往往发生于拇趾趾间关节。这类患者常需要采用关节融合术来控制疼痛。

参考文献

1. Sarrafian SK, Kelikian AS. Development of the foot and ankle. In: Sarrafian SK, ed. *Sarrafian's Anatomy of the Foot and Ankle.* 2nd ed. Philadelphia, PA: Wolters Kluwer/Lippincott Williams & Wilkins; 2011.
2. Perry J. Ankle foot complex. In: Perry J, ed. *Gait Analysis. Normal and Pathological Function.* New York, NY: Slack, Inc; 1992:51-87.
3. Leland RH, Marymont JV, Trevino SG, Varner KE, Noble PC. Calcaneocuboid stability: a clinical and anatomic study. *Foot Ankle Int.* 2001;22:880-884.
4. Likin RC, Degnore LT, Pienkowski D. Contact mechanics of normal tarsometatarsal joints. *J Bone Joint Surg Am.* 2001;83:520-528.

5. Shibuya N, Davis ML, Jupiter DC. Epidemiology of foot and ankle fractures in the United States: an analysis of the National Trauma Data Bank (2007 to 2011). *J Foot Ankle Surg*. 2014;53:606-608.

6. Court-Brown CM, Caesar B. Epidemiology of adult fractures: a review. *Injury*. 2006;37:691-697.

7. Court-Brown CM, Honeyman C, Bugler K, McQueen M. The spectrum of open fractures of the foot in adults. *Foot Ankle Int*. 2013;34:323-328.

8. Gustilo RB, Mendoza RM, Williams DM. Problems in the management of type III (severe) open fractures: a new classification of type III open fractures. *J Trauma*. 1981;21:742-746.

9. Wei CJ, Tsai WC, Tiu CM, Wu HT, Chiou HJ, Chang CY. Systematic analysis of missed extremity fractures in emergency radiology. *Acta Radiol*. 2006;47:710-717.

10. Shibuya N, Frost CH, Campbell JD, Davis ML, Jupiter DC. Incidence of acute deep vein thrombosis and pulmonary embolism in foot and ankle trauma: analysis of the National Trauma Data Bank. *J Foot Ankle Surg*. 2012;51:63-68.

11. Falck-Ytter Y, Francis CW, Johanson NA, et al. Prevention of VTE in orthopedic surgery patients. Antithrombotic therapy and prevention of thrombosis, 9th edition: American college of chest physicians evidence-based clinical practice guidelines. *Chest*. 2012;141(2 suppl):e278S-e325S.

12. Perren SM. Evolution of the internal fixation of long bone fractures. The scientific basis of biological internal fixation: choosing a new balance between stability and biology. *J Bone Joint Surg Br*. 2002;84:1093-1110.

13. Boursinos LA, Karachalios T, Poultsides L, Malizos KN. Do steroids, conventional non-steroidal anti-inflammatory drugs and selective Cox-2 inhibitors adversely affect fracture healing? *J Musculoskelet Neuronal Interact*. 2009;9:44-52.

14. Hernandez RH, Do TP, Critchlow CW, Dent RE, Jick SS. Patient-related risk factors for fracture-healing complications in the United Kingdom General Practice Research Database. *Acta Orthop*. 2012;83:653-660.

15. Geusens P, Emans PJ, De Jong JJA, van den Bergh J. NSAIDS and fracture healing. *Curr Opin Rheumatol*. 2013;25:524-531.

16. Astion DJ, Deland JT, Otis JC, Kenneally S. Motion of the hindfoot after simulated arthrodesis. *J Bone Joint Surg Am*. 1997;79:241-246.

17. Marsh JL, Slongo TF, Agel J, et al. Fracture and Dislocation Compendium-2007. Orthopaedic Trauma Association Classification, Database and Outcomes Committee. *J Orthop Trauma*, 2007;21(10 suppl):S90-S102, S125-S128.

18. Gerhardt JJ, Cocchiarella L, Lea RD. Measuring Joints in the Lower Extremities. In: Gerhardt JJ, Cocchiarella L, Lea RD, eds. *The Practical Guide to Range of Motion Assessment*. 1st ed. American Medical Association; 2002:96-104.

19. Ryf C, Weymann A. Joint measurments. In: Ryf C, Weymann A, eds. *Range of Motion-AO Neutral-0 Method*. Stuttgart, New York: Thieme; 1999:E35-E37.

20. Herscovici D Jr, Widmaier J, Scaduto JM, Sanders RW, Walling A. Operative treatment of calcaneal fractures in elderly patients. *J Bone Joint Surg Am*. 2005;87:1260-1264.

21. Gaskill T, Schweitzer K, Nunley J. Comparison of surgical outcomes of intra-articular calcaneal fractures by age. *J Bone Joint Surg Am*. 2010;92:2004-2009.

22. Paterson DH, Jones GR, Rice CL. Ageing and physical activity: evidence to develop exercise recommendations for older adults. *Can J Public Health*. 2007;98:S69-S108.

23. Buckley RE, Tough S, McCormack R, et al. Operative compared with nonoperative treatment of displaced intraarticular calcaneal fractures: a prospective, randomized, controlled multicenter study. *J Bone Joint Surg Am*. 2002;84:1733-1744.

24. Hawkins LG. Fractures of the neck of the talus. *J Bone Joint Surg Am*. 1970;52:991-1002.

25. Canale ST, Kelly FB. Fractures of the neck of the talus: long-term evaluation of seventy-one cases. *J Bone Joint Surg Am*. 1978;60:143-156.

26. Inokuchi S, Ogawa K, Usami N. Classification of fractures of the talus: clear differentiation between neck and body fractures. *Foot Ankle Int*. 1996;17:748-750.

27. Herscovici D Jr, Scaduto JM. Management of high-energy foot and ankle injuries in the geriatric population. *Geriatr Orthop Surg Rehabil*. 2012;3:33-44.

28. Vallier HA, Reichard SG, Boyd AJ, Moore TA. A new look at the Hawkins classification for talar neck fractures: which features of injury and treatment are predictive of osteonecrosis? *J Bone Joint Surg Am*. 2014;96:192-197.

29. Lindvall E, Haidukewych G, DiPasquale T, Herscovici D Jr, Sanders R. Open reduction and stable fixation of isolated, displace talar neck and body fractures. *J Bone Joint Surg Am*. 2004;86:2229-2234.

30. Vallier HA, Nork SE, Benirschke SK, Sangeorzan BJ. Surgical treatment of talar body fractures. *J Bone Joint Surg Am*. 2003;85:1716-1724.

31. Ouzounian TJ, Shereff MJ. In vitro determination of midfoot motion. *Foot Ankle*. 1989;10:140-146.

32. Teng AL, Pinzur MS, Lomasney L, Mohoney L, Harvey R. Functional outcome following anatomic restoration of tarso-metatarsal fracture dislocation. *Foot Ankle Int*. 2002;23:922-926.

33. Sangeorzan BJ, Bernirscke SK, Mosca V, Mayo KA, Hansen ST. Displaced intra-articular fractures of the tarsal navicular. *J Bone Joint Surg Am* 1989;71:1504-1510.

34. Kuo RS, Tejwani NC, DiGiovanni CW, et al. Outcome after open reduction and internal fixation of Lisfranc joint injuries. *J Bone Joint Surg Am*. 2000;82:1609-1618.

35. Mihalich RM, Early JS. Management of cuboid crush injuries. *Foot Ankle Clin N Am*. 2006;11:121-126.

36. Herscovici D Jr, Sanders R. Fractures of the tarsal navicular. *Foot Ankle Clin N Am*. 1999;4:587-601.

37. Dameron TB Jr. Fractures of the proximal fifth metatarsal: selection the best treatment option. *J Am Acad Orthop Surg*. 1995;3:110-114.